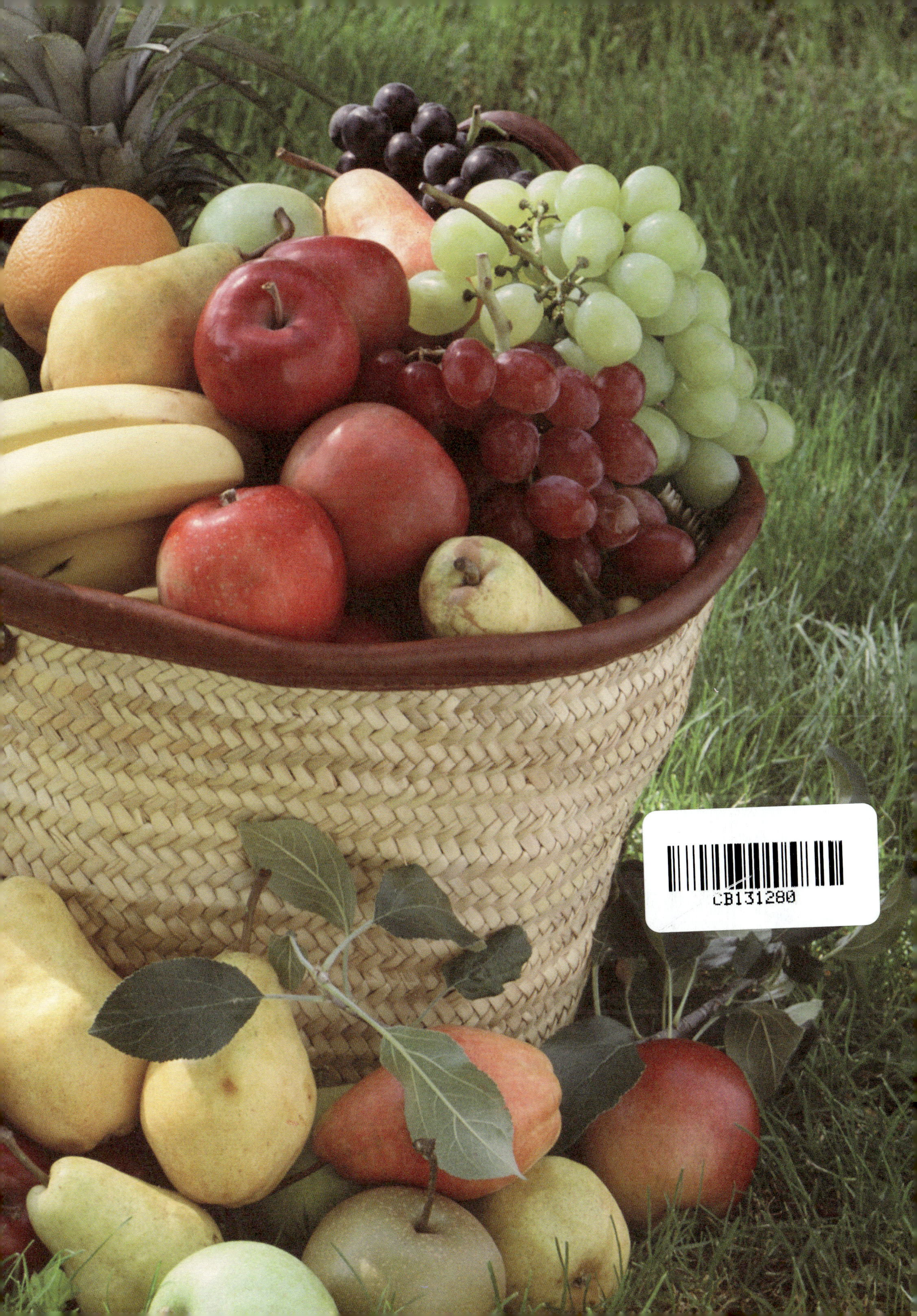

FARMÁCIA NATURAL

medicina alternativa para o seu dia-a-dia

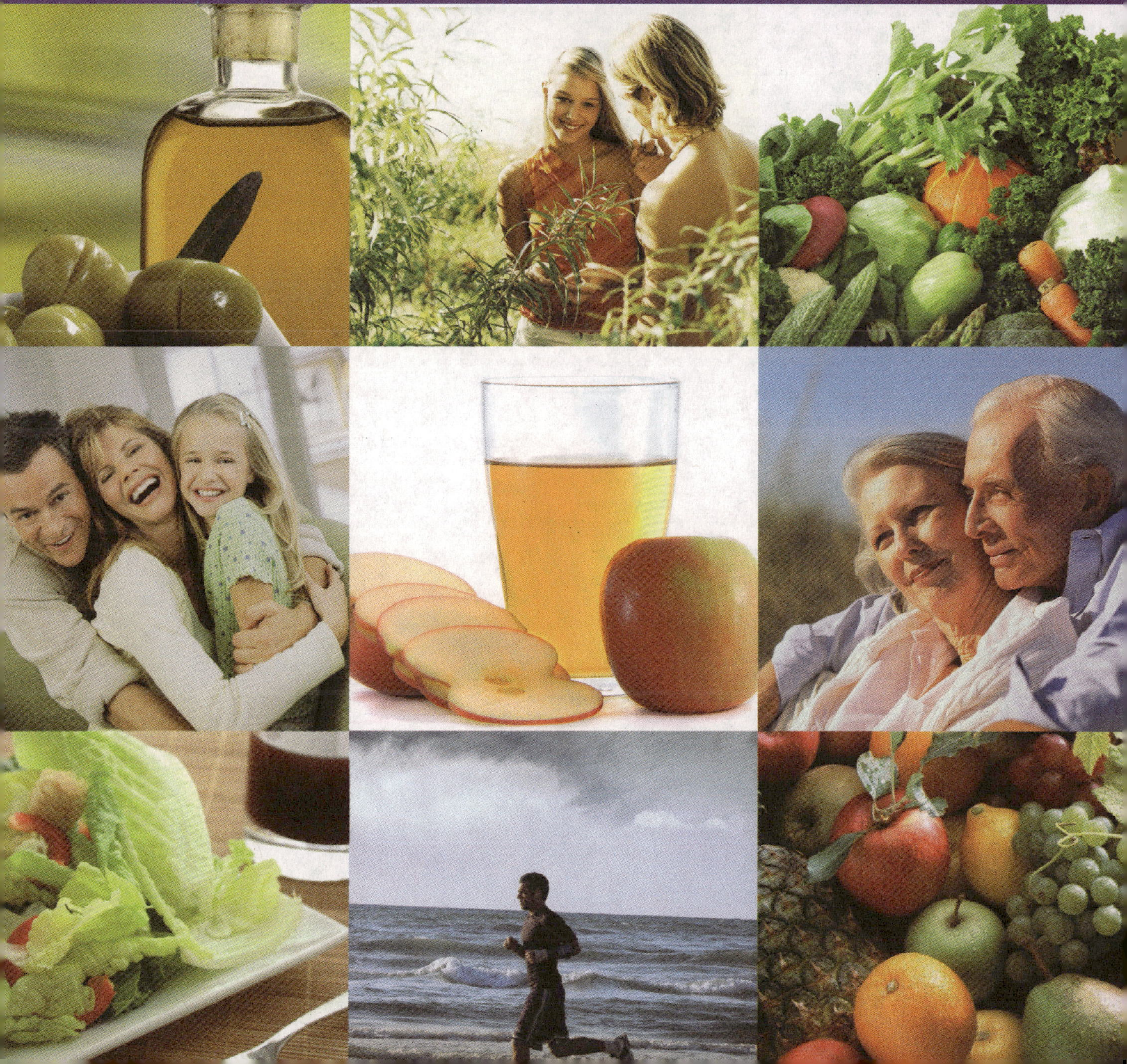

Dr. Régis Salgado Martins

FARMÁCIA NATURAL

medicina alternativa para o seu dia-a-dia

Saúde e bem-estar

PAE EDITORA

Editor:

Cristian Muniz

Organizador:

Wagner Blini

Revisão:

Simone Rivas
Wagner Feldmann

Editoração Eletrônica:

Elizeu N. Silva

Coordenação Editorial:

Perfil Editorial

Capa:

Fábio Motta

Dados Internacionais de Catalogação na Publicação (CIP)
(Câmara Brasileira do Livro, SP, Brasil)

Farmácia Natural - São Paulo: PAE Editora, 2016.

1. Alimentos naturais 2. Farmácia 3. Medicina natural 4.Medicina natural I. Título.

ISBN: 978-85-98558-94-3

12-7055 CDD-615.535

Índices para catálogo sistemático:

1. Farmácia natural: Ciências médicas 615.535

Impresso no India
Printed in India

PAE Editora
Av. Rudge, 346
01134-000 - São Paulo - SP
Tel: 11 3222-9015
www.pae.com.br

Sumário

Índice por doenças

Prefácio

A busca pelo bem-estar é uma ação permanente na vida humana. Antes mesmo do nascimento, ainda no ventre, a criança manifesta prazer quando se sente bem e protesta quando algo a importuna. Vida afora, passamos os dias evitando coisas ruins ou enfrentando-as, na impossibilidade de evitá-las, na busca constante da agradável sensação de bem-estar.

Se, por um lado, é virtualmente impossível criar uma única lista contendo os itens capazes de proporcionar bem-estar a todas as pessoas, por outro lado, em todas as listas, certamente a saúde constará como um dos principais fatores de felicidade e tranquilidade. Sobre isso, não paira nenhuma sombra de dúvida! A enfermidade é um dos piores infortúnios que acometem os seres humanos. Suas consequências vão além do enfermo, roubando a transquilidade da família e dos amigos. Não é sem motivo, portanto, que todos os esforços para preservar a saúde, ou recuperá-la, são considerados válidos.

Na obra que temos em mãos, o leitor encontrará uma visão moderna sobre cuidados com a saúde, baseada principalmente na segurança dos resultados. Visão popular em função da saturação pela qual passam os meios tradicionais de preservação e recuperação da saúde. Cada vez mais cresce a noção de que, na gama de soluções oferecidas pelos laboratórios farmacêuticos, boa parte constitui-se na verdade, em pílulas mágicas de efeito duvidoso, placebos, ou ainda, drogas sintéticas causadoras de severos efeitos colaterais.

Os recursos naturais têm ação diversa. Utilizados corretamente e seguindo indicações seguras, disponíveis em literatura confiável e/ou prescritas por especialistas, que garantem ao organismo debilitado um retorno à condição de normalidade em relação à saúde. Boa parte das enfermidades pode ser combatida por meio de recursos prosaicos, como chás, compressas, banhos medicinais, repouso, boa alimentação, ar puro, água pura e cristalina e boa disposição mental. Evidentemente, não se propõe, nesta obra, abolir o uso de medicamentos sintéticos, produzidos em laboratórios. Seria uma insensatez, pois sua utilidade é inquestionável, principalmente nas manifestações agudas das enfermidades. Ao contrário, o livro Farmácia Natural é um convite ao bom senso. Propõe, tão somente, a reconciliação com a Natureza por meio de orientações e dicas elaboradas a partir de pesquisas sérias e isentas de sensacionalismo.

É importante ressaltar que o diagnóstico das enfermidades cabe exclusivamente ao médico, não devendo esta etapa tão importante do tratamento, basear-se em suposições. Após esta ressalva, convidamos o leitor a ingressar no mundo da saúde e do bem-estar. Bem vindo ao mundo da Farmácia Natural!

O Editor

Alimentação Saudável: somos aquilo que comemos

A alimentação é uma das necessidades vitais do ser humano. Ela é o combustível para a vida e nos dá a possibilidade de exercer qualquer atividade. As necessidades orgânicas e a demanda por energia são supridas por meio das substâncias disponíveis em diversos alimentos como frutas, legumes, cereais, grãos, entre outros.

Para ter uma vida sadia, sem enfermidades e disfunções orgânicas, devemos ingerir substâncias nutricionais (carboidratos, lipídios e proteínas) na quantidade adequada, aumentar o consumo de frutas, legumes e verduras. Em contrapartida, é preciso evitar alimentos gordurosos, frituras, o consumo excessivo de sal e de alimentos industrializados pois, indiscutivelmente, são os maiores vetores de radicais livres, causadores do envelhecimento precoce.

O ato de alimentar-se é considerado como uma simples atividade para o ser humano, mas a constituição de uma boa alimentação é muito mais complexa e exige atenção, estudo, disciplina e força de vontade. Em cada fase da vida, uma dieta balanceada pode garantir mais saúde e bem-estar.

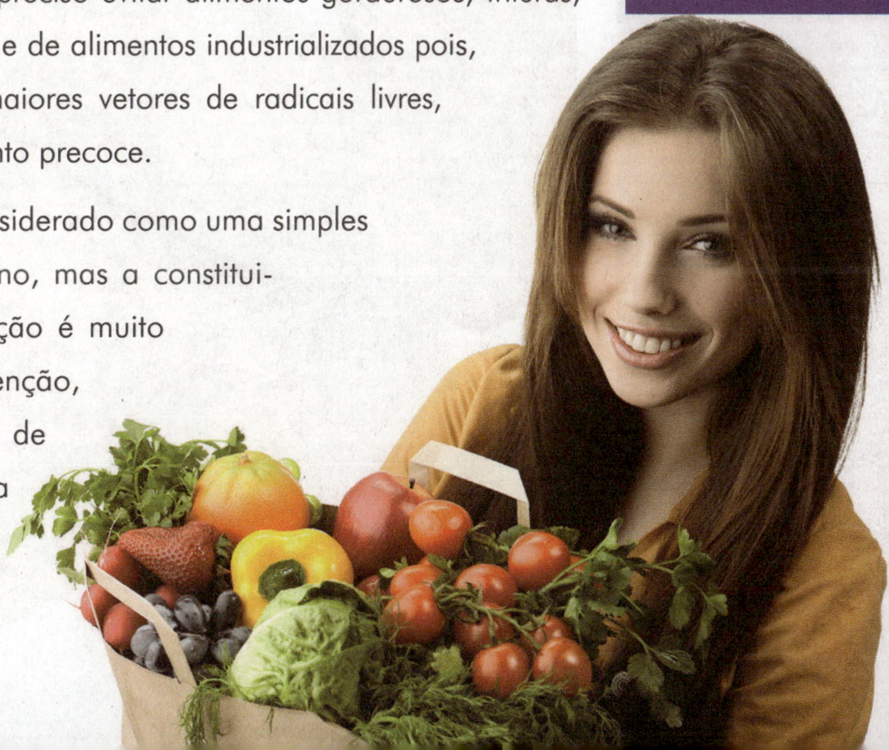

Importância da alimentação durante a gestação

A alimentação saudável para o bebê começa antes mesmo de seu nascimento. O organismo da mulher grávida se ajusta para dar condições favoráveis à vida e ao crescimento normal do feto e para estar preparado para a amamentação depois do nascimento da criança. A dieta da mãe na gravidez afeta a condição da criança ao nascer. Algumas mães precisam de doses extras de folato para proteger o bebê de problemas neurológicos. A necessidade de ferro também aumenta. O gasto energético durante a gravidez consome muitas calorias, assim, reduzir a alimentação para evitar o ganho de peso durante esse período pode fazer com que a criança nasça com peso abaixo do normal.

Os médicos concordam que o leite materno proporciona o melhor alimento para os bebês nascidos de gestação normal. Partos prematuros e crianças de baixo peso podem precisar de suplementos especiais. O colostro, líquido secretado pelas mamas nos primeiros dias após o parto, possui alto teor de proteínas e pequena quantidade de açúcar e gordura. Além disso, tem efeito laxativo, que ativa o intestino da criança, e fornece anticorpos que proporcionam defesa contra infecções.

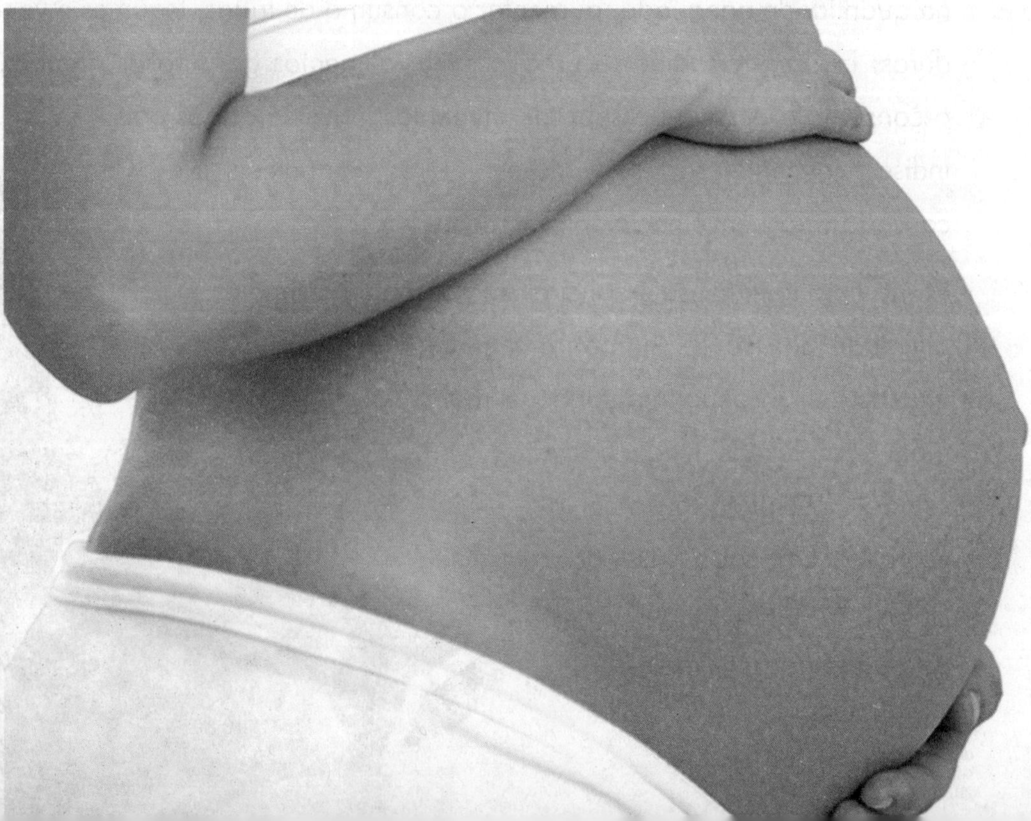

Alimentação para crianças e adolescentes

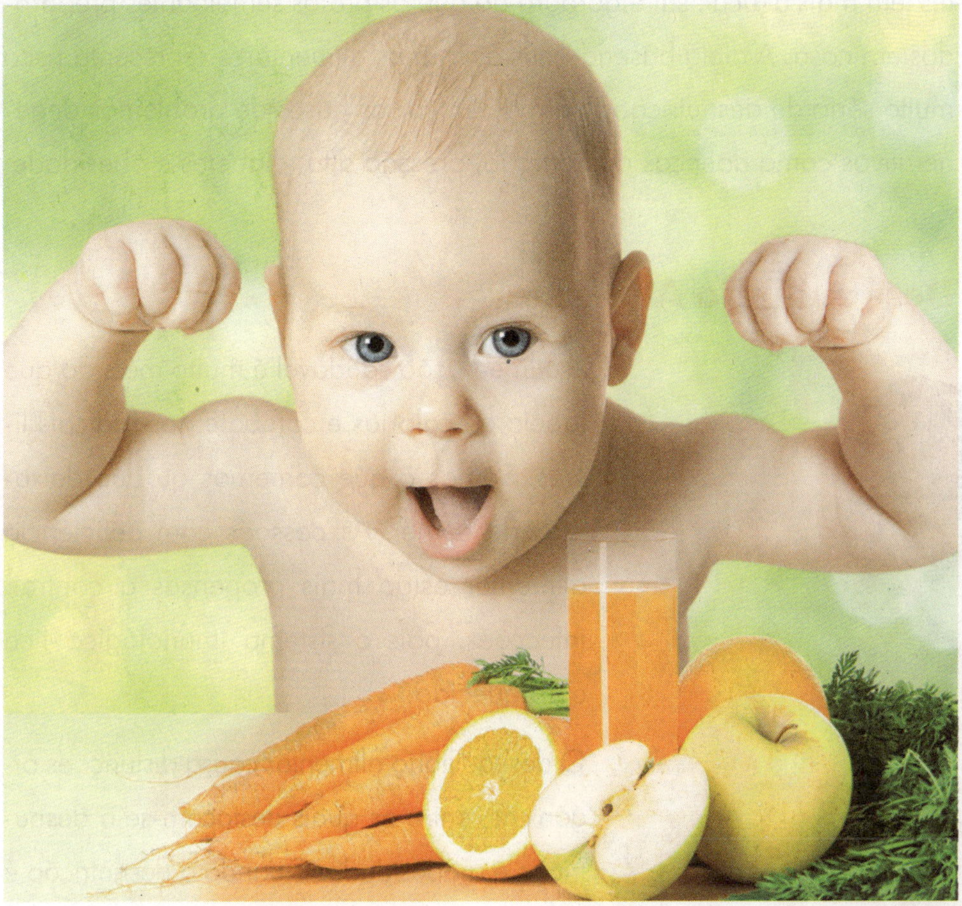

Nos últimos anos, vêm crescendo o número de crianças e adolescentes acima do peso. Há três fatores que colaboram para esse quadro: predisposição genética, falta de atividade física e alimentação inadequada.

Como estão em fase de crescimento, as crianças precisam de gordura, mas é necessário adotar uma dieta rica em alimentos saudáveis, pois as necessidades orgânicas são muito grandes e a falta de nutrientes pode afetar o desenvolvimento físico e intelectual.

Na adolescência, o consumo de alimentos ricos em gordura, proteína, sal e açúcar aumentam. Os jovens preferem as opções oferecidas nas lanchonetes, basicamente hambúrgueres, batatas fritas e milk shakes. Essas refeições são apontadas por estudiosos da nutrição humana como as grandes responsáveis pelo aumento da obesidade no Ocidente. Em termos nutricionais, não se comparam com a comida caseira, preparada com ingredientes frescos e temperada segundo os hábitos da família.

A maioria dos alimentos prontos adquiridos em restaurantes e lanchonetes tem mais açúcar, sal e gordura do que os pratos semelhantes preparados em casa. A dieta baseada nestas formas alimentares representa risco muito sério de desnutrição, além de lançar as bases de problemas degenerativos como doenças do coração, pressão alta, diabetes e obesidade.

Desequilíbrio Alimentar

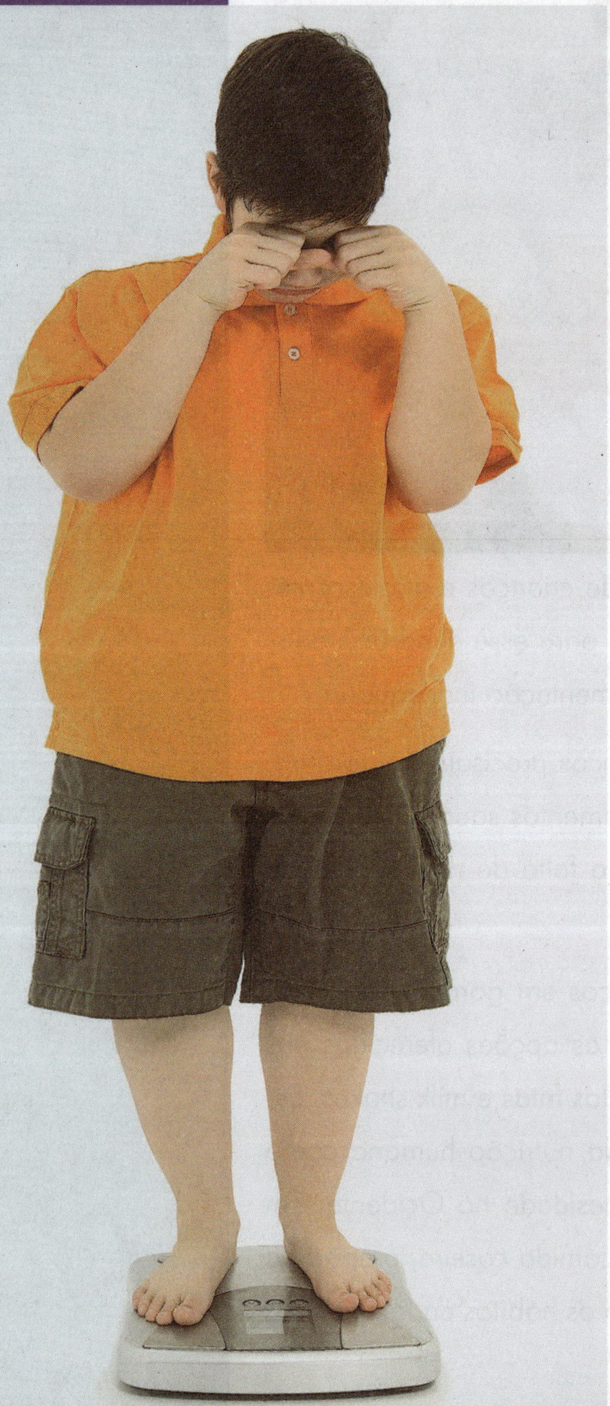

A alimentação saudável é muito mais do que tabela de calorias e combate aos radicais livres. Somos o que comemos ou que deixamos de comer. As pessoas com deficiência alimentar estão mais propensas a contrair infecções, pois o sistema imunológico fica enfraquecido.

O desequilíbrio alimentar causa disfunções orgânicas, entre as quais destacam-se a desnutrição e a obesidade. Quando a desnutrição é mencionada, muitas pessoas pensam nas regiões pobres do nosso país, ou em regiões distantes, localizadas na África e na Ásia. Porém, ela pode ocorrer entre pessoas aparentemente sadias, que dispõem de condição financeira para alimentar-se satisfatoriamente.

A desnutrição se desenvolve em fases: primeiro ocorrem alterações nas concentrações de nutrientes no sangue e nos tecidos.

A seguir, os níveis de enzimas são alterados e os órgãos e tecidos do corpo passam a funcionar mal Surgem então os sintomas da doença. Os casos mais comuns são resultantes de dietas para perder de peso.

Obesidade: Preocupação mundial

Nunca se falou tanto em alimentação saudável e balanceada como nos últimos tempos. Pode parecer exagero, mas não é, entre os distúrbios provocados pela má alimentação, o mais visível, sem dúvida, é a obesidade.

Segundo Walter Willett, presidente do Departamento de Nutrição da Faculdade de Saúde Pública de Harvard, EUA, o mundo vive uma epidemiade obesidade iniciada na década de 80 nos Estados Unidos. Atualmente, 60% da sociedade americana está acima do peso. Quase 30% apresenta nível de obesidade alarmante. De fato, a questão do peso tem interessado, não apenas a americanos, mas quase integralmente à população mundial.

É o fenômeno da transição nutricional, que sobrecarrega os sistemas de saúde com uma demanda crescente de atendimento a doenças crônicas relacionadas à obesidade, como a diabetes tipo 2, a doença coronariana, a hipertensão arterial e diversos tipos de câncer.

Segundo a ABESO - Associação Brasileira de Estudos sobre a Obesidade: "é provável que 200.000 pessoas morram anualmente na América Latina em decorrência de complicações causadas pela obesidade". Entretanto, o tratamento não produz resultados satisfatórios, em grande parte por estratégias equivocadas pelo mau uso dos recursos terapêuticos disponíveis. O doutor Walmir Coutinho, coordenador do Consenso Latino-Americano de Obesidade, afirma: "Além de buscarmos planos terapêuticos mais eficazes, faz-se necessário, também, que sejam adotadas medidas de prevenção para conter o surgimento de casos novos e evitar que a prevalência da doença continue crescendo a despeito de todos os esforços com seu tratamento".

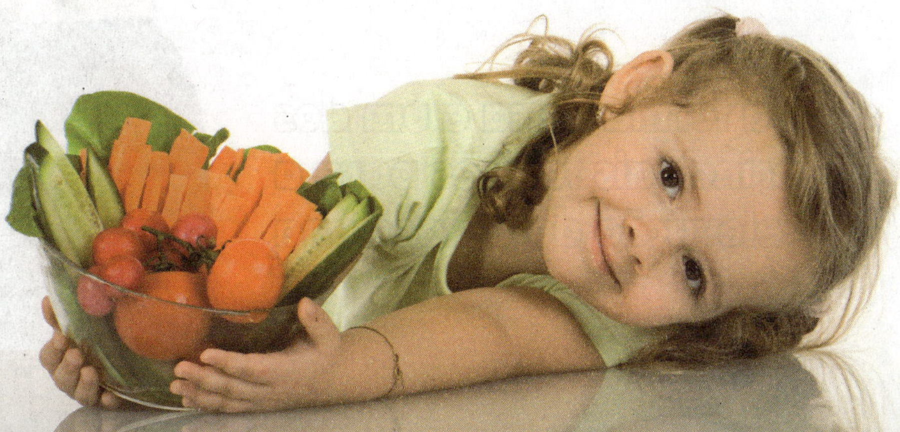

Boa forma física e qualidade de vida

Muita gente sabe que a autoestima é um fator fundamental para o sucesso em muitas atividades e para a qualidade de vida. Que as condições de saúde e a forma física atuam decisivamente sobre a autoestima.

O que uma pessoa pensaria de si diante do espelho? Quais as sensações que se teriam? Como se sentiriam ao ser apresentada a algum desconhecido? O excesso de peso pode prejudicar o dia-a-dia, impedindo que uma determinada pessoa desfrute de pequenos prazeres que, somados, constituem a própria vida. A obesidade é uma enfermidade e deve ser encarada como tal. Os prejuízos causados

A boa forma física é um dos principais fatores para a elevação da autoestima

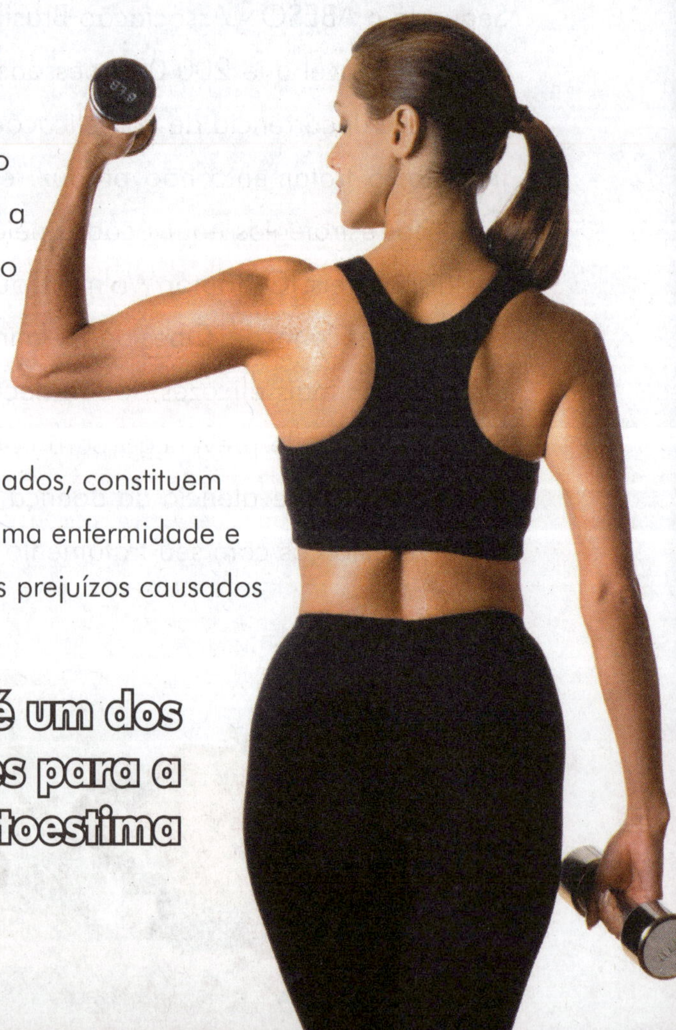

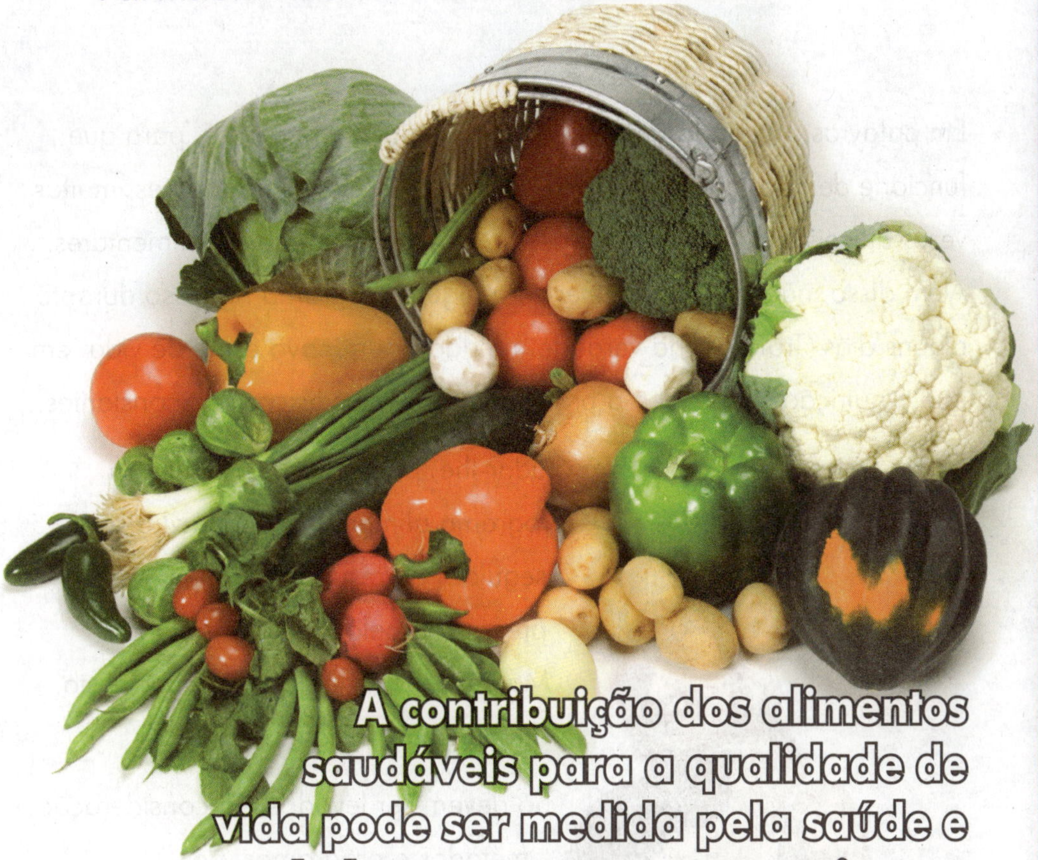

A contribuição dos alimentos saudáveis para a qualidade de vida pode ser medida pela saúde e pelo bem-estar que proporcionam

por ela não se limitam à estética corporal. Outras enfermidades graves, como diabetes, hipertensão e doenças cardíacas podem ter a obesidade como causa. Tanto a indústria farmacêutica, como médicos e nutricionistas, pesquisam o problema em busca de soluções eficazes para o problema. A grande questão é descobrir métodos que efetivamente garantam o emagrecimento, sem, contudo, comprometer a saúde do paciente.

Embora existam divergências entre alguns especialistas em relação ao melhor método, em parte todos concordam: só devem ser levados em consideração métodos e programas de emagrecimento que incorporam reeducação alimentar. É necessário reduzir a aquisição de calorias e elevar substancialmente a queima das mesmas. Em outras palavras, é necessário escolher mais criteriosamente os alimentos, preferindo aqueles que garantam uma boa nutrição sem, contudo, serem excessivamente calóricos, e dedicando-se às atividades físicas para queimar os excedentes.

Em palavras, trocando em miúdos, parece fácil! Entretanto, para que funcione de fato, o paciente precisa tomar decisões importantes, muitas vezes difíceis, relacionadas ao estilo de vida e aos hábitos alimentares. Além disso, não basta submeter-se a algum programa rigoroso durante alguns dias. Trata-se, na verdade, de adotar um novo estilo de vida, em que a nutrição saudável e a prática de exercícios físicos são constantes.

Para ajudar-lhe, publicamos a seguir um programa alimentar muito fácil a ser seguido, de resultado comprovado, preparado pelo Dr. Régis Salgado Martins, endocrinologista especialista em Medicina Estética.

Só devem ser levados em consideração, métodos e programas de emagrecimento que incorporam reeducação alimentar

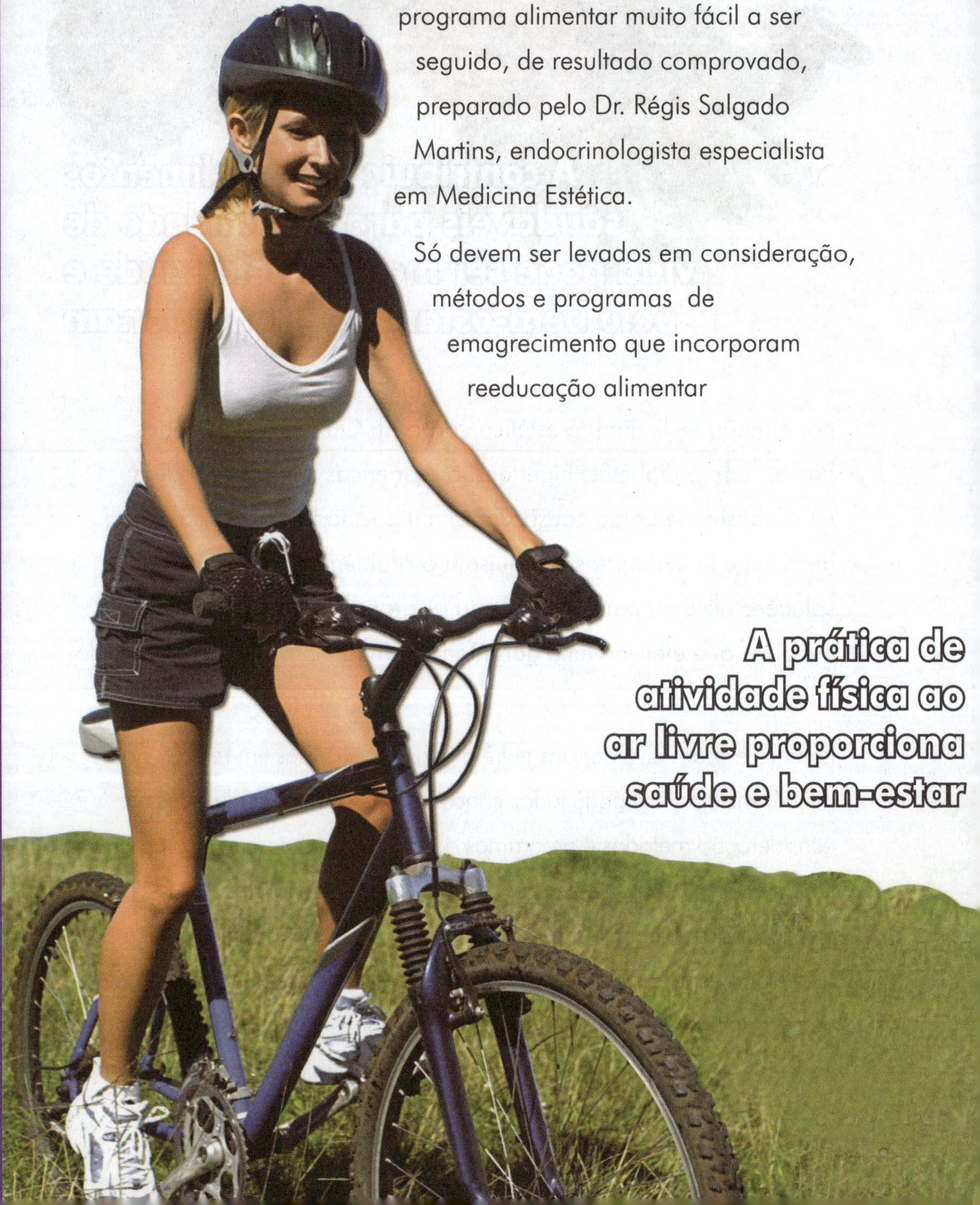

A prática de atividade física ao ar livre proporciona saúde e bem-estar

Fitoterapia: saúde ao alcance de todos

Fitoterapia é a utilização de ervas e outros vegetais, na forma de chás, extratos, pomadas, tinturas, cápsulas e banhos, para a manutenção e a recuperação da saúde. A expressão resulta da união de duas palavras gregas phyton (vegetal) e therapeia (terapia). Atualmente, a fitoterapia conquista cada vez mais espaço, deixando de ser vista como método exótico na medida em que pesquisas

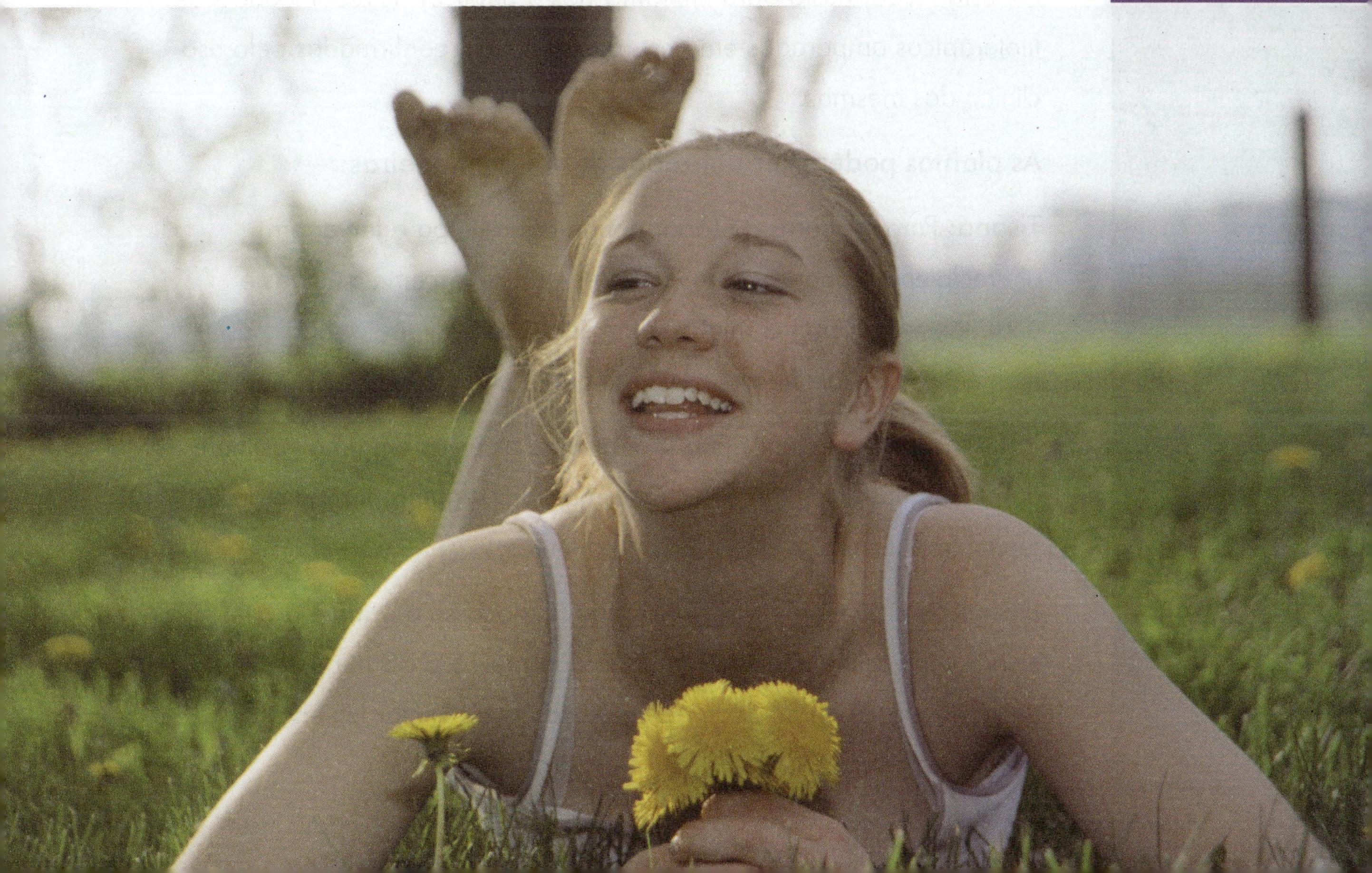

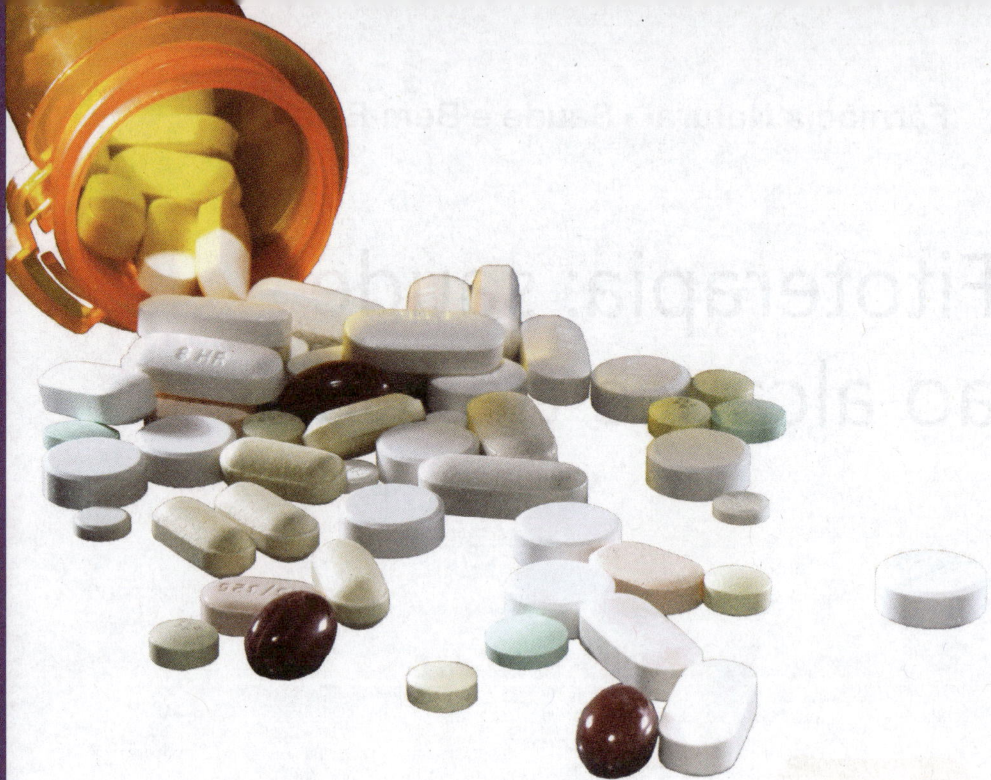

científicas e a medicina tradicional confirmam a sua eficácia. Entretanto, boa parte das receitas naturais passadas de pais para filhos, baseia-se no empirismo e nas tradições familiares, carecendo de comprovação científica. É necessário ter cautela, pois o fato de ser natural não significa a inexistência de efeitos colaterais indesejáveis – principalmente na ausência de critério na determinação da dosagem. Por esta razão, nesta obra limitamo-nos a publicar as recomendações fitoterápicas amparadas em pesquisa científica, confirmadas pelo uso clínico das mesmas.

As plantas podem ser utilizadas de várias maneiras:

Tisana: Para preparar a tisana, ponha água limpa a ferver em um recipiente. Quando começar a fervura, acrescente as ervas e deixe ferver por mais 5 minutos. Em seguida, desligue o fogo mas mantenha o recipiente tampado até que o chá esfrie.

Infusão: Para preparar a infusão, arrume as ervas em uma vasilha e despeje água fervente sobre as mesmas. Em seguida, tampe e deixe repousar por aproximadamente 10 minutos.

Decocção: É o método mais utilizado. Coloca-se a água e a erva numa vasilha e leva-se ao fogo durante 15 a 30 minutos, dependendo da quantidade de chá e da consistência das ervas.

Maceração: A erva deve permanecer de molho em água fria por um período de 10 a 24 horas. Pode-se acelerar o desprendimento das essências friccionando as ervas dentro da água, com as mãos, em intervalos regulares de tempo.

Alcoolatura: Esta preparação, indicada principalmente para uso externo, consiste em mergulhar completamente a erva em um recipiente com álcool, deixando-a por dois ou três dias. Este método permite tanto a utilização de apenas um tipo de erva, como de várias, combinadas.

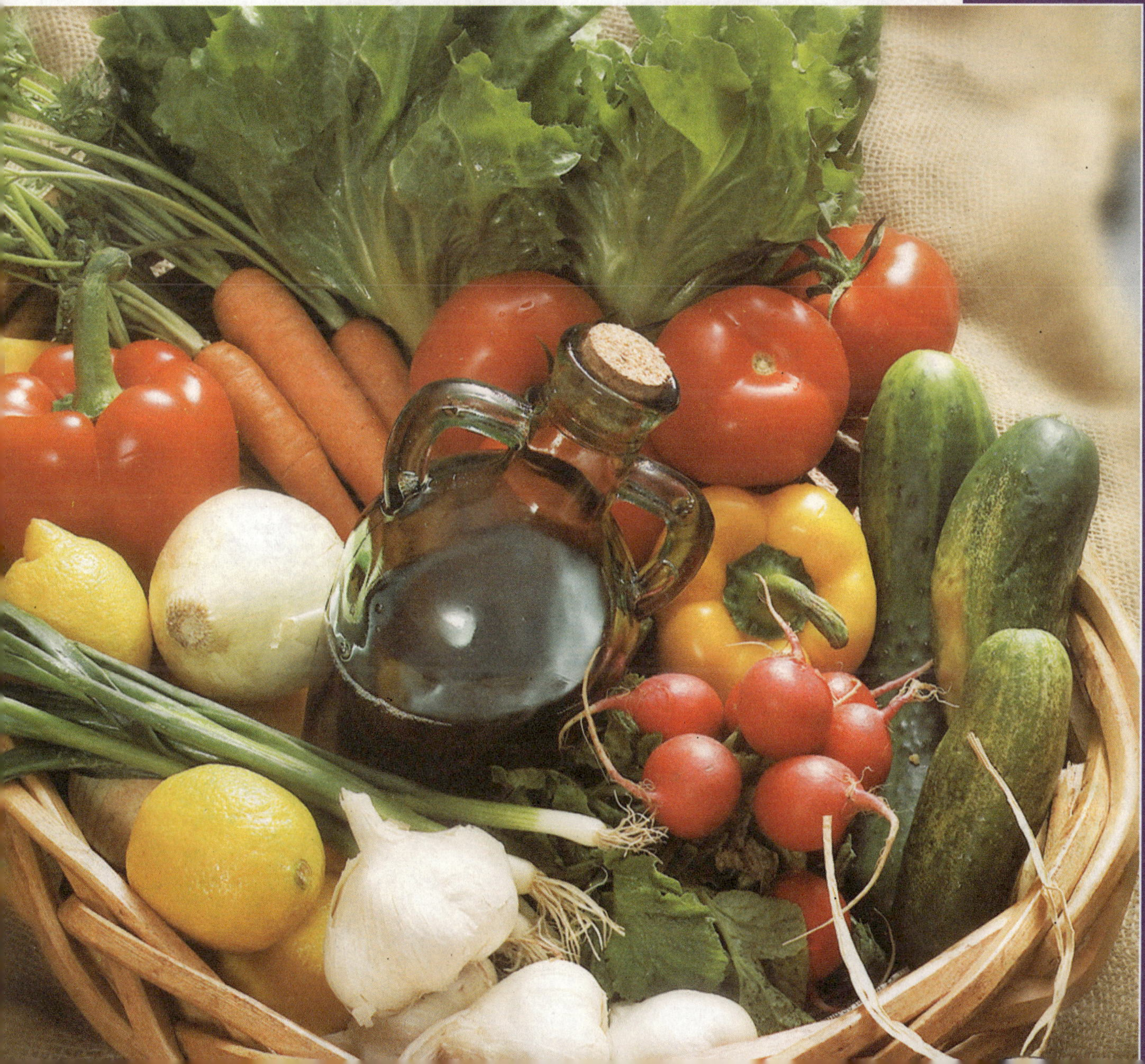

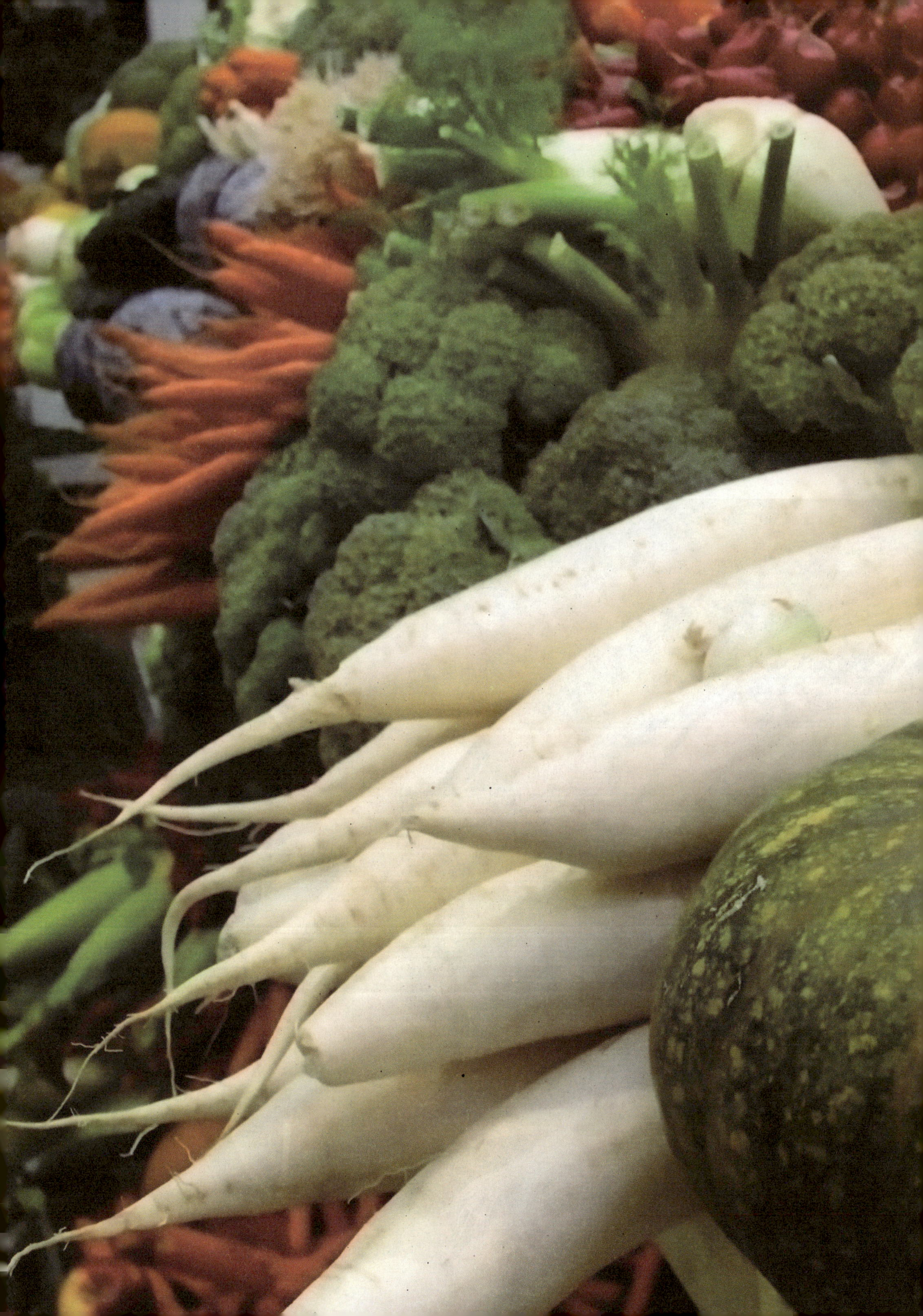

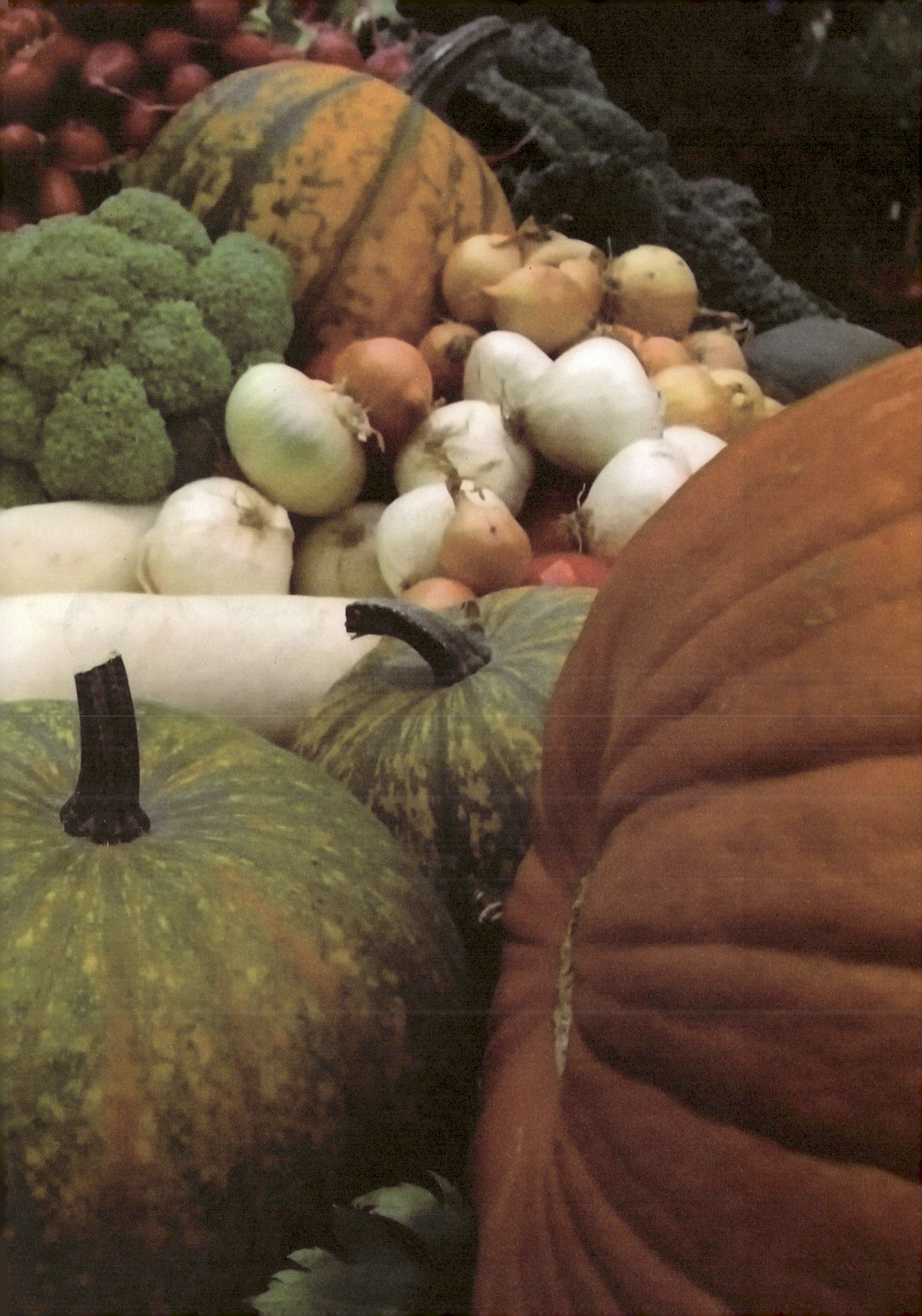

A

ABACATE *(Persea americana Mill)*

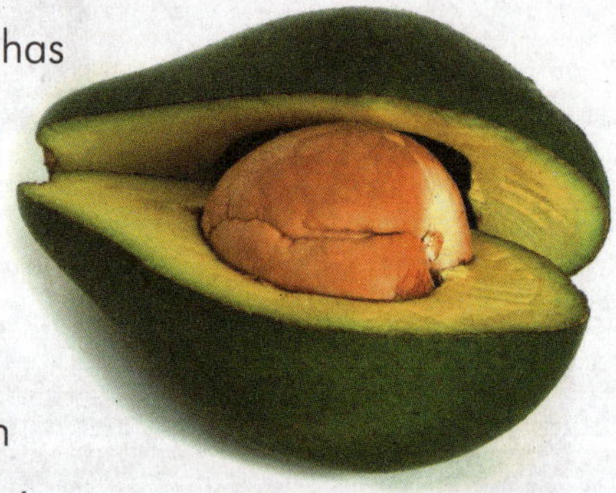

O abacate é originário da Guatemala, Antilhas e México. As folhas do abacateiro têm ação diurética, antianêmica, antioxidante e atuam como vermífugo. Seu óleo é muito utilizado em cosméticos. A fruta é ainda fonte de folato, vitaminas A, C, E e B6, além de potássio, ferro e magnésio. Rico em proteínas – 2 g para cada 100 g da fruta –, o abacate também é altamente calórico, com cerca de 200 calorias para cada 100 g. Quando for usar somente metade do abacate, deixe a outra parte com o caroço para que dure mais tempo.

Na hora de comprar abacates, prefira as frutas grandes e com o caroço preso à polpa. A casca deve ser verde clara e livre de manchas.

▶ Uso terapêutico

Abscesso: O abacate tem ação anti-inflamatória. Secar a semente do abacate e em seguida ralar, para obter um pó ao qual se deve acrescentar água para formar uma compressa a ser aplicada no local afetado.

Ácido Úrico: Infusão com 50 g de folhas (secas ou brotos) para cada litro de água. Tomar 1 xícara 4 vezes ao dia.

Artritismo: Infusão com 50 g de folhas (secas ou brotos) para cada litro de água. Tomar 1 xícara 4 vezes ao dia.

Biliar, para ativar a secreção: Infuso de 50 g (uma colher de sopa) de folhas frescas ou secas para cada litro de água. Tomar 1 xícara 4 vezes ao dia.

Cálculos renais, para prevenir: Incluir o abacate na alimentação.

Desnutrição, para prevenir: Incluir o abacate na alimentação.

Disenteria: Ralar o caroço do abacate e incluir o pó na alimentação.

Bexiga, doenças da: Infusão com 1 colher (sopa) de folhas ou flores picadas para cada litro de água. Tomar 1 xícara 3 vezes ao dia.

Fígado, doenças do: Infusão com 1 colher (sopa) de folhas ou flores picadas para cada litro de água. Tomar 1 xícara 3 vezes ao dia.

Gases intestinais: Infuso de 50 g (uma colher de sopa) de folhas frescas ou secas para cada litro de água. Tomar 1 xícara, 4 vezes ao dia.

Gota: Infusão com 50 g de folhas (secas ou brotos) para cada litro de água. Tomar 1 xícara 4 vezes ao dia.

Indigestão: Infuso de 50 g (uma colher de sopa) de folhas frescas ou secas para cada litro de água. Tomar 1 xícara, 4 vezes ao dia.

Inflamações: Infuso de 50 g (uma colher de sopa) de folhas frescas ou secas para cada litro de água. Tomar 1 xícara, 4 vezes ao dia.

Menstruação, problemas da: Infusão com 50 g de folhas (secas ou brotos) para cada litro de água. Tomar 1 xícara 4 vezes ao dia.

Prisão de ventre: Incluir o abacate na alimentação.

Respiratórias, vias: Infuso de 50 g (uma colher de sopa) de folhas frescas ou secas para cada litro de água. Tomar 1 xícara, 4 vezes ao dia.

Rins, doenças dos: Infusão com 1 colher (sopa) de folhas ou flores picadas para cada litro de água. Tomar 1 xícara 3 vezes ao dia.

Reumatismo: Fazer fricções locais com tintura de abacate.

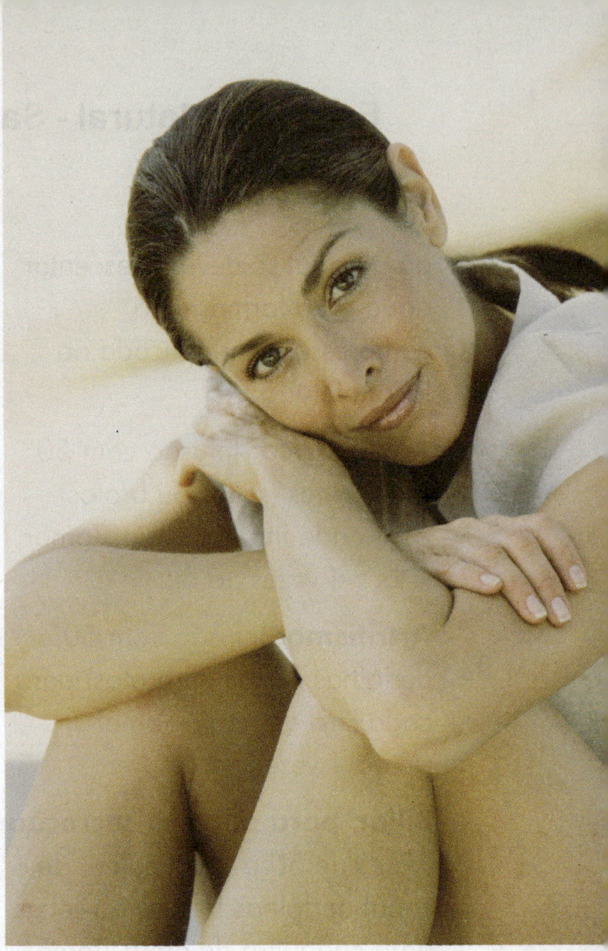

Ralar o caroço de um abacate e diluir em 1 litro de álcool.

Sangue impuro (para purificar): Ralar o caroço do abacate e incluir o pó na alimentação.

Verminose: Cozer 1 caroço de abacate em 1 litro de água e tomar 1 xícara diariamente.

▶Inconvenientes

Por ser altamente calórico, o abacate não é indicado para pessoas obesas ou em processo de emagrecimento.

ABACAXI *(Ananas comosus (L) Merril // A . sativus Schultes)*

Também conhecido como ananás, essa fruta tropical, nativa da América do Sul, pertence à família das bromeliáceas. A palavra abacaxi vem do tupi iba-cati, que significa "fruto que cheira muito". O nome ananás, também indígena, quer dizer "fruta excelente". O abacaxi é rico em vitamina C e B6, folato e sais minerais como o cálcio, fósforo, magnésio e ferro. A celulose encontrada no abacaxi é um importante regulador intestinal, assim como a bromelina, que facilita a digestão. Na hora de escolher o abacaxi, verifique as folhas da coroa. Quando a fruta está no ponto, elas se soltam facilmente. Só

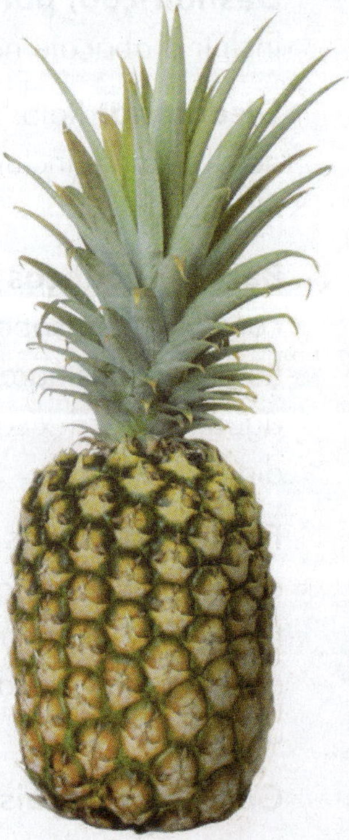

remova a coroa quando for usar a fruta. Uma vez cortado, o abacaxi deve ser guardado em recipiente fechado e mantido na geladeira. Abacaxis com mais espinhos nas folhas são menos ácidos. Uma xícara de abacaxi cortado em pedaços contém 75 calorias.

Uso terapêutico

Acidez gástrica: Tomar várias vezes ao dia o suco de 1 abacaxi, batido no liquidificador com 1 litro de água e adoçado com mel de abelhas.

Acne: Aplicar compressa local com o sumo ou purê da polpa do abacaxi.

Digestão, dificuldade na: Incluir abacaxi na alimentação.

Pele, inflamações da: Aplicar compressa local com sumo ou purê da polpa de abacaxi.

Pele oleosa e com espinhas: Aplicar compressa local com o sumo ou purê da polpa de abacaxi.

Pele, manchas na: Aplicar compressa local com o sumo ou purê da polpa de abacaxi.

Respiratórias, doenças das vias: Tomar várias vezes ao dia o suco de 1 abacaxi, batido no liquidificador com 1 litro de água e adoçado com mel de abelhas.

Rins, doenças dos: Tomar várias vezes ao dia o suco de 1 abacaxi, batido no liquidificador com 1 litro de água e adoçado com mel de abelhas.

Verminose: Tomar várias vezes ao dia o suco de 1 abacaxi, batido no liquidificador com 1 litro de água e adoçado com mel de abelhas.

Inconvenientes

O abacaxi pode ter efeito purgante em pessoas cujo intestino funciona além do normal.

As gestantes devem evitar a fruta, pois ela pode causar menorragia.

ABÓBORA *(Curcubita pepo)*

A abóbora, ou jerimum, é originária da América, pertencente à família Cucurbitácea, da melancia, do melão, do chuchu e do

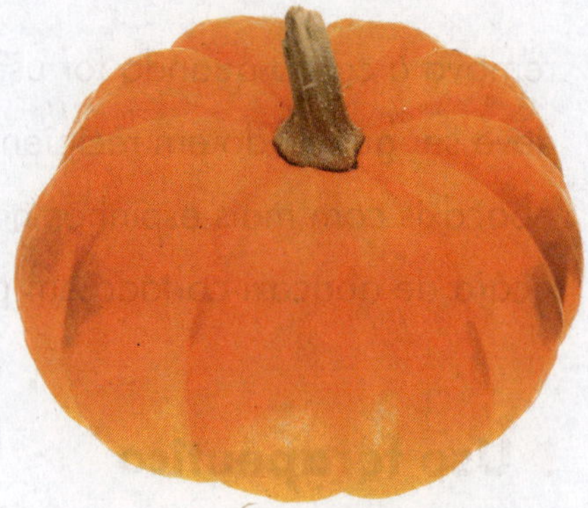

pepino. A abóbora é rica em vitamina A, vitaminas do complexo B e niacina, além de sais minerais como o cálcio, potássio, sódio e fósforo. Tem poucas calorias (cada 100 g de abóbora contém apenas 14 calorias) e é de fácil digestão. Na medicina, a abóbora tem ação tônica, calmante, expectorante, emoliente e anti-inflamatória, entre outras.

Sal, cebola, açúcar, alho, pimenta, noz moscada, canela e gengibre são ótimos para temperar abóbora, pois realçam o seu sabor.

▶Uso terapêutico

Anemia: Tostar sementes da abóbora e incluí-las nas refeições.

Bexiga, doenças da: Bater algumas sementes de abóbora no liquidificador com um pouco de água. Coar e tomar, de hora em hora, 1 colher (chá) do suco.

Bronquite: Diluir 50 g de sementes de abóbora moídas e 20 g de mel de abelhas em 100 ml de água. Tomar uma colher (sopa) várias vezes ao dia.

Fígado, doenças do: Incluir abóbora na alimentação.

Hemorroidas: Preparar purê de sementes de abóbora cozidas, temperado com pouco óleo e sal. Utilizar na alimentação diária.

Otite: Amassar folhas de aboboreira, aquecer e aplicar sobre o ouvido afetado como emplastro.

Prisão de ventre: Cortar a abóbora em cubos, bater no liquidificador com um pouco de água, coar e tomar 1 xícara de manhã e outra à noite.

Próstata, doenças da: As sementes atuam positivamente na melhora dos sintomas e na diminuição da glândula. Incluí-las na alimentação.

Queimaduras: Extrair o sumo das folhas da aboboreira e aplicar no local afetado.

Reumatismo: Incluir abóbora na alimentação. O sumo da abóbora é alcalinizante,

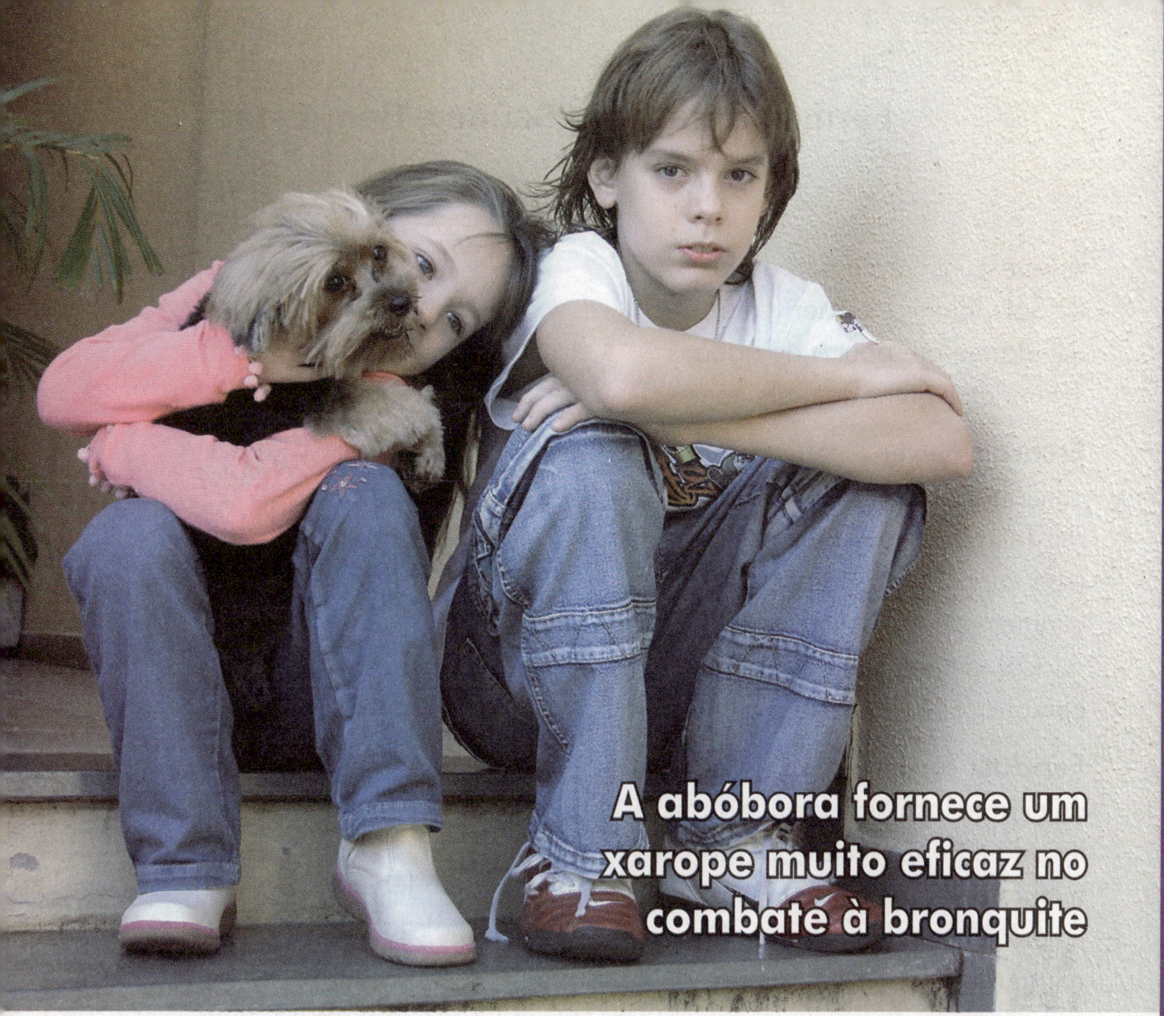
A abóbora fornece um xarope muito eficaz no combate à bronquite

excelente para combater reumatismo.

Verminose: Durante uma semana, comer sementes de abóbora várias vezes ao dia.

Verrugas: Extrair o sumo das folhas da aboboreira e aplicar no local.

AÇAFRÃO *(Curcuma longa)*

O açafrão, cúrcuma ou gengibre-amarelo, é uma planta herbácea, geralmente usada como corante ou condimento na preparação de pratos. O açafrão-da-terra, usado no Brasil, é originário da Índia. É uma planta altamente digestiva e ativadora da função hepática.

▶Uso terapêutico

Colesterol: Amassar em um pilão 2 colheres (sopa) da raiz fatiada, com 1 xícara (chá) de álcool de cereais a 80%. Deixar descansar por 5 dias. No quinto dia, coar e guardar a mistura em vidro escuro, protegido da luz do Sol. Tomar 1 colher (café), diluída em um pouco de água, 10 minutos antes das refeições.

Escaras: Ferver 1 copo de água, adicionar 1 colher (sopa) da raiz fatiada e deixar ferver por mais 5 minutos. Abafar por 10 minutos e coar. Aplicar sobre o local afetado, em forma de compressa, 2 vezes ao dia.

Feridas: Ferver 1 copo de água, adicionar 1 colher (sopa) da raiz fatiada e deixar ferver por mais 5 minutos. Abafar por 10 minutos e coar. Aplicar sobre o local afetado em forma de compressa, 2 vezes ao dia.

Fígado, doenças do: Verter 1 xícara (chá) de água fervente sobre 1 colher (chá) da raiz fatiada. Abafar por 10 minutos e coar. Tomar o chá morno, em pequenos goles, 1 xícara de manhã, em jejum e outra antes do almoço.

Gases intestinais: Verter 1 xícara (chá) de água fervente sobre 1 colher (chá) da raiz fatiada. Abafar por 10 minutos e coar. Tomar o chá morno, em pequenos goles, 1 xícara de manhã, em jejum e outra antes do almoço.

Má digestão: Verter 1 xícara

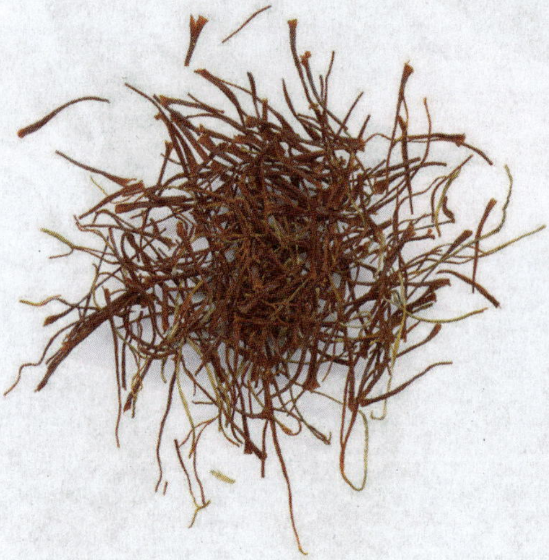

(chá) de água fervente sobre 1 colher (chá) da raiz fatiada. Abafar por 10 minutos e coar. Tomar o chá morno, em pequenos goles, 1 xícara de manhã, em jejum e outra antes do almoço.

Mau hálito: Para higienizar a boca e combater o mau-hálito, mastigar raiz de açafrão.

Pele, doenças da: Ferver 1 copo de água, adicionar 1 colher (sopa) da raiz fatiada e deixar ferver por mais 5 minutos. Abafar por 10 minutos e coar. Aplicar sobre o local afetado em forma de compressa, 2 vezes ao dia.

AÇAFRÃO ou ZEDOÁRIA
(Curcuma longa L//C. domestica Valeton)

Erva que fornece o açafrão, muito usado como corante ou condimento na preparação de pratos. No Brasil, a espécie mais comum é o açafrão-da-terra. O açafrão é altamente digestivo e ativa a função hepática e o sistema de defesa.

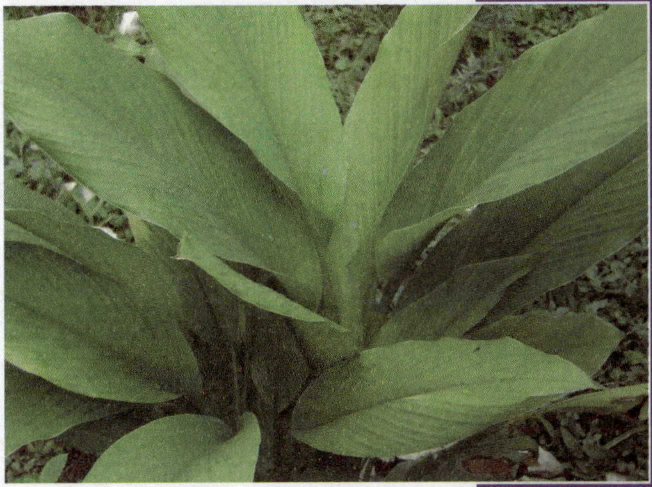

▶Uso terapêutico

Colesterol: Amassar 2 colheres (sopa) de raízes e adicionar 1 xícara (chá) de álcool de cereais a 80%. Deixe descansar por 5 dias e em seguida coe. Tomar 1 colher (café) 10 minutos antes das refeições.

Digestão, má: Verter 1 xícara de água fervente sobre 1 colher (chá) de raízes amassadas. Abafar por 10 minutos e coar. Tomar 2 xícaras ao dia, ainda morno, em pequenos goles, de manhã em jejum e antes do almoço.

Feridas: Fatiar 1 colher (sopa) de raiz e ferver com 1 copo de água. Em seguida, coar e abafar por 10 minutos. Depois de frio, aplicar no local afetado, na forma de compressa, 2 vezes ao dia.

Fígado, doenças do: Verter 1 xícara de água fervente sobre 1 colher (chá) de raízes amassadas. Abafar por 10 minutos e coar. Tomar 2 xícaras ao dia, ainda morno, em pequenos goles, de manhã em jejum e antes do almoço.

Gases intestinais: Verter 1 xícara de água fervente sobre 1 colher (chá) de raízes amassadas. Abafar por 10 minutos e coar. Tomar 2 xícaras ao dia, ainda morno, em pequenos goles, de manhã em jejum e antes do almoço.

Hálito, mau: Para higienizar a boca e acabar com o mau hálito, mastigar raiz de açafrão.

Pele, doenças da: Fatiar 1 colher (sopa) de raiz e ferver com 1 copo de água. Em seguida, coar e abafar por 10 minutos. Depois de frio, aplicar no local afetado, na forma de compressa, 2 vezes ao dia.

ACELGA *(Beta vulgaris cicla)*

Também conhecida como beterraba branca, a acelga pertence à família Chenopodiaceae. É rica em vitaminas A, C, B1, B2 e niacina, além de possuir fibras que auxiliam no funcionamento intestinal. Cada 100 g de acelga possui cerca de 20 calorias. As folhas e os talos podem ser servidos crus em saladas ou cozidos e refogados.

▶Uso terapêutico

Abscesso: Cozer e amassar folhas de acelga. Em seguida, aplicar no local afetado, como cataplasma.

Adenite (Íngua): Amassar as folhas frescas e aplicar no local afetado na forma de cataplasma.

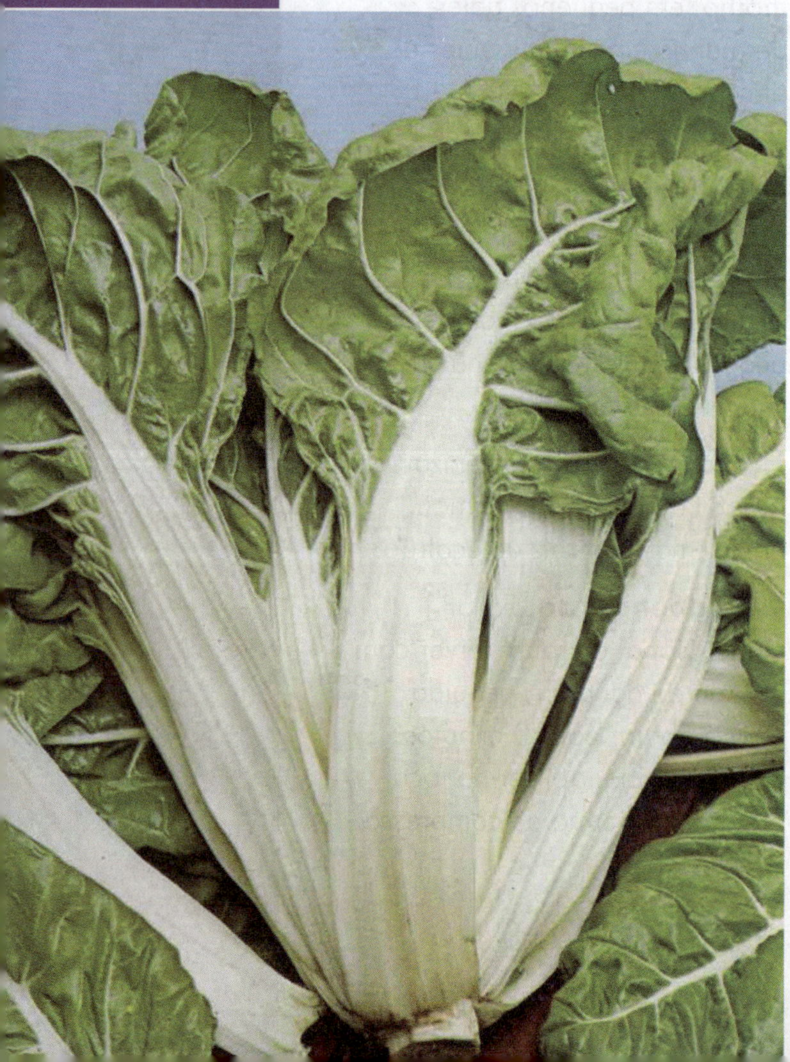

Asma: Tomar 1 copo de suco de acelga 3 vezes ao dia. Para fazer o suco, bater 1 maço de folhas no liquidificador com 1 litro de água. Comer acelgas na forma de salada.

Cálculos biliares: Bater no liquidificador meio maço de acelga e meio maço de agrião com 1 litro de água. Tomar 3 copos diariamente.

Diabetes: Incluir acelga na alimentação.

Diarreia: Comer sementes de acelga.

Feridas: Aplicar sobre as feridas cataplasma de folhas frescas amassadas.

Fígado, doenças do: Bater no liquidificador um maço de acelga com 1 litro de água. Coar e tomar 1 copo do suco 3 vezes por dia. Ingerir acelga na forma de salada.

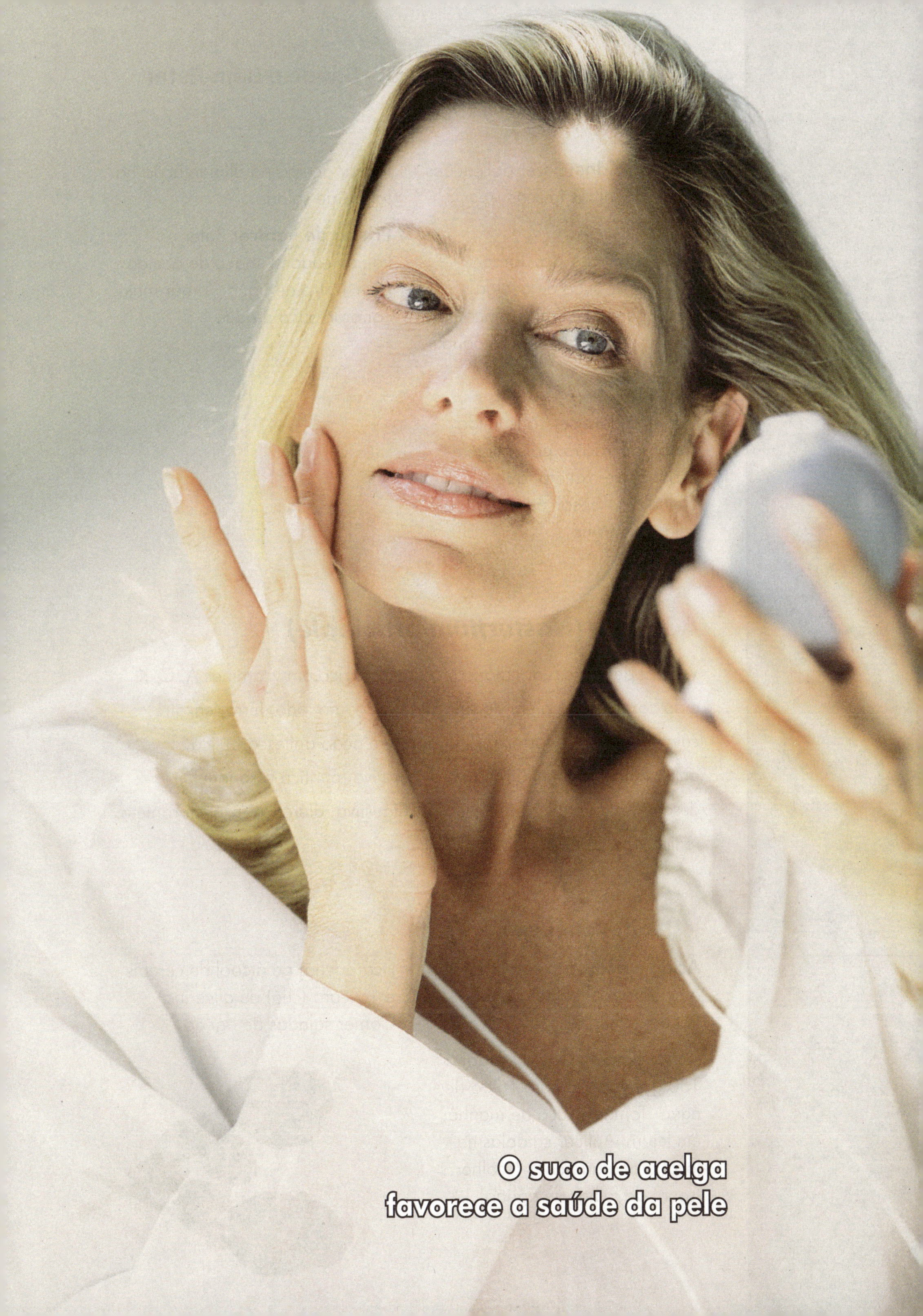

O suco de acelga
favorece a saúde da pele

Hemorroidas: Fazer aplicações locais de folhas frescas amassadas.

Pele, doenças da: Tomar 3 copos de suco de acelga diariamente. Utilizar 1 maço de acelga para cada litro de água.

▶Inconvenientes

A acelga deve ser consumida com moderação, pois contém alto teor de oxalato, que prejudica a absorção do cálcio pelo organismo.

Ingerir acelga na alimentação na forma de salada.

Prisão de ventre: Bater no liquidificador 1 maço de acelga com 1 litro de água. Tomar meio copo do suco à noite.

AGRIÃO *(Nasturtium officinale)*

Vegetal de baixo teor calórico, o agrião é rico em vitaminas A, C, K e do complexo B, além de sais minerais como iodo, ferro, enxofre, cálcio, potássio e fósforo. O agrião tem ação antiescorbútica, anti-icterícia, anti-inflamatória, depurativa (purifica o sangue), descongestionante, desintoxicante, digestiva, diurética, expectorante e tônica dos cabelos.

▶Uso terapêutico

Ácido úrico: Para combater o ácido úrico, comer agrião frequentemente.

Acne: Bater no liquidificador 150 g de agrião com 1 litro de água. Tomar o suco de manhã, em jejum. Aplicar cataplasma local preparada com 1 colher (sopa) de folhas de agrião, 1 xícara (chá) de álcool de cereais e 1 xícara (chá) de glicerina. Comer saladas de agrião.

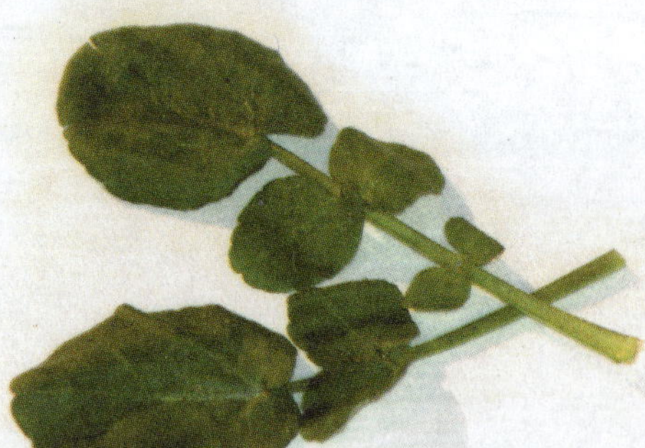

Amenorreia: Bater no liquidificador 150 g de agrião com 1 litro de água. Tomar o suco várias vezes ao dia. Recomenda-se, também, utilizar o agrião como salada.

Artritismo: Utilizar o agrião como salada.

Bronquite: Preparar xarope com 1 colher (sopa) de folhas de agrião picadas, 1 copo de água em fervura e 1 colher (sopa) de açúcar. Ferver novamente para derreter o açúcar e obter o xarope, ao qual mistura-se de 100 ml a 1 litro de leite. Tomar 3 colheres (sopa) diariamente.

Cálculos biliares: Bater no liquidificador 150 gramas de agrião e 1 litro de água. Tomar o suco várias vezes ao dia, adoçado com mel de abelhas.

Cálculos renais: Bater no liquidificador 150 g de agrião e 1 litro de água. Tomar meia xícara do suco, em jejum.

Dermatite: Bater no liquidificador 150 g de agrião com 1 litro de água. Tomar o suco de manhã, em jejum. Aplicar cataplasma local preparada com 1 colher (sopa) de folhas de agrião, 1 xícara (chá) de álcool de cereais e 1 xícara (chá) de glicerina. Comer saladas de agrião.

Diabetes: Comer saladas de agrião nas principais refeições.

Digestão, distúrbios da: Bater no liquidificador 150 g de agrião e 1 litro de água. Tomar 1 colher (sopa) várias vezes ao dia.

Fígado, doenças do: Comer saladas de agrião nas principais refeições.

Gota: Bater 150 g de agrião e 1 litro de água no liquidificador. Tomar o suco várias vezes ao dia, aos poucos.

Hipotireoidismo: Comer saladas de agrião nas principais refeições.

Raquitismo: Comer saladas de agrião nas principais refeições.

Sangue, depurativo do: Incluir agrião na alimentação na forma de salada.

Tosse: Bater no liquidificador 50 g de agrião e 1 litro de água. Adoçar com mel de abelhas e tomar várias colheres (sopa) ao dia.

Verminose: Bater no liquidificador 150 g de agrião e 1 litro de água. Tomar o suco várias vezes ao dia. Crianças não devem tomar mais de meia xícara por dia.

Inconvenientes

- Mulheres em início de gestação devem evitar o agrião, pois a planta cresce próxima a águas paradas, podendo transmitir tifo.
- Nas gestantes, o agrião pode causar irritação no aparelho digestivo e nas vias urinárias. Em alguns casos, também pode causar aborto.

AIPO *(Apium graveolens, L.)*

Também conhecido como salsão, pertence à família das Umbelíferas. Como é um alimento pouco calórico, 100 g têm apenas 18 calorias. O aipo é muito usado em dietas de emagrecimento. Possui vitaminas A, B1, B2, C e niacina, e sais minerais como potássio, sódio, cálcio, fósforo e ferro. Tanto as folhas como as raízes e sementes do aipo podem ser usadas, e têm propriedades alcalinizantes, antiflatulentas, diuréticas, estimulantes, emenagoga (que provoca a menstruação), expectorantes, tônicas e levemente laxativas.

Uso terapêutico

Acidose: Cozinhar 30 g de folhas em 1 litro de água. Tomar o caldo do cozimento várias vezes ao dia, junto das refeições.

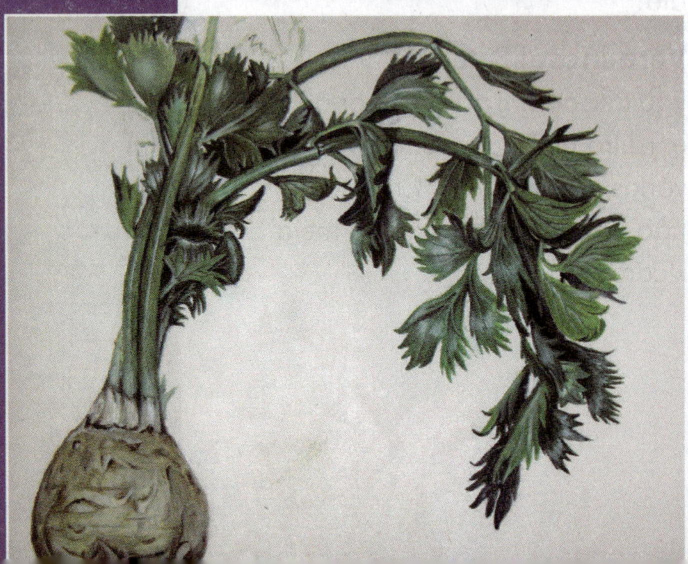

Anemia: Cozinhar 30 g de folhas em 1 litro de água. Tomar o caldo do cozimento várias vezes ao dia. Ingerir aipo nas refeições.

Asma: Cozinhar 30 g de folhas em 1 litro de água. Misturar com 1 copo de leite fresco e adoçar com mel de abelhas. Tomar 1 xícara de manhã, em jejum.

Cálculos renais: Cozinhar 30 g de folhas em 1 litro de água. Tomar o caldo várias vezes ao dia.

Cólicas renais: Cozinhar 30 g de folhas em 1 litro de água. Tomar o caldo várias vezes ao dia.

Colite crônica: Cozinhar 30 gramas das folhas em 1 litro de água. Tomar 3 xícaras ao dia.

Contusões: Macerar folhas de aipo e aplicar sobre o local afetado.

Doenças do aparelho digestório: Misturar 1 colher (café) de sementes de aipo tostadas em sopas ou em um copo grande de leite.

Fígado, doenças do: Cozinhar 30 g de folhas em 1 litro de água. Tomar o caldo várias vezes ao dia.

Gases intestinais: Bater no liquidificador 30 g de folhas com 1 litro de água. Tomar uma xícara no intervalo das refeições.

Nefrite: Bater no liquidificador 30 g de folhas com 1 litro de água. Tomar 1 ou 2 xícaras diariamente.

Úlceras: Cozinhar 30 g de folhas em 1 litro de água. Lavar as feridas com a água do cozimento. A cataplasma de folhas maceradas, aplicada sobre as feridas, também é muito eficaz.

▶Inconvenientes

Diabéticos e portadores de inflamações renais não devem utilizar o aipo como salada.

ALCACHOFRA *(Cynara scolymus L.)*

A alcachofra foi trazida para o Brasil por imigrantes europeus. A planta é rica em nutrientes e princípios ativos como ácido caférico, flavonóides, glicosídios, cianina, pró-vitamina A, vitamina C, B1 e B2, além dos sais minerais fósforo, potássio, cálcio, sódio, ferro, enxofre e magnésio. A alcachofra tem ação colagoga, ou seja, estimula a secreção biliar, digestiva, diurética, hepática, hipotensora, laxante, febrífuga, antirreumática e anticolesterogênica. Quando tenros,

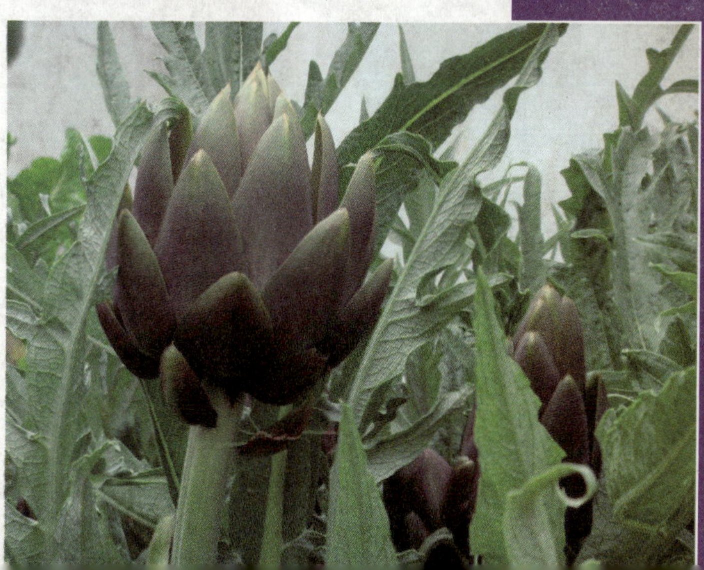

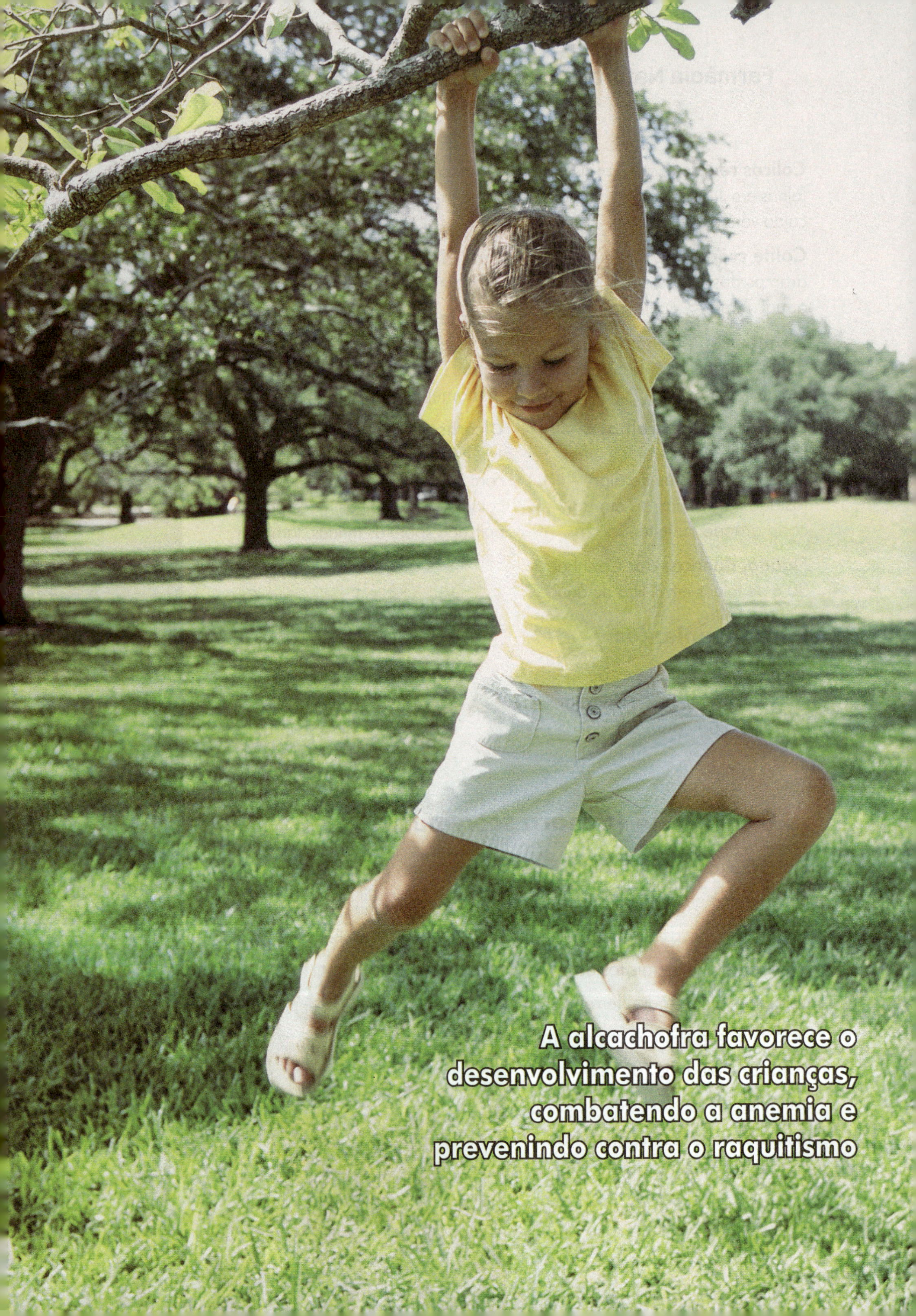

A alcachofra favorece o desenvolvimento das crianças, combatendo a anemia e prevenindo contra o raquitismo os talos da alcachofra podem ser consumidos crus, temperados com azeite de oliva. O cozimento da alcachofra em fogo baixo conserva grande parte de seus nutrientes e princípios ativos. Comparada a outras verduras, a alcachofra tem elevado teor de proteínas.

Uso terapêutico

Anemia: Incluir a alcachofra na alimentação.

Asma: Ferver uma alcachofra em 1 litro de água, juntamente com o suco de 1 limão e 1 colher (sobremesa) de azeite, até que a água se reduza à metade. Tomar o caldo várias vezes ao dia.

Aterosclerose/ arteriosclerose: Preparar chá com as folhas da alcachofra e tomar várias vezes ao dia. Além do chá, incluir a alcachofra na alimentação.

Bexiga, cálculos na: Incluir a alcachofra na alimentação 2 vezes ao dia, durante algumas semanas.

Bile, estimulador da: Incluir alcachofra na alimentação e reduzir o consumo de frituras e alimentos gordurosos.

Convalescença: Incluir a alcachofra na alimentação.

Coração, doenças do: Incluir a alcachofra na alimentação, juntamente com limão e cebola.

Diabetes: Incluir a alcachofra na alimentação.

Diurese: Chá das folhas de alcachofra. Tomar 3 xícaras ao dia.

Febre: Preparar chá com as folhas e raízes da alcachofra. Tomar uma xícara ao dia.

Fígado, doenças do: Chá das folhas, utilizando 50 g para 1 litro de água. Tomar 3 xícaras ao dia.

Hipertensão arterial (Pressão alta): Preparar chá com as folhas e tomar 3 xícaras ao dia. Além do chá, incluir a alcachofra na alimentação.

Inflamações em geral: Incluir a alcachofra na alimentação.

Pulmões, doenças dos: Cozinhar 1 alcachofra em pouca água. Tomar o caldo várias vezes ao dia.

Raquitismo: Incluir a alcachofra na alimentação, além de seguir as orientações médicas.

Rins, cálculos nos: Chá das folhas, utilizando 10 g para 1 litro de água. Tomar 3 xícaras ao dia.

Vias urinárias, doenças das: Chá das folhas, utilizando 10 g para 1 litro de água. Tomar 3 xícaras ao dia.

▶Inconvenientes

Mulheres que amamentam devem evitar alcachofra, pois a planta possui cinaropicrina e cinarase em seus componentes químicos, que podem coagular o leite. A alcachofra não é aconselhada também em casos de fermentação intestinal.

ALECRIM *(Rosmarinus offinalis)*

Arbusto aromático, também conhecido como rosmarino, alecrinzeiro, alecrim-rosmarinho, atinge de dois a três metros de altura. O alecrim é usado como tempero na culinária. O mel de alecrim possui gosto forte e tem excelente qualidade. A planta tem ação estimulante, tônica do sistema nervoso central, colagoga (estimula a secreção biliar), emenagoga (provoca a menstruação), narcótica e antisséptica.

▶Uso terapêutico

Circulatório, Estimulante do sistema: Chá com 50 g das folhas para cada litro de água. Usá-lo para banhar e massagear a pele. Usado externamente, o alecrim estimula a circulação sanguínea.

Digestão, Má: Chá com 2 g de alecrim e 1 xícara de água. Coar e tomar entre as refeições.

Dispepsia: Infusão com 2 g de folhas secas (1 colher de chá) para cada litro de água. Tomar 1 xícara após as refeições.

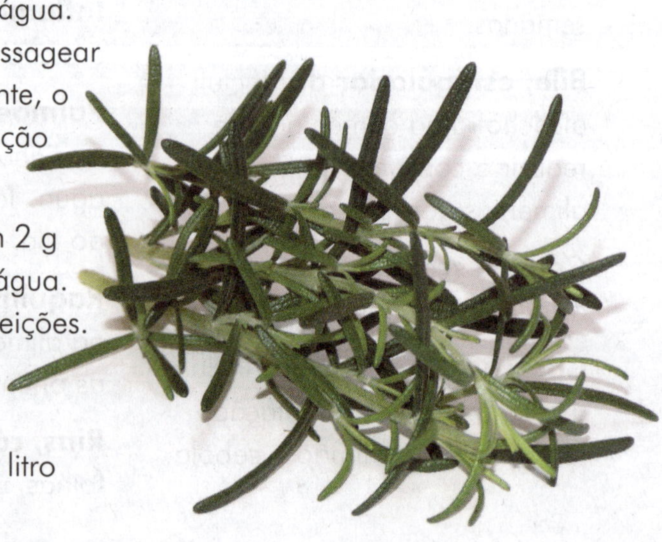

Feridas: As folhas de alecrim são cicatrizantes. Aplicá-las amassadas, sobre a região afetada.

Gases intestinais: Chá com 2 g de alecrim e 1 xícara de água. Coar e tomar entre as refeições.

Gastrointestinais e biliares, Doenças: Chá com 2 g de alecrim e 1 xícara de água. Coar e tomar entre as refeições.

Nervosismo: Preparar chá com 2 g de alecrim e 150 ml de água. Coar e tomar de manhã e à noite.

Menstruação difícil: Chá com 2 g de folhas secas (1 colher de chá) e 150 ml de água. Coar e tomar 3 xícaras ao dia.

Reumatismo: Chá com 2 g de folhas secas para cada litro de água. Tomar 3 xícaras ao dia.

▶Inconvenientes

O alecrim tem propriedades tóxicas que podem causar irritações gastrointestinais, intoxicação, nefrite e aborto, caso seja utilizado em alta dosagem. Pessoas que sofrem de hipertensão devem evitar o uso de alecrim.

ALFACE *(Lactuca sativa L.)*

Uma das hortaliças mais importantes do mercado brasileiro, a alface chegou ao Brasil com os portugueses, em meados do século XVI. É rica em sais minerais como o potássio, fósforo, cálcio, sódio, magnésio e ferro, além de vitaminas A, B1, B2, niacina e Vitamina C. A alface tem ação antiácida, calmante estomacal e do sistema nervoso, diurética, depurativa, laxante e sonífera.

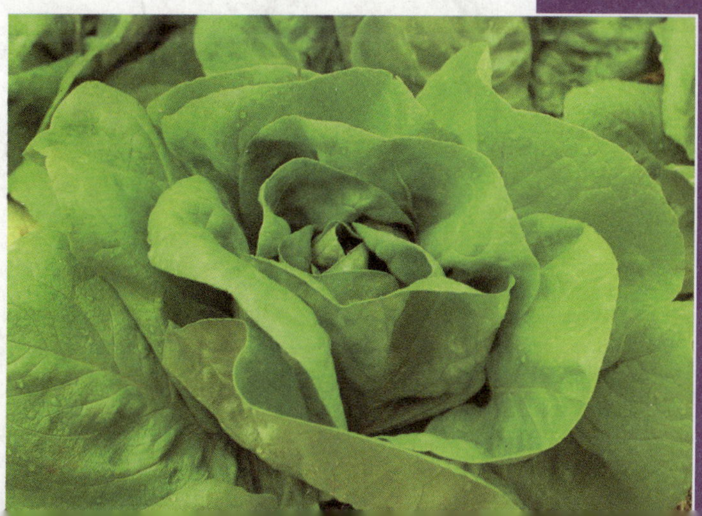

▶Uso terapêutico

Acidose: Incluir a alface na alimentação, na forma de salada.

Preparar chá com 50 a 80 g de alface para cada litro de água. Tomar 3 xícaras ao dia.

Anemia: Incluir a alface na alimentação, na forma de salada.

Preparar chá com 50 a 80 g de alface para cada litro de água. Tomar 3 xícaras ao dia.

Aterosclerose/ arteriosclerose: Incluir a alface na alimentação, na forma de salada.

Preparar chá com 50 a 80 g de alface para cada litro de água. Tomar 3 xícaras ao dia.

Artrite: Comer talos de alface diariamente.

Asma: Incluir a alface na alimentação, na forma de salada.

Preparar chá com 2 colheres (sopa) de folhas para cada xícara de água. Tomar 3 xícaras ao dia.

Biliares, cálculos: Cozinhar 1 pé de alface em 1 litro de água. Tomar 1 xícara da água do cozimento de manhã, em jejum.

Cólicas: Cozinhar 1 pé de alface em 1 litro de água. Tomar 1 xícara da água do cozimento de manhã, em jejum.

Coração, doenças do: Incluir a alface na alimentação, em forma de salada. Preparar chá com 50 a 80 g de alface para cada litro de água. Tomar 3 xícaras ao dia.

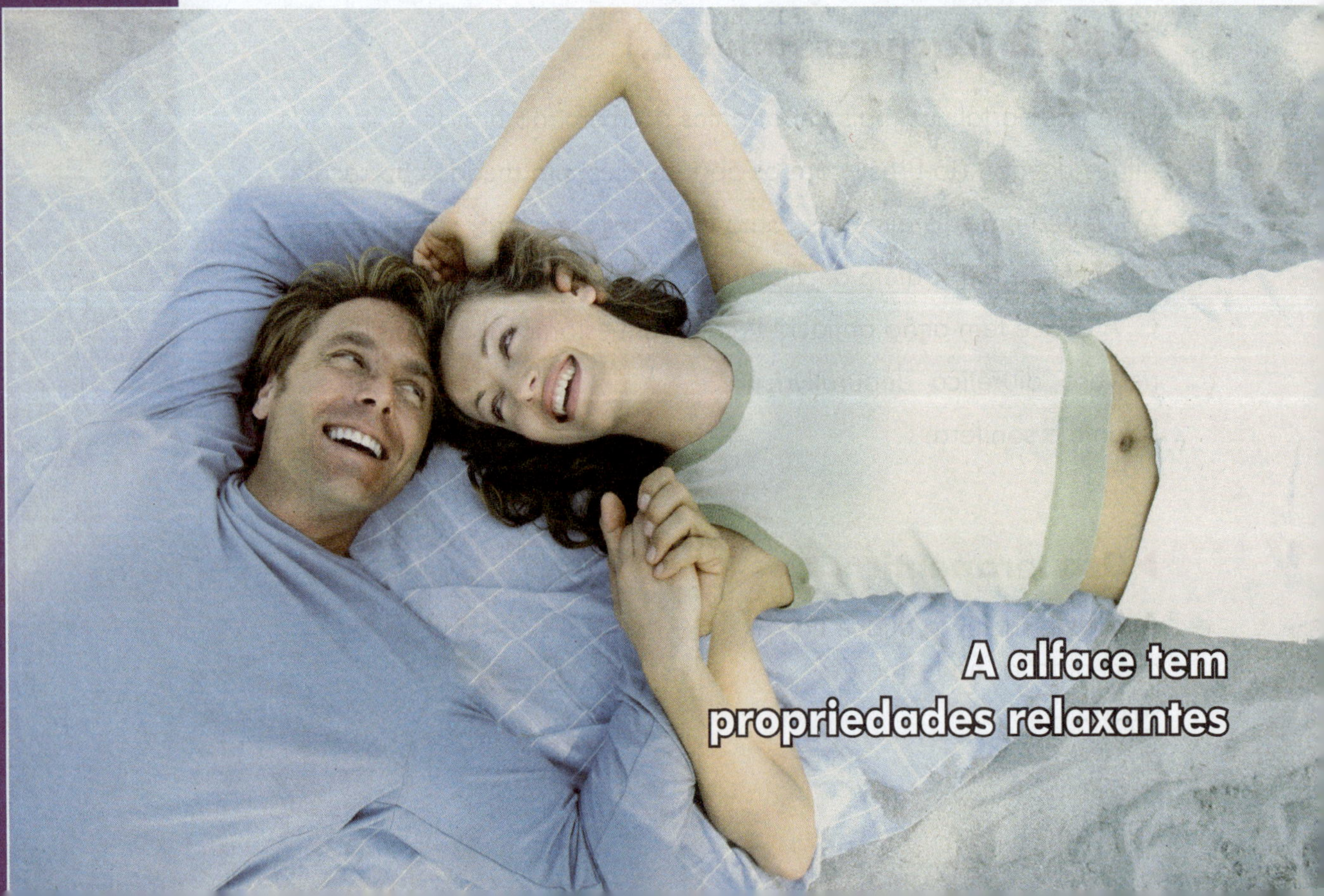

A alface tem propriedades relaxantes

Diabetes: Incluir a alface na alimentação.

Estômago, doenças do: Incluir a alface na alimentação, em forma de salada. Preparar chá com 50 a 80 g de alface para cada litro de água. Tomar 1 xícara, 3 vezes ao dia.

Gota: Bater no liquidificador 40 g de talos de alface para cada litro de água. Coar. Tomar meio copo do suco antes de dormir.

Gripe: Bater no liquidificador 40 g de talos de alface para cada litro de água. Coar. Tomar meio copo do suco antes de dormir.

Hemorroidas: Incluir a alface na alimentação, em forma de salada. Preparar chá com 50 a 80 g de alface para cada litro de água. Tomar 3 xícaras ao dia.

Insônia: Bater no liquidificador 40 g de talos de alface para cada litro de água. Coar. Tomar meio copo do suco antes de dormir.

Intestinais, doenças: Incluir a alface na alimentação, em forma de salada. Preparar chá com 50 a 80 g de alface para cada litro de água. Tomar 3 xícaras ao dia.

Obesidade: Incluir a alface na alimentação, em forma de salada. Preparar chá com 50 a 80 g de alface para cada litro de água. Tomar 3 xícaras ao dia.

Pele, doenças da: Incluir a alface na alimentação, na forma de salada. Preparar chá com 50 a 80 g de alface para cada litro de água. Tomar 3 xícaras ao dia.

Renais, cálculos: Cozinhar 1 pé de alface em 1 litro de água. Tomar 1 xícara da água do cozimento de manhã, em jejum.

Reumatismo: Incluir a alface na alimentação. Bater no liquidificador 1 pé de alface para cada litro de água. Tomar meio copo do suco antes de dormir. As compressas locais de folhas maceradas são refrescantes.

Sangue, depurativo do sangue: Bater no liquidificador 1 pé de alface para um litro de água. Coar. Tomar meio copo pequeno de suco antes de dormir.

Urinárias, doenças das vias: Incluir a alface na alimentação na forma de salada. Preparar chá com 50 a 80 g de alface para cada litro de água. Tomar 1 xícara, 3 vezes ao dia.

Varizes: Incluir a alface na alimentação na forma de salada. Preparar chá com 50 a 80 g de alface para cada litro de água.

Tomar três xícaras ao dia.

ALFAZEMA *(Lavaandula officinalis Chaix)*

Também chamada de lavanda, é uma planta rara na flora brasileira. Entre suas propriedades medicinais estão a ação antisséptica, tônica, antiespasmódica, calmante, digestiva, antibacteriana, antiflatulenta, cicatrizante, relaxante muscular e tônica do estômago. A alfazema também favorece o fluxo biliar. Para preparar a água de colônia antisséptica, macere 60 g de alfazema e acrescente a 1 litro de álcool de cereais a 60%.

Para preparar o banho perfumado, misture em um vidro 150 g de bicarbonato de sódio, 100 g de ácido tartárico, 25 g de amido de banho, 100 g de óleo de amêndoa, 10 g de essência de alfazema e 5 g de essência de bergamota. Adicionar 1 colher (sobremesa) à água do banho.

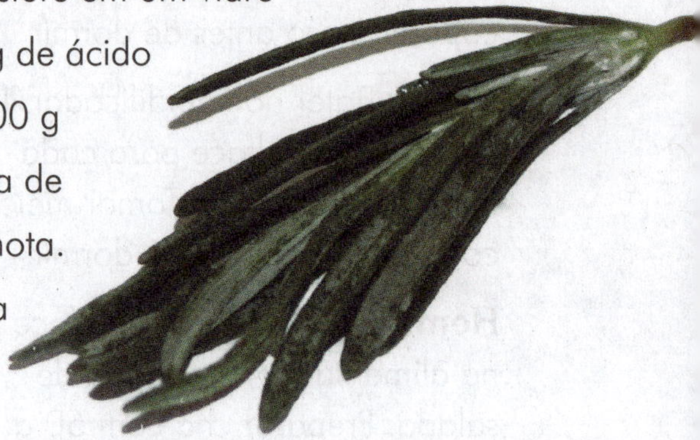

▶Uso terapêutico

Cansaço: Pingar algumas gotas de óleo de alfazema na boca. Para preparar o óleo, acrescente a ¾ de litro de azeite de oliva um punhado de flores frescas de alfazema. Feche o recipiente e deixe descansando por 20 dias em lugar fresco. Em seguida coe e guarde em recipiente fechado.

Contusões: Misturar 50 g de flores de alfazema a 1 litro de álcool. Deixar descansando por 15 dias. Aplicar a solução sobre o local afetado.

Corrimento vaginal: Macerar 2 colheres (sopa) de folhas e misturar a 1 xícara (chá) de vinagre branco. Deixar descansar por 3 dias. Utilizar a mistura em banhos de assento, 1 vez por dia.

Escaras: Colocar 2 colheres (sopa) de flores em 1 xícara (chá) de óleo de soja. Levar ao fogo em banho-maria por 1 hora. Coar. Com um pedaço de algodão, aplicar ainda morno sobre o local afetado.

Faringite: Chá com 40 g das flores para cada litro de água. Coar. Tomar 4 xícaras ao dia do chá ainda morno.

Insônia: Infusão com 2 g de flores para 1 xícara de água. Tomar antes de dormir.

Laringite: Chá com 40 g das flores para cada litro de água. Coar. Tomar 4 xícaras ao dia do chá ainda morno.

Nervoso, doenças do sistema: Infusão com 3 g de flores secas de alfazema e 1 xícara de água. Coar e tomar 1 xícara de manhã e outra à noite, antes de dormir Fazer inalação com 3 gotas de essência de alfazema e 1 xícara de água fervente.

Pele, doenças da: Colocar 2 colheres (sopa) de flores em 1 xícara (chá) de óleo de soja. Levar ao fogo em banho-maria por 1 hora. Coar. Com um pedaço de algodão, aplicar ainda morno sobre o local afetado.

Piolhos, para combater: Misturar 2 colheres (sopa) de folhas maceradas a 1 xícara (chá) de vinagre branco. Deixe descansar por três dias. Depois, aplicar nos cabelos e deixar agir durante 2 horas. Em seguida, pentear com pente fino.

Respiratórias, doenças das vias: Ferver 60 g de alfazema em 1 litro de água, durante 15 minutos. Coar. Tomar 3 xícaras ao dia. Fazer inalação com 5 g de flores para 1 xícara de água fervente.

Sarna: Misturar 2 colheres (sopa) de folhas maceradas a 1 xícara (chá) de vinagre branco. Deixe descansar por três dias e em seguida aplique nas regiões afetadas.

Tosse: Preparar chá com 40 g das flores para cada litro de água. Coar. Tomar quatro xícaras ao dia do chá ainda morno.

▶Inconvenientes

Grávidas não devem ingerir doses altas de alfazema, pois a planta pode estimular contrações uterinas.

ALHO *(Alilium sativum, L.)*

Também conhecido como alho-hortense e alho-manso, é uma hortaliça da família das Liliáceas. O bulbo é utilizado na culinária e também na medicina natural. O alho contém vitaminas B1, B2,

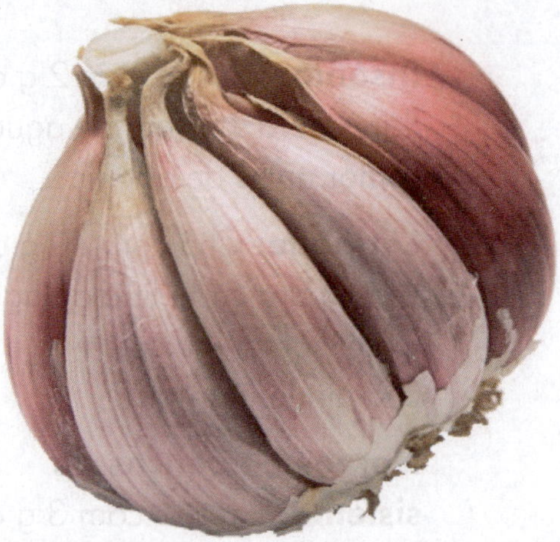

C e niacina, além de sais minerais como cálcio, fósforo e ferro. Entre suas propriedades medicinais estão a ação amebicida, antiasmática, antibiótica, anti-hipertensiva, anti-inflamatória e antirreumática, entre outras.

Para eliminar o mau-hálito causado pelo alho, beba suco de limão ou mastigue folhas de alface, erva-doce ou café.

▶Uso terapêutico

Ácido úrico: Macerar dois dentes (bulbos) de alho e deixar de molho durante 6 horas em ½ litro de água. Coar e tomar 3 xícaras da água ao dia.

Antisséptico: Incluir 1 dente (bulbo) de alho na alimentação.

Aterosclerose/ Arteriosclerose: Ingerir 4 gotas de óleo de alho diariamente.

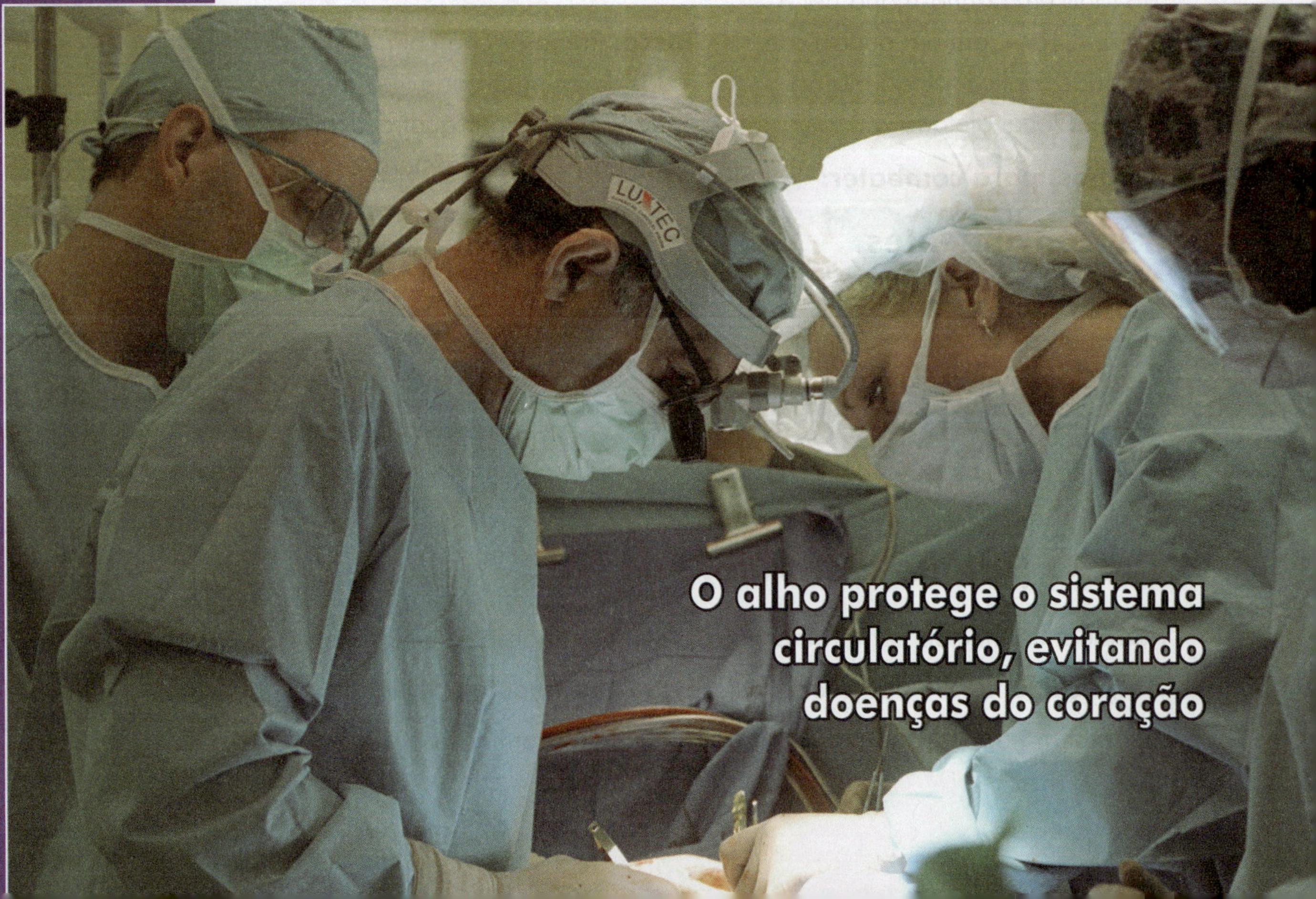

O alho protege o sistema circulatório, evitando doenças do coração

Comer 1 dente (bulbo) de alho diariamente.

Cálculos em geral: Incluir o alho na alimentação.

Colesterol alto: Utilizar 4 g de alho por dia, durante 12 dias.

Diabetes (tipo 2): Incluir 3 dentes (bulbos) de alho na alimentação.

Fígado, doenças do: Macerar 2 dentes (bulbos) de alho e acrescentar a ½ litro de água. Deixar de molho por 6 horas. Coar e tomar 3 xícaras (chá) ao dia.

Febre: Macerar 2 dentes (bulbos) de alho, acrescentar ½ litro de água e deixar em repouso durante 6 horas. Coar e tomar 3 xícaras (chá) ao dia.

Gases: Macerar 2 dentes (bulbos) de alho, acrescentar ½ litro de água e deixar em repouso durante 6 horas. Coar e tomar 1 colher (sopa) a cada 3 horas.

Hipertensão arterial: Incluir 3 dentes (bulbos) de alho na alimentação.

Ouvido, dor de: Fritar 1 dente (bulbo) de alho em 1 colher (sopa) de azeite de oliva. Aplicar o azeite morno no ouvido com o auxílio de um algodão.

Respiratórias, doenças das vias: Preparar chá com 3 g de alho macerado e 200 ml de água. Tomar 3 vezes ao dia, durante 10 dias.

Reumatismo: Incluir 3 dentes (bulbos) de alho na alimentação. Utilizar 1 cápsula de óleo de alho (170 mg) 2 vezes ao dia.

Sangue, depurativo do: Macerar 2 dentes (bulbos) de alho com 1/2 litro de água. Deixar de molho por 6 horas. Coar. Tomar 3 xícaras (chá) ao dia.

Ventre, prisão de: Macerar 2 dentes (bulbos) de alho, acrescentar ½ litro de água e deixar de molho durante um dia inteiro. Coar e tomar 3 xícaras (chá) ao dia.

▶Inconvenientes

O alho pode causar cólica em lactentes e hemorragia em pessoas com pressão baixa. Ingerido em excesso, pode acarretar problemas digestivos, de estômago, dor de cabeça, diarreia e cólica. O uso externo pode causar dermatite. O óleo é contraindicado para gestantes, lactantes e crianças. Procure orientação médica.

AMENDOIM *(Arachis hypogaea L.)*

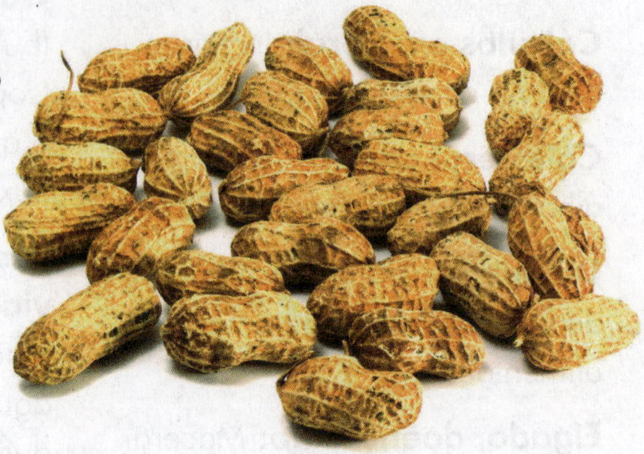

Também conhecido como jinguba, mandobi e menduí, o amendoim é uma leguminosa originária da América Central. Suas sementes são ricas em nutrientes, proteínas, vitamina E, do complexo B, ácido fólico, lipídios e sais minerais como o fósforo, potássio, zinco e carboidratos (média de 25 gramas para cada 100 gramas de amendoim). Cada 100 gramas da leguminosa contém 26% de proteínas, percentual mais alto que os encontrados em carnes, leite integral e queijos. Tem ação afrodisíaca, anti-hemorroidal, anti-inflamatória e estimulante.

Uma porção de 30 g de manteiga de amendoim fornece energia suficiente para 20 minutos de natação ou 45 minutos de caminhada. O amendoim contém 5,4 calorias por grama e por isso é extremamente energético.

▶Uso terapêutico

Hemorroidas: Incluir o amendoim na alimentação. Nas crises, fazer uma pasta com alguns grãos de amendoim e aplicar localmente 2 vezes ao dia.

Inflamações: Incluir o amendoim na alimentação.

Pele, doenças da: Incluir o amendoim na alimentação.

Visão, problemas da: Incluir o amendoim na alimentação.

▶Recomendação

Evite armazenar os grãos em local úmido, pois o amendoim pode ser atacado por fungos prejudiciais à saúde.

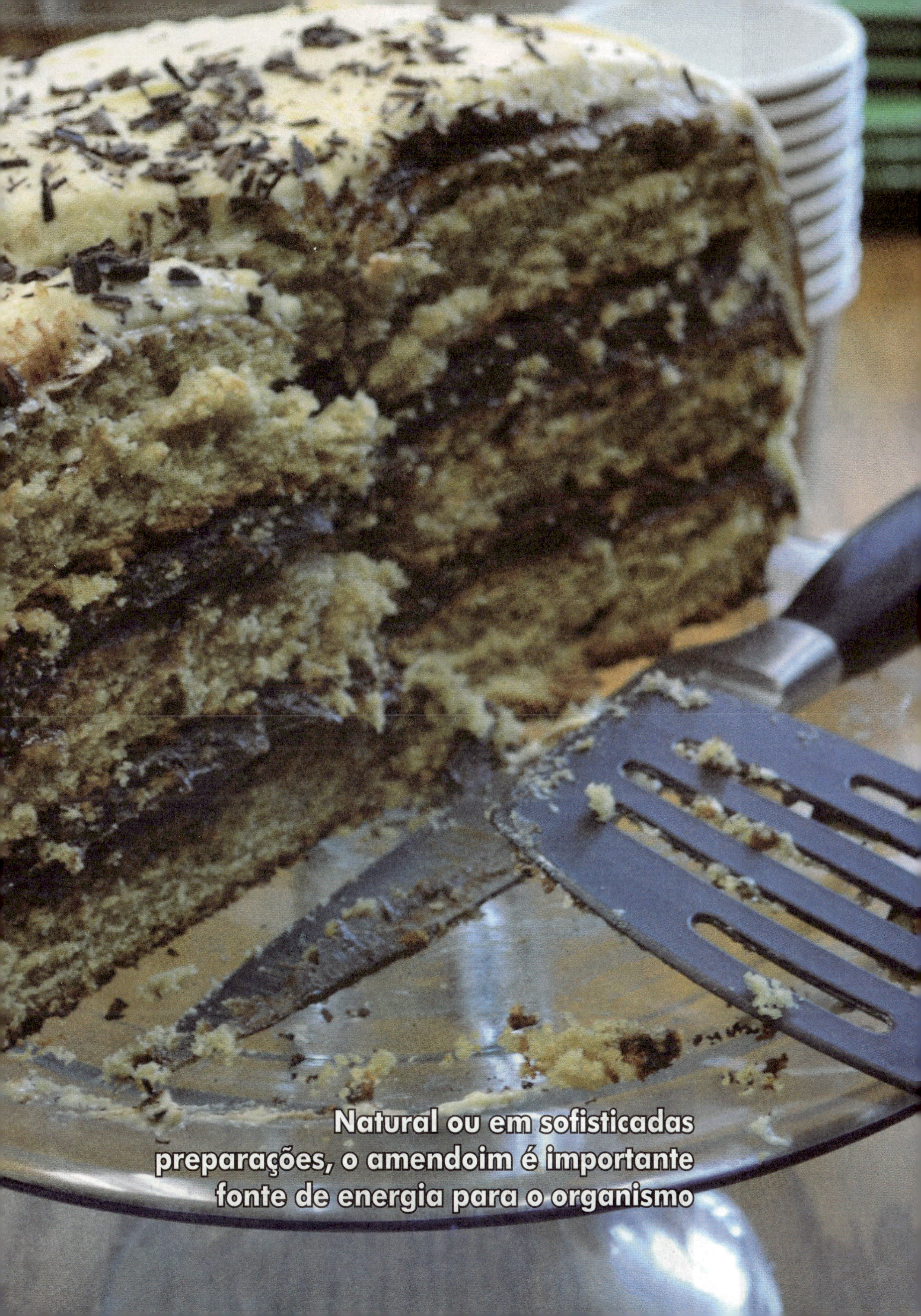

Natural ou em sofisticadas preparações, o amendoim é importante fonte de energia para o organismo

AMOREIRA *(Alorus Alba L.)*

A amora é muito rica em vitaminas A, B e C e contém ácido cítrico, além de sais minerais como o cálcio. A fruta tem ação depurativa, digestiva e refrescante, antioxidante e hipotensora. Toda a planta pode ser utilizada, tanto a raiz e a casca quanto as folhas e frutos. Além da amoreira, existem algumas espécies de plantas medicinais, chamadas "silvas", que produzem amoras. Existem amoras brancas e pretas, mas só as pretas são comestíveis. Para que as amoras se conservem por mais tempo, retire os cabinhos das frutas e descarte as estragadas. Lave bem sob água corrente e escorra.

▶Uso terapêutico

Debilidade geral: Chá com 1 xícara (chá) de frutas para cada litro de água. Tomar várias vezes ao dia.

Diarreia: Preparar chá com 1 colher (sopa) de raiz para ½ litro de água. Tomar várias vezes ao dia, até cessar a diarreia.

Preparar chá com 1 xícara (chá) de frutas maduras para 1 litro de água.

Disenteria: Ingerir frutas maduras de manhã, em jejum.

Espasmos: Chá com 1 xícara (chá) de brotos e flores em 1 litro de água. Tomar 5 xícaras (café) por dia.

Hipertensão: Chá com 5 g de folhas frescas e ½ litro de água. Coar, deixar esfriar e tomar 1 xícara (chá) várias vezes ao dia.

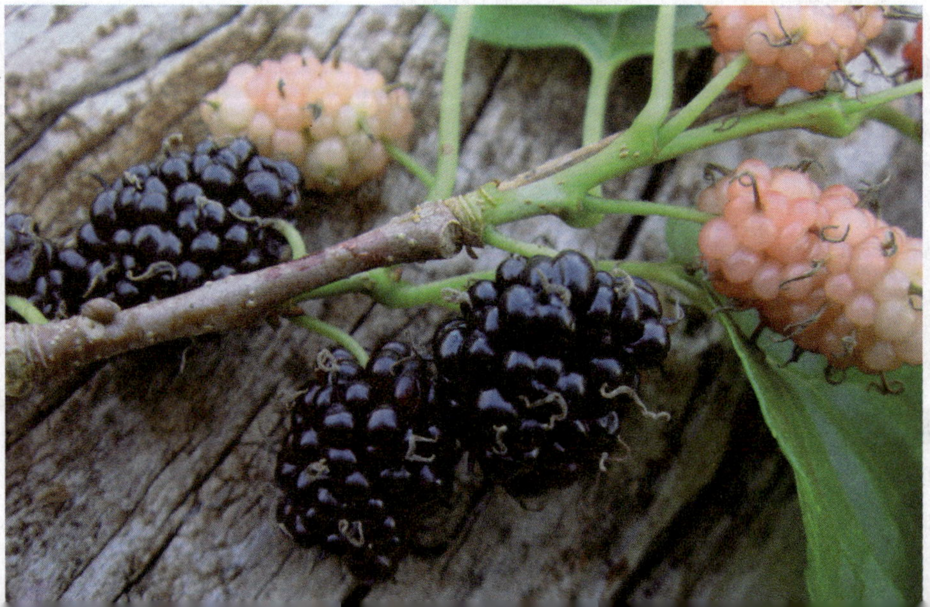

ANGÉLICA *(Angélica archangelica L.)*

Planta da família das Umbelíferas, também chamada de erva-de-espírito-santo, jacinto-da-índia e arcangélica. A angélica tem ação antisséptica, antiácida, anti-inflamatória, antitóxica, aromática, carminativa, depurativa, digestiva, diurética e emenagoga, entre outras.

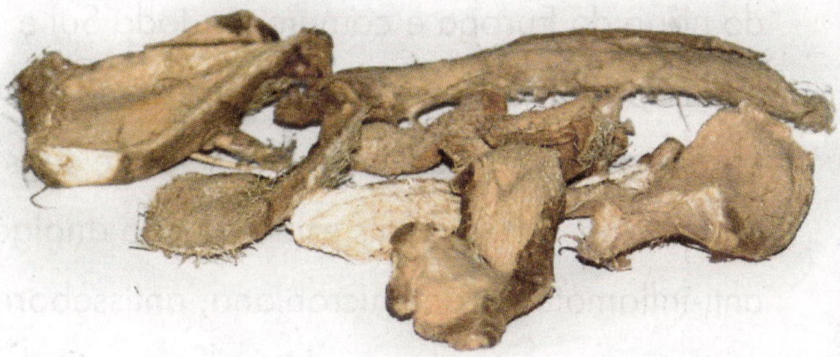

▶Uso terapêutico

Bronquite: Infusão com 20 g de toda a planta para cada litro de água. Tomar de quatro a cinco xícaras ao dia.

Cãibras: Infusão com 20 g de toda a planta para cada litro de água. Tomar de quatro a cinco xícaras ao dia.

Calmante: Infusão com 5 g das folhas para cada litro de água. Deixar esfriar e coar. Tomar três xícaras ao dia.

Diurese: Infusão com 20 g de toda a planta para cada litro de água. Tomar de quatro a cinco xícaras ao dia.

Estômago, doenças do: Infusão com uma colher de chá de sementes secas de angélica e 100 ml de água. Esperar esfriar. Adoçar com mel de abelhas e tomar antes das principais refeições.

Gases: Infusão com 20 g de toda a planta para cada litro de água. Tomar de quatro a cinco xícaras ao dia.

Menstruação, problemas da: Decocção com 10 g de sementes e 10 g de raízes para cada litro de água. Tomar 1 xícara após as refeições.

Sangue, depurativo do: Infusão com 20 g da raiz e 800 ml de água. Tomar várias vezes ao dia.

▶Inconvenientes

Em altas doses, a angélica pode se tornar tóxica.

ARNICA BRASILEIRA *(Solidago chilensis Meyen.)*

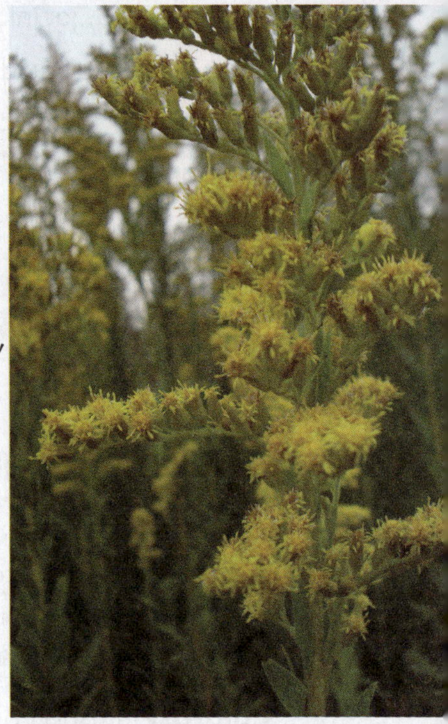

Também conhecida como panaceia-das-quedas, quina-dos-pobres e tabaco-da-montanha, é uma planta originária das regiões montanhosas do norte da Europa e comum em todo Sul e Sudeste do Brasil. As flores e as raízes são usadas para fins medicinais e cosméticos. Entre suas propriedades medicinais estão a ação analgésica, anti-inflamatória, antimicrobiana, antisseborreica, antisséptica, estimulante e hipotensora. Outras plantas comumente conhecidas como arnica não têm o mesmo poder terapêutico.

Para preparar óleo medicinal, misture 100 g de flores secas com 7 colheres (sopa) de azeite de oliva. Leve a mistura ao fogo em banho maria por 3 horas. Coe e esprema todo o extrato da planta. Usar o óleo, de preferência morno, em casos de reumatismo e dores musculares.

▶Uso terapêutico

Contusões: Preparar compressas com 20 g das raízes e folhas secas de arnica e 100 ml de álcool 60%. Deixar descansando por 10 dias. Coar e armazenar em um recipiente de vidro. Antes da aplicação, diluir 1 ml do preparado para cinco litros de água. Aplicar sobre o local afetado.

Traumatismos: Preparar compressas com 20 g das raízes e folhas secas de arnica e 100 ml de álcool 60%. Deixar descansando por 10 dias. Coar e armazenar em um recipiente de vidro. Antes da aplicação, diluir 1 ml do preparado para cinco litros de água. Aplicar sobre o local afetado.

▶Inconvenientes

Devido à sua toxicidade, o uso interno da arnica deve ser acompanhado por médico fitoterapeuta. A arnica não deve ser manuseada nem ingerida por gestantes, durante a lactação ou por pessoas alérgicas. Utilizada em doses altas, pode causar envenenamento, irritações da pele, irritações renais, dificuldade respiratória e problemas digestivos.

ARTEMÍSIA *(Artemísia vulgaris L.)*

Planta asiática comum no mundo inteiro, inclusive no Brasil, onde cresce em áreas agrícolas, sendo por isso indesejada. A artemísia tem ação antianêmica, anti-inflamatória, antiespasmódica, antifebril, calmante, digestiva, diurética, relaxante da pele, reumática, sedativa, tônica da circulação e vermífuga.

Para preparar o óleo de artemísia, misture 10 g de folhas secas com 100 ml de óleo vegetal. Aqueça em banho-maria durante 1 hora e depois filtre. Para preparar a pomada, derreter 10 g de cera de abelha e adicionar 100 ml de óleo de artemísia (receita acima). Misturar bem e deixar esfriar antes da aplicação. Para combater traças, basta espalhar folhas secas ou frescas de artemísia pelo local.

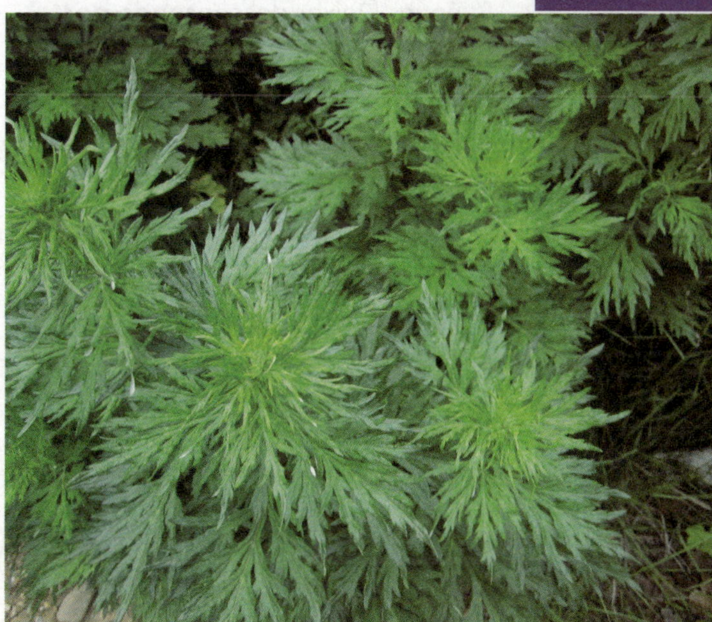

▶Uso terapêutico

Aftas: Preparar infusão com 5 g das folhas para cada litro de água. Deixar descansando por 15 minutos. Tomar 1 xícara (chá) a cada 6 horas, durante 12 dias (para adultos).

Artralgias e dores reumáticas: 2 colheres (sopa) de folhas e raízes para 1 xícara (chá) de água. Macerar a erva, pôr na água e deixar em repouso durante 1 semana. Aplicar na área afetada na forma de compressa 3 vezes ao dia.

Bronquite: Infusão com 5 g de folhas para 1 litro de água. Deixar descansar por 15 minutos. Tomar 1 xícara (chá) a cada 6 horas.

Disenteria crônica: Infusão com 5 g de folhas para 1 litro de água. Deixar descansando por 15 minutos e em seguida tomar 1 xícara a cada 6 horas. O chá fortalece o sistema imunológico.

Ezcema: Aplicar pomada de artemísia nos locais afetados várias vezes ao dia. Veja a receita em Dicas.

Febre: Chá com 5 g de folhas para cada litro de água. Deixar descansar por alguns minutos e tomar 1 xícara (chá) a cada 6 horas. Utilizar apenas nos casos de febre persistente.

Hemorroidas: Chá com 5 g de folhas para cada litro de água. Fazer banhos de assento várias vezes ao dia. Veja instruções em Banhos Medicinais.

Olhos, infecções dos: Chá com 5 g de folhas para cada litro de água. Coar e em seguida ferver um pano branco no chá e colocá-lo sobre os olhos.

Pele, infecções da: Aplicar óleo de artemísia (veja receita em Dicas) sobre os locais afetados.

Piolhos (e lêndeas): 2 colheres (sopa) de folhas e raízes para 1 xícara (chá) de água. Macerar a erva, pôr na água e deixar em repouso durante 1 semana. Aplicar na área afetada na forma de compressa 3 vezes ao dia.

Tônico: Adicionar água fervente em 1 xícara com 1 colher (chá)

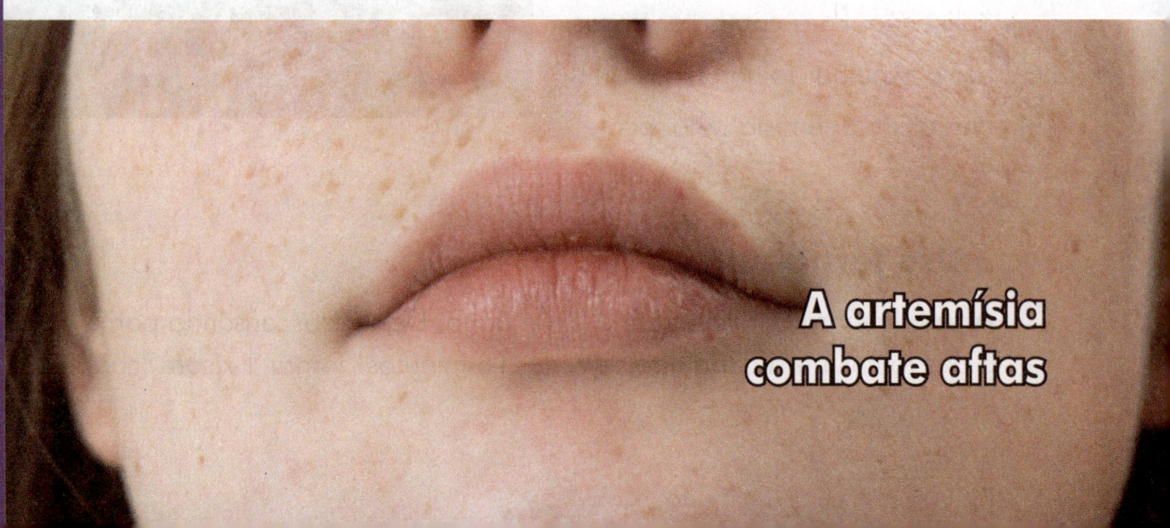

de folhas picadas. Tomar meia hora antes das refeições.

▶Inconvenientes

A artemísia não deve ser ingerida por mulheres gestantes ou que estiverem amamentando (pois diminui a quantidade de leite) e nem durante o período menstrual.

ASSA-PEIXE *(Vernonia polyanthes Less)*

É uma pequena árvore perene, nativa da Bahia, mas encontrada até mesmo em Santa Catarina. Floresce em faixas estreitas de terra ou em campo aberto. A planta tem ação diurética, balsâmica, antirreumática e antibronquítica.

▶Uso terapêutico

Bronquite: Chá com 30 g de folhas para 1 litro de água. Tomar 3 xícaras (chá) diariamente.

Dores musculares: Compressas locais preparadas com 3 colheres (sopa) de folhas frescas amassadas. Aplicar 2 vezes ao dia, com duração de 2 horas cada.

Reumatismo: Compressas locais preparadas com 3 colheres (sopa) de folhas frescas amassadas. Aplicar 2 vezes ao dia, com duração de 2 horas cada.

Tosse: Chá com 1 colher (sopa) de folhas picadas para 1 xícara (chá) de água. Tomar 3 vezes ao dia.

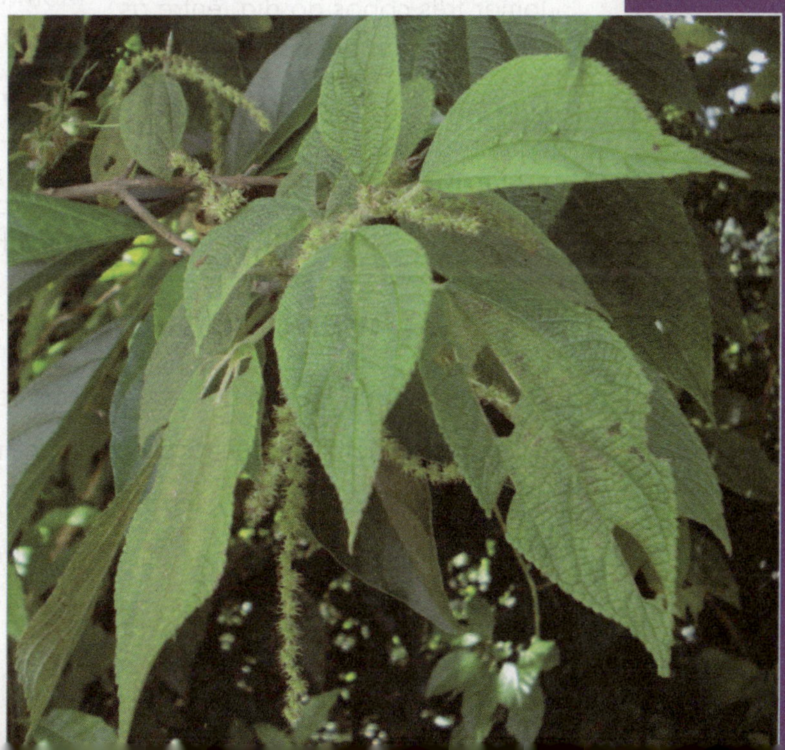

ASPARGO *(Asparagus officinallis L.)*

Também chamado de espargo e melindre, o aspargo é considerado um dos legumes mais delicados. Pode ser verde, branco ou rosado, dependendo da variedade da planta. Trata-se de uma planta com baixo valor nutritivo, mas contém vitaminas A, B1, B2 e C e alguns sais minerais, como ferro, cálcio, potássio e fósforo. O aspargo tem ação anti-inflamatória, diurética, estimulante, laxante, sedativa e remineralizante, e também é recomendado em dietas para perder peso, pois tem baixo valor calórico.

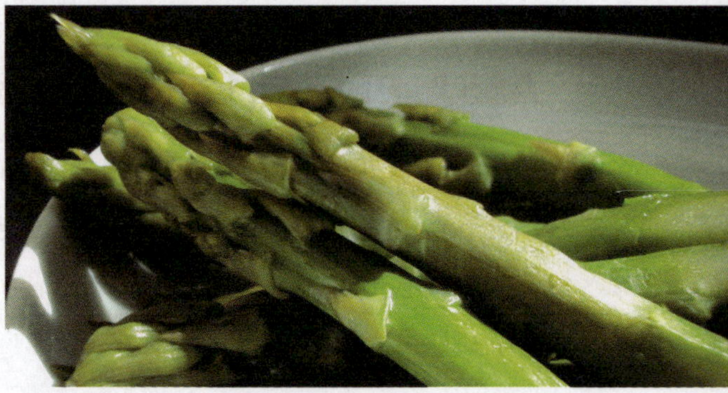

▶Uso terapêutico

Calmante: Cozinhar 40 g das raízes em ¾ de litro de água. Tomar uma xícara (chá) da água do cozimento em jejum e outra durante o dia.

Coração, doenças do: Cozinhar 50 g de raiz para cada litro de água. Deixar esfriar. Tomar três copos ao dia, entre as refeições, sem adoçar.

Diurese: Cozinhar 50 g de raiz para cada litro de água. Deixar esfriar. Tomar três copos ao dia, entre as refeições, sem adoçar.

Fígado, doenças do: Cozinhar 40 g de raiz para cada litro de água. Deixar esfriar. Tomar 1 xícara (chá) em jejum. Incluir aspargos na alimentação.

Obesidade: Cozinhar 40 g de raiz em ¾ de litro de água. Tomar 1 xícara (chá) em jejum e outra durante o dia.

Rins, doenças dos: Cozinhar 40 g de raiz para cada litro de água. Deixar esfriar. Tomar 1 xícara (chá) em jejum. Incluir aspargos na alimentação.

AVEIA *(Avena sativa L.)*

A aveia, ou avena, é um dos cereais mais completos. Cada grama de aveia possui maior concentração de alguns nutrientes do que o trigo e o centeio. Rica em cálcio, ferro, magnésio, zinco, cobre, manganês, tiamina, ácido fólico e vitamina E, a aveia também contém fibras que ajudam a evitar a prisão de ventre, controlar os índices de açúcar no sangue e os teores de gordura no organismo. A aveia pode ser encontrada em flocos, em flocos finos, como farinha e farelo, e tem ação ansiolítica (tranquilizante), antidepressiva, anti-hemorroidal, antirreumática, calmante, cicatrizante, laxante, hipotensora, entre outras.

▶Uso terapêutico

Ácido úrico: Cozinhar 1 punhado da palha de aveia triturada em 1 litro de água. Deixar ferver por 20 minutos. Tomar 1 xícara várias vezes ao dia.

Arteriosclerose: Chá com 1 copo de folhas secas para cada litro de água. Tomar 1 xícara diariamente.

Colesterol, para reduzir: Comer 1 copo de aveia em jejum, acompanhado com frutas, como banana ou mamão.

Cólicas: Chá com 2 punhados de folhas para cada litro de água. Tomar 1 xícara ao dia.

Diabetes: Infusão com 2 punhados de folhas para cada litro de água. Tomar 1 xícara (chá) ao dia. Embora contenha açúcar, a aveia não necessita de insulina para ser metabolizada.

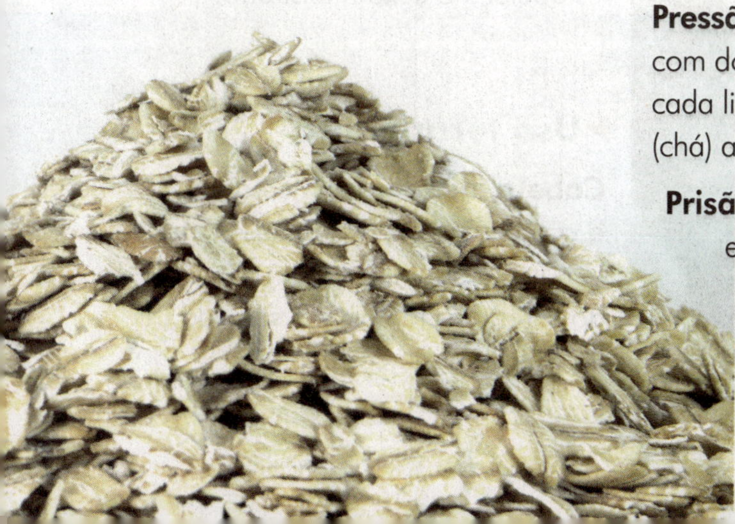

Diarreia: Cozinhar 50 g de aveia em 1 litro de água. Ferver até que o volume se reduza à metade. Adoçar com mel de abelhas e tomar 1 xícara várias vezes ao dia.

Diurese: Cozinhar 30 g de aveia para cada litro de água. Tomar uma xícara ao dia.

Garganta, dor de: Chá com 2 punhados de folhas para cada litro de água. Tomar 1 xícara (chá) ao dia.

Nervos, doenças dos: Chá com 6 colheres (café) de flocos de aveia para cada litro de água. Tomar 3 xícaras (chá) ao dia.

Pressão alta: Preparar infusão com dois punhados de folhas para cada litro de água. Tomar 1 xícara (chá) ao dia.

Prisão de ventre: Incluir aveia em flocos na alimentação.

B

BABOSA *(Aloe humilis)*

Também conhecida como aloe vera e caraguatá, as folhas da babosa contêm um gel transparente. Suas flores amarelas são como as angélicas. As folhas, polpa e seiva são aproveitáveis. As folhas são um excelente emoliente e cicatrizante quando aplicadas sobre inflamações, queimaduras, eczemas, erisipelas e em caso de queda de cabelo. A polpa age como anti-inflamatório, ajuda a curar feridas e alivia a oftalmia (calor excessivo nos olhos). Também pode ser usada contra a dor de cabeça e a seborreia e hidrata a pele.

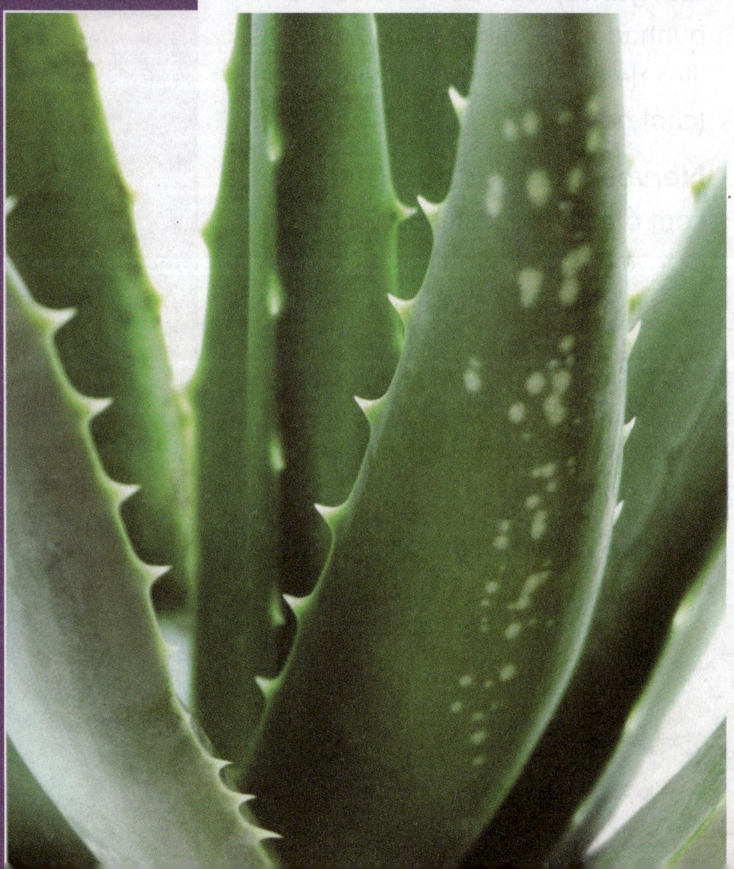

Usado em doses medianas, a babosa tem efeito laxante. Em altas doses, funciona como um purgativo de ação lenta. A babosa também age como purgativo, vermífugo e restabelece o fluxo menstrual.

▶Uso terapêutico

Cabelo, queda de: Massagear o couro cabeludo durante 10 minutos diariamente, com 50 g do sumo das folhas. Em seguida, lavar com água corrente.

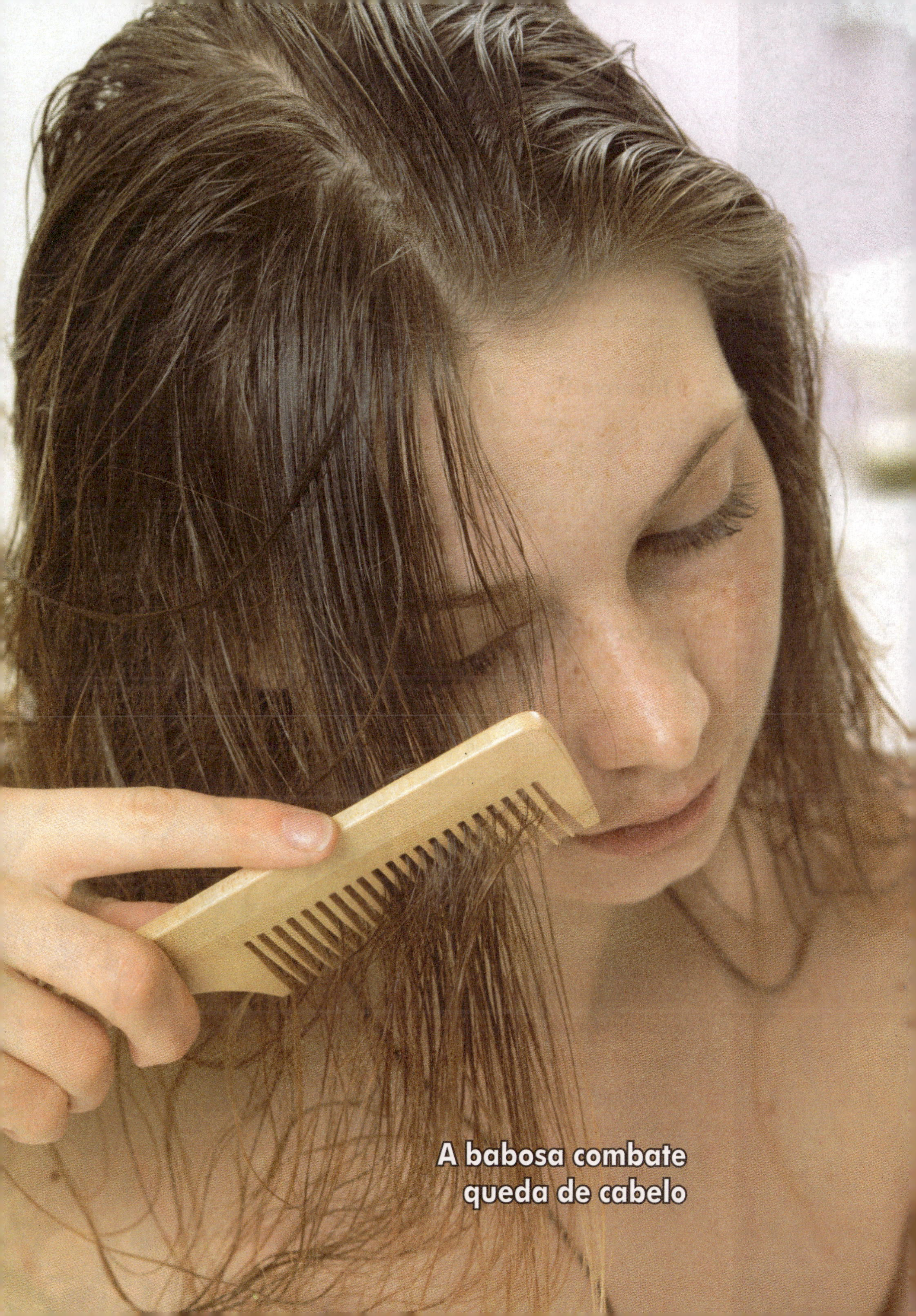

A babosa combate
queda de cabelo

Laxante: Secar as folhas ao sol ou no fogo por 1 ou 2 dias, e depois transformá-las em pó. Tomar à noite de 1 mg a 2 mg do pó diluído em 1 xícara (chá) de água.

Queimaduras: Cortar folhas de babosa e utilizar a polpa na forma de cataplasma local, aplicada 3 vezes ao dia.

Reumatismo: Misturar 50 g de folhas descascadas e trituradas a 250 ml de álcool e 250 ml de água. Coar e aplicar compressas e massagens nos locais afetados, várias vezes ao dia.

▶Inconvenientes

- Pessoas que sofrem de hemorroidas e hemorragia uterina não devem utilizar a babosa.
- As gestantes também devem evitá-la, pois pode provocar aborto.
- O uso interno deve ocorrer com cautela e sob acompanhamento de médico fitoterapeuta, pois em dose elevada, a babosa pode causar nefrite e distúrbios hepáticos.

BANANEIRA *(Musa sapientium, Musa paradisiaca)*

É uma planta da família das musáceas, tem o caule grosso e subterrâneo e o tronco é formado pelas bases superpostas das folhas que são grandes, de coloração verde-claro e brilhante. As flores formam cachos chamados corações da bananeira. A bananeira é uma planta originária da Ásia Meridional, de onde se difundiu para África e a América.

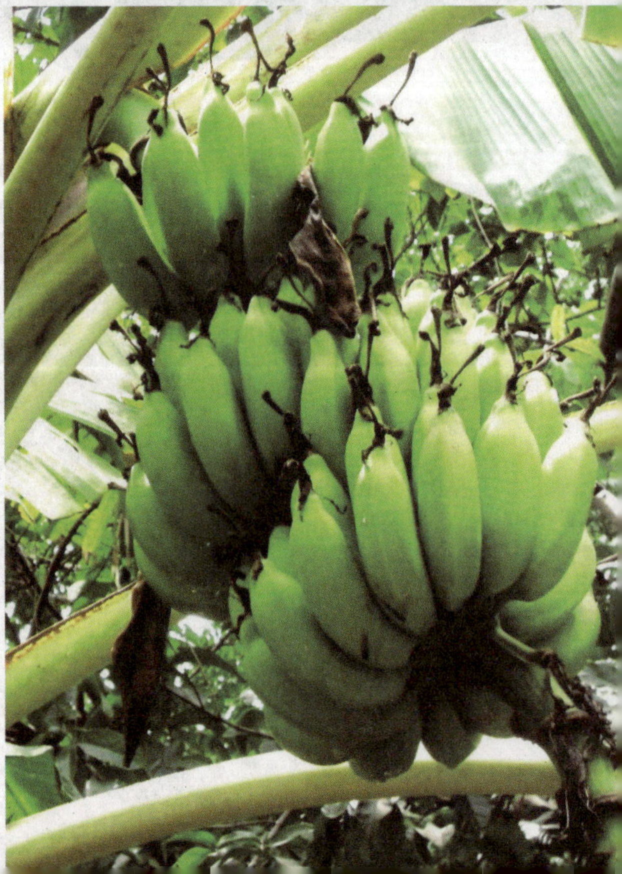

A bananeira produz um fruto alongado chamado banana, de casca mole, polpa carnosa de coloração amarelada e creme, cujo sabor varia conforma a espécie do fruto.

A banana é uma fruta tropical de alto valor nutritivo, muito rica em

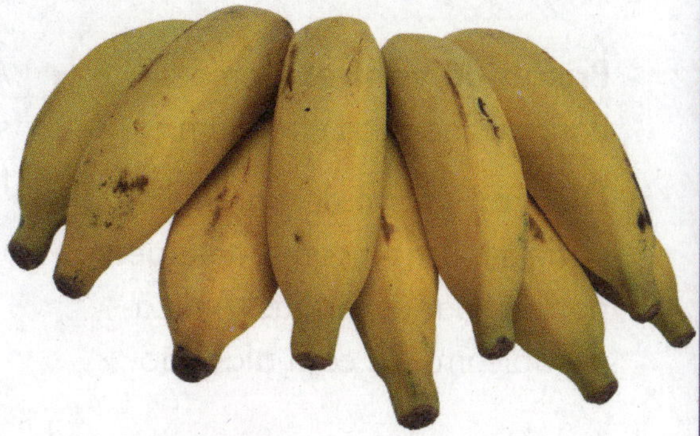

açúcar, proteínas, sais minerais (magnésio, cálcio, enxofre, zinco, sódio, potássio, ferro e fósforo) e vitaminas A, B1, B2, B3, B5, B6, C e E. Existem cerca de cem tipos (espécies) de bananas cultivados no mundo todo, das quais os mais conhecidas são banana-nanica, banana-prata, banana-da-terra, banana-maçã, banana-de-são-tomé, banana-ouro, banana-sapo e banana-de-macaco. A seiva e o fruto são as partes utilizadas medicinalmente.

Durante os meses de maio a junho são comercializadas as melhores safras.

▶Uso terapêutico

Anemia: A banana é rica em ferro (também em potássio). Comer 2 ao dia é suficiente.

Colite: Comer bananas várias vezes ao dia.

Diarreia: Comer bananas assadas.

Feridas e chagas: A face interna da casca da banana é excelente para cicatrizar feridas e chagas. Fazer compressa com a face interna da casca sobre a ferida várias vezes ao dia.

Hemorroidas: Aplicar compressas locais com a seiva da bananeira, ou com a face interna da casta da banana, algumas vezes ao dia.

Inchaço: A face interna da casca da banana é excelente para cicatrizar feridas e chagas. Fazer compressa com a face interna da casca sobre a ferida várias vezes ao dia.

Inflamações: A face interna da casca da banana é excelente para cicatrizar feridas e chagas. Fazer compressa com a face interna da casca sobre a ferida várias vezes ao dia.

Machucados: A face interna da casca da banana é excelente para cicatrizar feridas e chagas. Fazer compressa com a face interna da casca sobre a ferida várias vezes ao dia.

Prisão de ventre: Comer bananas nanicas em jejum.

Úlcera: A seiva da bananeira pode ser usada como detergente para limpar as feridas. Aplica-se topicamente com algodão. A fruta amassada, colocada sobre a ferida como cataplasma, também é útil.

BARBATIMÃO *(Stryphodendron adstringens (Mart.) Coville)*

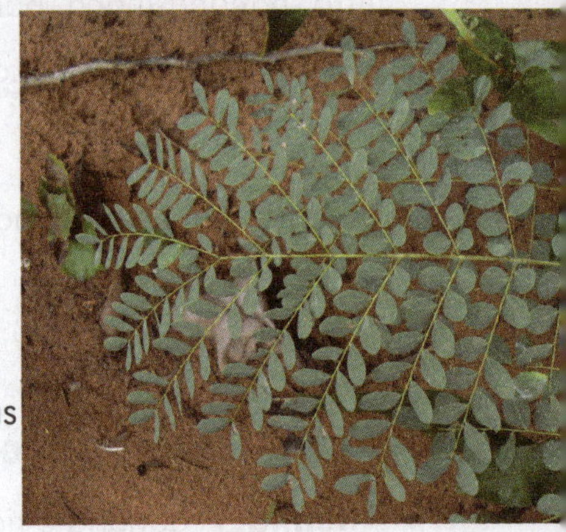

Árvore bastante conhecida, comum nos cerrados e muito utilizada em paisagismo. Da casca da árvore se extrai uma seiva vermelha utilizada para tintura e para o uso medicinal. As flores são pequenas e amarelas. O fruto é uma vagem cilíndrica, com sementes parecidas com grãos de feijão.

Uso terapêutico

Bronquite asmática: Tomar a tintura a 1% de barbatimão de manhã, diluída em um pouco de água. No caso de asma crônica, o tratamento pode durar até 12 meses.

Gonorreia: Chá com 20 g para 1 litro de água. Tomar 4 a 5 xícaras (chá) ao dia.

Úlcera de estômago e duodeno: Ferver 20 g da casca em 1 litro de água. Tomar 1 xícara (chá) ao dia, no intervalo das refeições.

Ulcerações da pele: Aplicar o pó da casca sobre a úlcera, ou compressas com o chá de 20 g de casca para cada litro de água.

Inconvenientes

- Existem indícios de que as sementes sejam tóxicas.
- Por tratar-se de árvore em extinção, a coleta da casca deve ser feita de modo cuidadoso e sob controle.

BARDANA *(Arctium lappa)*

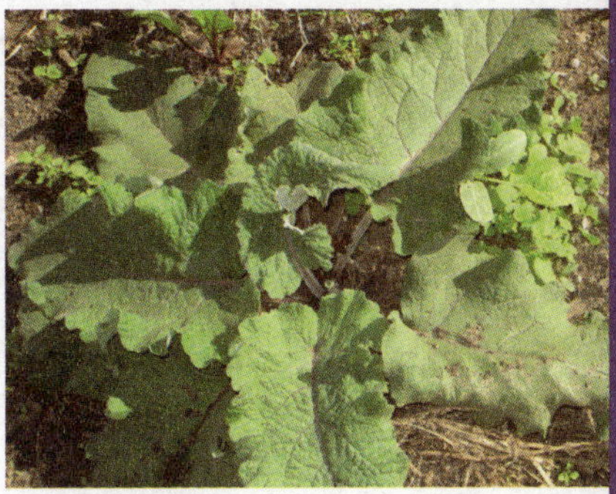

Planta silvestre dotada de flores roxas ou azuis e raiz fosca por fora e branca por dentro. Pode-se usar as raízes, folhas (frescas ou secas) e sementes. Também chamada de carrapicho-de-carneiro e erva-dos-tinhosos, entre outros nomes, o extrato da bardana é encontrado em xampus e tônicos capilares anticaspa e cremes e loções para pele oleosa.

▶Uso terapêutico

Abscessos: Preparar cataplasma com folhas frescas maceradas. Aplicar localmente várias vezes ao dia.

Artrite: Cozinhar 20 g de raiz fresca para cada litro de água. Aplicar em forma de compressas sobre as partes afetadas, de 3 a 4 vezes ao dia.

Feridas, para cicatrizar: Cozinhar 50 g da raiz em 1 copo de água (250 ml). Aplicar sobre o local afetado 2 vezes ao dia.

Gástricas, afecções: Preparar chá com 10 g de raiz para 1 litro de água. Depois de frio, adoçar com mel de abelhas. Tomar de 2 a 3 xícaras (chá) por dia. O mesmo chá tem ação diurética.

Gota: Cozinhar 20 g de raiz fresca para cada litro de água. Aplicar em forma de compressas sobre as partes afetadas, de 3 a 4 vezes ao dia.

Reumatismo: Cozinhar 20 g de raiz fresca para cada litro de água. Aplicar em forma de compressas sobre as partes afetadas, de 3 a 4 vezes ao dia.

Sangue, depurativo do: Chá com 1 colher (sopa) de raiz para 1 xícara (chá) de água. Tomar o chá juntamente com as raízes 3 vezes ao dia.

▶Inconvenientes

O uso da bardana não é recomendado para crianças e pessoas com diarreia ou feridas abertas. A planta pode causar intoxicação devido à presença da onopordopicrina, substância capaz de provocar insuficiência respiratória.

BATATA-DOCE *(Ipomoea batatas (L) Lam)*

A batata-doce pode ser encontrada nas cores roxa, branca e rosada. Muitas famílias a consomem na primeira refeição substituindo o pão, por ser rica em carboidrato. A batata-doce pertence à família das convolvuláceas. Além do tubérculo, as folhas possuem alto valor nutritivo. Contém grande quantidade de vitamina A, que conserva a saúde da pele, ajuda no crescimento, favorece a visão noturna e evita infecções. As vitaminas do complexo B (B1, B3, B5 e B6), também disponíveis, evitam problemas de pele e ajudam a regular o sistema nervoso e o sistema digestório. A presença dos sais minerais cálcio, manganês, fósforo e ferro contribuem para a formação de ossos, dentes e sangue.

▶Uso terapêutico

Dente, dor de: Fazer chá das folhas. Deixar esfriar e fazer gargarejo.

Aplicar cataplasma da polpa da batata sobre a inflamação.

Gota: Aplicar cataplasma local de folhas maceradas, várias vezes ao dia.

Micose: A Candida albicans pode ser combatida com extrato alcoólico de batata-doce.

Reumatismo: Aplicar cataplasma local de folhas maceradas, várias vezes ao dia.

▶Inconvenientes

• Consumida em excesso, a batata-doce pode ser laxativa.

• A batata-doce está sujeita à ação do fungo Cerattostomella fimbriata. Contaminada, pode causar intoxicação grave. Para ter certeza da sua boa qualidade na hora de comprar, verifique se a superfície da casca está limpa e firme, sem cortes ou sinais de picadura de insetos. Para conservá-la por até 15 dias, guarde-a em lugar seco e arejado, longe da luz e de insetos.

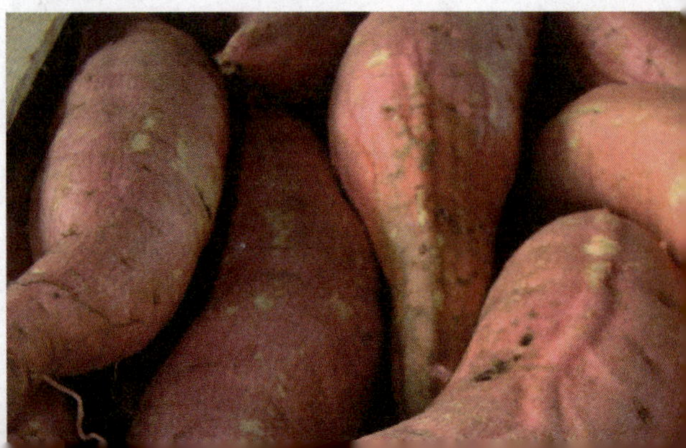

BERGAMOTA *(Citrus nobilis; Citrus bergamia)*

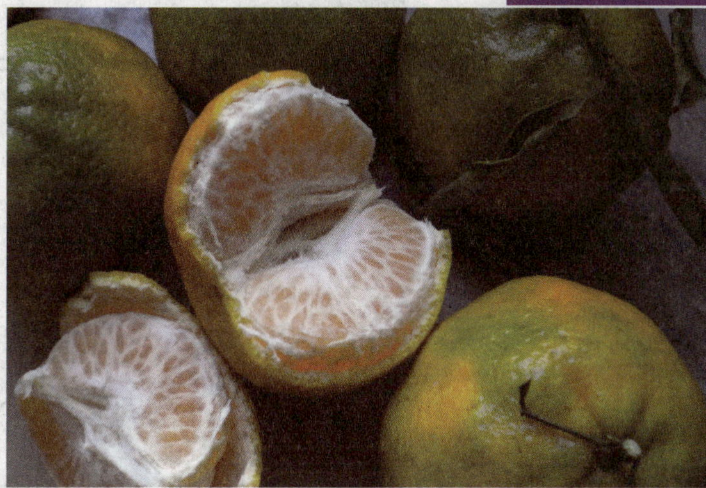

A bergamota é conhecida por outros nomes de acordo com sua variedade, como tangerina, mandarina, laranja cravo, mexerica cravo e polcan. Pode-se usar as folhas, frutos e flores para fins terapêuticos. O valor nutritivo varia de acordo com a espécie, mas a fruta é rica em vitaminas A, B e C. A vitamina A é indispensável para a saúde da visão, da pele e aumenta a resistência a infecções. As vitaminas do complexo B estimulam o apetite, o crescimento e fortificam os nervos. Por isso, a bergamota é indicada para pessoas de todas as idades. A fruta é recomendada também para o tratamento das articulações e dos músculos, devido ao alto teor de minerais como cálcio e fósforo. É preferível que seja ingerida com o bagaço, para melhorar o funcionamento do intestino.

▶Uso terapêutico

Ácido úrico: Fazer refeições apenas de bergamota, de preferência no desjejum ou no jantar.

Ansiedade: Chá com 5 folhas da árvore para cada 250 ml de água. Tomar 4 vezes ao dia.

Arteriosclerose: Fazer refeições apenas de bergamota, de preferência no desjejum ou no jantar.

Cálculos renais: Fazer refeições apenas de bergamota, de preferência no desjejum ou no jantar.

Escorbuto: Refeições apenas de bergamota, de preferência no desjejum ou no jantar.

Gota: Fazer refeições apenas de bergamota, de preferência no desjejum ou no jantar.

Gripe: Chá com 3 folhas e 1

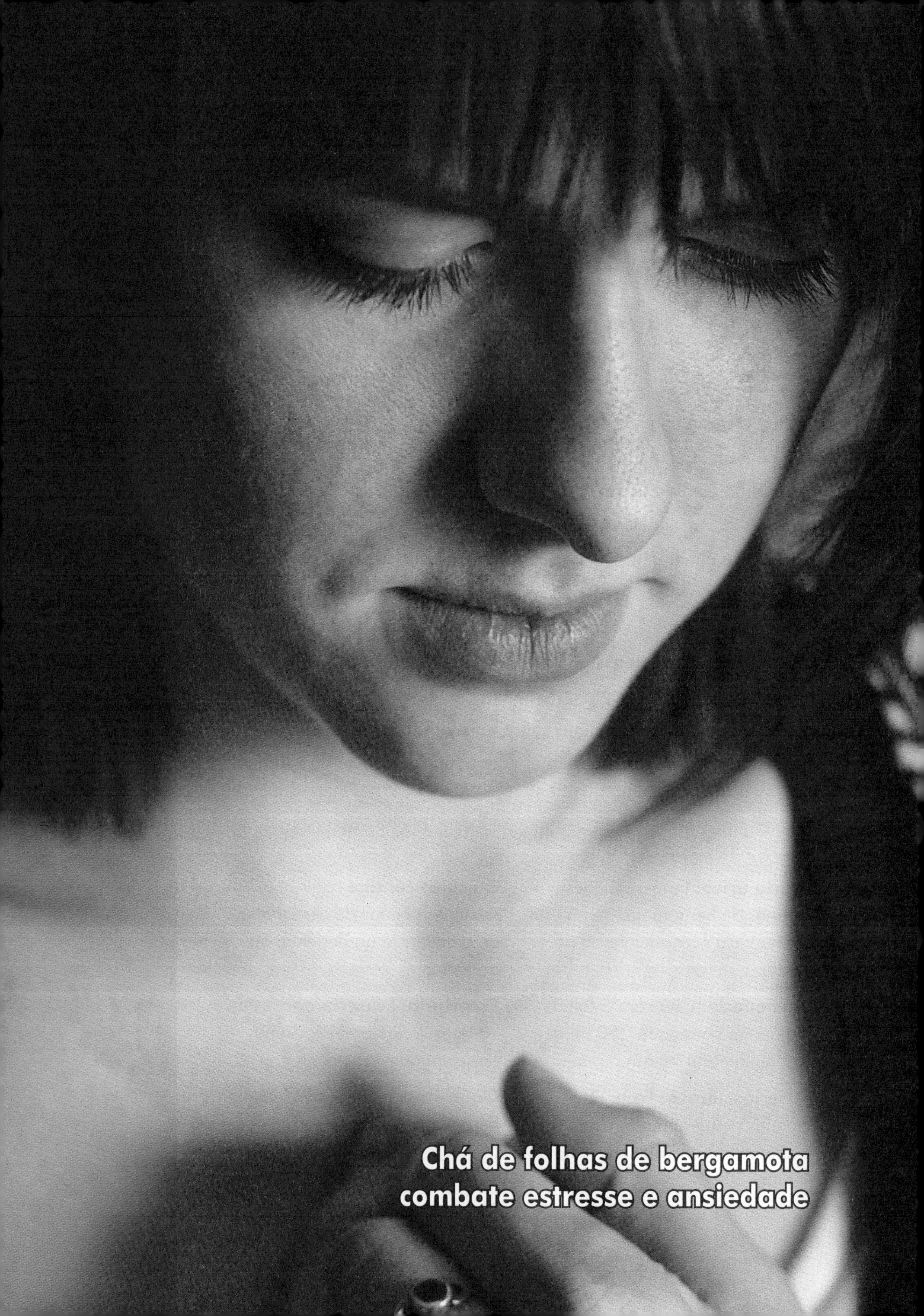

Chá de folhas de bergamota combate estresse e ansiedade

punhado de flores da árvore, para 1 xícara de água. Tomar várias vezes ao dia.

Mau hálito: Fazer gargarejo com o suco puro da fruta várias vezes ao dia.

Neurite: Fazer refeições apenas de bergamota, de preferência no desjejum ou no jantar.

Reumatismo: Fazer refeições apenas de bergamota, de preferência no desjejum ou no jantar.

BERINJELA *(Solanum melongena, L. ou S. Esculentum)*

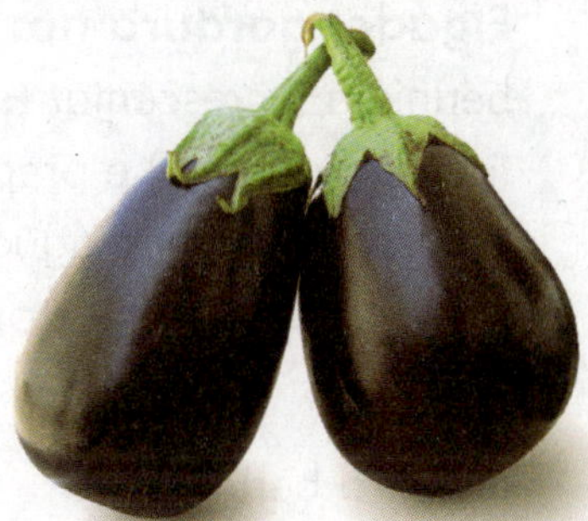

A berinjela é originária da China e da Índia. A berinjeleira pode alcançar 1 metro de altura e é dotada de folhas alongadas e pilosas. A espécie mais comum é a de coloração vinho-escuro, mas existem variações rajadas e claras. O período da safra anual vai de janeiro a maio. A berinjela pertence à família Solanácea, da qual também fazem parte o pimentão, o jiló, o tomate e a batata. Contém cálcio, ferro, fósforo, fibra, lipídeos, água, proteína, sódio, potássio, iodo, zinco e pequena quantidade das vitaminas A, E e B5 – niacina. Tem como químicos, ainda, alcaloides, antocianinas saponinas, ácidos orgânicos e colina. Os frutos e as folhas têm propriedades terapêuticas.

▶Uso terapêutico

Artrite: Tomar um copo de suco de berinjela de manhã, em jejum. Incluir a berinjela na alimentação. Não a utilize frita.

Bexiga, cálculo da: Chá com 2 g de folhas para cada litro de água. Tomar 2 xícaras (chá) ao dia.

Colesterol: Pôr fatias de berinjela de molho, sem descascar, em um recipiente com água pura e fria durante uma noite. Em seguida, tomar a água em várias porções, durante as 24 horas seguintes.

Diabete: Tomar 250 ml de suco de berinjela com água, 3 vezes ao dia.

Incluir a berinjela na alimentação. Não a utilize frita.

Emagrecimento: Tomar 1 xícara (chá) de suco de berinjela meia hora antes das refeições.

Fígado, gordura no: Cortar 1 berinjela (acrescentar algumas folhas da planta) e preparar chá com 1 litro de água. Tomar todos os dias em três ou quatro porções.

Incluir a berinjela na alimentação. Não a utilize frita.

Gota: Tomar um copo de suco de berinjela de manhã, em jejum. Incluir a berinjela na alimentação. Não a utilize frita.

Hemorroidas: Aplicar cataplasma local de berinjelas frescas raladas.

Prisão de ventre: Cortar 1 berinjela em pedaços, juntar as folhas e preparar chá com 1 litro de água. Tomar 3 xícaras (chá) ao dia, durante vários dias.

Incluir a berinjela na alimentação. Não a utilize frita.

Reumatismo: Tomar um copo de suco de berinjela de manhã, em jejum. Incluir a berinjela na alimentação. Não a utilize frita.

BERTALHA *(Basella rubra, L)*

A bertalha é planta asiática, conhecida em algumas regiões do Brasil. Comestível, tem sabor e uso similares ao espinafre. As folhas são grandes, com forma de coração. É uma hortaliça rica em vitamina A e sais minerais (cálcio, fósforo e ferro).

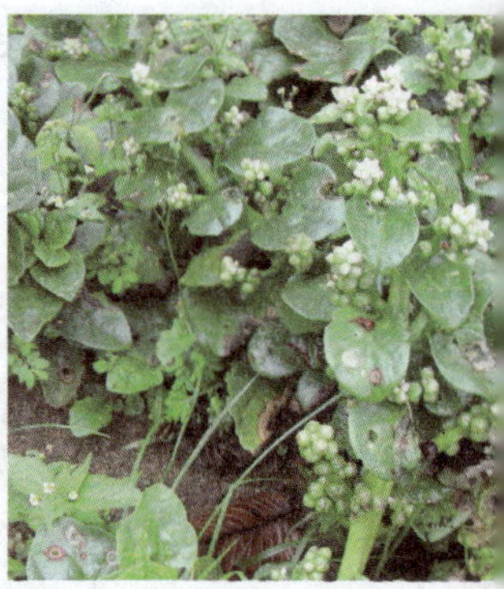

▶Uso terapêutico

Feridas: Chá despejando água fervente sobre raiz de bertalha. Abafar durante 15 minutos. Aplicar compressas locais várias vezes ao dia.

Fígado, doenças do: Comer folhas refogadas ou cozidas.

Hemorragia pós-parto (prevenção): Comer folhas refogadas ou cozidas.

▶Inconvenientes

Não consumir mais de 500 g por dia devido ao alto teor de ácido oxálico.

Não usar no início da gravidez, pois apresenta risco de lesão no feto, devido à alta concentração de vitamina A.

BETERRABA *(Beta vulgaris)*

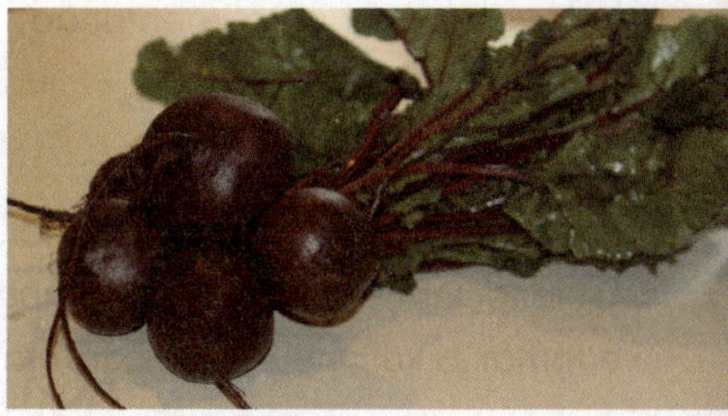

A beterraba é a hortaliça com a com maior quantidade de açúcar. Porém, não é calórica e faz parte inclusive de regimes de emagrecimento. A beterraba é uma raiz e pertence à família Quenopodiácea, assim como a acelga e o espinafre. O açúcar é extraído da beterraba branca, enquanto a vermelha é usada em saladas, sopas e outros pratos. Pode-se usar as folhas e raízes da planta, rica em potássio, silício, sódio, cloro e zinco, elemento necessário aos tecidos cerebrais e cuja deficiência retarda o desenvolvimento do organismo.

▶Uso terapêutico

Acne: Bater no liquidificador 1 beterraba com 1 copo de iogurte natural. Aplicar a máscara sobre o rosto por 30 minutos, uma vez por semana.

Anemia: Consumir a beterraba crua em saladas para auxiliar na formação de glóbulos vermelhos.

Ansiedade: Cortar 1 beterraba em rodelas finas e adicionar 100 g de açúcar mascavo. Deixar a mistura uma noite inteira sob o sereno e, pela manhã, escorrer o excesso. Tomar aos poucos.

Baço, desordens do: Incluir beterraba crua na alimentação, na forma de salada.

Bexiga, pedra na: Ferver 3 beterrabas com 1 litro de água. Deixar cozinhar por 20 minutos e tomar o caldo 3 vezes ao dia. O suco da beterraba é tônico e diurético e age como descongestionante das vias urinárias.

Debilidade geral: Tomar 120 ml de suco da raiz diariamente, durante 10 dias.

Febre: Dissolver o açúcar bruto da beterraba em água e tomar morno.

Fígado, desordens do: Incluir beterraba crua na alimentação, na forma de salada.

Gripe: Misturar 1 beterraba crua ralada com 250 ml de mel. Colocar em um pote com tampa e tomar o xarope 2 vezes ao dia.

Inflamações em geral: Aplicar cataplasma das folhas de beterraba maceradas, para aliviar as dores causadas pela inflamação.

Resfriado: Misturar 1 beterraba crua ralada com 250 ml de mel. Colocar em um pote com tampa e tomar o xarope 2 vezes ao dia.

Tosse: Dissolver o açúcar bruto da beterraba em água e tomar morno.

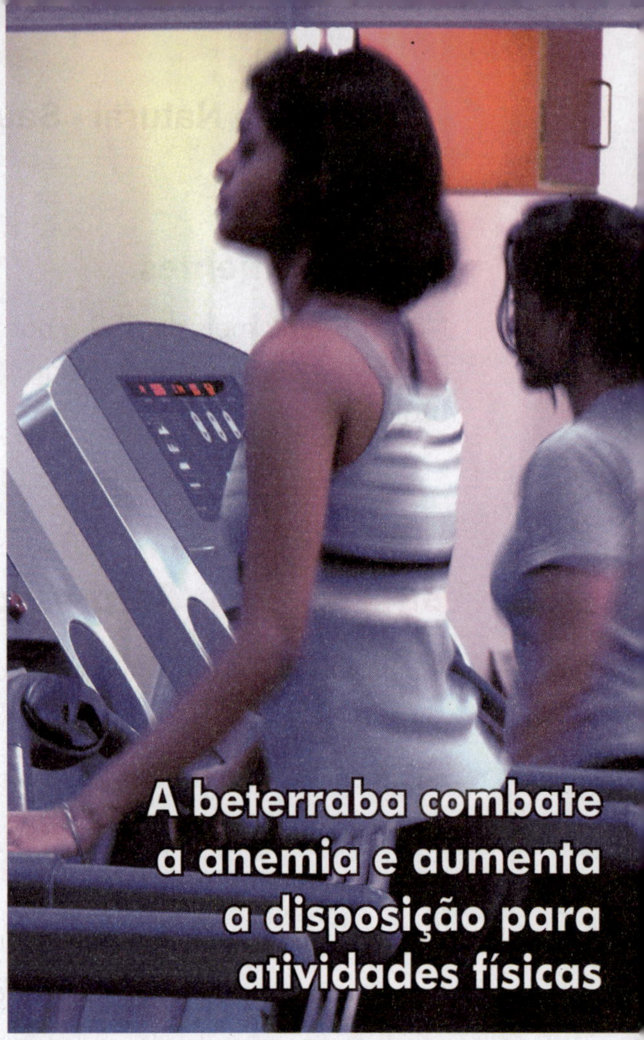
A beterraba combate
a anemia e aumenta
a disposição para
atividades físicas

▶Inconvenientes

As folhas da beterraba não são indicadas a pessoas que sofrem de artrite ou pedras nos rins. Elas são ricas em ácido oxálico, que pode formar cristais.

BÉTULA *(Betula pendula, Roth/ Betula alba, L/ B. verrugosa E)*

Conhecida como a "árvore da sabedoria", é originária da Ásia e da Europa. A casca era usada na fabricação de tinta amarela e seu óleo

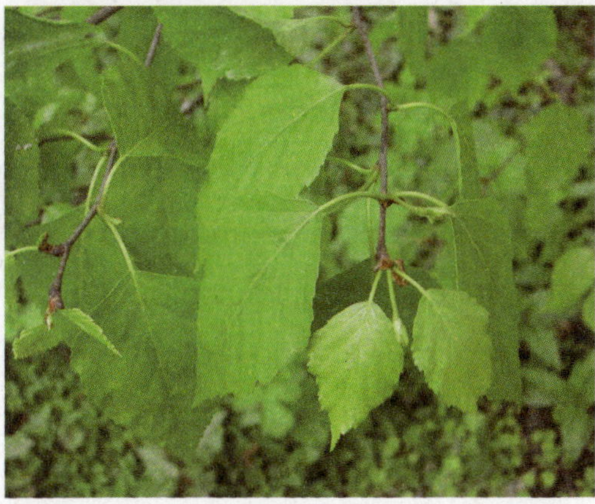

no curtume de couro. O uso terapêutico da planta depende da parte utilizada, uma vez que cada parte possui constituinte químico diferente. Na medicina popular, broto, folhas, óleo essencial e sementes são partes utilizáveis.

Uso terapêutico

Artrite: Chá com 30 g da planta para 1 litro de água. Banhar a região afetada algumas vezes ao dia.

Cabelos, para descolorir e estimular o crescimento dos: Diluir algumas gotas de seiva da planta em água quente. Massagear os cabelos com a solução.

Cálculo renal: Chá com 50 g de folhas para cada litro de água. Ferver por dez minutos. Tomar 3 xícaras (chá) ao dia, entre as refeições. A adição de bicarbonato de sódio aumenta o efeito diurético.

Caspa: Diluir algumas gotas de seiva da planta em água quente. Massagear os cabelos com a solução.

Feridas, para cicatrizar e desinfetar: Aplicar a seiva fresca sobre as feridas algumas vezes ao dia. Cozer 5 g de cascas em 1 xícara (chá) de água durante 5 minutos. Lavar e aplicar compressa com o chá sobre a região ferida.

Gota: Chá com 30 g da planta para 1 litro de água. Banhar a região afetada algumas vezes ao dia.

Reumatismo: Chá com 30 g da planta para 1 litro de água. Banhar a região afetada algumas vezes ao dia.

Inconvenientes

Em algumas pessoas, a bétula pode provocar reações alérgicas.

BOLDO *(Vernonia condensata)*

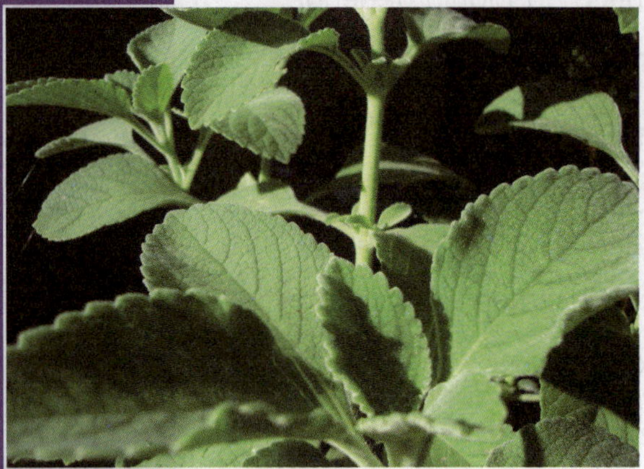

O boldo mais conhecido é chamado de falso boldo, boldo africano e malva-santa, entre outros. A planta é originária do Chile e possui efeito antiflatulento, além de estimular a transpiração e aliviar os sintomas de úlceras e gastrite. É usado também para problemas digestivos e tóxicos no fígado e estômago. É depurativo, antidiarreico e fortifica o estômago e os nervos. Combate a insônia e clareia as manchas da pele, principalmente as causadas por distúrbios no fígado.

▶Uso terapêutico

Apetite, falta de: Misturar 3 colheres (sopa) de folhas maceradas em 1 garrafa de vinho seco. Deixar curtir durante 5 dias. Tomar 1 cálice meia hora antes das refeições.

Diarreia: Chá com 1 colher (sopa) de folhas secas para 1 xícara (chá) de água fervente. Tomar em jejum e antes das refeições.

Fígado, problemas do: Chá com 1 colher (sopa) de folhas secas para 1 xícara (chá) de água fervente. Tomar em jejum e antes das refeições.

Ressaca alcoólica: Macerar 5 folhas e mergulhar em 1 copo de água (250 ml). Tomar 2 a 3 vezes ao dia. Para prevenir a ressaca, beber a mistura antes e depois da ingestão de bebidas alcoólicas. O melhor é não consumir bebidas alcoólicas.

Reumatismo: Cozer folhas e raízes e usar a mistura para banhar a região afetada. Com o mesmo cozimento, fazer compressas locais várias vezes ao dia.

▶Inconvenientes

Doses elevadas de boldo podem causar irritação no estômago, além de agir como abortivo. Não tomar mais que 3 xícaras por dia.

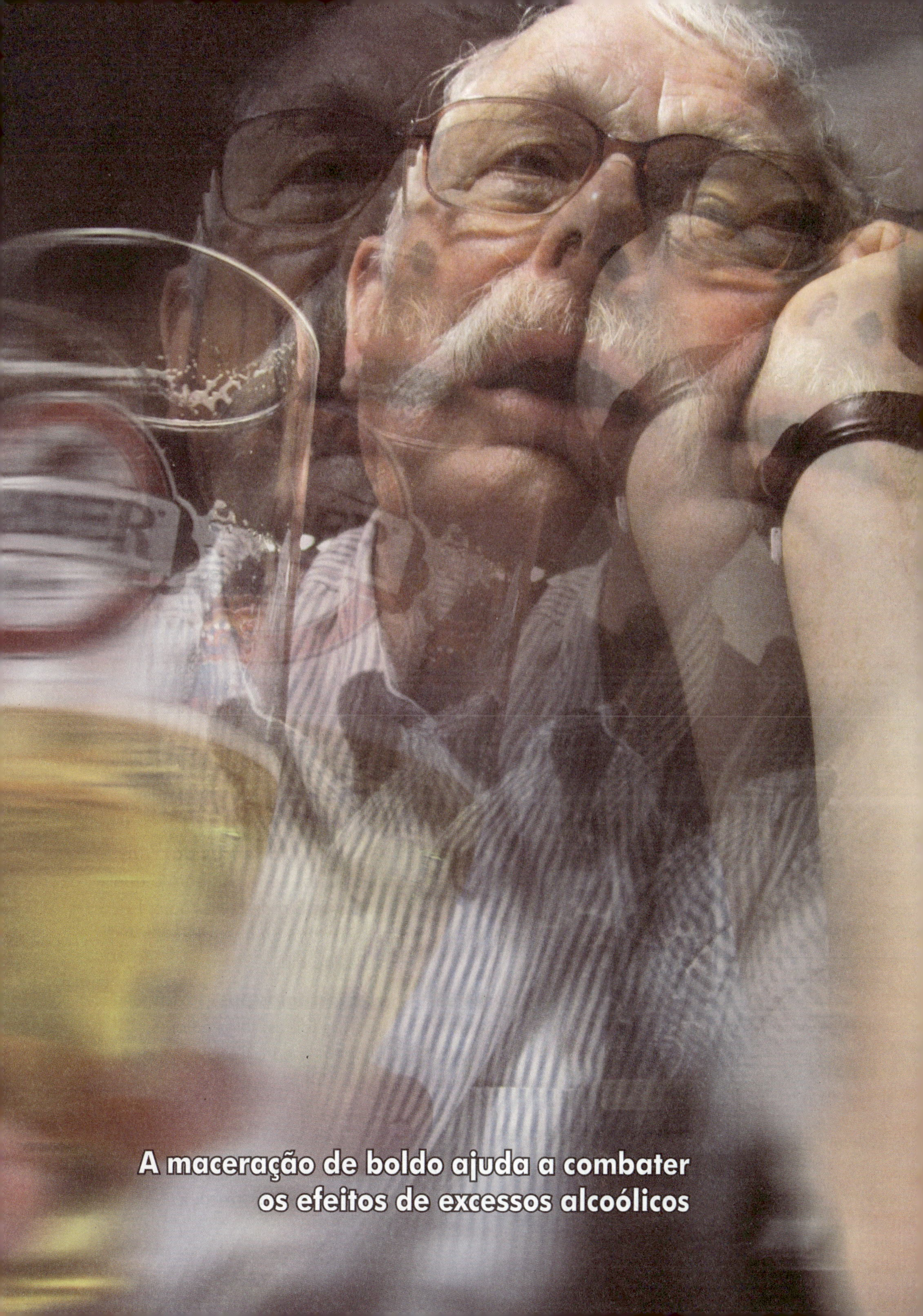

A maceração de boldo ajuda a combater os efeitos de excessos alcoólicos

BOLSA-DE-PASTOR *(Capsella bursapastoris (L) Medik (Thiaspi bursa pastori L.)*

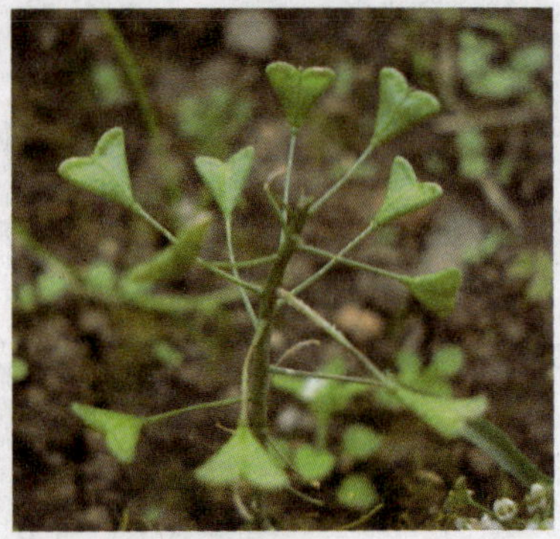

Cultivada em alguns países orientais e considerada erva daninha em outras regiões, a bolsa-de-pastor é muito utilizada na medicina natural e na alimentação, como salada. A planta tem flores pequenas, com quatro pétalas brancas em forma de espátula. Cada flor produz um fruto com forma de gota ou bolsa pequena, com grande quantidade de sementes. As folhas são pelosas e aparecem no início do caule. Para finalidade terapêutica, utiliza-se a planta inteira, menos a raiz.

▶Uso terapêutico

Blenorragia: Tomar em jejum o suco de 30 g da planta diluído em 250 ml de água.

Inflamações: Aplicar cataplasma da planta fresca macerada na área dolorida e afetada, várias vezes ao dia.

Diarreia: Macerar 30 g de folhas e acrescentar 100 g de álcool medicinal. Após 1 semana, filtrar o líquido e guardá-lo em vidro munido de conta-gotas. Tomar 20 gotas a cada 4 horas.

Disenteria: Macerar 30 g de folhas e acrescentar 100 g de álcool medicinal. Após 1 semana, filtrar o líquido e guardá-lo em vidro munido de conta-gotas. Tomar 20 gotas a cada 4 horas.

Garganta, doenças da: Fazer gargarejos com chá, para o qual utiliza-se 3 g de folhas para 1 xícara (chá) de água. Repetir 4 vezes ao dia.

Hemorragias pós-parto: Chá com as folhas, talos e flores. Utilize 4 g para 1 xícara (chá) de água. Tomar 3 xícaras ao dia.

▶Inconvenientes

Gestantes e pessoas com pedra nos rins devem evitar a planta. Em doses elevadas, a bolsa-de-pastor pode ser tóxica.

BORRAGEM ou BORAGO *(Borago officinalis L)*

Planta mediterrânea que atinge até 50 cm de altura. O caule é coberto por uma pelugem e as folhas são grandes, verde-acinzentadas. As flores, roxas e azuis, tem forma de estrela. As partes utilizadas com finalidade terapêutica são as flores, o caule, as folhas e as sementes. A planta é rica em óleos gordos essenciais (palmítico, esteárico, oleico, linoleico, gama-linoleico entre outros) e sais minerais, especialmente o potássio.

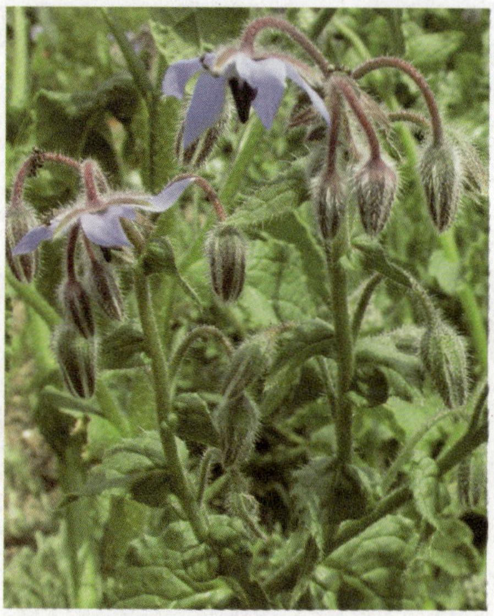

▶Uso terapêutico

Bronquite: Chá com 3 g de folhas e flores secas para 1 litro de água. Tomar 3 xícaras (chá) ao dia.

Cólica menstrual: Utilizar diariamente 3 cápsulas de óleo de borragem a 500 mg.

Depressão: Utilizar diariamente 3 cápsulas de óleo de borragem a 500 mg.

Fígado, doenças do: Chá com 3 g de folhas e flores secas para 1 litro de água. Tomar 3 xícaras (chá) ao dia.

Furúnculos: Cozinhar folhas e flores frescas e aplicar cataplasma local várias vezes ao dia.

Gota: Chá com 10 g de folhas secas para 1 litro de água. Ferver por 20 minutos, coar e tomar 3 ou 4 xícaras ao dia.

Hormônios, distúrbio dos: Utilizar diariamente 3 cápsulas de óleo de borragem a 500 mg.

Pele, inflamações da: Cozinhar folhas e flores frescas e aplicar cataplasma local várias vezes ao dia. Chá com 3 g de folhas e flores secas para 1 litro de água. Tomar 3 xícaras (chá) ao dia.

Resfriado: Colocar numa vasilha 15 g de flores e folhas para 1 litro de água fervente. Deixar tampado por 45 minutos. Filtrar, adoçar com mel de

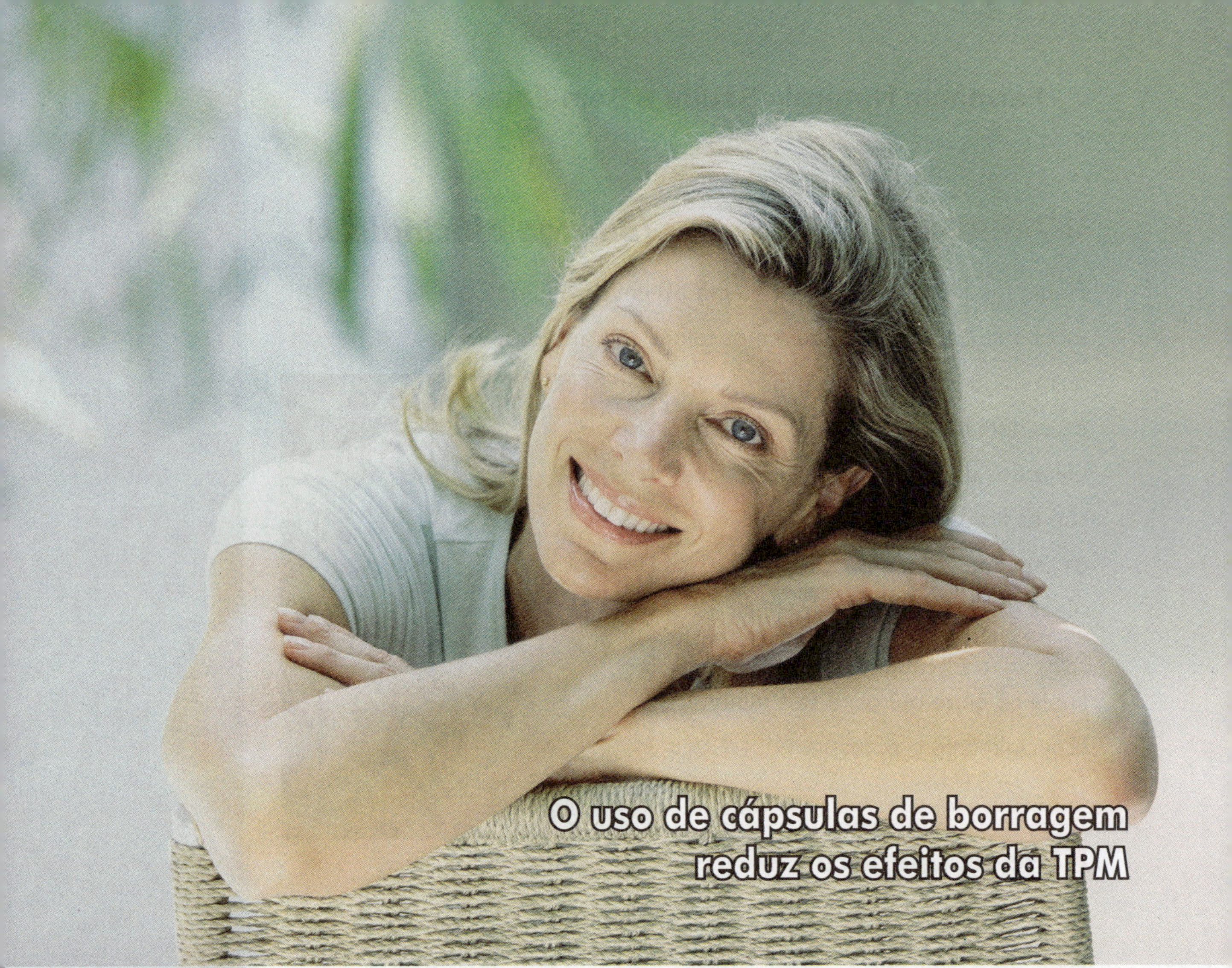
O uso de cápsulas de borragem reduz os efeitos da TPM

abelhas e tomar 1 xícara a cada 2 horas.

Reumatismo: Chá com 10 g de folhas secas para 1 litro de água. Ferver por 20 minutos, coar e tomar 3 ou 4 xícaras ao dia.

Sangue, depurativo do: Chá com 5 g de folhas e flores secas de borragem e 50 g de bardana para 1 litro de água. Tomar 4 xícaras (chá) diariamente.

Tosse: Colocar numa vasilha 15 g de flores e folhas para 1 litro de água fervente. Deixar tampado por 45 minutos. Filtrar, adoçar com mel de abelhas e tomar 1 xícara a cada 2 horas.

TPM (Tensão Pré-Menstrual): Utilizar diariamente 3 cápsulas de óleo de borragem a 500 mg.

Tumores: Cozinhar folhas e flores frescas e aplicar cataplasma local várias vezes ao dia.

Inconvenientes

Em grande quantidade, as folhas podem causar reações alérgicas. Um alcaloide existente na borragem, o senecionina, pode ser muito danoso ao fígado.

BRÓCOLIS *(Brassica oleracea)*

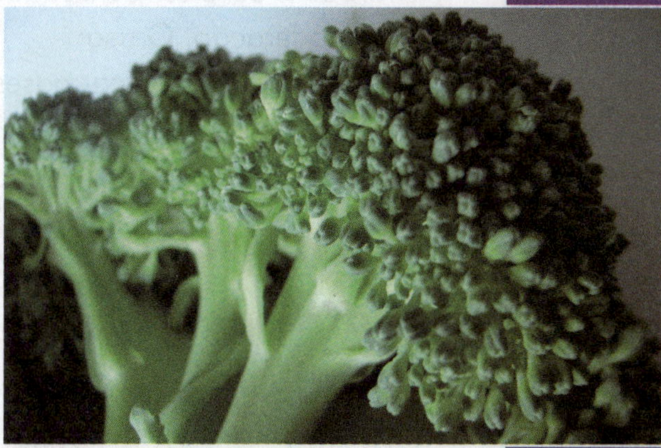

O brócolis pertence à família da Brassicácea – assim como a couve, a couve-flor, o repolho, a mostarda, o rabanete e o agrião. Contém grande quantidade de vitaminas A e C, indispensáveis para combater o estresse. É rico em ferro, zinco e, devido a seu alto teor de cálcio, tanto nas flores quanto nas folhas, é bom construtor de ossos e dos dentes. Com poucas calorias, é recomendado em regimes de emagrecimento.

▶Uso terapêutico

Anemia: Incluir as folhas e flores na alimentação diária, de preferência cruas, em saladas.

Ansiedade: Chá com 100 g de flores para cada litro de água. Tomar várias xícaras durante o dia.

Asma: Chá a 20 g de folhas para 1 litro de água. Tomar 3 xícaras ao dia.

Calcificação, deficiência de: Incluir as folhas e flores na alimentação diária, de preferência cruas, em saladas.

Conjuntivite: Macerar folhas e flores de brócolis e aplicar compressa local.

Estômago, doenças do: Chá a 20 g de folhas para 1 litro de água. Tomar 3 xícaras ao dia.

Feridas, para cicatrizar: Macerar folhas e flores de brócolis e aplicar compressa local.

Intestinais, inflamações: Preparar chá com 100 g das flores para cada litro de água. Tomar várias xícaras durante o dia.

Nervos, debilidade dos: Preparar chá com 100 g das flores para cada litro de água. Tomar várias xícaras durante o dia.

▶Inconvenientes

O brócolis deve ser consumido com moderação. O uso excessivo pode provocar gases, principalmente nas mulheres, durante a gravidez. O uso excessivo e prolongado também pode causar hipotireoidismo.

BUCHINHA-DO-NORTE

(Luffa operculata(L) Cogn)

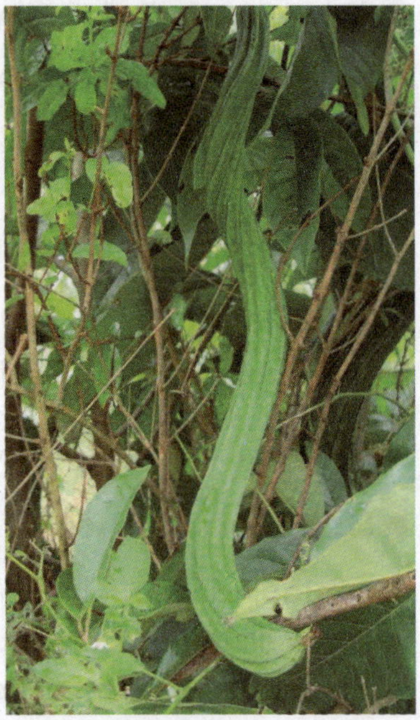

Essa planta trepadeira, de flores grandes e amarelas, é popularmente conhecida como auxiliar no combate à sinusite. A buchinha-donorte é mais comum no Nordeste do Brasil e pode-se usar a polpa do fruto para fins terapêuticos. A buchinha também é conhecida como abobrinha-do-norte e purga-de-bicho, entre outros nomes.

▶Uso terapêutico

Sinusite: Ferver meia buchinha-do-norte seca, sem pele e sem sementes, em 1 litro de água durante 2 minutos. Deixar amornar tampado, coar, misturar bem e pingar 2 gotas em cada narina a cada 4 horas, durante 4 dias no máximo.

O mesmo chá, quente, pode ser utilizado para inalação. As sessões devem durar poucos minutos e se repetirem por, no máximo, 2 vezes ao dia.

▶Inconvenientes

Em doses altas, a buchinha-do-norte é extremamente tóxica, podendo causar hemorragia e acidentes fatais. Mulheres grávidas não devem utilizá-la, pois pode provocar aborto.

O uso da planta não deve se prolongar por mais que o indicado e deve ser interrompido imediatamente em caso de dor de cabeça. Não aplique a buchinha-do-norte diretamente nas mucosas do nariz ou da boca.

C

CAJUEIRO *(Anacardium occidentale)*

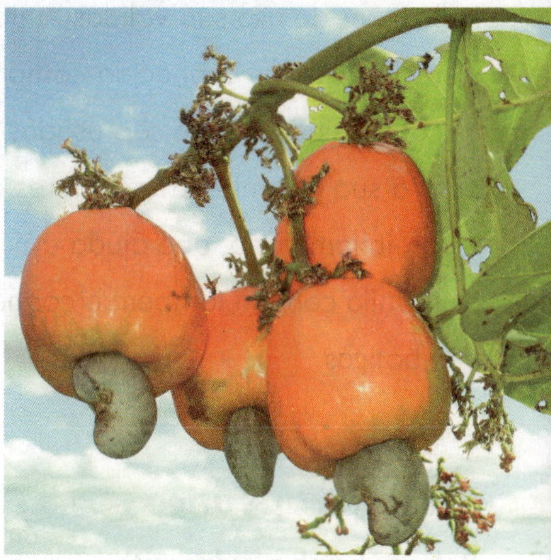

Muito cultivada em todo o país, o cajueiro é nativo do Nordeste brasileiro. A casca da árvore é adstringente, rica em tanino e pode ser usada como corante para roupas e linhas de rede de pesca, por exemplo. O caju ou acaju, depois da acerola, é o fruto com mais vitamina C. Para se ter uma ideia, meio caju por dia fornece toda quota diária dessa vitamina necessária a um homem adulto. A castanha ou amêndoa do fruto é rica em vitaminas do complexo B.

▶Uso terapêutico

Calos: Passar óleo da castanha de caju sobre o local. Febre: Tomar o chá com 20 g de folhas para 1 litro de água, várias vezes ao dia. Frieiras: Ferver 10 g de casca em meio litro de água e banhar os pés várias vezes ao dia

Garganta, inflamação da: Cozinhar 10 g da casca do caule e ramos para cada litro de água, por 30 minutos. Fazer gargarejo com a mistura 3 vezes ao dia.

Gripe: Tomar o suco puro da fruta várias vezes ao dia.

Reumatismo: Comer cajus várias vezes ao dia.

Verrugas: Passar óleo da castanha de caju sobre o local.

▶Inconvenientes

O óleo da castanha pode irritar peles com alta sensibilidade.

CAMOMILAS ALEMÃ e ROMANA *(Matricaria chamomilla L e Arthemis nobilis L, respectivamente)*

São plantas diferentes, mas com propriedades semelhantes. As indicações de uso são válidas tanto para uma, como para outra. Tradicionalmente conhecida como relaxante e tranquilizante natural, as camomilas também são usadas para acalmar cólicas de bebês e para a sua higienização. As flores concentram um óleo antisséptico e anti-inflamatório, que ajuda a acalmar músculos e nervos. A camomila comum também é conhecida como macela e margaça-das-boticas.

▶Uso terapêutico

Bebês, banho calmante para: Colocar 50 g de flores de camomila na banheira de bebê cheia de água quente. Banhar a criança com a água morna. Esse banho acalma a agitação e propicia um sono tranquilo.

Bebê, limpeza do: Misturar 1 colher (sopa) de flores de camomila com 1 xícara (café) de

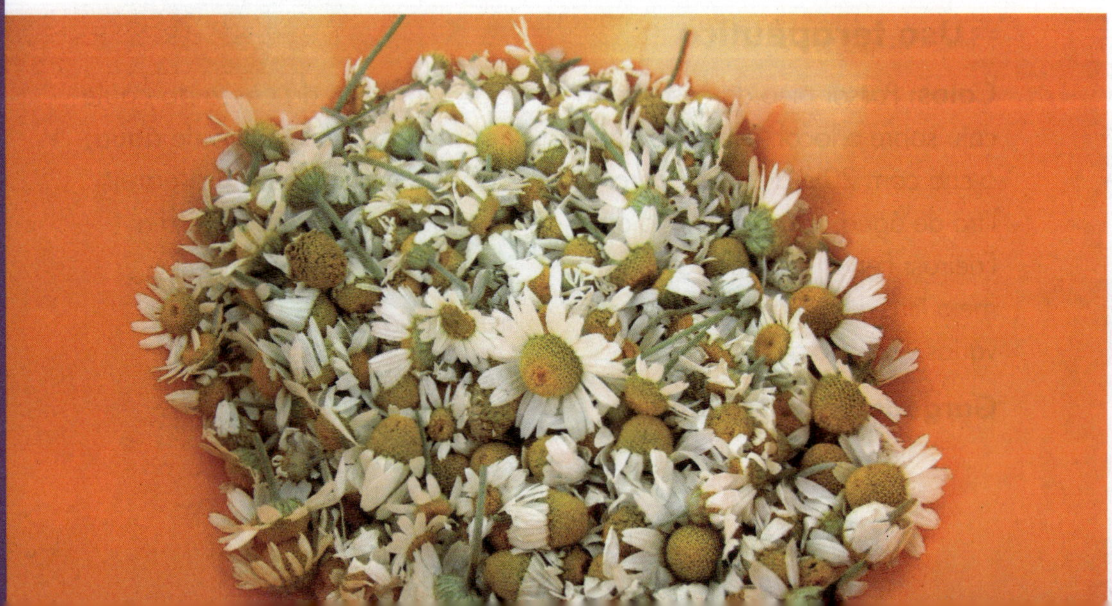

azeite. Levar ao fogo em banho-maria por 3 horas. Coar em um pano fino. Limpar o bebê 2 vezes ao dia com um algodão embebido na mistura.

Insônia: Chá com 20 g de flores para 1 litro de água. Tomar de manhã e meia hora antes de deitar-se.

Menstruação, para regularizar a: Macerar 3 xícaras (chá) de flores e mergulhar em 1 litro de vinho branco. Deixar curtir durante 5 dias, mexendo o recipiente algumas vezes ao dia. Coar e tomar um cálice, 3 vezes ao dia. Começar o tratamento uma semana antes do primeiro dia previsto para a menstruação.

Olhos, inflamações nos: Aplicar localmente compressas de chá de camomila várias vezes ao dia. Utilize 10 g de folhas para 1 litro de água.

▶Inconvenientes

Gestantes e lactantes devem evitar utilizar camomila. A camomila pode provocar rinite alérgica em pessoas sensíveis.

CARQUEJA *(Baccharis trimera,(Less.) D.C)*

Floresce nos campos e beiras de matas da América do Sul. Contém cromo, mineral que, combinado com vitaminas do complexo B, atua no controle de açúcar do sangue.

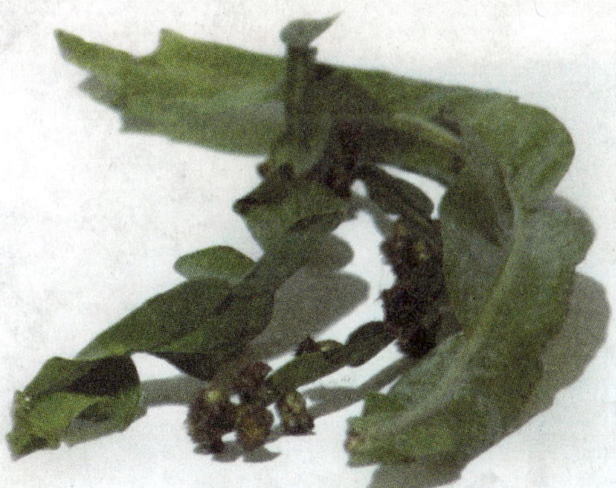

▶Uso terapêutico

Artrite: Chá com 20 g de folhas para cada litro de água. Tomar 3 xícaras (chá) ao dia.

Estômago, doenças do: Chá com 1 colher (sopa) de folhas picadas para 1 xícara (chá) de água fervente. Tomar meia hora antes de cada refeição.

Fígado, doenças do: Chá com 1 colher (sopa) de folhas picadas para 1 xícara (chá) de água fervente. Tomar meia hora antes de cada refeição.

Gota: Chá com 20 g de folhas para cada litro de água. Tomar 3 xícaras (chá) ao dia.

Intestinos, doenças dos: Chá com 1 colher (sopa) de folhas picadas para 1 xícara (chá) de água fervente. Tomar meia hora antes de cada refeição.

Obesidade: Chá com 20 g de folhas para cada litro de água. Tomar 3 xícaras ao dia. O uso prolongado do chá ajuda a eliminar gordura.

Reumatismo: Chá com 20 g de folhas para cada litro de água. Tomar 3 xícaras (chá) ao dia.

▶Inconvenientes

A carqueja não é indicada para gestantes e pessoas hipertensas.

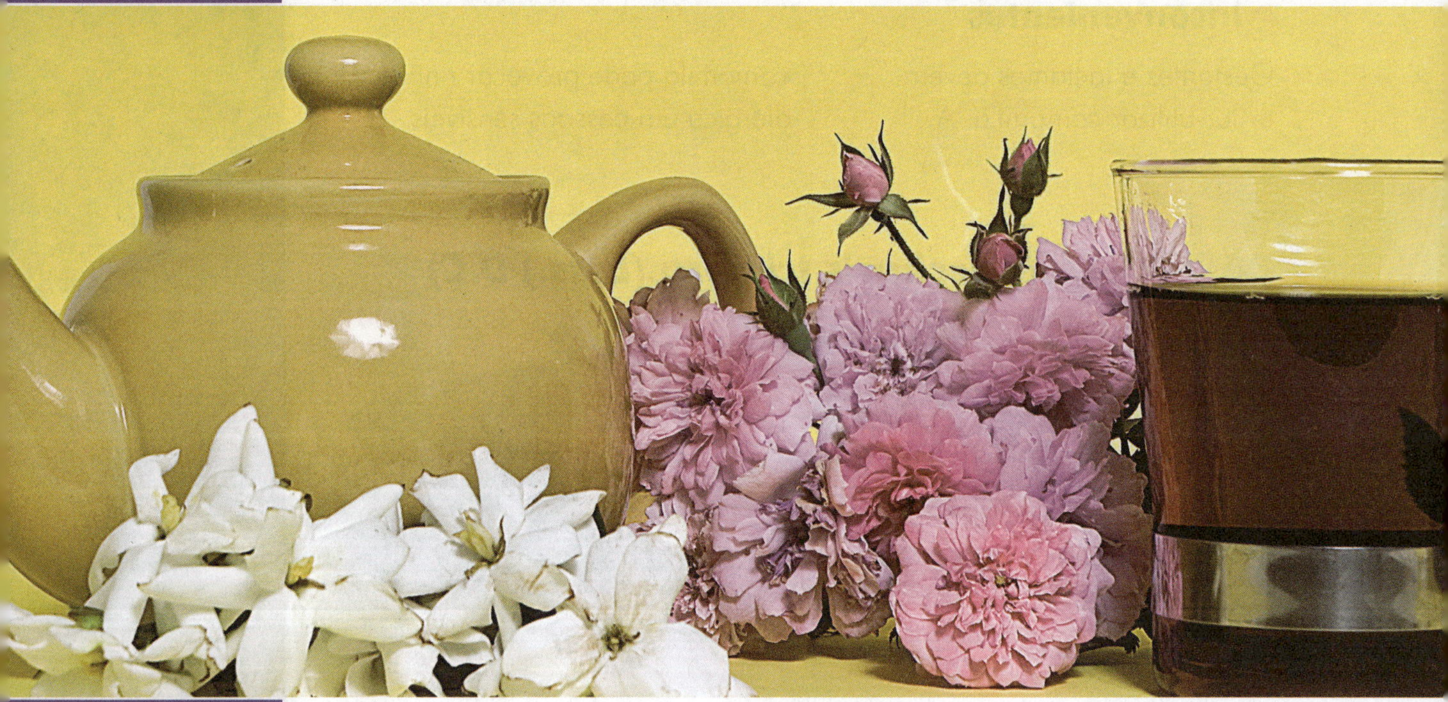

CÁSCARA-SAGRADA

(Rhamnus purshiana D. C.)

A casca da planta auxilia no processo de digestão, agindo como purgante e tônico. É também muito usada em dietas de emagrecimento.

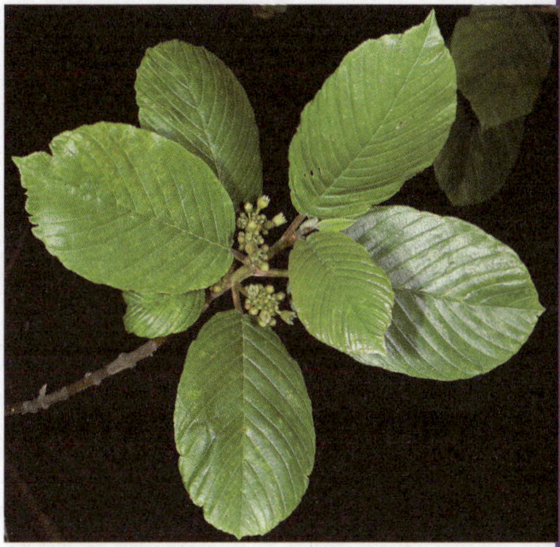

▶Uso terapêutico

Laxativo: Chá com 25 g da casca para cada litro de água. Tomar 1 xícara (chá) à noite.

Purgativo: Chá com 25 g da casca para cada litro de água. Tomar várias vezes ao dia.

▶Inconvenientes

Quando usada por mais de dois meses seguidos, a cáscara-sagrada pode provocar inflamações crônicas no intestino, diarreia, cólicas intestinais e perda excessiva de líquido e sais minerais. A planta não deve ser utilizada, também, por mulheres grávidas e pessoas acometidas por dor no estômago e doenças inflamatórias dos intestinos.

CASTANHA-DO-PARÁ *(Bertholletia excelsa)*

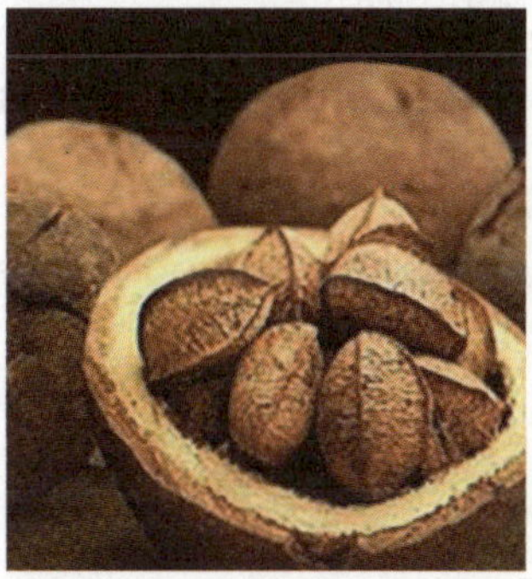

Também conhecida como juviá, touca, amendoeira-da-américa e castanha-do-rio-negro, a castanha-do-pará é uma árvore nativa da Amazônia. Os frutos da castanheira, também chamados de "ouriços", têm casca lenhosa e dura e contêm até 22 amêndoas ou castanhas graúdas. A castanha é rica em vitaminas A, D, C e K e sais minerais como cálcio e ferro. É um verdadeiro reservatório vegetal de energia e proteína. Duas castanhas-do-pará frescas contêm proteína equivalente à de um ovo de galinha. A fruta não tem digestão fácil. Por isso, deve ser mastigada cuidadosamente.

▶Uso terapêutico

Feridas: Esmagar castanhas e aplicar a massa sobre as feridas.

Fígado, doenças do: Cozinhar a casca da castanheira por 15 minutos e ingerir a água do cozimento várias vezes ao dia. Incluir a castanha na alimentação diária.

Lactação, para aumentar a: Comer de 3 a 5 castanhas diariamente.

CASTANHA-PORTUGUESA *(Castanea sativa)*

Planta de origem europeia, a castanheira pertence à família das Fagáceas. A castanha é uma fruta pequena, muito energética, nutritiva e saborosa. A castanha possui proteínas, lipídeos, glicídios, além de muitos minerais e vitaminas.

▶Uso terapêutico

Diarreia: Comer a castanha cozida com ervas, em pequena quantidade.

Digestivos, distúrbios: Comer purê da castanha.

Feridas: Esmagar sementes da castanheira e aplicar sobre as feridas.

Respiratórias, doenças das vias: Chá com 10 g de folhas secas de castanheira para 1 litro de água. Tomar 4 xícaras (chá) ao dia.

▶Inconvenientes

A castanha é um fruto adstringente, motivo pelo qual não deve ser ingerida em grande quantidade. Os diabéticos não devem utilizá-la.

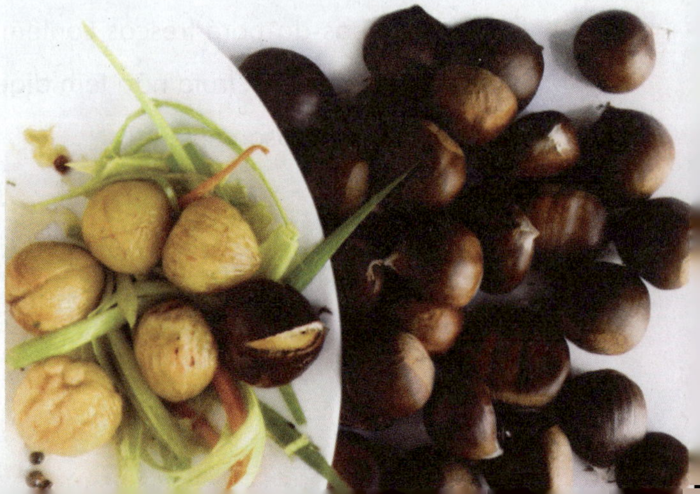

CATUABA (*Erythroxylon catuaba, Martius)*

Considerada afrodisíaca pela crença popular, a catuaba é conhecida por suas propriedades tônica, energética e estimulante geral. Além de aumentar a libido de homens e mulheres, a planta fortalece o sistema nervoso central. Por isso é usada para combater a insônia e o nervosismo, e para aguçar a memória. A catuaba também é conhecida como alecrim-do-campo, embiruçu, caramuru, piratançara, pau-de-resposta, caramuru e tatuaba. Existem duas espécies de catuaba. Uma, frondosa, prevalece no Norte e Nordeste do Brasil. A outra é um arbusto, mais comum no Sul.

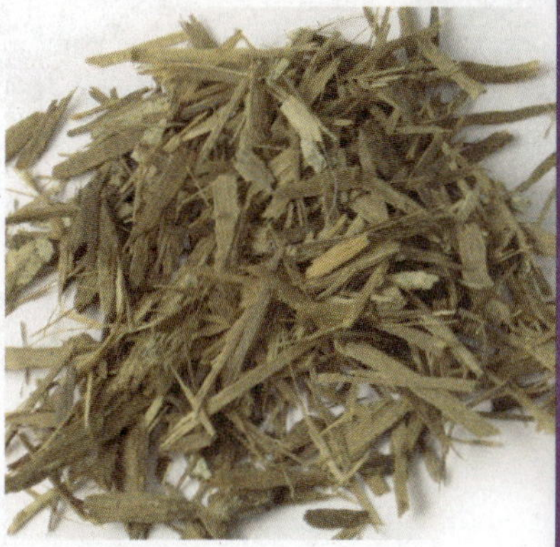

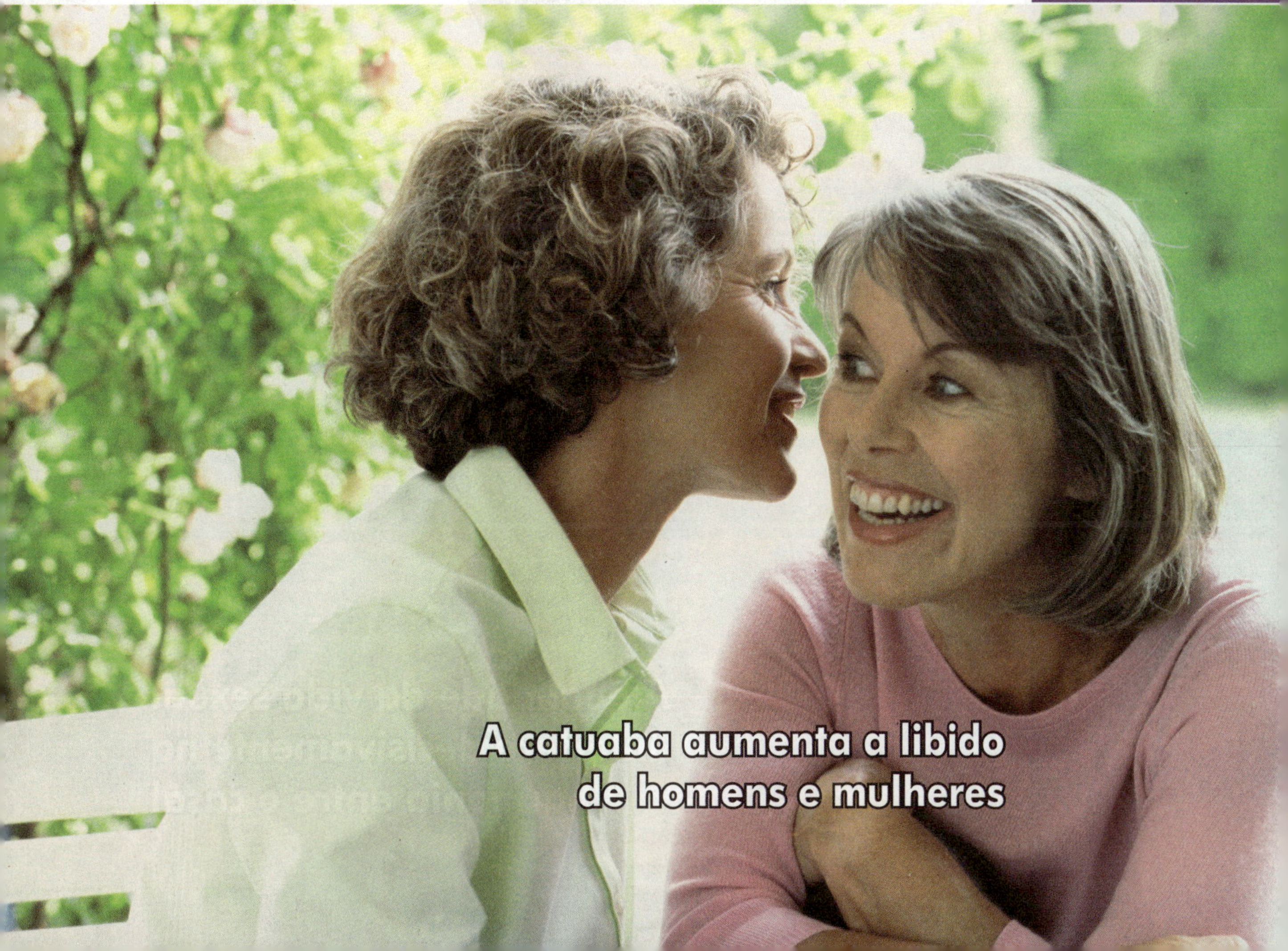

A catuaba aumenta a libido de homens e mulheres

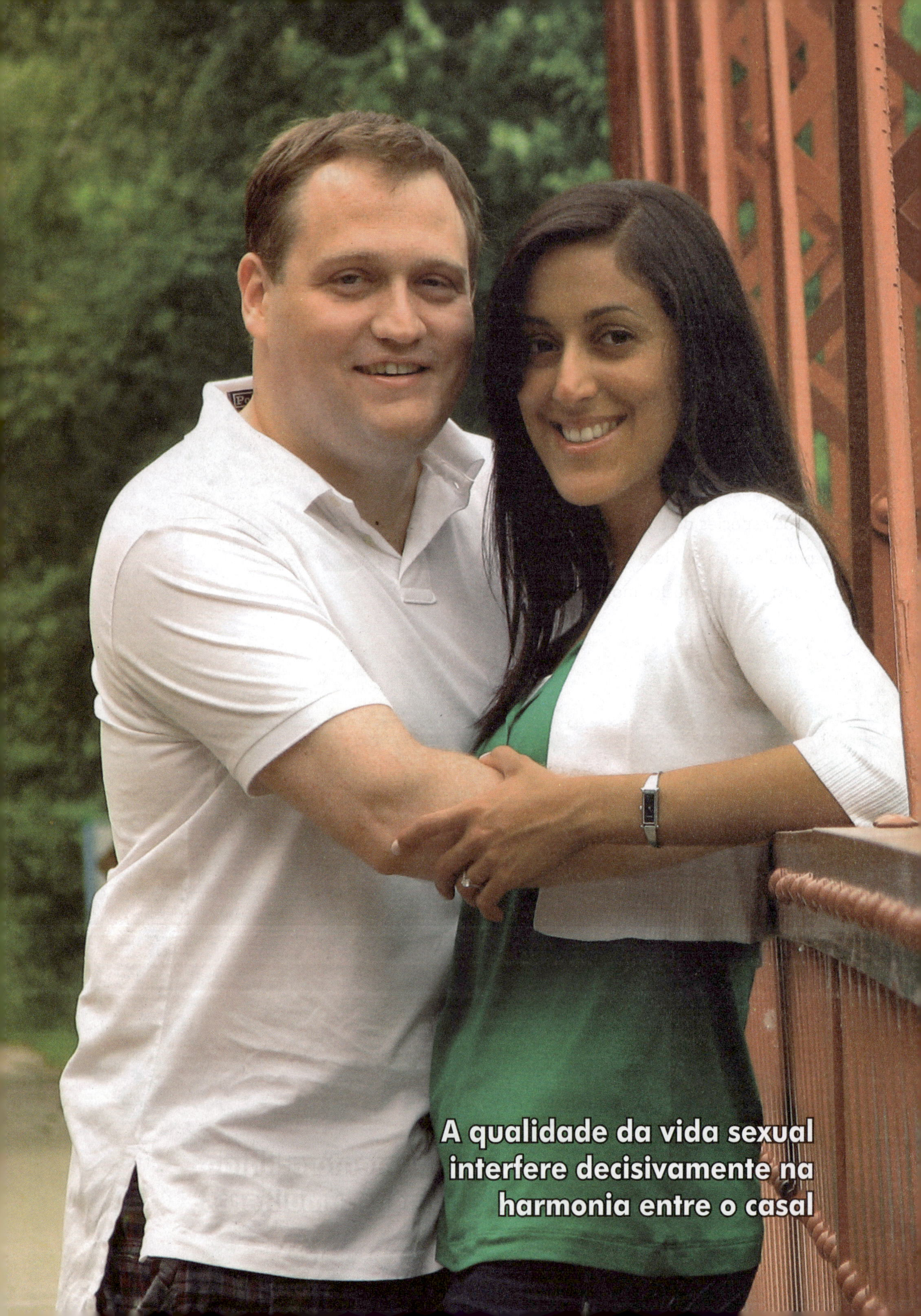

A qualidade da vida sexual interfere decisivamente na harmonia entre o casal

▶Uso terapêutico

Afrodisíaco: Tomar 0,5 g do pó das folhas, 3 vezes ao dia.

Raciocínio, dificuldade de: Chá das folhas. Tomar 2 colheres (sobremesa) diariamente.

▶Inconvenientes

A catuaba pode causar taquicardia em pessoas com pré-excitação ventricular, como ocorre na síndrome de Parkinson.

A planta também não é indicada para gestantes, crianças e portadores de glaucoma.

CAVALINHA *(Equisetum arvense/hyemale, Líneo)*

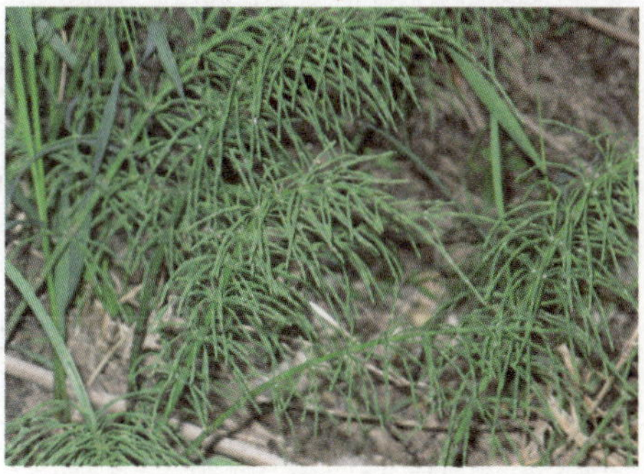

As cavalinhas contêm boa quantidade de cálcio, magnésio, ferro, sódio e tanino, sendo especialmente indicadas para combater osteoporose. A cavalinha também é excelente diurética e atua positivamente nas enfermidades respiratórias. Outros nomes pelos quais a cavalinha é conhecida: cauda-de-cavalo, cauda-de-raposa, erva-canudo, milho-de-cobra, rabo-de-rato e rabo-de-cavalo.

▶Uso terapêutico

Celulite: Chá com 30 g de erva para 2 litros de água. Ferver durante 15 minutos e em seguida realizar banho de imersão com duração de 20 minutos. Repetir o banho 2 ou 3 vezes por semana. Aplicar cataplasma da erva macerada nas regiões do corpo propensas à celulite, várias vezes ao dia.

Laringite: Chá da planta. Fazer gargarejo 3 vezes ao dia.

Metrorragia (hemorragia uterina): Chá com 50 g de cavalinha para 1 litro de água.

Tomar 3 xícaras ao dia.

Olhos, inflamação dos: Fazer compressas com o chá. Lavar os olhos de 15 em 15 minutos. Transpiração nos pés: Banhar os pés com o chá da planta, à noite.

Rins, doenças dos: Chá com 10 g da planta para 1 litro de água. Tomar 3 xícaras (chá) ao dia.

Útero e tubas, inflamação no: Chá com 2 colheres (sopa) de cavalinha picada e 500 ml de água fervida. Abafar por 10 minutos. Tomar o chá ao longo do dia.

▶Inconvenientes

A cavalinha não é indicada para gestantes. O uso excessivo da planta pode provocar distensão abdominal, diarreia e hipotensão arterial.

CEBOLA *(Allium cepa L)*

A cebola é um dos temperos mais utilizados no mundo. Pertence à família das Liliáceas, assim como o alho, a cebolinha e o alho poro. É um alimento de alto valor mineralizante por seu conteúdo em cálcio, enxofre, fósforo, magnésio, zinco, cobre e outros minerais, além da provitamina A, vitaminas do complexo B, C e E.

▶Uso terapêutico

Abscesso: Cataplasma com cebola crua macerada. Aplicar sobre o local afetado várias vezes ao dia.

Asma: Picar 1 cebola crua e acrescentar 8 colheres de mel de abelhas. Tomar de 3 a 4 colheres (sopa) ao dia.

Bronquite: Picar 1 cebola crua e acrescentar 8 colheres de mel de abelhas. Tomar de

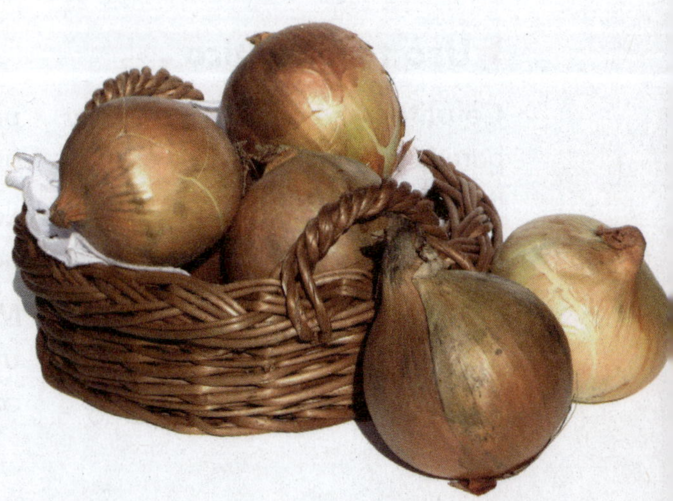

3 a 4 colheres (sopa) ao dia.

Cólicas menstruais: Chá com 1/2 cebola grande e 250 ml de água. Tomar morno, sempre que a cólica incomodar.

Garganta, inflamação na: Gargarejar com chá. Utilize 25 g de cebola para 1 litro de água.

Reumatismo: Macerar 50 g de cebola e adicionar a 1 litro de água. Deixar a mistura descansar por 12 horas. Aplicar no local afetado várias vezes ao dia.

Sangue, para depurar o: Incluir a cebola na alimentação.

▶Inconvenientes

Quando ingerida em altas doses, a cebola pode agravar a hipercloridria e a flatulência intestinal. O contato com a pele pode causar irritações de grau variado, dependendo da sensibilidade.

CENOURA *(Daucus carota)*

Originária da Europa e da Ásia, a cenoura é campeã em caroteno, um pigmento que se transforma em vitamina A no organismo (essencial para a visão e a pele). Uma cenoura pequena por dia (aproximadamente 100 g), supre a necessidade diária de adultos. Além disso, a cenoura contém fósforo, cloro, potássio, cálcio e sódio, indispensáveis para gestantes e lactantes. A cenoura crua ajuda a limpar os dentes e também age no desenvolvimento dos músculos responsáveis pela mastigação. As gestantes e lactantes devem utilizar a cenoura frequentemente, pois ela aumenta o volume sanguíneo, favorecendo a produção de leite.

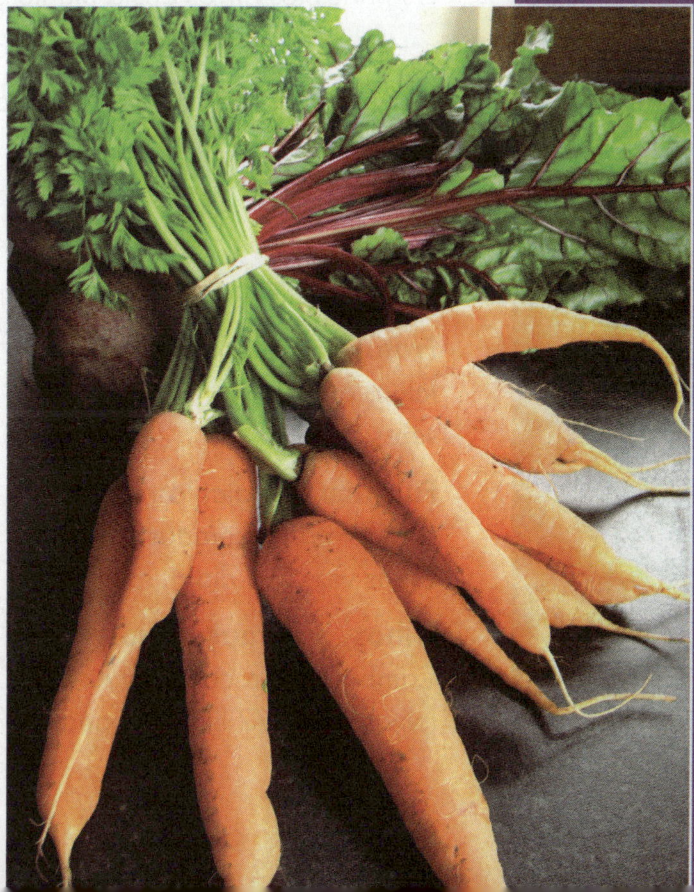

▶Uso terapêutico

Afonia: Cozinhar 2 cenouras em 250 ml de água. Gargarejar algumas vezes por dia.

Anemia: Comer cenoura crua, inclusive de manhã, no desjejum.

Brônquios, doenças dos: Cozinhar 250 g de cenoura em 500 ml de água até que se transforme em caldo grosso. Acrescentar mel de abelhas. Tomar 1 colher (sopa), várias vezes ao dia.

Digestão, má: Tomar suco de cenoura, ou comê-la, nas refeições.

Hipotireoidismo: Ingerir 30 g da cenoura crua e/ou em forma de suco, todos os dias. O iodo existente na cenoura favorece o funcionamento da glândula.

Prisão de ventre: Usar cenoura na alimentação.

Vermes: Comer 2 cenouras cruas, em jejum, durante 7 dias.

Visão, debilidade da (cegueira noturna): Bater 1 cenoura média no liquidificador com 250 ml de água. Tomar 2 vezes ao dia.

CENTELA *(Centella asiática(L).Urb)*

Os princípios ativos desta planta ajudam a normalizar a produção de colágeno, responsável pela elasticidade da pele. A centela é usada na fabricação de cremes para combater celulite e rugas, tendo atuação, também, sobre a hipófise.

▶Uso terapêutico

Fraturas: Cataplasma local com folhas maceradas. Aplicar várias vezes ao dia.

Furúnculo: Cataplasma local com folhas maceradas. Aplicar várias vezes ao dia.

Olhos, inflamação nos: Compressa fria com chá de 2 folhas para 1/2 litro de água.

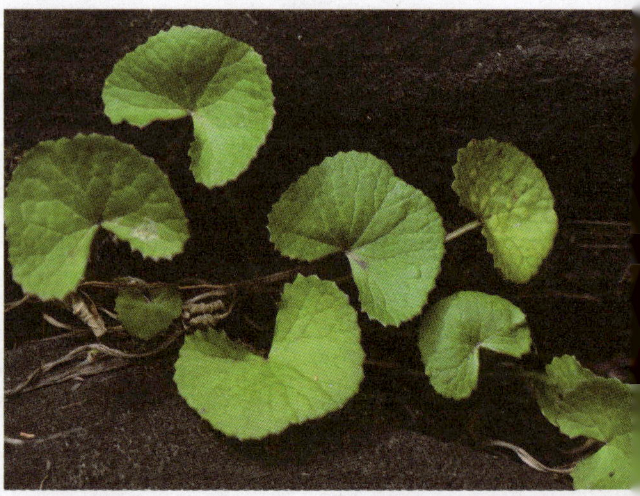

Tomar várias vezes ao dia.

Queimadura: Compressa local com chá das folhas várias vezes ao dia.

Sangue, circulação do: Fazer massagem com óleo de hidrocotile. Tomar 100 mg por dia de extrato (cinco gotas), durante três semanas.

▶Inconvenientes

Esta planta não deve ser usada por pessoas que sofrem de insuficiências renal e/ou hepática e gastrite, úlcera péptica ou colesterol elevado. Gestantes e lactantes também não devem utilizá-la. Pode causar vertigens, hipotensão arterial e narcose.

O uso interno deve ocorrer somente sob orientação de médico fitoterapeuta.

CEREJA *(Prumus avium)*

A cerejeira é uma planta asiática que produz uma fruta rica em glicose, além de vitamina C e potássio. Atua nas vias gastrintestinais, na glândula hepática e no pâncreas. Produz ácido orgânico, elemento que promove a depuração do metabolismo. Além disso, tem ação antibactericida, desinfetante e estimulante das secreções e da digestão.

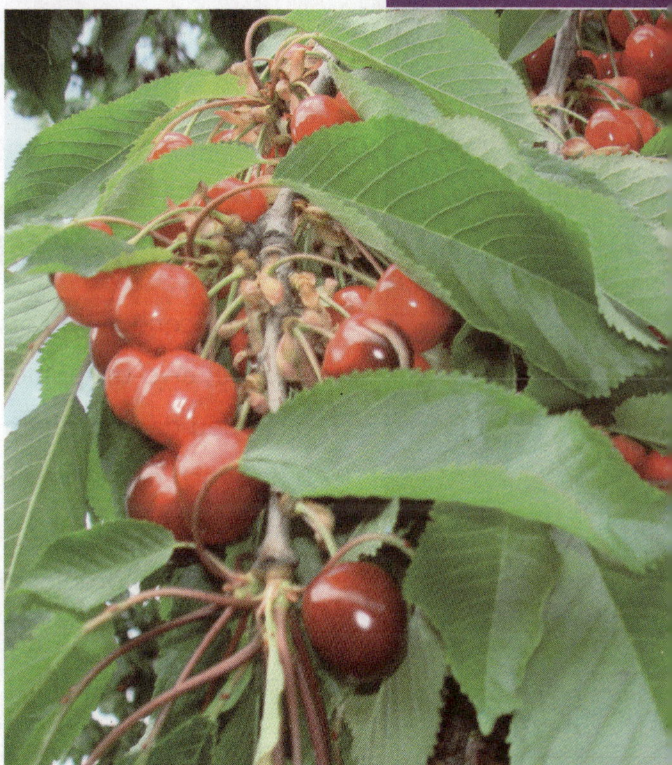

▶Uso terapêutico

Anemia: Comer três cerejas frescas de manhã, todos os dias.

Ácido úrico: Fazer dieta exclusiva de cerejas, uma vez por semana.

Arteriosclerose: Incluir a cereja na dieta. Se possível, fazer uma dieta exclusiva da fruta uma vez por semana.

Artrite: Fazer dieta exclusiva da fruta fresca durante alguns dias.

Bexiga, pedras na: Amassar

a cereja e cozinhá-la. Tomar o caldo do cozimento várias vezes ao dia.

Catarro: Ferver 15 g da casca da cerejeira em 1 litro de água. Tomar o chá várias vezes ao dia.

Febre: Tomar o suco puro da cereja várias vezes ao dia.

Gota: Fazer dieta exclusiva da fruta fresca durante alguns dias.

Reumatismo: Fazer dieta exclusiva da fruta fresca durante alguns dias.

Rins: Amassar a cereja e cozinhá-la. Tomar o caldo do cozimento várias vezes ao dia.

▶Inconvenientes

Devido à alta concentração de tanino existente na cereja, o consumo elevado da fruta, acima de 300 g diário, pode provocar problemas estomacais.

CHAPÉU-DE-COURO *(Echinodorus grandiflorus Mitch)*

Também conhecido como chámineiro, chá-de-pobre, erva-do-brejo, aguapé, erva-do-pântano, congonha-do-brejo e chá-de-campanha, o chapéu-de-couro tem excelente ação anti-inflamatória, graças à presença de flavonoides em suas folhas. Por essa razão, é muito usado no tratamento de problemas do fígado, dos rins e dos intestinos, atuando, também, na depuração do sangue.

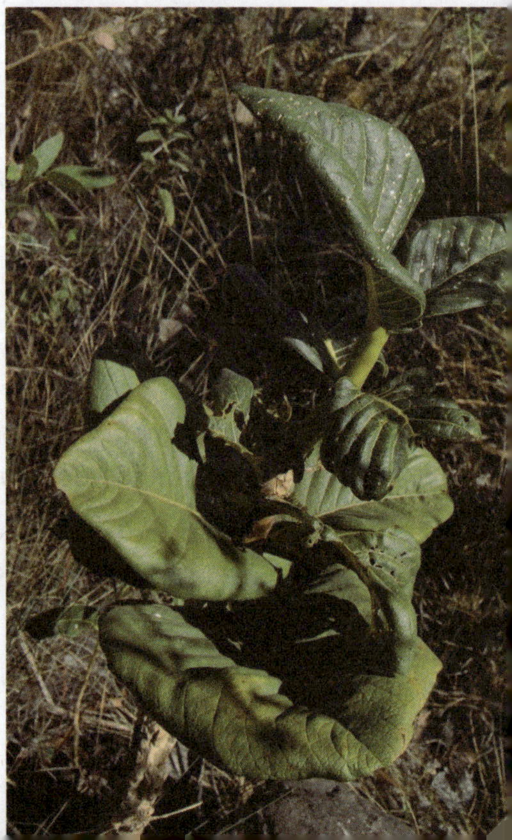

O chapéu-de-couro é indicado para o tratamento de doenças das articulações. O chá ajuda na eliminação de água e gordura em regimes de emagrecimento, além de fortalecer os nervos e dar energia. Apesar do seu uso intenso na medicina caseira, ainda não existem estudos científicos comprovando a utilidade medicinal do chapéu-de-couro.

▶Uso terapêutico

Cálculos renais: Chá com 20 g de folhas para cada litro de água. Tomar 3 xícaras ao dia.

Elefantíase: Chá com 20 g de folhas para cada litro de água. Tomar 5 xícaras diariamente, durante vários dias.

Estomatite: Fazer gargarejos ou bochechos com chá. Utilize 20 g de folhas para cada litro de água.

Gengivite: Fazer gargarejos ou bochechos com chá. Utilize 20 g de folhas para cada litro de água.

Prisão de ventre: Chá com 1 colher (sobremesa) do pó das folhas. Verter 1 xícara (chá) de água fervente. Tomar 2 vezes ao dia.

Sangue, depurativo do: Chá com 20 g de folhas para cada litro de água. Tomar 3 xícaras ao dia, durante várias semanas.

Tonsilite: Fazer gargarejos ou bochechos com chá. Utilize 20 g de folhas para cada litro de água.

▶Inconvenientes

O uso prolongado do chapéu-de-couro pode provocar queda da pressão arterial, motivo pelo qual deve ser evitado por pessoas que sofrem de pressão baixa.

CHICÓRIA *(Cichorium edivia)*

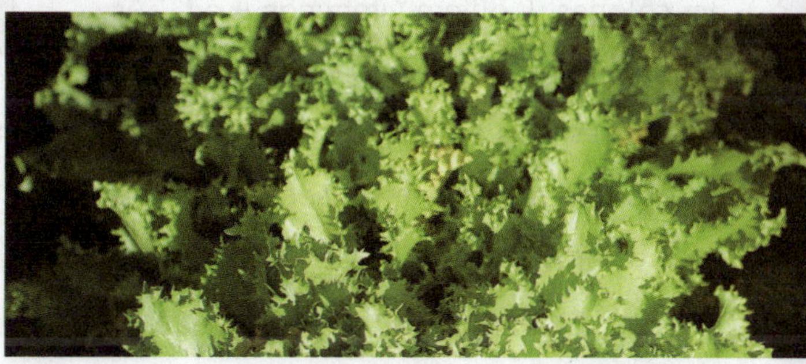

Conhecida também como escarola e almeirão, a chicória é originária da Índia e pertence à mesma família da alface, da alcachofra e do almeirão. É uma importante fonte de vitamina A, complexo B, C e D e de sais minerais. Com gostinho amargo, é usada crua em saladas ou cozida. Por ser um vegetal de fácil digestão, pode ser utilizada em qualquer tipo de dieta. Pode fazer parte, também, da alimentação de crianças e bebês.

Uso terapêutico

Fígado, inflamações no: Ferver 50 g da raiz para cada litro de água, até o líquido reduzir à metade. Tomar 1 colher (sopa) a cada 2 horas. Incluir a chicória na alimentação diária.

Intestino, inflamações no: Incluir a chicória na alimentação diária.

Prisão de ventre: Incluir a chicória na alimentação diária.

Sangue, depurativo do: Tomar, em jejum, meio copo de suco puro de chicória.

Vermes intestinais: Incluir a chicória na alimentação diária, de preferência crua, em saladas.

CHUCHU *(Sechium edule)*

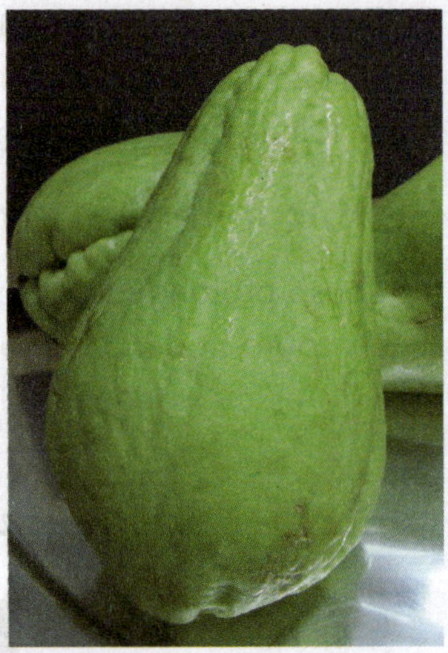

Originário da América Central, o chuchu está entre as dez hortaliças mais consumidas no Brasil. Conhecido também como caxixe e machucho, tem sabor suave e grande concentração de água, motivo pelo qual é recomendado em dietas para perda de peso. É digestivo, rico em fibras, potássio e pobre em calorias. Contém vitaminas A e C. As folhas, brotos e raízes do chuchu também são comestíveis e ricos em vitamina B, C e sais minerais como cálcio, fósforo e ferro. Podem ser servidos refogados. O chuchu é excelente para os hipertensos.

Uso terapêutico

Doenças nos rins: Incluir chuchu na alimentação.

Má digestão: Incluir chuchu cozido na alimentação, em saladas e sopas.

Obesidade: Incluir chuchu na alimentação diária, temperado com azeite e sal.

▶Inconvenientes

Por ser rico em potássio, o chuchu não deve ser utilizado por pessoas que sofrem de insuficiência renal.

CIDRA *(Citrus medica)*

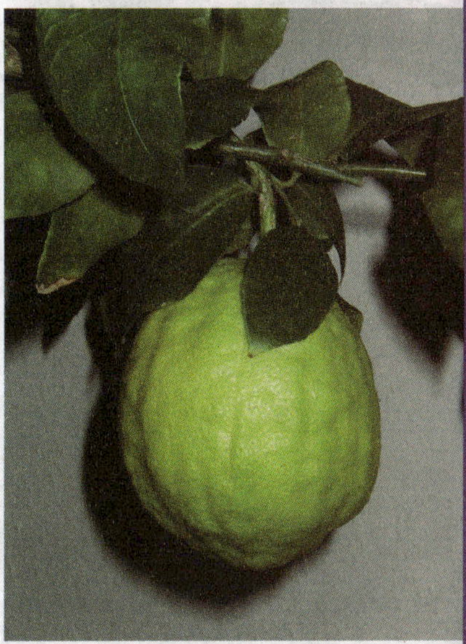

Espécie de limão galego, de origem asiática. Pertence à família das rutáceas, como outras frutas cítricas. As folhas e os frutos têm uso medicinal. A casca da cidra pode ser usada na preparação de doces. Corte a casca da fruta e deixe de molho na água por 24 horas, para amenizar o sabor amargo.

▶Uso terapêutico

Afta: Fazer bochechos com suco de cidra.

Amigdalite: Chá com 20% de 1 cidra e adoçar com mel de abelhas. Fazer gargarejos.

Ansiedade: Macerar botões e flores de cidreira, acrescentar 500 ml de água e deixar repousar durante 4 horas. Tomar frio, durante o dia.

Cabeça, dor de: Cortar a casca da fruta fresca em rodelas e aplicá-las sobre a testa.

Digestão, má: Chá com cascas de cidra. Tomar 3 vezes ao dia.

Faringite: Chá com 20% de 1 cidra e adoçar com mel de abelhas. Fazer gargarejos.

Fígado: Tomar suco de 1 cidra de manhã, em jejum, durante 2 semanas.

Insônia: Macerar botões e flores de cidreira, acrescentar 500 ml de água e deixar repousar durante 4 horas. Tomar frio, durante o dia.

Nervosismo: Macerar botões e flores de cidreira, acrescentar 500 ml de água e deixar repousar durante 4 horas. Tomar frio, durante o dia.

Prisão de ventre: Chá com cascas de cidra. Tomar 3 vezes ao dia.

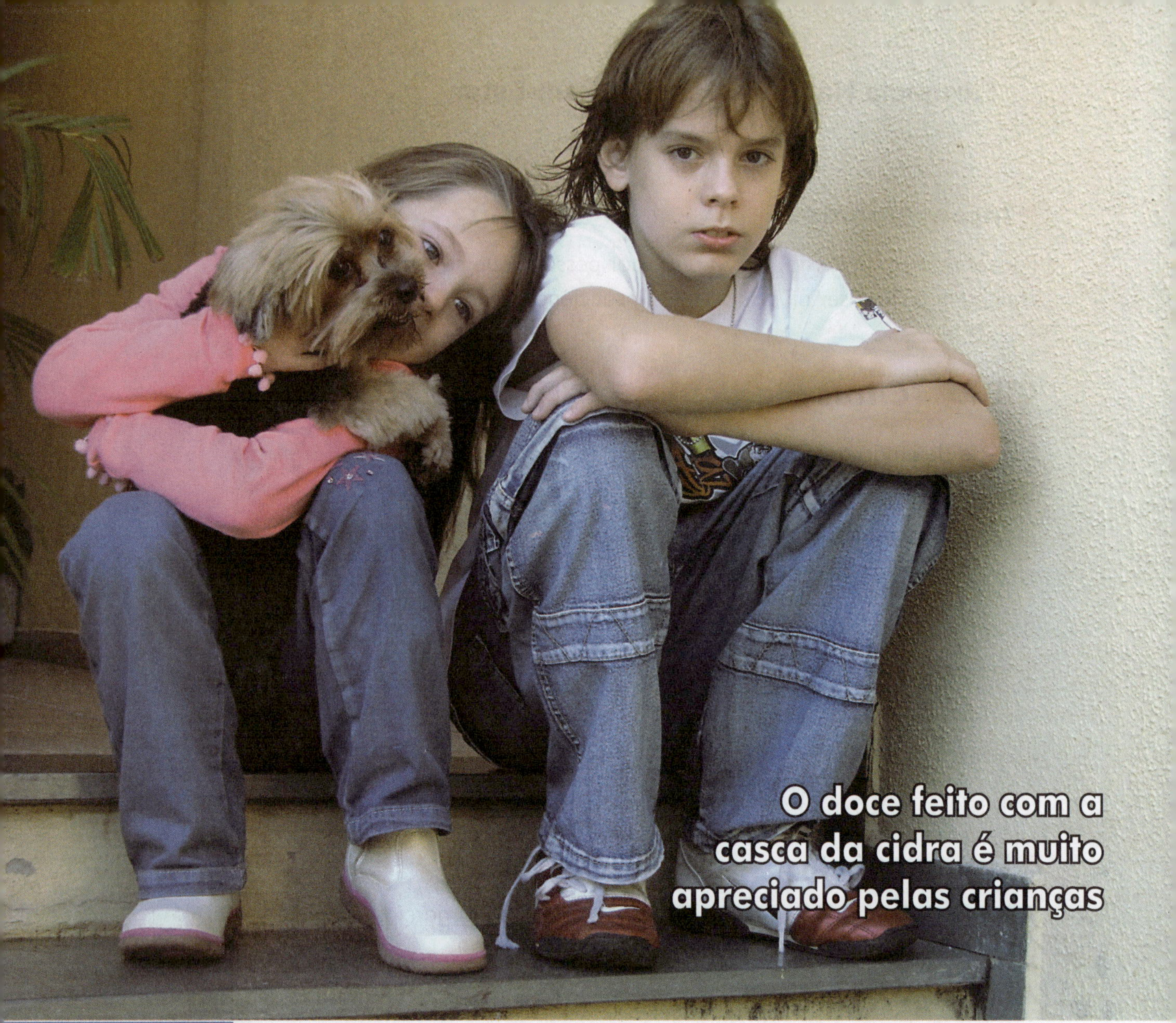

O doce feito com a casca da cidra é muito apreciado pelas crianças

Vesícula: Tomar suco de 1 cidra de manhã, em jejum, durante 2 semanas.

Vômito: Tomar suco de cidra de manhã, em jejum, em pequena quantidade.

COCO-DA-BAÍA *(Cocos nucifera)*

Encontrado em abundância no Brasil, principalmente na Bahia e em Pernambuco, o coqueiro pertence à família das Arecaceas. O fruto demora a amadurecer. Estudos afirmam que o coco verde contém propriedades semelhantes às do leite materno.

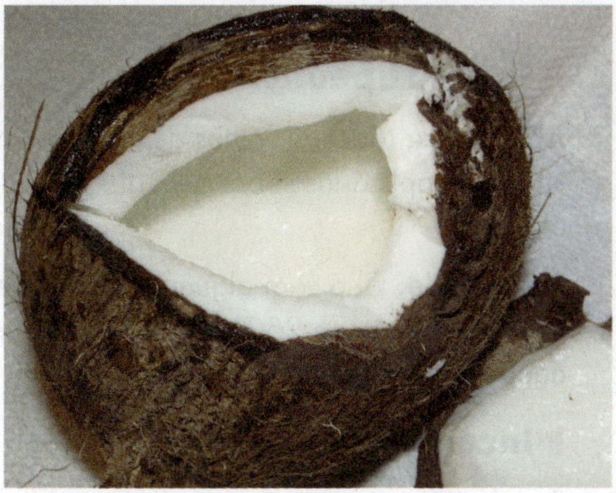

▶Uso terapêutico

Anemia: Incluir a polpa de coco na alimentação diária.

Apetite, falta de: Tomar água de coco algumas horas antes das refeições.

Artrite: Beber água de coco regularmente.

Asma: Tomar, de manhã e à noite, 2 colheres (sopa) de leite de coco aquecido. Usar leite de coco ao natural, sem adoçar.

Cáries, para prevenir: Comer coco frequentemente, mastigando bem.

Pele, para hidratar: Beber água do coco diariamente.

Vermes intestinais: Comer 1 colher de coco fresco de manhã, em jejum.

▶Inconvenientes

Utilizado externamente, o coco pode provocar reações alérgicas e ressecamento da pele em pessoas sensíveis.

COENTRO *(Coriandrum sativum L ou Selinum coroiandrum Krause)*

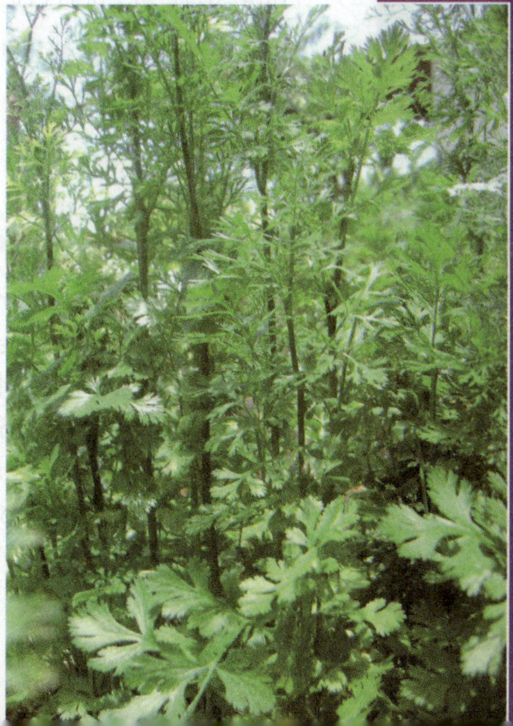

Geralmente usada como condimento e aromatizante, entre os árabes o coentro era considerado como afrodisíaco poderoso. Originário do Mediterrâneo, no Brasil o coentro é encontrado nas regiões do Norte e Nordeste. É muito usado em pratos à base de peixe. O sabor picante do coentro combina com sopas, molhos, cereais, feijões, ensopados, carnes, embutidos e picles. As sementes são usadas para condimentar pães, bolos, licores, saladas e picles.

Uso terapêutico

Abscessos: Macerar folhas de coentro e aplicá-las sobre o local afetado.

Ansiedade: Chá com algumas folhas de coentro e 250 ml de água. Tomar durante o dia.

Feridas: Macerar folhas de coentro e aplicá-las sobre o local afetado.

Gases: Incluir a planta na alimentação diária.

Inconvenientes

Em altas doses, o coentro pode ser tóxico.

CONFREI *(Symphytum officinale L)*

Também conhecido como consolida-do-cáucaso, orelha-de-vaca, capim-roxo-da-rússia e erva-do-cardeal, a erva-encanadora-de-ossos pertence à família das Boragináceas. É originário da Rússia, onde era chamado de "leite vegetal". O uso medicinal do confrei restringe-se a aplicações externas. A ação cicatrizante da planta é muito conhecida. Entretanto, ela não combate o processo inflamatório interno, motivo pelo qual não deve ser utilizado como única alternativa de tratamento.

Uso terapêutico

Abscesso: Aplicar compressas preparadas com chá de folhas de confrei sobre o local afetado. Preparar, também, uma espécie de sopa bem forte das folhas e aplicar localmente como cataplasma.

Contusão: Aplicar emplastro 2 vezes ao dia, com algumas folhas de confrei esmagadas e mergulhadas em água morna.

Feridas: Aplicar raiz de confrei amassada sobre as áreas afetadas.

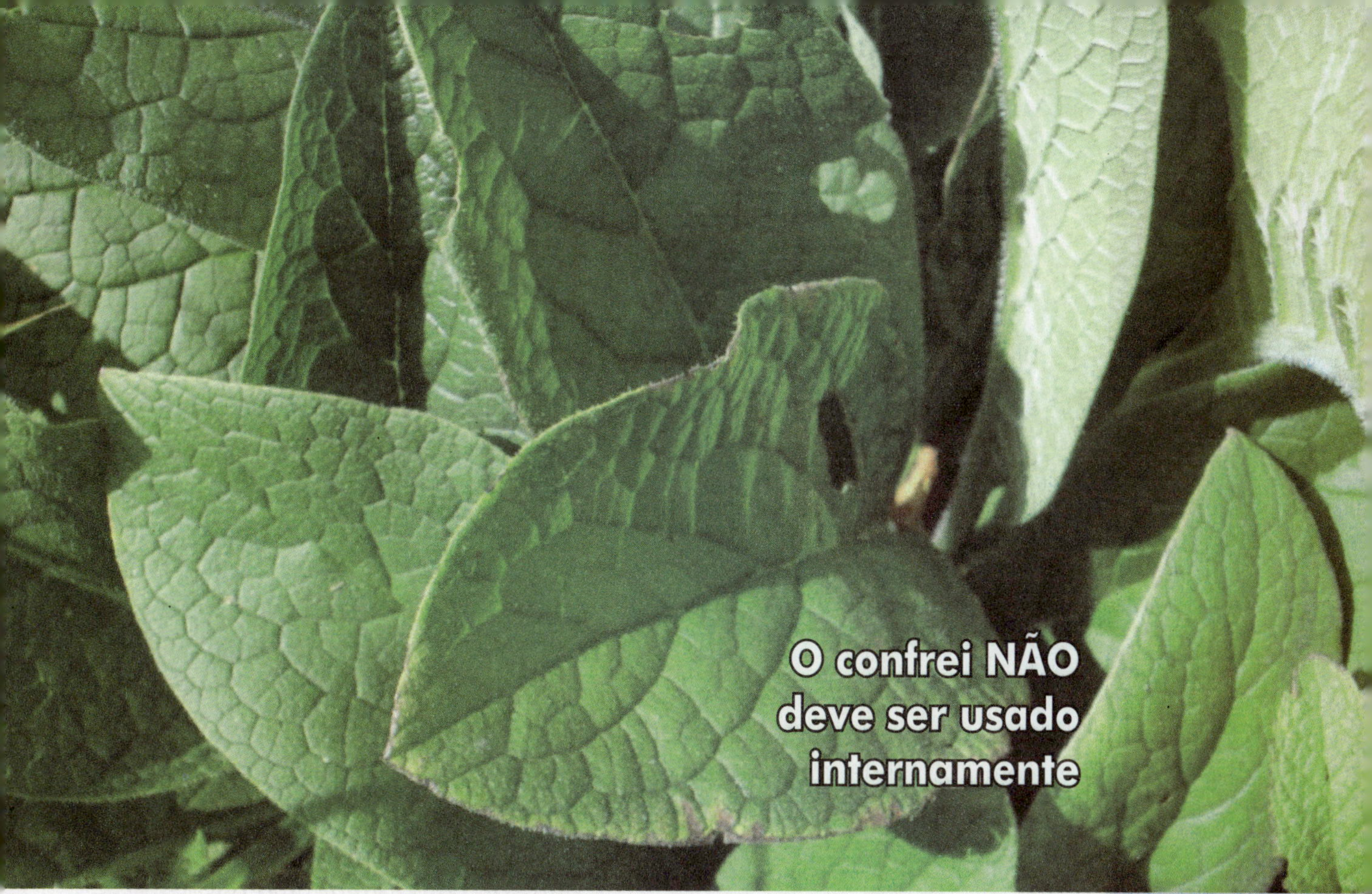

Inchaço: Aplicar emplastro 2 vezes ao dia, com algumas folhas de confrei esmagadas e mergulhadas em água morna.

Queimaduras: Aplicar raiz de confrei amassada sobre as áreas afetadas.

▶Inconvenientes

O uso INTERNO do confrei causa danos irreversíveis ao fígado, devido à presença de alcaloides pirrolizidínicos na composição da planta.

COUVE *(Brassica oleracea)*

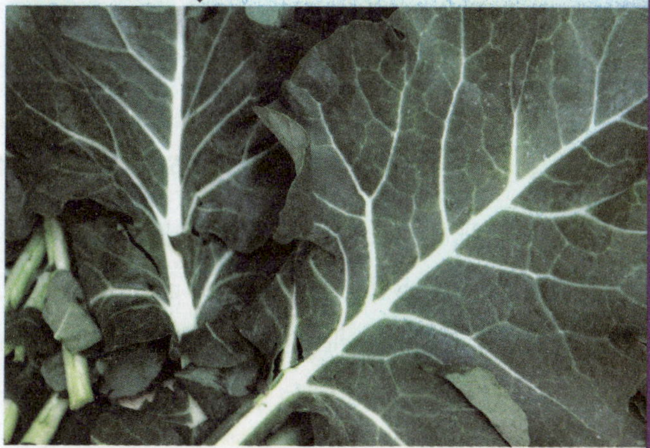

A couve pertence à mesma família do repolho, do brócolis, da couve-flor e do rabanete. É uma hortaliça muito rica em cálcio, fósforo e ferro. Contém vitamina

A e as do complexo B. Devido à sua grande quantidade de fibras, tem ação laxante sobre o intestino. A couve é muito usada em dietas alimentares, pelas baixas calorias e fácil digestão. As folhas, os talos e as sementes têm uso terapêutico. Na alimentação, prefira utilizá-la crua, na forma de saladas. Embora contenha mais vitamina C que as frutas cítricas, o cozimento elimina quase totalmente o nutriente.

▶Uso terapêutico

Alcoolismo: Bater 10 g de talos de couve no liquidificador com 250 ml de água. Tomar o suco antes de ingerir a bebida alcoólica.

Bronquite: Ferver 1 folha de couve em 150 ml de leite. Tomar 4 vezes ao dia.

Crescimento, para favorecer o: Bater 1 folha de couve no liquidificador com 250 ml de água. Tomar algumas vezes durante o dia. É um excelente tônico para crianças em fase de crescimento.

Feridas: Macerar 1 folha da planta e aplicar sobre o local afetado.

Hemorroidas: Tomar 3 colheres (sopa) de folhas picadas com um pouco de óleo de oliva, em jejum. Amassar folhas de couve e acrescentar óleo de oliva ou girassol, para formar uma pasta. Aplicar várias vezes ao dia. Incluir couve na alimentação diária.

Tosse: Ferver 1 folha de couve com 150 ml de leite. Tomar 4 vezes ao dia.

Úlcera do estômago e duodeno: Bater no liquidificador talos de couve com 250 ml de água. Tomar 1 xícara (chá), 4 vezes ao dia, antes das refeições.

COUVE-FLOR *(Brassica oleracea)*

A hortaliça pertence à família das Brassicáceas, como a couve, mas seu formato é diferente, com pêndulos florais que parecem pequenas árvores. A couve-flor é rica em cálcio, fósforo, folato e vitaminas A, B e C. É recomendada em casos de desnutrição e debilidade geral.

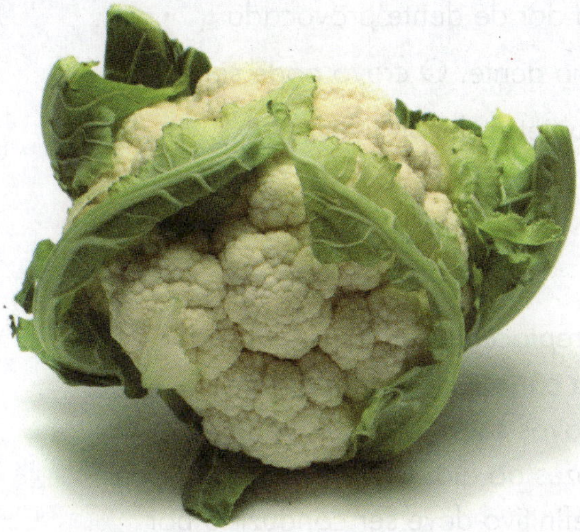

Suas folhas são usadas no combate à anemia, acidez estomacal e prisão de ventre.

A couve-flor de boa qualidade deve ter folhas externas em bom estado, com talos firmes e brilhantes. Evite comprar quando houver pontos escuros e líquido no fundo da embalagem. Na geladeira, a couve-flor dura 10 dias.

▶Uso terapêutico

Debilidade em geral: Incluir a couve-flor na alimentação.

Prisão de ventre: Incluir a couve-flor na alimentação, principalmente crua, na forma de saladas. O cozimento causa a perda de nutrientes.

▶Inconvenientes

A couve-flor pode provocar gases intestinais. Para evitar o inconveniente, cozinhe-a no vapor.

CRAVO-DA-ÍNDIA *(Eugenia caryophyllata Thunb, Syzygium aromaticum)*

Originário das Ilhas Moluccas, o cravo-da-índia pode chegar a 12 metros de altura. Na culinária utiliza-se somente o botão de flores ainda não abertas. O cravo produz um óleo essencial com ação anti-inflamatória, cicatrizante e analgésico, muito eficaz na

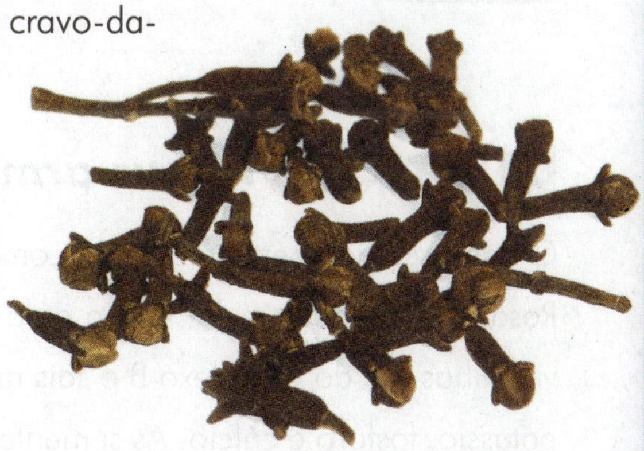

eliminação de bactérias. Ele dá alívio à dor de dente provocada por cáries, enquanto não se reconstitui o dente. O cravo pode ser utilizado para aromatizar ambientes e objetos decorativos.

▶Uso terapêutico

Dor de dente: Aplicar compressas com algumas gotas de óleo (essencial) de cravo na região.

Usar o óleo diretamente sobre o dente ou na região gengival dolorida.

Cárie: Além de anestesiar o dente, o cravo mata o *Streptoccocus mutans,* causador da cárie. Comprimir alguns cravos sobre o dente, várias vezes ao dia. O tratamento definitivo deve ser conduzido por dentista.

Dores musculares: Aplicar massagens com gotas de óleo de cravo algumas vezes ao dia.

▶Inconvenientes

Em dose elevada, o cravo pode irritar a mucosa da boca. Pessoas com estômago sensível devem utilizá-lo moderadamente.

D

DAMASCO *(Prumus armeniaca)*

O damasco, também conhecido como abricó, pertence à família Rosaceae. Originária da China e da Sibéria, a fruta é rica em vitaminas A e do complexo B e sais minerais como ferro, sódio, potássio, fósforo e cálcio. As sementes, assim como os frutos e as folhas, têm utilidade medicinal.

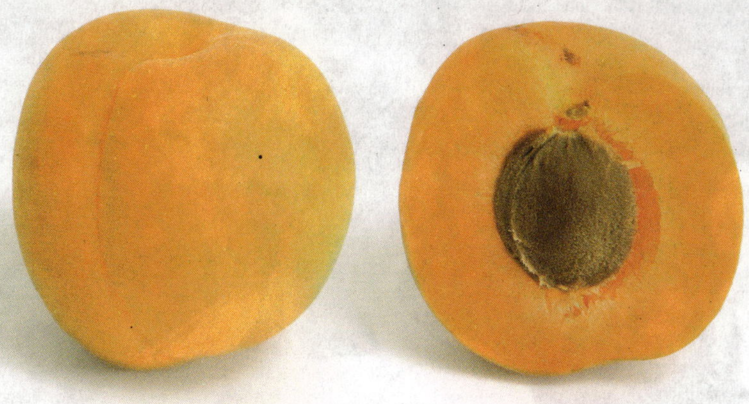

O damasco fresco pode ser consumido ao natural, em cremes, mousses e geleias, ou seco, em cremes, recheios, sorvetes e tortas. Em calda, o damasco também entra na receita de pavês e tortas.

▶Uso terapêutico

Anemia: Incluir damasco fresco na alimentação diária.

Debilidade geral: Incluir damasco na alimentação diária.

Desnutrição: Incluir damasco na alimentação diária.

Garganta, infecções da: Fazer gargarejos diários com chá das folhas de damasqueiro.

Prisão de ventre: Comer damascos sem casca várias vezes ao dia.

Raquitismo: Incluir o damasco na alimentação diária.

Reumatismo: Amassar alguns damascos sem casca e aplicar cataplasma sobre região afetada, várias vezes ao dia.

Tosse: Chá com 2 damascos e 500 ml de água. Tomar 1 xícara (chá) várias vezes ao dia.

▶Inconvenientes

Pessoas que sofrem de diarreia devem evitar o damasco.
O consumo excessivo pode provocar dor de cabeça, diarreia, vômito e náuseas.

Crianças com menos de 10 anos e adultos acima de 50 anos devem consumir o damasco com moderação.

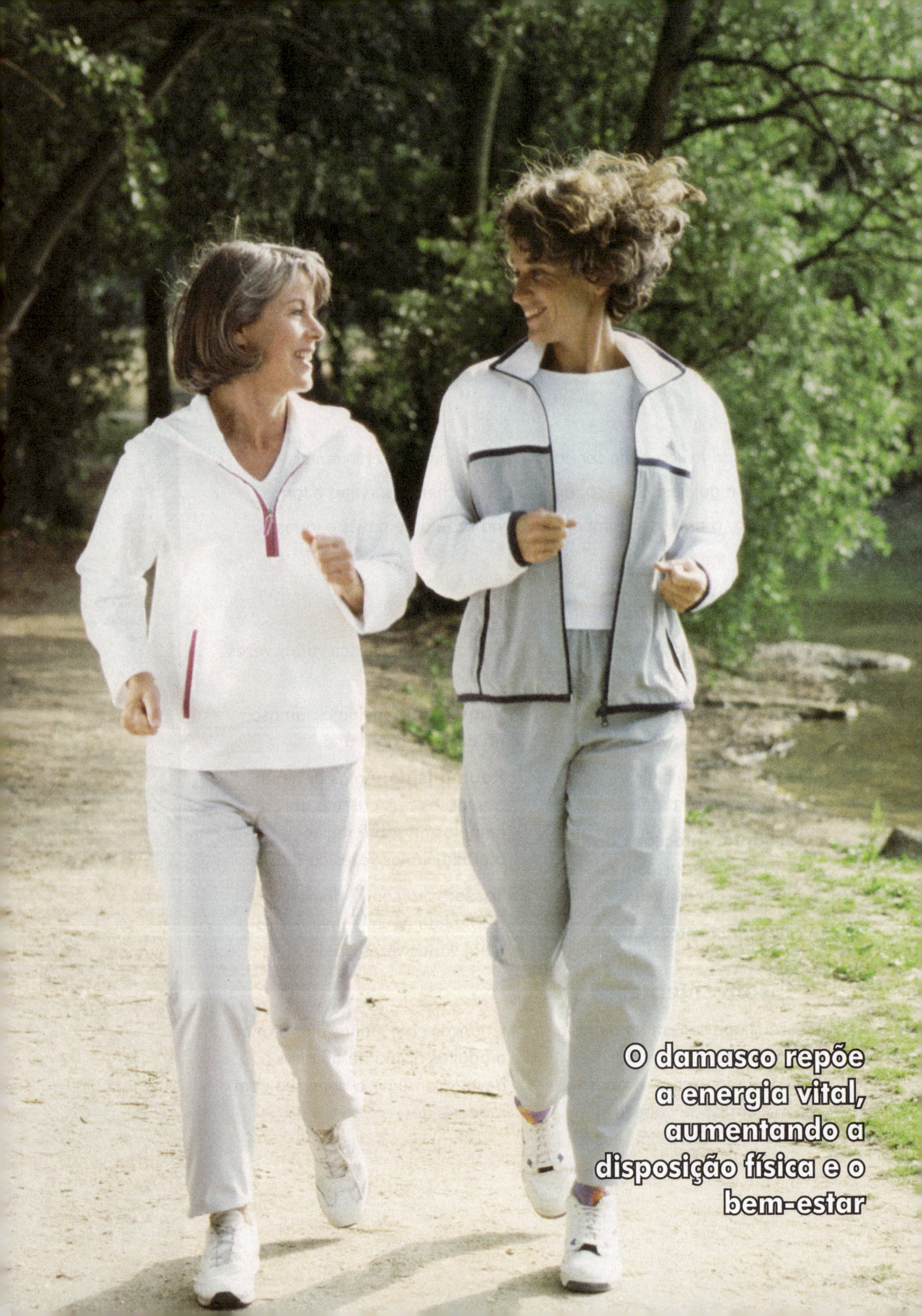
O damasco repõe
a energia vital,
aumentando a
disposição física e o
bem-estar

DAMIANA *(Turnera diffusa)*

Planta da família das Turneráceas, originária do México, tem ação afrodisíaca, antiespasmódica, digestiva e diurética, entre outras.

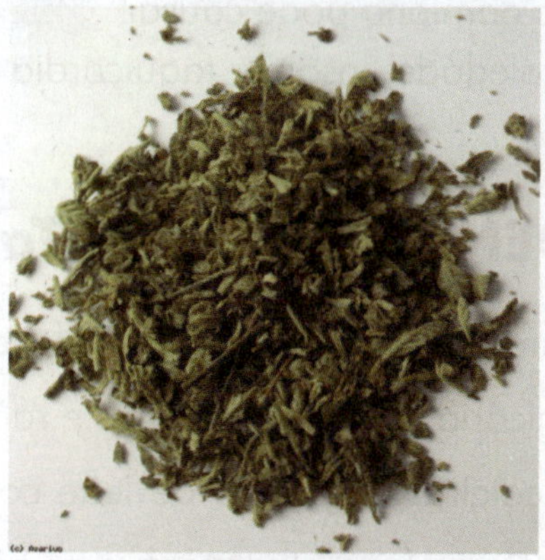

▶Uso terapêutico

Cólicas: Adicionar 4 g de pó de damiana a 250 ml de água. Tomar a mistura 3 vezes ao dia.

Diurese: Chá com 1 colher (sopa) de folhas secas para cada litro de água. Tomar 1 xícara (chá) 3 vezes ao dia.

Estimulante (inclusive sexual feminino): Chá com 4 gramas de folhas secas para cada litro de água. Tomar 1 xícara (chá) 3 vezes ao dia.

Estômago, indisposição do: Chá com 1 colher (sopa) de folhas secas para cada litro de água. Tomar 1 xícara (chá) 3 vezes ao dia.

Leucorreia: Fazer aplicações diárias com seringa de borracha, de chá com 6 colheres (sopa) de folhas para cada litro de água.

Menstruação, problemas da: Chá com 1 colher (sopa) de folhas desidratadas para cada litro de água. Tomar 1 xícara (chá) 3 vezes ao dia.

Prisão de ventre: Chá com 1 colher (sopa) de folhas desidratadas para cada litro de água. Tomar 1 xícara (chá) 3 vezes ao dia.

Reumatismo: Chá com 1 colher (sopa) de folhas desidratadas para cada litro de água. Tomar 1 xícara (chá) 3 vezes ao dia.

Sexual, impotência: Chá com 1 colher (sopa) de folhas desidratadas para cada litro de água. Tomar 1 xícara (chá) 3 vezes ao dia.

▶Inconvenientes

A damiana não deve ser utilizada durante a gestação e a lactação. Também não é indicado associar a planta a estimulantes, como café, chá, guaraná, cola e ginseng, nem fazer uso contínuo da planta. O consumo da damiana pode causar ansiedade, insônia, taquicardia e desconfortos gastrintestinais. Em dose elevada, tem efeito purgativo.

DENTE-DE-LEÃO *(Taraxacum officinale)*

Também conhecido como alface-de-cão, amor-dos-homens e chicória-silvestre, as folhas e raízes dessa planta têm propriedades medicinais. O dente-de-leão contém flavonoides, tanino, sais de potássio (que atuam sobre as células nervosas e musculares), sais minerais, carotenoides, vitamina A e vários ácidos. O dente-de-leão pode ser consumido na forma de sucos, saladas ou sopas.

▶Uso terapêutico

Acidose: Centrifugar 4 folhas de dente-de-leão, 1 copo de água e algumas gotas de limão. Tomar 2 colheres (sopa) da mistura, após as refeições.

Digestão, má: Incluir a planta na alimentação, em saladas.

Diurese: Ferver 2 colheres (sopa) de raízes e folhas picadas em 1 litro de água, por 3 minutos. Abafar e deixar esfriar. Tomar 1 xícara (chá), várias vezes ao dia.

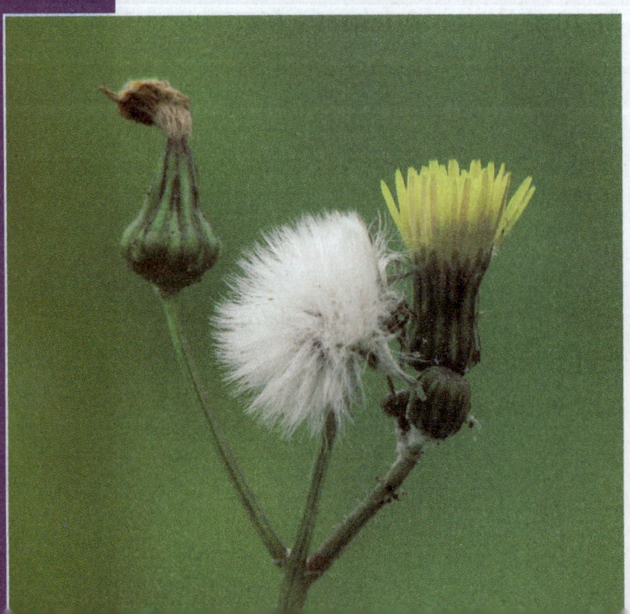

Estimulante: Chá com 10 g de folhas para cada litro de água. Tomar 3 xícaras (chá) ao dia.

Intoxicações: Macerar 1 colher (chá) de raízes picadas e deixar em repouso em 1 xícara de água, durante uma noite. No dia seguinte, ferver a mistura por um minuto. Abafar e depois de frio tomar meia xícara em jejum.

Pele, doenças da: Bater no liquidificador quatro folhas de dente-de-leão e 1 copo de água. Tomar 2 colheres (sopa) algumas vezes ao dia.

Prisão de ventre: Bater no liquidificador 4 folhas e 1 copo de água. Tomar 3 colheres (sopa) ao dia.

Radicais livres, para combater: Bater no liquidificador 4 folhas de dente-de-leão e 1 copo de água. Tomar de 2 a 4 colheres (sopa) ao longo do dia.

Reumatismo: Bater no liquidificador 4 folhas e 1 copo de água. Tomar 3 colheres (sopa), várias vezes ao dia.

Sangue, depurativo do: Macerar 1 colher (chá) de raízes picadas e deixar em repouso em 1 xícara de água, durante uma noite. No dia seguinte, ferver a mistura por um minuto. Abafar e depois de frio tomar meia xícara em jejum.

Vitiligo: Macerar algumas folhas e aplicar o sumo sobre o local afetado de manhã e à noite. Após as aplicações, evitar se expor ao sol.

▶Inconvenientes

Pessoas que sofrem de problemas biliares, cálculos renais e sensibilidade gastrintestinal, devem procurar orientação médica antes de utilizar o dente-de-leão. A planta pode causar reações alérgicas, náusea, vômitos e azia.

O látex da planta pode causar dermatite. Em pessoas com hipertensão e problemas cardíacos, o tratamento com a planta deve ser feito sob orientação médica, pois o dente-de-leão é rico em potássio, que pode causar alterações no organismo.

DONG-QUAI *(Angélica sinensis)*

Também conhecida como angélica chinesa e ginseng feminino, é uma planta muito comum na Ásia em geral. Contém princípios ativos como ácido nicotínico, ácido fólico, vitaminas B1 e B12, minerais como ferro e cobalto,

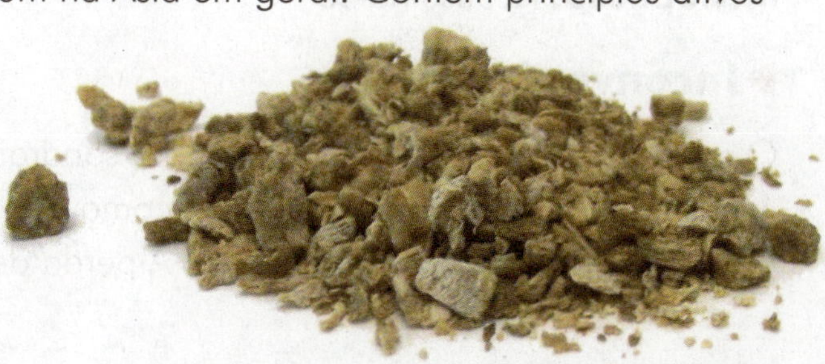

entre outros. Estudos na China comprovam a ação imunológica da planta. O dong-quai é utilizado para aliviar os sintomas da menopausa e da TPM, tratar dores e desordens menstruais e para auxiliar na normalização do fluxo menstrual, após a suspensão da pílula anticoncepcional.

Além disso, a planta tem propriedades analgésica, antiasmática, antirreumática, antianêmica, antiespasmódica, imunomoduladora, laxativa, sedativa e tônica, entre outras. Nos casos de câncer, atua como estimulante da atividade imunológica. Entretanto, a recomendação do médico deve ser seguida sempre. Embora a planta não seja cultivada no Brasil, é possível encontrá-la, em pó ou raízes, em lojas de produtos naturais.

▶Uso terapêutico

Anemia: Chá com 30 g da planta (raiz) para cada litro de água. Tomar 1 xícara (chá), 3 vezes ao dia, de preferência junto com as refeições.

Asma: Chá com 30 g da raiz picada para 1 litro de água. Tomar 1 xícara (chá) 3 vezes ao dia. Tomado junto das refeições, tem efeito melhor.

Cólicas: Chá com 30 g da raiz para 1 litro de água. Tomar 1 xícara (chá) 3 vezes ao dia.

Menopausa: Aconselha-se manipular 120 mg de pó da raiz e tomar 1 cápsula por dia, durante dois meses.

Menstruais, distúrbios: Chá com 3 g de raiz para 1 xícara de água. Tomar 3 vezes ao dia.

Tensão pré-menstrual (TPM): Preparar licor com 20 g de raiz picada em 1 litro de vinho. Deixar curtir durante 8 dias. Tomar 1 copo (aperitivo) diariamente antes das refeições, na primeira metade do ciclo menstrual, todo mês.

▶Inconvenientes

O consumo do dong quai não é indicado durante a gravidez, período menstrual ou quando há sangramento excessivo, bem como nos casos de diarreia. A perda de açúcar pela urina pode aumentar devido ao uso contínuo de dong-quai, motivo pelo qual a planta deve ser evitada pelos diabéticos.

"DORIL" *(Alternanthera brasiliana Kunt)*

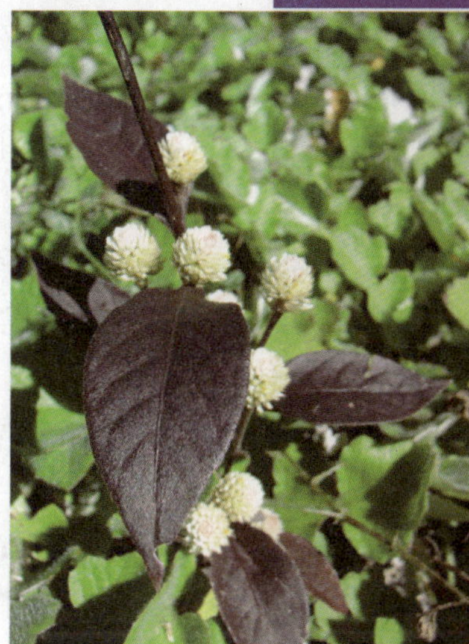

Planta brasileira, conhecida também como caaponga, cabeça-branca e perpétua. As folhas têm ação analgésica, depurativa, diurética e digestiva, enquanto as flores são indicadas para o tratamento da tosse. Alguns estudos mostram a eficácia antitumoral da planta "in vitro".

Não é adequado nomear plantas com nome comercial de medicamento. Este é o motivo pelo qual o nome popular da planta está grafado entre aspas.

▶Uso terapêutico

Cabeça, dor de: Chá com 1 colher (sobremesa) de folhas para cada litro de água. Tomar 1 xícara (chá) 3 vezes ao dia.

Digestão, má: Chá com 1 colher (sobremesa) de folhas para cada litro de água. Tomar 1 xícara (chá) antes das refeições.

Diurese: Chá com 1 colher (sobremesa) de folhas para cada litro de água. Tomar 1 xícara (chá) 3 vezes ao dia.

Sangue, depurativo do: Chá com 4 g de folhas para 1 xícara (chá) de água. Tomar 3 vezes ao dia.

Tosse: Chá com 1 colher (sobremesa) de flores para 1 litro de água. Tomar 3 xícaras (chá) ao dia.

DOURADINHA *(Waltheria communis)*

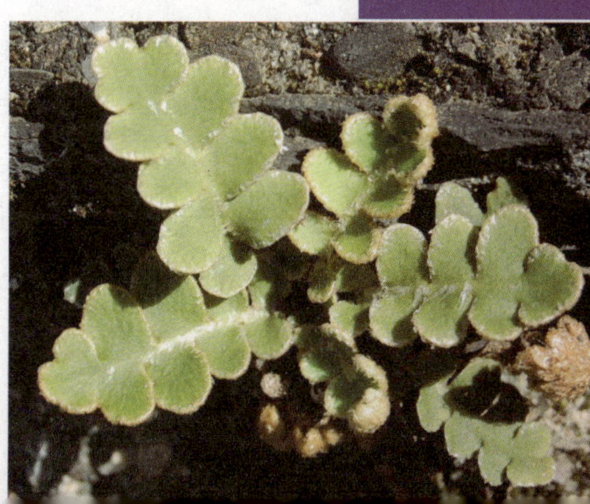

Planta herbácea da família das Esterculiáceas, conhecida também como malva-branca e malva-veludo. A planta combate disenteria e tem ação sudorífera, emética, diurética e estimulante.

▶Uso terapêutico

Blenorragia: Chá com 20 g de folhas para cada litro de água. Tomar 5 xícaras (chá) ao dia.

Cistite: Chá com 2 g de folhas para 1 xícara (chá) de água. Tomar 4 vezes ao dia.

Disenteria: Chá com 20 g de folhas picadas para cada litro de água. Tomar 1 xícara (chá) 4 vezes ao dia.

Diurese: Chá com 20 g de folhas para cada litro de água. Tomar 1 xícara (chá) 4 vezes ao dia.

Pele, doenças da: Chá com 20 g de folhas para cada litro de água. Tomar 1 xícara (chá) 4 vezes ao dia.

Para amolecer tumores e debelar ulcerações, ferver algumas folhas e aplicá-las sobre as feridas.

Respiratórias, doenças das vias: Verter 1 litro de água fervente sobre 20 g de folhas picadas. Tomar 1 xícara (chá) 5 vezes ao dia. Este chá é eficaz contra tosse.

Reumatismo: Preparar tintura com 50 g de casca para 1 litro de álcool a 70%. Tomar 1 xícara (chá) 5 vezes ao dia.

Tosse: Verter 1 litro de água fervente sobre 20 g de folhas picadas. Tomar 1 xícara (chá) 5 vezes ao dia.

E

EMBAÚBA *(Cepropia glaziovi Snethlage)*

Também chamada de árvore-da-preguiça, ambaí e pau-formiga, a embaúda pode ser encontrada desde o Rio Grande do Norte até Santa Catarina. Tanto as raízes, como as folhas, brotos e frutos

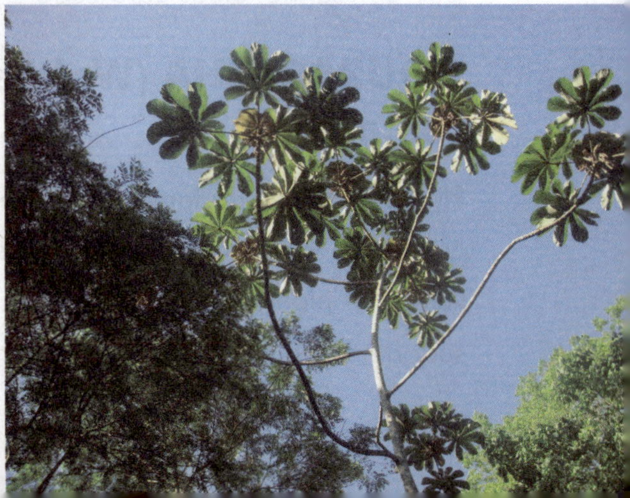

possuem propriedades medicinais, com ação antidiabética, anti-hipertensiva, antiasmática, antiblenorrágica, antigripal, cardiotônica e diurética, entre outras.

▶Uso terapêutico

Cólicas hepáticas: Chá com 1 colher (sopa) de folhas para cada litro de água. Abafar por cinco minutos. Tomar 1 xícara (chá) ao dia.

Diabetes: Chá com 20 g da raiz para cada litro de água. Tomar 1 xícara (chá) 3 vezes ao dia.

Diarreia: Chá por decocção. Utilizar 2 g de raiz para 1 xícara de água. Tomar 3 vezes ao dia.

Diurese: Bater no liquidificador 1 folha fresca e 2 xícaras (chá) de água. Tomar 1 xícara (chá), 3 vezes ao dia.

Feridas: Pingar cinco gotas de látex da árvore sobre o local afetado, 2 vezes ao dia, durante alguns dias.

Hipertensão: Diluir 1 colher (sopa) de suco da raiz (triturar 20 g para meio litro de água) em 1 xícara (chá) de água. Tomar um gole de hora em hora.

Respiratórias, doenças das vias: Bater no liquidificador 1 folha fresca e 2 xícaras (chá) de água. Tomar 1 xícara (chá), 3 vezes ao dia.

Úlceras gangrenosas: Pingar cinco gotas de látex da árvore sobre o local afetado, 2 vezes ao dia, durante alguns dias.

Verrugas: Pingar cinco gotas de látex da árvore sobre o local afetado, 2 vezes ao dia, durante alguns dias.

ENDRO *(Anethum graveolens L.)*

Conhecido popularmente como aneto, funcho-bastardo e anega, essa planta de origem europeia pertence à família das apiáceas. As folhas de endro realçam o sabor de peixes, aves, salada de batatas, molhos, pães e patês. As sementes podem ser utilizadas em conservas juntamente com pepino e couve-flor.

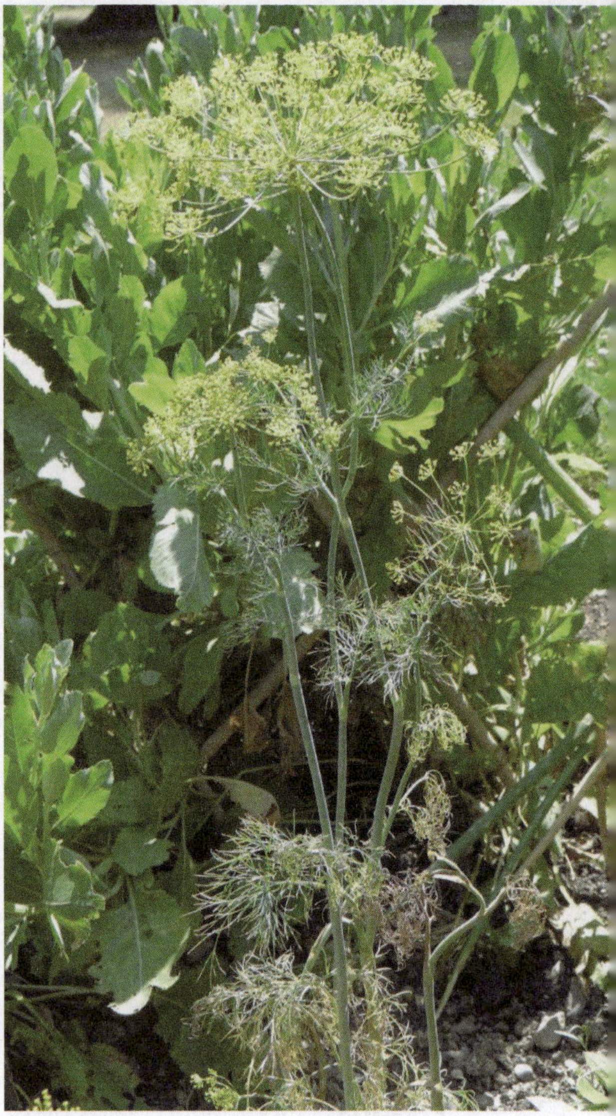

▶Uso terapêutico

Cólicas: Chá com 2 g de sementes e 100 ml de água. Tomar 1 xícara (chá) 3 vezes ao dia.

Cólicas de bebês: Chá com 2 gramas de sementes e 100 ml de água. Oferecer 1 xícara, em colheradas.

Enjoo: Chá com 1 colher (sopa) de sementes e 1 copo de água. Se necessário, tomar outra dose após 30 minutos.

Furúnculos: Ferver 10 gramas de sementes com 100 ml de azeite. Aplicar ainda quente sobre o local afetado, para "amadurecer" o furúnculo e aliviar a dor.

Gases: Chá com 2 colheres (café) de sementes e 250 ml de água. Coar e tomar 2 xícaras (chá) ao dia.

Gástrica, acidose: Chá com 2 gramas de sementes e 100 ml de água. Tomar 1 xícara (chá) após as refeições.

Lactação, para estimular a: Chá com 2 colheres (café) de sementes para 250 ml de água. Coar. Tomar 1 xícara (chá), 3 vezes ao dia.

▶Inconvenientes

Doses elevadas de endro podem causar convulsões. O óleo não é indicado a pessoas portadoras de enfermidades neurológicas, gestantes e lactentes.

ERVA-CIDREIRA *(Melissa officinalis L.)*

A erva-cidreira, originária da África e da Europa, é conhecida também como melissa e pertence à família das Lamiáceas. A planta é utilizada pelos árabes desde o século X para reduzir a ansiedade e aliviar a depressão. A erva-cidreira é útil também como calmante, cicatrizante, digestiva, diurética, estomáquica, hipotensora, relaxante, sedativa, tônica, emenagoga (provoca menstruação), antiespasmódica, emoliente e relaxante, além de possuir efeito tônico no útero, entre outras propriedades.

▶Uso terapêutico

Cólicas menstruais: Chá com 4 g de folhas para 200 ml de água. Tomar 1 xícara ao dia.

Dor de cabeça: Chá com 20 g de folhas para 1 litro de água. Tomar 1 xícara, 4 vezes ao dia.

Dor de dente: Chá com 20 g de folhas para 1 litro de água. Bochechar o chá ainda quente.

Gases: Chá com 20 g de folhas para 1 litro de água. Tomar 1 xícara, 4 vezes ao dia.

Insônia: Chá com 20 g de folhas para 1 litro de água. Tomar 1 xícara antes de dormir.

Intestinos, problemas nos: Chá com 4 g de folhas para 200 ml de água. Tomar 1 xícara, 4 vezes ao dia.

Mau-hálito: Chá com 20 g de folhas para 1 litro de água. Bochechar com o chá 3 vezes ao dia.

Menstruação irregular: Chá com 4 g de folhas para 200 ml de água. Tomar 1 xícara, 2 vezes ao dia.

Músculos, para relaxar os: Chá com 20 g de folhas para 1 litro de água. Tomar 1 xícara, 4 vezes ao dia.

Olhos, inflamação dos: Aplicar cataplasma de folhas frescas sobre as pálpebras.

Sangue, má circulação do: Chá com 4 g de folhas para 200 ml de água. Tomar 1 xícara, 4 vezes ao dia.

Tosse: Chá com 20 g de folhas para 1 litro de água. Tomar 1 xícara, 4 vezes ao dia.

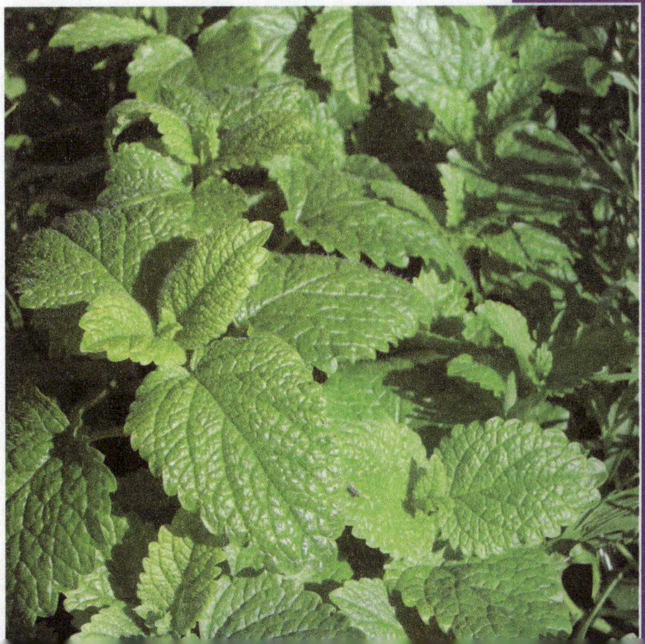

ERVA-DOCE *(Pimpinella anisum L.)*

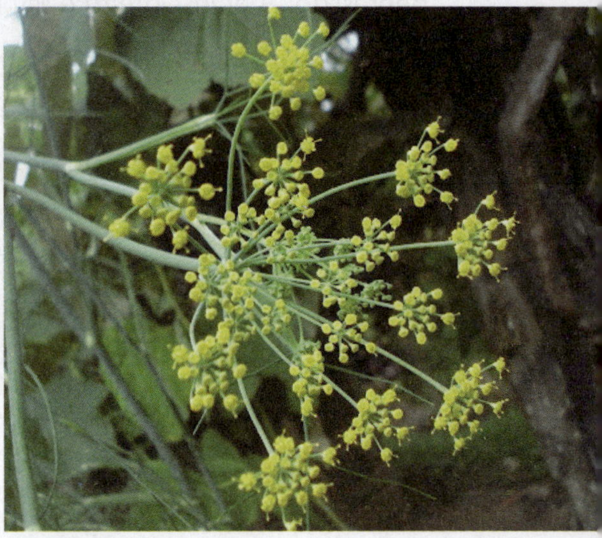

Conhecida também como anis, funcho e pimpinela, a erva-doce é originária do Egito. Sua composição rica em celulose contribui para o bom funcionamento intestinal. Além disso, contém vitaminas do complexo B, principalmente niacina, que estimula o apetite, e sais minerais como cálcio e fósforo. A erva-doce tem ação calmante, cicatrizante, diurética, estomáquica e tônica, entre outras.

▶Uso terapêutico

Asma: Chá com 20 gramas de folhas secas para cada litro de água. Tomar uma xícara, três vezes ao dia.

Bronquite: Chá com 20 gramas de folhas secas para cada litro de água. Tomar uma xícara, três vezes ao dia.

Cólicas em bebês: Chá com1 colher (sopa) de folhas para uma xícara de água. Ferver por quatro minutos. Tomar 20 ml antes de dormir.

Cólicas intestinais: Chá com 1 colher (sopa) de folhas para uma xícara de água. Ferver por quatro minutos. Tomar uma xícara após as refeições e antes de dormir.

Diarreia: Chá com 20 gramas de folhas secas para cada litro de água. Tomar uma xícara, três vezes ao dia.

Digestão, má: Chá com 1 colher (sopa) de folhas para uma xícara de água. Ferver por quatro minutos. Tomar uma xícara após as refeições e antes de dormir.

Diurese: Chá com 1 colher (sopa) de folhas para uma xícara de água. Ferver por quatro minutos. Tomar uma xícara após as refeições e antes de dormir.

Estômago, doenças do: Chá com 1 colher (sopa) de folhas para uma xícara de água. Ferver por quatro minutos. Tomar uma xícara após as refeições e antes de dormir.

Gases: Chá com 1 colher (sopa) de folhas para uma xícara de água. Ferver por quatro minutos. Tomar uma xícara após as refeições e antes de dormir.

Hálito, mau: Chá com 1 colher (sopa) de folhas para uma xícara de água. Ferver por quatro minutos. Tomar uma xícara após as refeições e antes de dormir.

Menstruação, para regular a: Chá com 1 colher (sopa) de folhas para uma xícara de água. Ferver por quatro minutos. Tomar uma xícara após as refeições e antes de dormir.

▶Inconvenientes

Doses elevadas podem causar convulsão. O uso excessivo também pode causar alergias e alucinações.

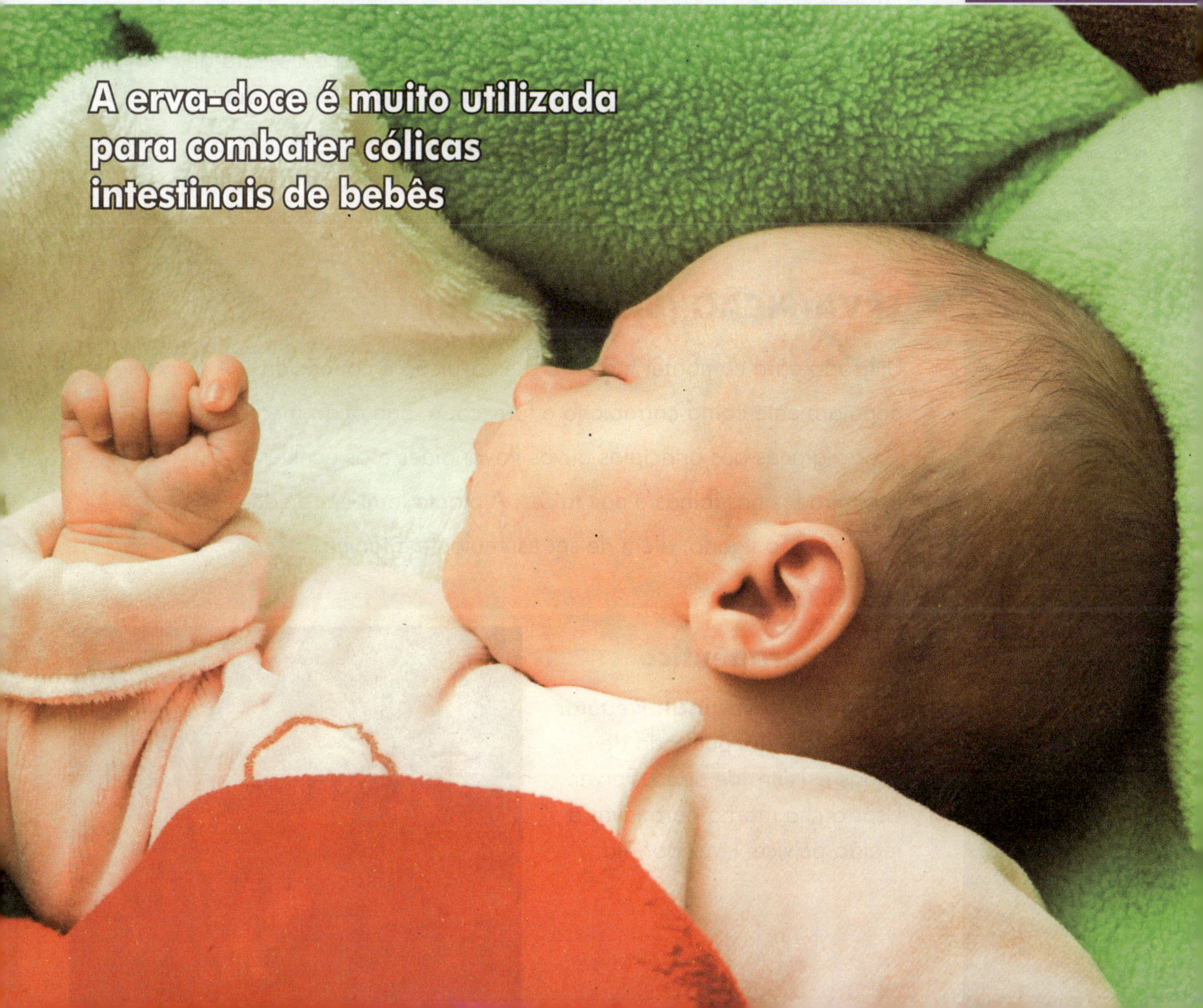
A erva-doce é muito utilizada
para combater cólicas
intestinais de bebês

ERVA-MATE *(Ilex paraguariensis)*

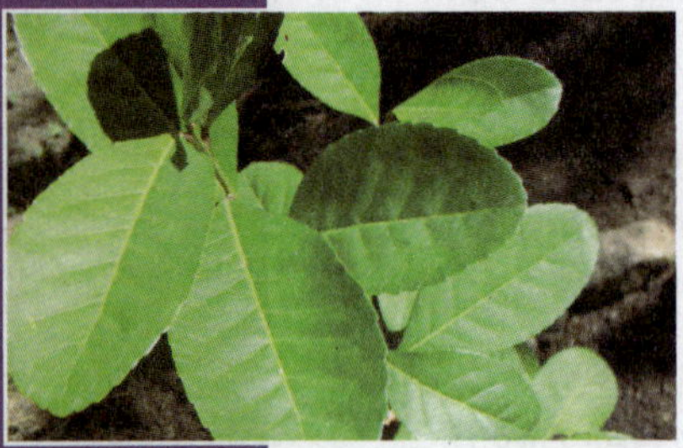

Conhecida também como chá-dos-jesuítas e chá-mate, a erva-mate é originária da América do Sul. O estado do Rio Grande do Sul é seu maior produtor. Chimarrão, tererê (chimarrão elado), chá-mate, refrigerantes, sucos, cerveja e vinho são alguns usos dados à planta. A erva contém proteína, glicose, sacarose, cafeína, fibras e gordura. Possui ação digestiva, diurética, estimulante, excitante, laxante e tonificante, entre outras.

Uso terapêutico

Estimulante: Chá com 5 gramas de erva e 1 xícara de água. Tomar 1 vez ao dia.

Inflamações: Chá com 5 gramas de erva e 1 xícara de água. Tomar 1 vez ao dia.

Prisão de ventre: Chá com 5 gramas de erva e 1 xícara de água. Tomar 1 vez ao dia.

Reumatismo: Chá com 5 gramas de erva e 1 xícara de água. Tomar 1 vez ao dia.

ERVA-PICÃO *(Bidens pilosa)*

Utilizada para combater malária, a erva-picão é conhecida popularmente como carrapicho e fura-capa. Sua ação medicinal ocorre graças aos princípios ativos flavonoides e os acetilenos encontrados nas folhas e nas raízes. A planta também ajuda a desobstruir o fígado, além de ser estimulante e tônica.

Uso terapêutico

Corrimento vaginal: Preparar banho com um punhado de folhas e 1 litro de água. Ferver. Usar o chá morno para lavar a região pélvica 1 vez por dia.

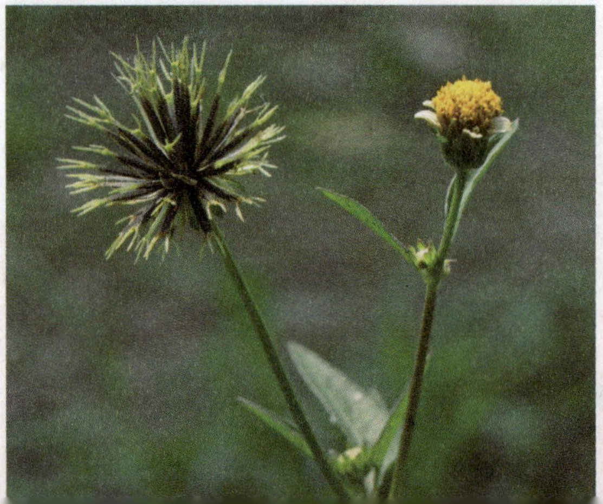

Diabetes: Infusão com 1 colher (sobremesa) de folhas frescas e 1 xícara (chá) de água fervente. Abafar por 10 minutos e coar. Tomar 1 xícara ao dia.

Disenteria: Infusão com 1 colher (sobremesa) de folhas frescas e 1 xícara (chá) de água fervente. Abafar por 10 minutos e coar. Tomar 1 xícara ao dia.

Gota: Chá com 5 gramas de folhas e raízes da planta e 1 xícara de água. Tomar uma xícara ao dia.

Reumatismo: Infusão com 1 colher (sobremesa) de folhas frescas e 1 xícara (chá) de água fervente. Abafar por 10 minutos e coar. Tomar 1 xícara ao dia.

Verminoses: Infusão com 1 colher (sobremesa) de folhas frescas e 1 xícara (chá) de água fervente. Abafar por 10 minutos e coar. Tomar 1 xícara ao dia.

ERVA-TOSTÃO *(Boerhavia hirsuta)*

Conhecida popularmente por nomes curiosos como agarra-pinto, amarra-pinto, batata-de-porco e tangará, a erva-tostão pertence à família das Nictagináceas. A planta possui ação antiblenorrágica, antidispéptica (combate a indigestão), antileucorreica, antinefrítica, diurética e peitoral, entre outras.

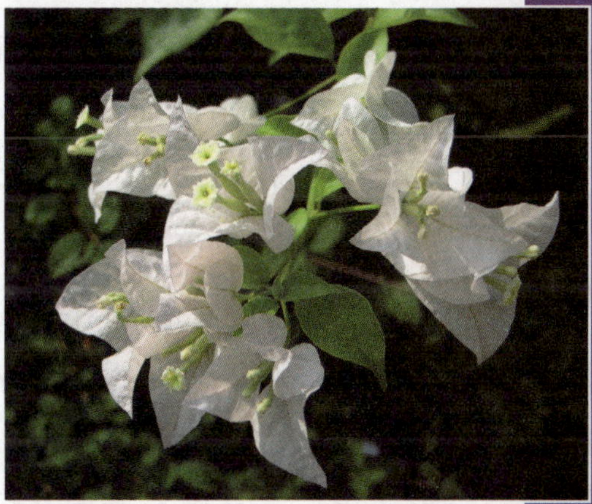

▶Uso terapêutico

Blenorragia (Gonorreia): Chá com 20 gramas da planta para cada litro de água. Ferver por 15 minutos. Abafar e deixar esfriar. Tomar 1 xícara 4 vezes ao dia.

Corrimento vaginal: Chá com 20 gramas da planta para cada litro de água. Ferver por 15 minutos. Abafar e deixar esfriar. Tomar 1 xícara 4 vezes ao dia.

Dispepsia (Indigestão): Chá com 20 gramas da planta para cada litro de água. Ferver por 15 minutos. Abafar e deixar esfriar.

Tomar 1 xícara 4 vezes ao dia.

Fígado, doenças do: Chá com 20 gramas da raiz fresca, ou 10 gramas da raiz seca, para cada litro de água. Ferver por 15 minutos. Abafar e deixar esfriar. Tomar 1 xícara 4 vezes ao dia.

Hepatite: Chá com 20 gramas da planta para cada litro de água. Ferver por 15 minutos. Abafar e deixar esfriar. Tomar 1 xícara 4 vezes ao dia.

Rins, doenças dos: Chá com 20 gramas da raiz fresca, ou 10 gramas da raiz seca, para cada litro de água. Ferver por 15 minutos. Abafar e deixar esfriar. Tomar 1 xícara 4 vezes ao dia.

Urinárias, doenças das vias: Chá com 20 gramas da raiz fresca, ou 10 gramas da raiz seca, para cada litro de água. Ferver por 15 minutos. Abafar e deixar esfriar. Tomar 1 xícara 4 vezes ao dia.

ESPINAFRE *(Spinacia oleracea L.)*

Verdura altamente nutritiva da família das Chenopodiáceas. Possui nutrientes valiosos como antioxidantes e bioflavonoides, que ajudam a bloquear substâncias causadoras de câncer. O espinafre também é rico em betacaroteno, carotenóides, luteína, vitaminas A, C e do complexo B, além de sais minerais como o ferro, cálcio e fósforo.

O espinafre tem ação diurética, laxativa, tônica, antihipertensiva, depurativa, entre outras, além de ser um alimento "magro": 100 gramas de espinafre contêm apenas 24 calorias. Ao comprar espinafre, prefira as folhas frescas, verde escuras, firmes, limpas e sem marcas de picadas de insetos. Para conservá-lo, envolva-o em um plástico e guarde-o na geladeira, longe do congelador.

▶Uso terapêutico

Anemia: Incluir espinafre cozido na alimentação diária.

Diurese: Incluir espinafre cozido na alimentação diária.

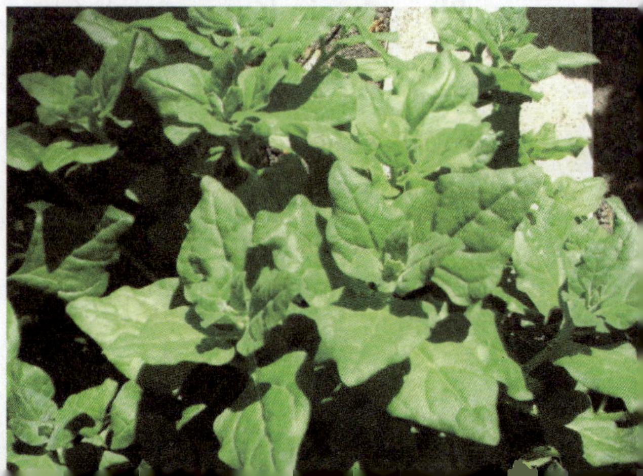

Prisão de ventre: Bater algumas folhas de espinafre no liquidificador, junto com 1 maçã e um pouco de água. Tomar de manhã 1 copo do suco, em jejum.

Sangue, depurativo do: Bater algumas folhas de espinafre no liquidificador, junto com 1 maçã e um pouco de água. Tomar 1 copo do suco de manhã, em jejum.

▶Inconvenientes

Pessoas que sofrem de cálculos renais não devem consumir espinafre, pois a verdura tem alta concentração de ácido oxálico, substância que prejudica a absorção de ferro e cálcio, acelerando a formação de cálculos renais e de bexiga. A água do cozimento do espinafre deve ser desprezada, pois não é benéfica ao organismo.

ESPINHEIRA-SANTA *(Maytenus ilicifolia)*

Conhecida também como espinho-de-deus, cancrosa e pau-josé, a espinheira-santa pertence à família das celastráceas e tem ação tônica, balsâmica, digestiva, antiácida, carminativa, cicatrizante, diurética e laxativa, entre outras.

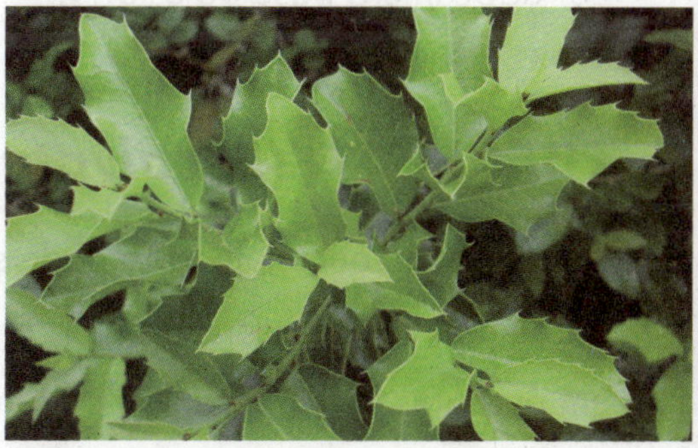

▶Uso terapêutico

Azia: Infusão com 20 gramas de folhas para cada litro de água. Tomar 4 xícaras ao dia.

Estômago, doenças do: Infusão com 20 gramas de folhas para cada litro de água. Tomar 4 xícaras ao dia.

Gases: Infusão com 20 gramas de folhas para cada litro de água. Tomar 4 xícaras ao dia.

Pele, doenças da: Infusão com 20 gramas de folhas para cada litro de água. Tomar 4 xícaras ao dia.

ESTÉVIA *(Stevia rebaudiana)*

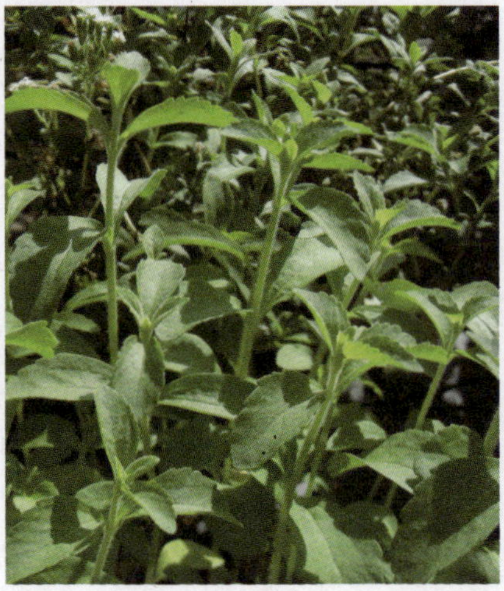

A estévia é originária da Serra do Amambaí, na fronteira do Brasil com o Paraguai. Único adoçante natural existente, o extrato de suas folhas é utilizado como substituto da sacarose. Sua capacidade para adoçar é tão grande que apenas duas colheres do produto equivalem a uma xícara de açúcar de cana. Além de servir como adoçante, a estévia também é antidiabética, cardiotônica, diurética, edulcorante, refrigerante, entre outras propriedades medicinais.

▶Uso terapêutico

Diabetes: Substituir o açúcar por adoçante à base de estévia.

Obesidade: Substituir o açúcar por adoçante à base de estévia.

Pressão alta: Substituir o açúcar por adoçante à base de estévia.

EUCALIPTO *(Eucalyptus globulus)*

Da árvore do eucalipto tudo pode ser aproveitado: das folhas extraem-se óleos essenciais empregados em produtos de limpeza, em perfumes e até em remédios. O tanino da casca é usado no curtimento do couro. A madeira do tronco serve para a fabricação de sarrafos, lambris, ripas, vigas, postes, varas, esteios para minas, mastros para

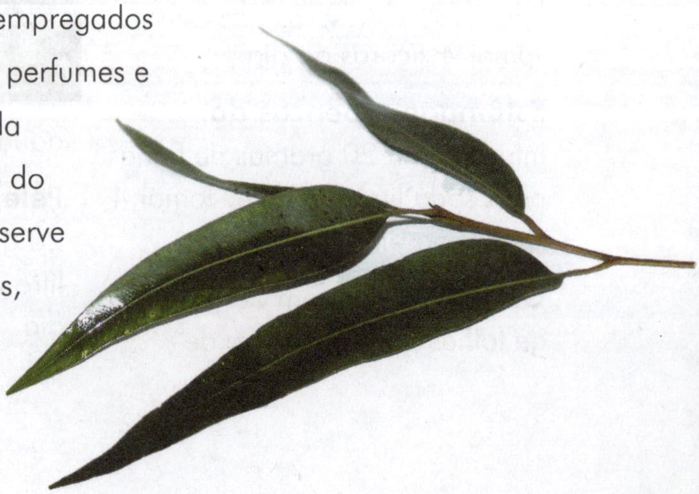

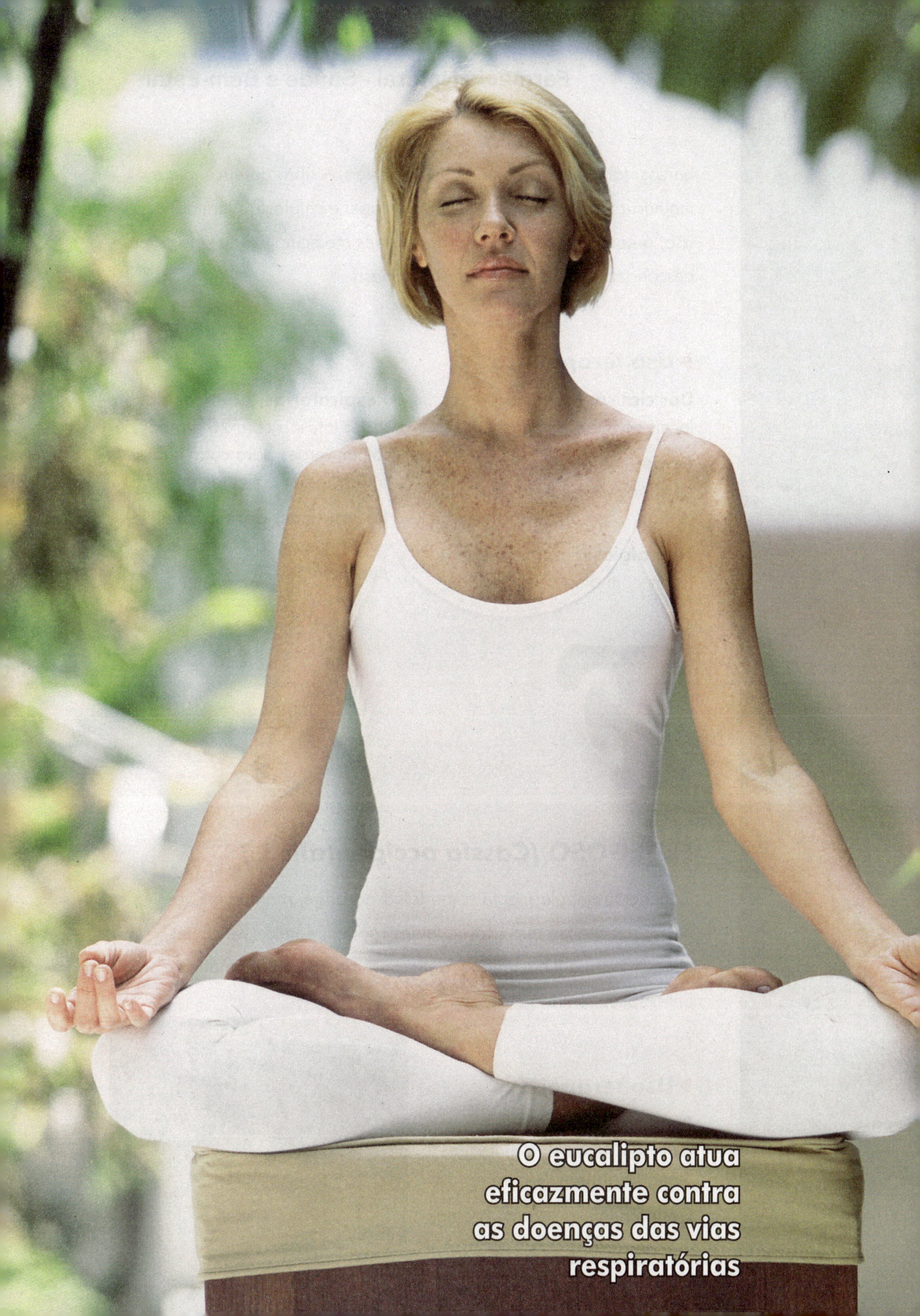

O eucalipto atua eficazmente contra as doenças das vias respiratórias

barcos, tábuas para embalagens e móveis. A fibra do eucalipto é matéria-prima para a fabricação de papel e celulose. Além de tudo isso, o eucalipto ainda tem propriedades medicinais, pois age como descongestionante das vias respiratórias.

▶Uso terapêutico

Dor ciática: Fazer massagens locais com óleo de eucalipto.

Gripe: Infusão com 20 gramas de folhas verdes para cada litro de água. Tomar 5 xícaras ao dia.

Nevralgias: Fazer massagens locais com óleo de eucalipto.

Respiratórias, doenças das vias: Infusão com 20 gramas de folhas verdes para cada litro de água. Tomar 5 xícaras ao dia.

Reumáticas, dores: Fazer massagens locais com óleo de eucalipto.

F

FEDEGOSO *(Cassia occidentalis L.)*

Conhecido popularmente como folha-do-pagé, maioba e lava-prato, o fedegoso tem ação analgésica, antianêmica (sementes), antiasmática, antibacteriana, antiespasmódica, antirreumática e antisséptica, entre outras.

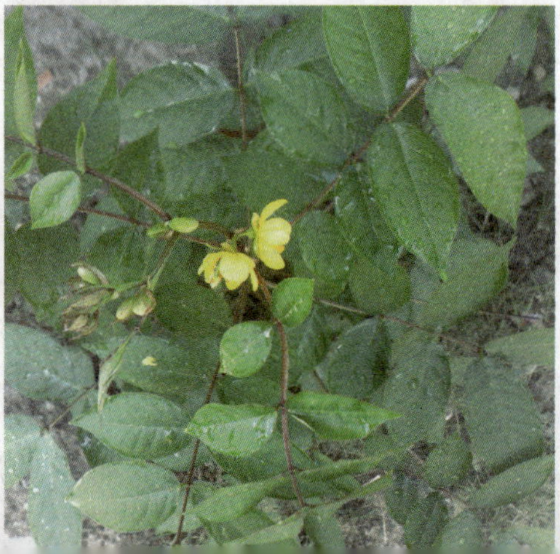

▶Uso terapêutico

Blenorragia: Chá com um punhado de raízes e meio litro de água. Tomar 1 xícara ao dia.

Cólicas: Infusão com 5 gramas

de raízes e 200 ml de água. Tomar 1 xícara ao dia.

Febre: Chá com 10 gramas da casca e meio litro de água. Ferver por 30 minutos. Coar e tomar 2 xícaras ao dia.

Gonorreia: Chá com um punhado de raízes e meio litro de água. Tomar 1 xícara ao dia.

Prisão de ventre: Misturar em um copo com água, 5 gramas das sementes em pó. Levar ao fogo até ferver. Coar e tomar pela manhã em jejum.

Urinária, retenção: Preparar chá com um punhado de raízes e meio litro de água. Tomar 1 xícara ao dia.

Verminose: Moer 3 raízes até obter o pó. Misturar a um pouco de água e levar ao fogo até ferver. Tomar 1 xícara em jejum.

Inconvenientes

O fedegoso pode ser abortivo. As sementes cruas não devem ser ingeridas, pois são tóxicas e podem provocar degeneração dos tecidos cardíacos, do fígado e dos pulmões.

FEIJÃO *(Phaseolus vulgaris L.)*

Leguminosa de alto valor nutritivo, o feijão é rico em proteínas, carboidratos, lipídios, vitaminas A, B1, B2, niacina, vitamina C e sais minerais como o fósforo, potássio, cálcio, sódio, magnésio e ferro. O feijão tem ação alcalinizante, antirreumática, eupéptica favorece a digestão), tônica e hipoglicêmica. O feijão pode ser utilizado verde, na forma de vagens, ou seco, em grãos. Cada 100 gramas de feijão contém aproximadamente 330 calorias. Embora seja um alimento altamente nutritivo, também é calórico. Por isso, pessoas sedentárias e que não queimam calorias com muita facilidade, devem comer feijão moderadamente.

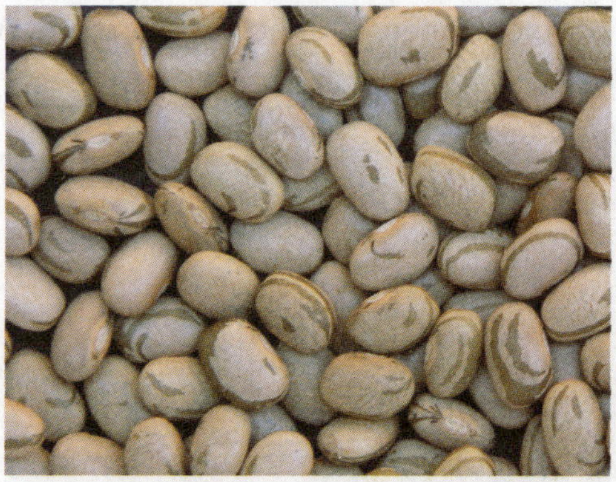

Uso terapêutico

Acidose: Incluir vagens verdes de feijão frescas na alimentação, com pouco sal.

Anemia: Incluir feijão cozido na alimentação.

Ciática, dor: Cozinhar alguns grãos de feijão, amassar e aplicar sobre o local afetado na forma de cataplasma.

Desnutrição: Incluir feijão na refeição, complementado por saladas e outros vegetais.

Nevralgias: Cozinhar alguns grãos de feijão, amassar e aplicar sobre o local afetado na forma de cataplasma.

Reumáticas, dores: Cozinhar alguns grãos de feijão, amassar e aplicar sobre o local afetado na forma de cataplasma.

Inconvenientes

O feijão não é indicado para quem sofre de reumatismo, nefrite, artritismo, gota e excesso de ácido úrico. Em pessoas com dificuldades digestivas, o feijão pode causar gases intestinais.

FENO-GREGO

Trigonella foenum-graecum L.)

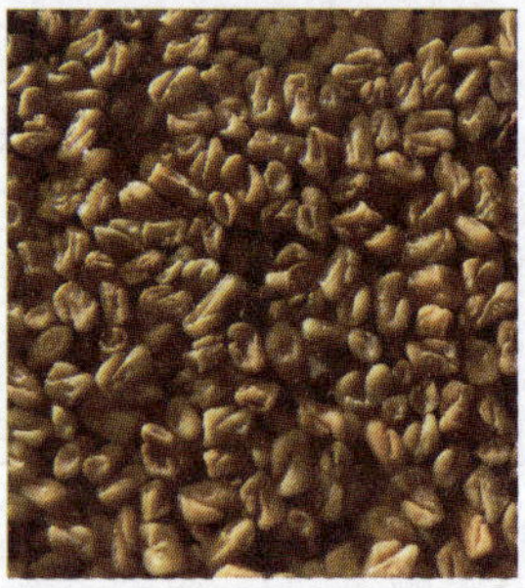

Chamada também de alforva, fenacho e ervolha, essa planta é muito utilizada como especiaria na cozinha indiana, tanto que faz parte do curry. As sementes, única parte utilizada, são ricas em vitamina A, niacina, tiamina, riboflavona, flavonoides e sais minerais, como ferro e manganês. O feno grego tem ação antianêmica, anti-inflamatória, antisséptica, digestiva, emoliente e laxante, entre outras.

Uso terapêutico

Anemia: Infusão com 1 colher (sopa) de sementes e 400 ml de água. Tomar 1 xícara em jejum. Ingerir a infusão em semanas alternadas.

Dispepsia: Infusão com 1 colher (sopa) de sementes e 400 ml de água. Tomar 1 xícara em jejum. Ingerir a infusão em semanas alternadas.

Equimoses (problemas de pele): Aplicar cataplasma com sementes moídas, diluídas em leite.

Feridas: Aplicar cataplasma com sementes moídas, diluídas em leite.

Inchaços: Aplicar cataplasma com sementes moídas, diluídas em leite.

Prisão de ventre: Infusão com 5 gramas do pó de sementes e 250 ml de água. Tomar 3 vezes ao dia.

FIGO *(Fícus carica L.)*

Trazida para o Brasil no século XVI, a figueira é originária da Ásia Menor. O figo é rico em vitaminas A, B1, B2, niacina e vitamina C, além de sais minerais como potássio, cálcio, fósforo, sódio e ferro. O figo é laxativo, diurético, peitoral, digestivo e depurativo, entre outras utilidades.

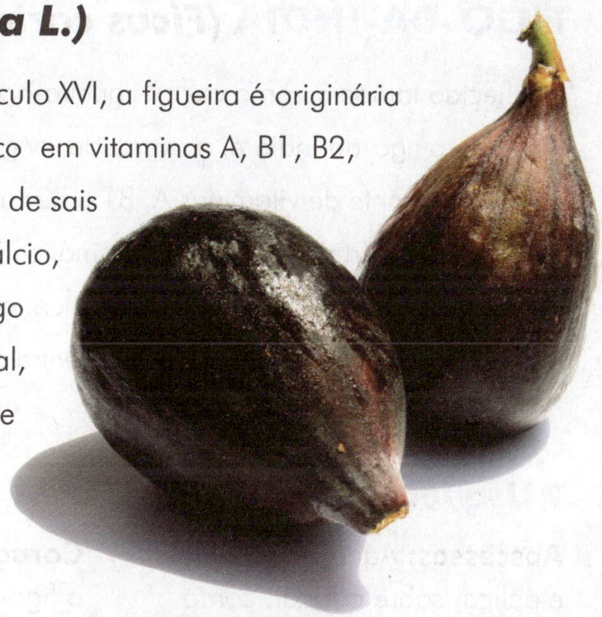

Uso terapêutico

Anginas: Aplicar compressa local de suco de folhas de figueira diluído em água.

Boca, doenças da: Descascar e picar o figo e levá-lo ao fogo com leite. Incluir a mistura na alimentação.

Bronquite: Comer figos cozidos apenas em água, descascados.

Calos: Aplicar o suco leitoso das folhas e ramos da figueira sobre o local afetado.

Caspa: Macerar um figo seco com sal e limão. Massagear o couro cabeludo com a mistura.

Expectoração: Descascar e picar alguns figos e cozinhá-los em leite e com um pouco de mel. Comer apenas a mistura, ainda quente, em uma das refeições do dia. Tomar infusão de folhas de figueira.

Feridas: Aplicar sobre o local suco de folhas de figueira ou uma pasta preparada com a fruta.

Garganta, doenças da: Cozinhar o figo descascado e fazer gargarejos com a água do cozimento.

Inflamações em geral: Cozinhar figos descascados e picados somente em água. Substituir uma das refeições do dia pela mistura.

Prisão de ventre: Substituir pelo menos uma refeição do dia por figos. Continuar o tratamento por algumas semanas.

Verminoses: Incluir figo fresco na alimentação.

FIGO-DA-ÍNDIA *(Fícus carica L.)*

Conhecido também como cacto, figueira-do-diabo e palma, o figo-da-índia é, na verdade, originário do México. Fonte de vitaminas A, B1 e B2, além de proteínas, a fruta tem ação antiasmática, antidiarreica, antirreumática, cardiotônica, colagoga (estimula a vesícula biliar) e digestiva, entre outras.

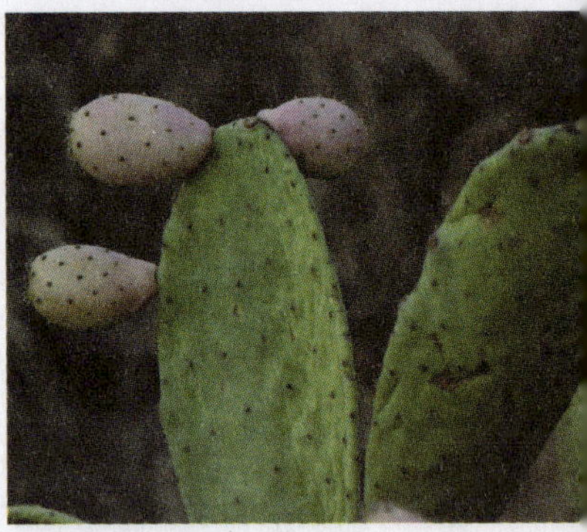

▶Uso terapêutico

Abscessos: Aquecer as folhas e aplicar sobre o local, como cataplasma.

Asma: Assar figo-da-índia no forno e incluir na alimentação.

Bexiga, doenças da: Cozinhar alguns figos descascados e picados com um pouco de água. Tomar o caldo uma vez ao dia.

Cistite: Cozinhar alguns figos descascados e picados com um pouco de água. Tomar o caldo uma vez ao dia.

Coração, doenças do: Incluir o figo-da-índia na alimentação.

Prisão de ventre: Cozinhar alguns figos descascados e picados com um pouco de água. Tomar o caldo uma vez ao dia.

Reumáticas, dores: Amassar folhas de figueira e aplicá-las sobre o local, como cataplasma.

Verminose: Cozinhar alguns figos descascados e picados com um pouco de água. Tomar o caldo uma vez ao dia.

FRAMBOESA *(Rubus idaeus L.)*

Amplamente utilizada pela indústria alimentícia, a framboesa fornece vitaminas A, B1, niacina e vitamina C, além de carboidratos, proteínas e sais minerais como cálcio, fósforo e ferro. A fruta tem ação laxativa, diurética e antiescorbútica, entre outras.

▶Uso terapêutico

Boca, inflamações na: Infusão com 30 gramas das folhas para cada litro de água. Fazer bochechos com a mistura várias vezes ao dia.

Cólicas intestinais: Infusão com 30 gramas de folhas para cada litro de água. Tomar 1 xícara 3 vezes ao dia.

Corrimentos vaginais: Infusão com 20 gramas de flores para cada litro de água. Tomar 1 xícara 3 vezes ao dia.

Diarreia: Infusão com 30 gramas de folhas para cada litro de água. Tomar 1 xícara 3 vezes ao dia.

Fígado, doenças do: Incluir framboesas na alimentação.

Gota: Infusão com 20 gramas de flores para cada litro de água. Tomar 1 xícara 3 vezes ao dia. Incluir framboesas na alimentação

Hemorroidas: Infusão com 20

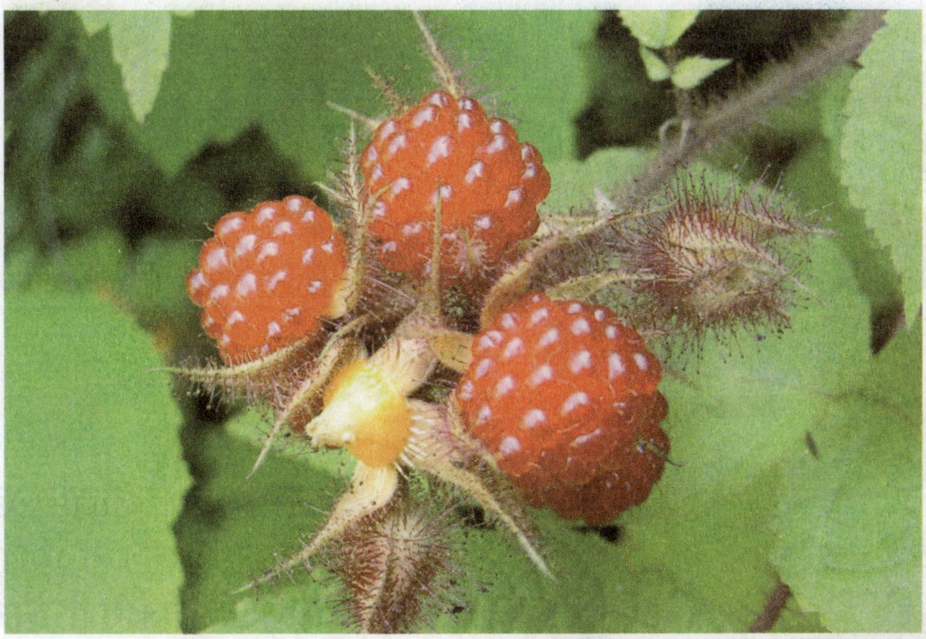

gramas das flores para cada litro de água. Tomar 1 xícara 3 vezes ao dia.

Menstruais, distúrbios: Infusão com 20 gramas de flores para cada litro de água. Tomar 1 xícara 3 vezes ao dia.

Rins, cálculos nos: Infusão com 20 gramas de flores para cada litro de água. Tomar 1 xícara 3 vezes ao dia.

Vias urinárias, doenças das: Chá com a raiz e um pouco de água. Tomar 1 xícara várias vezes ao dia.

▶Uso culinário

Geleia de Framboesa

½ kg de framboesas

200 g de açúcar

1 colher (chá) de suco de limão

Modo de preparo

Coloque as framboesas em uma panela e amasse-as levemente com um garfo.

Adicione o açúcar e o suco de limão. Leve ao fogo. Quando a mistura ferver, diminua o fogo e cozinhe até obter a consistência desejada. Não deixe encorpar muito, pois, ao esfriar, a geleia fica mais espessa. Armazene a geleia em vidros e conserve na geladeira.

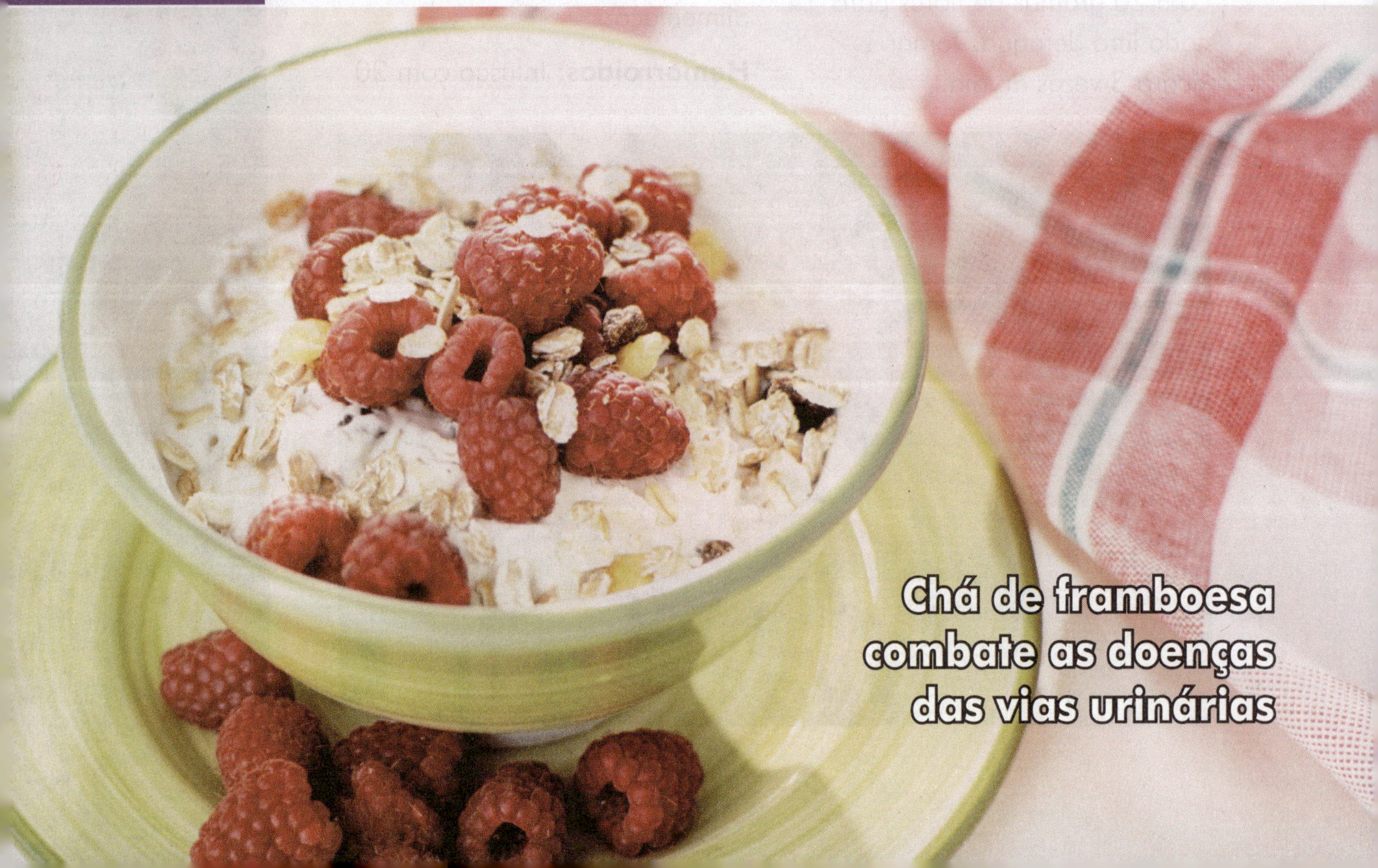

Chá de framboesa combate as doenças das vias urinárias

FRUTA-DO-CONDE *(Annona squamosa L.)*

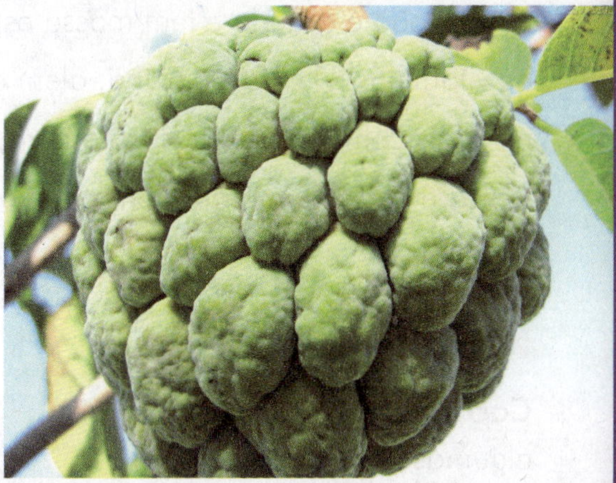

Conhecida também como pinha, ata, araticum, condessa e coração-de-boi, a fruta-do-conde pertence à família das Anonáceas, a mesma da graviola e do araticum. É rica em vitaminas A, B1, B2, B5 e C, além de sais minerais como cálcio, ferro e fósforo, carboidratos e proteínas. A fruta-do-conde tem ação aperiente, anti-helmíntica, antirreumática, antiespasmódica, purgativa e energética.

▶Uso terapêutico

Anemia: Embora não seja muito rica em ferro, a fruta-do-conde pode ser incluída na dieta de anêmicos, juntamente com outros alimentos ricos em ferro, pois tem grande quantidade de vitamina C.

Cãibras: Chá com algumas folhas da árvore. Tomar 1 xícara várias vezes ao dia.

Caspa: Macerar sementes, acrescentar um pouco de álcool e aplicar a solução no couro cabeludo.

Colite: Chá com algumas folhas da árvore. Tomar 1 xícara várias vezes ao dia.

Debilidade geral: Incluir a fruta-do-conde na alimentação.

Desnutrição: Incluir a fruta-do-conde madura na alimentação.

Diarreia: Chá com folhas verdes. Tomar várias vezes ao dia.

Estômago, doenças do: Chá com algumas folhas. Tomar várias vezes ao dia.

Verminose: Chá com algumas folhas. Tomar 1 xícara várias vezes ao dia.

Vômitos, para provocar: Ingerir uma mistura de sementes moídas com um pouco de suco de limão.

FRUTA-PÃO *(Artocarpus incisa L.)*

A fruta-pão é grande e tem massa espessa e muito saborosa. Fonte de vitaminas B1, B2 e niacina, além de proteínas, carboidratos e sais minerais como cálcio, fósforo e ferro, a fruta-pão tem ação laxativa, tônica e anti-inflamatória, entre outras.

▶Uso terapêutico

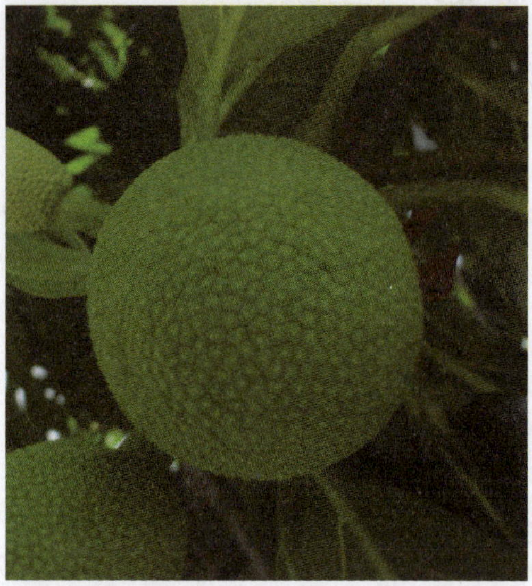

Corrimento vaginal: Misturar algumas amêndoas da fruta-pão com um pouco de azeite de oliva. Tomar 1 colher (sopa) em jejum.

Furúnculos: Aplicar fatias quentes de fruta-pão sobre os furúnculos.

Prisão de ventre: Incluir fruta-pão na dieta.

Reumáticas, dores: Banho de imersão em chá de folhas da fruta-pão, ou banhar a região dolorida com o chá.

Rins, doenças dos: Incluir as sementes da fruta-pão tostadas ou cozidas na alimentação.

FUNCHO *(Foeniculum vulgare Mill)*

Conhecida também como anis, erva-doce e pimpinela, o funcho é originário do Egito. Sua composição rica em celulose contribui para o bom funcionamento intestinal. Além disso, contém vitaminas do complexo B, principalmente niacina, (que estimula o apetite) e sais minerais como cálcio e o fósforo. O funcho tem ação calmante, cicatrizante, diurética, estomática e tônica, entre outras.

▶Uso terapêutico

Asma: Chá com 20 gramas de folhas secas para cada litro de água. Tomar 1 xícara, 3 vezes ao dia.

Bronquite: Chá com 20 gramas de folhas secas para cada litro de água. Tomar 1 xícara, 3 vezes ao dia.

Cólicas em bebês: Chá com 1 colher (sopa) de folhas para 1 xícara de água. Ferver por 4 minutos. Tomar 20 ml antes de dormir.

Cólicas intestinais: Chá com 1 colher (sopa) de folhas para 1 xícara de água. Ferver por 4 minutos. Tomar 1 xícara após as refeições e antes de dormir.

Diarreia: Chá com 20 gramas de folhas secas para cada litro de água. Tomar 1 xícara, 3 vezes ao dia.

Digestão, má: Chá com 1 colher (sopa) de folhas para 1 xícara de água. Ferver por 4 minutos. Tomar 1 xícara após as refeições e antes de dormir.

▶Inconvenientes

Doses elevadas podem causar convulsão. O uso excessivo também pode causar alergia e alucinações.

Diurese: Chá com 1 colher (sopa) de folhas para 1 xícara de água. Ferver por 4 minutos. Tomar 1 xícara após as refeições e antes de dormir.

Estômago, doenças do: Chá com 1 colher (sopa) de folhas para 1 xícara de água. Ferver por 4 minutos. Tomar 1 xícara após as refeições e antes de dormir.

Gases: Chá com 1 colher (sopa) de folhas para 1 xícara de água. Ferver por 4 minutos. Tomar 1 xícara após as refeições e antes de dormir.

Hálito, mau: Chá com 1 colher (sopa) de folhas para 1 xícara de água. Ferver por 4 minutos. Tomar 1 xícara após as refeições e antes de dormir.

Menstruação, para regular a: Chá com 1 colher (sopa) de folhas para 1 xícara de água. Ferver por 4 minutos. Tomar 1 xícara após as refeições e antes de dormir.

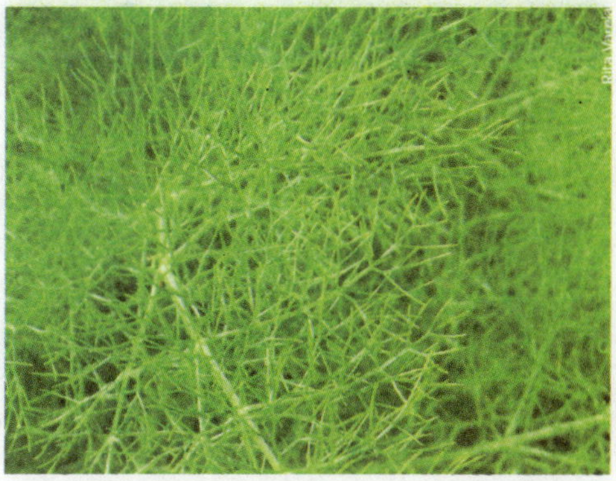

G

GARRA-DO-DIABO *(Harpagophytum procumbens)*

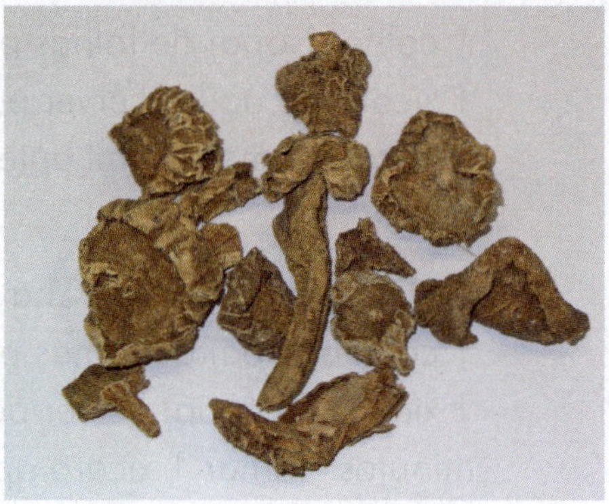

Da família das pedaliáceas, é uma planta de origem africana. Seu nome se inspira na forma do fruto, que é cheio de ramos que parecem barbas e garras. Tem reconhecido valor terapêutico entre os esportistas, que a utilizam como anti-inflamatório para evitar tendinites e dores musculares. A garra-do-diabo também é indicada para tratamento de problemas como reumatismo e artrite. A garra-do-diabo é vendida em pó, em casas de produtos naturais.

Uso terapêutico

Fibromialgia: Infusão com 1 colher (chá) do pó e um copo e meio de água quente. Tomar metade da mistura 3 vezes ao dia, sem adoçar.

Tendinite: Infusão com 1 colher (chá) do pó e um copo e meio de água quente. Tomar metade da mistura 3 vezes ao dia, sem adoçar.

Torcicolo: Infusão com a planta. Tomar meio copo três vezes ao dia.

Inconvenientes

Pessoas com úlceras nas vias digestivas e intestinais não devem utilizar a planta. Nas gestantes, a garra-do-diabo pode provocar aborto.

GENCIANA *(Gentiana lútea, L)*

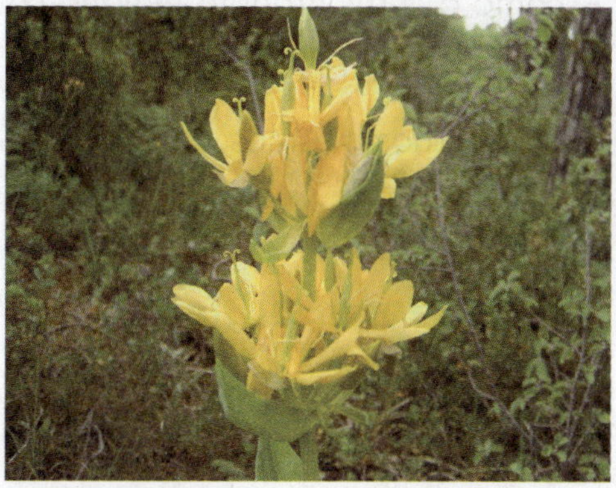

Conhecida popularmente por gencianela, genciana-amarela, gengiba e junciana, é muito utilizada no tratamento de indigestão e azia e como estimulante da vesícula biliar e do pâncreas. Da família gencianácea, também combate anemia, debilidade cardíaca, gripe e febre, além de facilitar a digestão e estimular o apetite e a formação de glóbulos sanguíneos. As folhas e as raízes, partes mais utilizadas como medicamento, são vendidas secas. O extrato natural também é comercializado.

▶Uso terapêutico

Gripe: Fazer chá com 5 g da raiz e das folhas secas. Deixar ferver por 10 minutos. Abafar e deixar esfriar. Adoçar com mel e tomar 30 minutos antes das refeições.

Digestivos, problemas: Chá com as folhas e as raízes. Tomar 30 minutos antes das refeições.

▶Inconvenientes

A genciana não é indicada para grávidas, lactantes e pessoas com úlcera gastroduodenal.

Doses elevadas da planta podem causar dor de cabeça e ânsia de vômito.

GENGIBRE *(Zingiber officinale)*

O gengibre é uma herbácea nativa da região da Índia e da Malásia. A parte usada com maior frequência em tratamentos é a raiz, que possui ramificações carnosas, pouco fibrosas e com princípio ativo aromatizado. No Brasil, a planta ficou conhecida por ser o principal ingrediente do quentão, bebida muito consumida durante o inverno.

O pó da raiz também é empregado na fabricação de condimentos como o curry, produto indiano conhecido no mundo todo. Adicionado em pequena quantidade a pratos quentes, o gengibre dá um sabor picante aos mesmos.

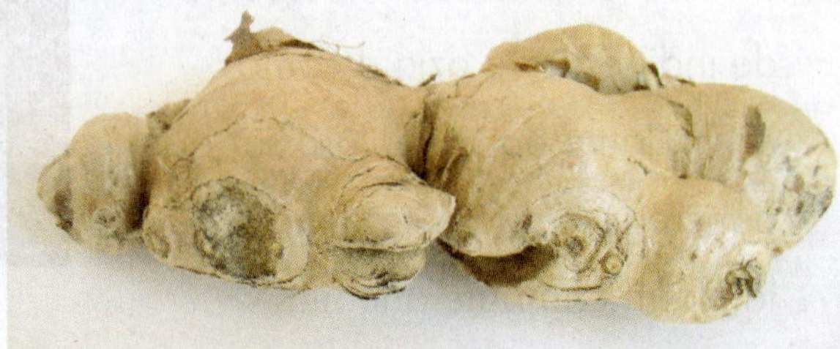

Uso terapêutico

Asma: Cozinhar 50 gramas de raiz em 1 litro de água. Tomar 1 xícara de chá 3 vezes ao dia.

Bronquite: Cozinhar 50 gramas de raiz em 1 litro de água. Tomar 1 xícara de chá 3 vezes ao dia.

Diarreia: Incluir gengibre na alimentação.

Estômago, dores no: Mascar pedaços frescos de gengibre.

Náuseas: Mascar pedaços frescos de gengibre.

Nervos, inflamação dos: Chá com 20 gramas da raiz para cada litro de água. Tomar 3 xícaras ao dia.

Resfriado: Comer 1 raiz ao dia, durante alguns dias. Infusão com 20 gramas de gengibre para cada litro de água. Tomar 2 xícaras ao dia, por 2 dias.

Reumatismo: Cataplasma com gengibre moído, ralado e amassado. Aplicar sobre a região afetada.

Inconvenientes

O gengibre não é indicado para pessoas que sofrem de cálculo biliar. Usado na parte externa do corpo, pode causar queimaduras.

GERVÃO-ROXO *(Stachytarpheta caynnensis)*

Planta de origem europeia que chega a alcançar até 80 centímetros de altura. Possui flores pequenas, de cor lilás e formato de espigas. É útil contra fraqueza, má digestão, infecção nas vias urinárias e dores no estômago e fígado, também é um diurético eficaz. Ficou conhecida popularmente como erva-santa, rinchão, uregão, vassourinha-de-botão, aguará-podá e chá-do-brasil. Pertence à família das verbáceas.

O gervão-roxo é vendido seco, em casas de produtos naturais.

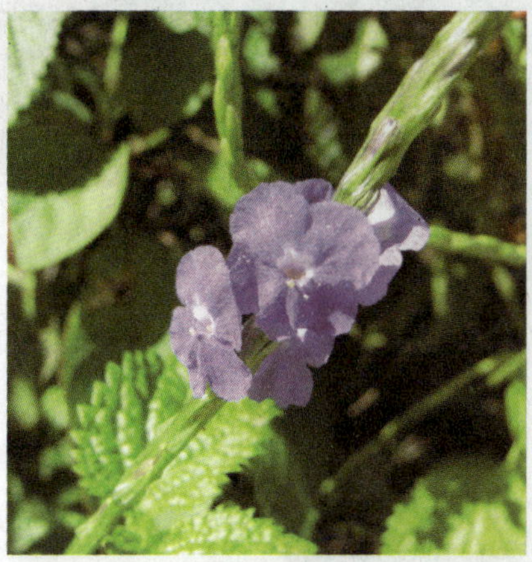

Uso terapêutico

Estômago, dor no: Chá com 20 gramas de folhas para cada litro de água. Tomar de 4 xícaras por dia.

Febre: Macerar as folhas e tomar o tônico amargo.

Feridas: Fazer cataplasma amassando as folhas e as raízes frescas. Aplicar sobre o local afetado.

Prisão de ventre: Chá com 1 colher (sopa) de folhas fatiadas e 250 ml de água fervente. Abafar por 10 minutos e coar. Tomar 2 vezes ao dia, sempre antes das refeições.

Inconvenientes

O uso em excesso pode causar intoxicação.

GINKGO BILOBA *(Ginkgo biloba, L)*

Planta chinesa da família das ginkgoáceas. Em seu país, ficou conhecida por ser resistente a bactérias, vírus e radiações, tanto que, no Japão, foi umas das primeiras formas de vida a surgir após a explosão da bomba de Hiroshima.

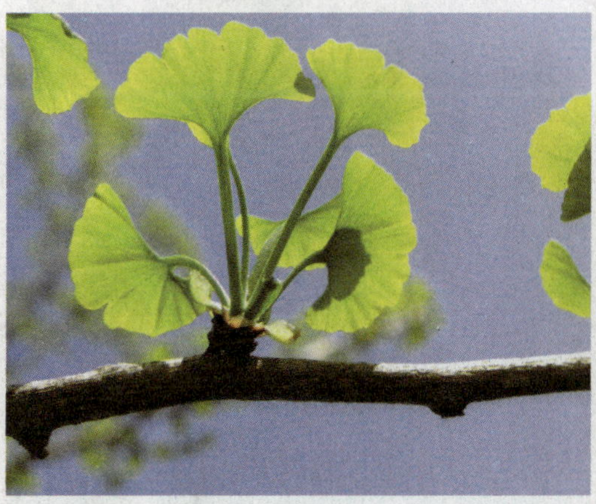

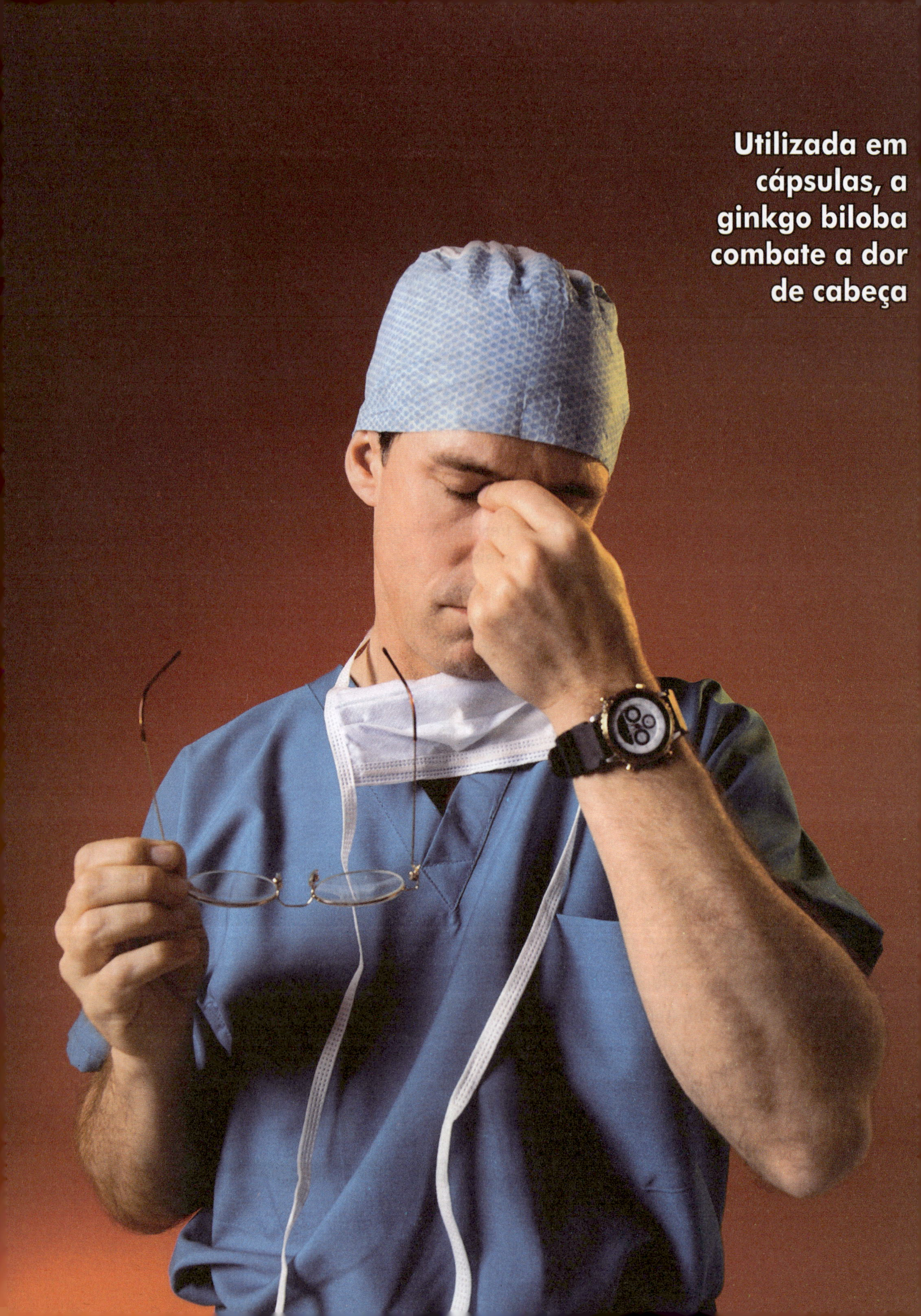

Utilizada em cápsulas, a ginkgo biloba combate a dor de cabeça

A ginkgo biloba faz parte da família das coníferas e chega a alcançar 30 metros de altura. A planta apresenta propriedades antioxidantes e anticoagulantes, capazes de melhorar a insuficiência vascular cerebral e circulatória, pois aumenta o fluxo sanguíneo no cérebro e estimula a transmissão de impulsos pelas fibras nervosas. Além disso, é excelente aliada no tratamento da impotência sexual masculina. No Brasil, a planta pode ser encontrada em casas de produtos naturais.

▶Uso terapêutico

Cabeça, dor de: Tomar uma cápsula de 80 mg diariamente.

Impotência sexual: Tomar uma cápsula de 80 mg diariamente.

Inflamações: Chá com 1 colher (sopa) de folhas fatiadas e 500 ml de água fervente. Abafar por 15 minutos. Coar e beber 2 xícaras por dia.

Irritabilidade: Tomar uma cápsula de 80 mg diariamente.

Labirintite: Tomar uma cápsula de 80 mg diariamente.

Memória, perda de: Tomar uma cápsula de 80 mg diariamente.

Sangue, circulação do: Tomar uma cápsula de 80 mg diariamente.

Sono, perturbações do: Tomar uma cápsula de 80 mg diariamente.

▶Inconvenientes

Mulheres grávidas e pessoas com deficiência hepática ou problemas de coagulação não devem usar ginkgo biloba.

O contato com a semente e a casca da árvore pode causar alergia.

GIRASSOL *(Helianthus annuus)*

Pertence à família das asteráceas, proveniente da América. Era muito consumido pelos índios. O óleo de girassol, obtido a partir de suas sementes, é rico em vitaminas B, D e E, o que faz dele o melhor em qualidade nutricional. A fibra alimentar do girassol regulariza o funcionamento do intestino e combate a prisão de ventre.

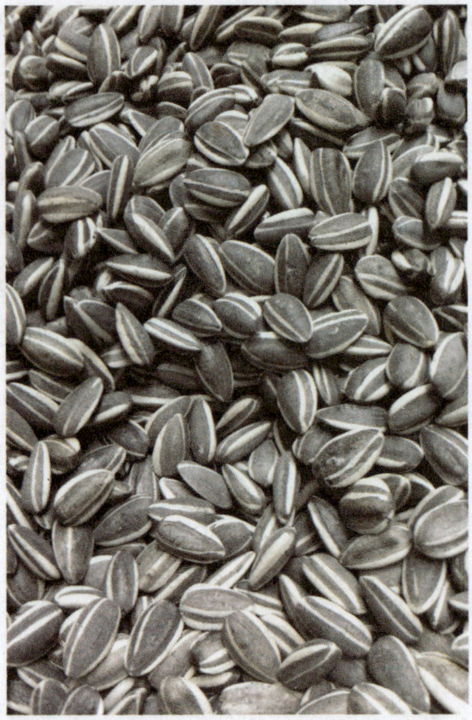

Não é difícil cultivar o girassol em casa. Entretanto, a planta deve ser colocada em local onde receba pelo menos 5 horas diárias de sol. É recomendável replantá-lo todos os anos.

▶Uso terapêutico

Feridas: Macerar sementes de girassol e colocar o extrato sobre o local afetado.

GOIABA *(Psidium guajava, L)*

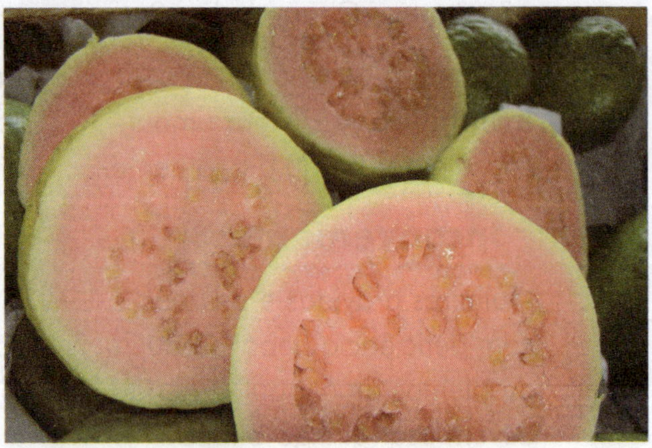

Originária da América tropical, pertence à família das murtáceas. Possui forma arredondada e coloração variada (amarela, branca e verde). Sua casca, lisa ou enrugada, é rica em vitamina C (em particular a goiaba amarela). Também apresenta altos níveis de vitaminas do complexo B, além de sais minerais como cálcio, fósforo e ferro. Como não tem muito açúcar e gordura, pode ser incluída em qualquer dieta.

As goiabas devem ser consumidas ainda firmes e pouco maduras. Em outras condições, perdem o sabor e o valor nutritivo. Quando amadurecem além da conta, podem ser usadas na fabricação de doces.

▶Uso terapêutico

Diarreia: Chá com as folhas da goiabeira. Tomar durante o dia.

Elefantíase: Chá com um punhado de folhas de goiabeira. Tomar várias vezes ao dia.

Escorbuto: Incluir a goiaba na alimentação diária para suprir a carência de vitamina C, que causa a doença.

Incontinência urinária: Ferver 30 gramas de folhas da goiabeira para cada litro de água. Tomar 3 vezes ao dia.

Tuberculose: Incluir a goiaba na alimentação.

▶Inconvenientes

Pessoas com aparelho digestivo muito delicado e que sofrem problemas intestinais devem evitar goiabas ao natural.

GRÃO-DE-BICO *(Cicer arietinum)*

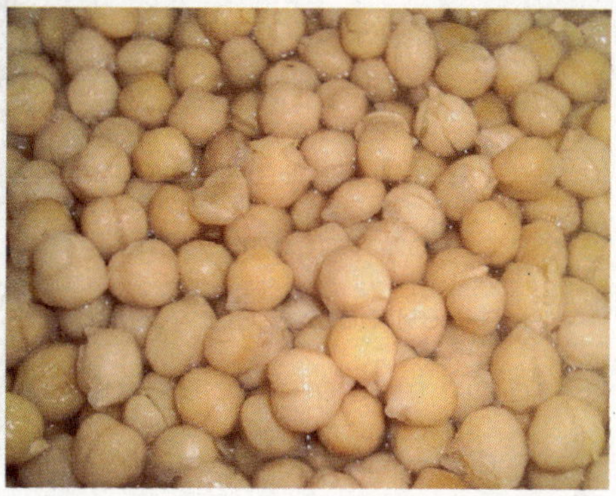

O grão-de-bico foi introduzido no Brasil na década de 1960, mas boa parte do consumo interno ainda depende da importação do produto. Trata-se de um alimento rico em nutrientes, que pertence à família das fabáceas, a mesma do feijão, da soja, da fava e da ervilha.

O grão-de-bico dispõe de proteínas semelhantes às da carne, além de sais minerais, como potássio, cálcio, magnésio, ferro e zinco, e vitaminas A, complexo B e C. Sua composição inclui substâncias antioxidantes, carboidratos e fibras do tipo solúvel, indicadas para prevenir doenças do coração, câncer de cólon e inflamação intestinal. O grão-de-bico também é recomendado para gestantes, porque contém ácido fólico, vitamina essencial para a formação da coluna vertebral do feto.

O grão pode ser consumido cozido, como o feijão, ou na forma de farinha. Para que o grão fique macio, deixe-o de molho na água de um dia para outro.

O grão-de-bico pode entrar na preparação de sopas, saladas e guisados de carne e legumes.

▶Uso terapêutico

Abscesso: Fazer cataplasma com o grão cozido e aplicar sobre a região afetada.

Amenorreia: Chá com o grão. Tomar durante o dia.

Desnutrição: Usar a farinha do grão em pratos diversos.

GRAVIOLA *(Annona muricata, L)*

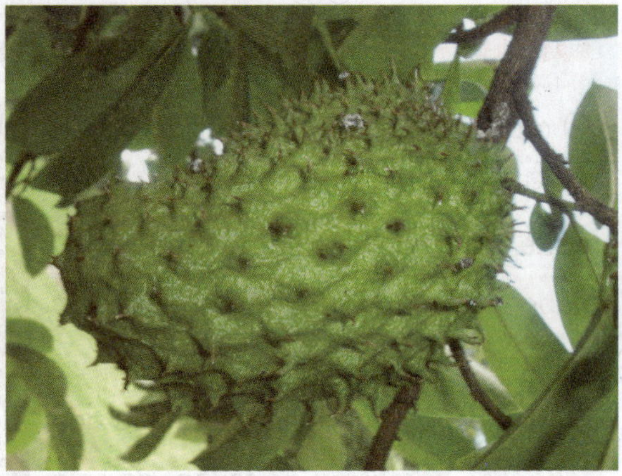

Árvore natural da América Central, pertencente à família das Anonáceas. A graviola, também chamada de annona, aguanabano, jaca-de-pobre e gravioleira, dá um fruto grande e oval, de cor esverdeada e com falsos espinhos carnosos. Sua polpa é branca, doce e ligeiramente ácida. As sementes são boa fonte de vitaminas do complexo B.

A polpa congelada da fruta pode ser encontrada nos supermercados de quase todas as cidades. Antes de amadurecer, a fruta pode ser consumida como legume, ou seja, cozida ou assada.

A graviola é usada contra verminoses, no tratamento da diarreia e para baixar a febre. Existem estudos sobre o emprego dos princípios ativos da fruta no combate ao câncer, porém nada foi comprovado ainda.

Uso terapêutico

Abscessos: Fazer massagem com o óleo da fruta sobre o local afetado.

Bronquite: Chá com as folhas e o broto. Tomar durante o dia.

Diabete: Chá com 10 g de folhas e 250 ml de água. Tomar ao longo do dia.

Reumatismo: Compressas com óleo da fruta sobre o local afetado.

Tosse: Chá com as folhas e o broto. Tomar durante o dia.

Verminose: Consumir a fruta ou tomar suco de graviola diariamente.

GUACO *(Mikania glomerata)*

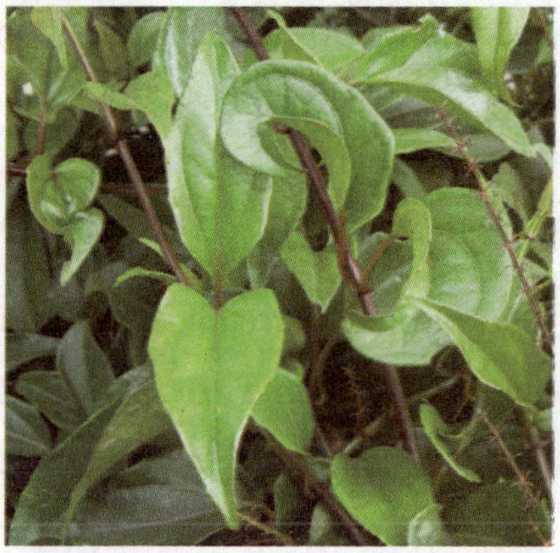

O guaco é uma trepadeira cheia de ramos e folhas verdes. Devido ao seu uso terapêutico, é broncodilatadora e expectorante. É conhecida também como planta do inverno.

Originária do Brasil, já era consumida pelos índios, que a usavam como antídoto para veneno de serpente e remédio para picadas de animais. Vem daí alguns de seus nomes populares: erva-de-serpente, cipó-catinga e erva-de-cobra. As preparações com guaco destinadas a crianças devem ser metade das destinadas a adultos.

Uso terapêutico

Feridas, cicatrizante de: Ferver algumas folhas em um pouco de água. Adicionar pequena quantidade de confrei e casca de romã ralada. Aplicar sobre o local afetado.

Gripe: Cozinhar caules e folhas em 2 litros de água até reduzir a mistura para 500 ml. Filtrar depois que esfriar e juntar 250 gramas de açúcar. Ferver novamente até adquirir consistência de xarope. Retire do fogo e acrescente 3 colheres (sopa) de mel. Tomar o xarope durante o dia.

Resfriado: Cozinhar caules e folhas em 2 litros de água até reduzir a mistura para 500 ml. Filtrar depois que esfriar e juntar 250 gramas de açúcar. Ferver novamente até adquirir consistência de xarope. Retire do fogo e acrescente 3 colheres (sopa) de mel. Tomar o xarope durante o dia.

Reumatismo: Chá com 1 xícara de folhas para cada litro de água. Tomar 1 xícara 3 vezes ao dia.

▶Inconvenientes

O xarope de guaco não é recomendado para pessoas com diabete, gestantes e crianças com menos de dois anos de idade.

GUARANÁ *(Paullinea cupana)*

O guaraná, fruto típico da Amazônia, sempre foi usado pelos índios como estimulante do sistema nervoso. Atualmente, é considerado um importante aliado no combate ao estresse. A semente é encontrada em pó, em casas de produtos medicinais. O guaraná também é usado como um afrodisíaco leve.

Pertencente à família das Sapindáceas, a planta é rica em cafeína, amido, óleo fixo, ácidos cafeotônico e substâncias aromáticas. O guaraná se revelou um bom remédio para o coração e é indicado ainda para combater a arterioesclerose, diarreia, nevralgia e enxaqueca. Também é conhecido por uaraná, guanazeiro e guaranaína.

▶Uso terapêutico

Arteriosclerose: Misturar 20 g da semente em pó com 1 litro de água.Tomar de 4 a 5 xícaras ao dia.

Gástricas, perturbações: Diluir 1 colher (chá) de pó de guaraná em 100 ml de água. Tomar 2 vezes ao dia.

▶Inconvenientes

Não é recomendável consumir guaraná à noite, pois suas propriedades estimulantes podem causar insônia.

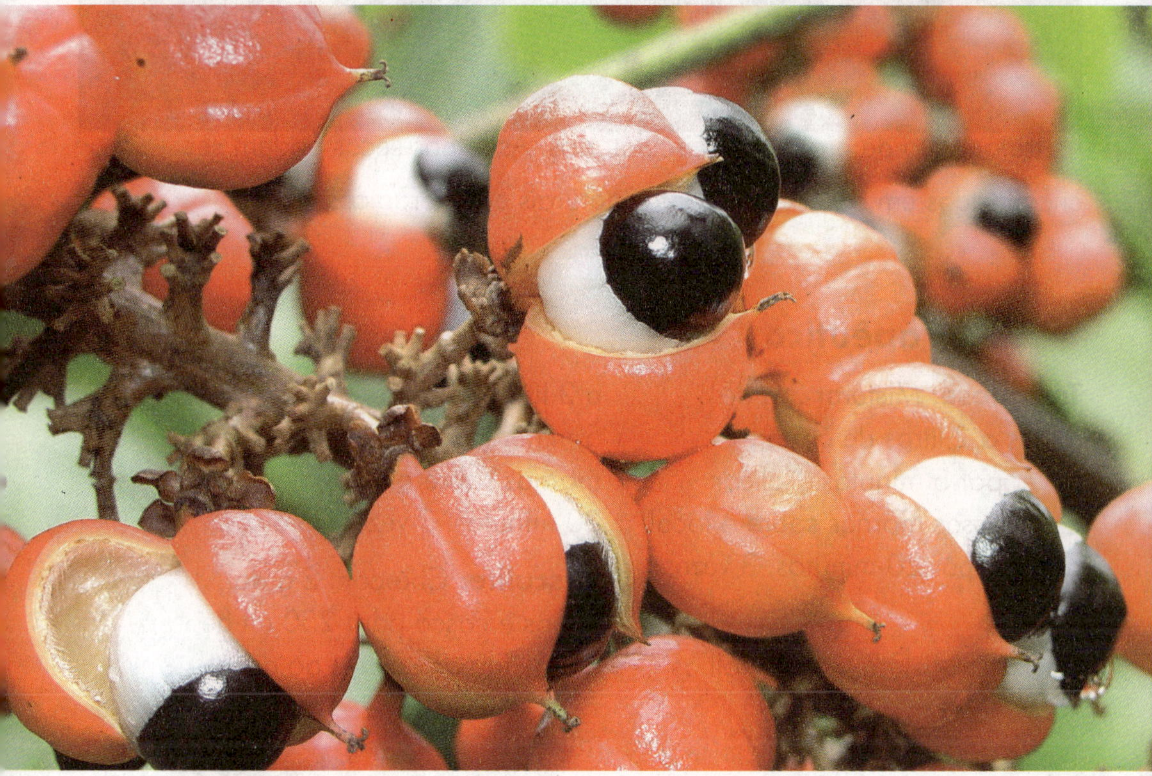

H

HAMAMÉLIS *(Hamamelis virginiana)*

Arbusto proveniente da América do Norte, muito utilizado pelos índios norte-americanos para curar tumores e queimaduras. A hamamélis (ou hamamélide) pertence à família das Hamamelidáceas. A tinta de sua casca tem ação desinfetante e costuma ser utilizada também

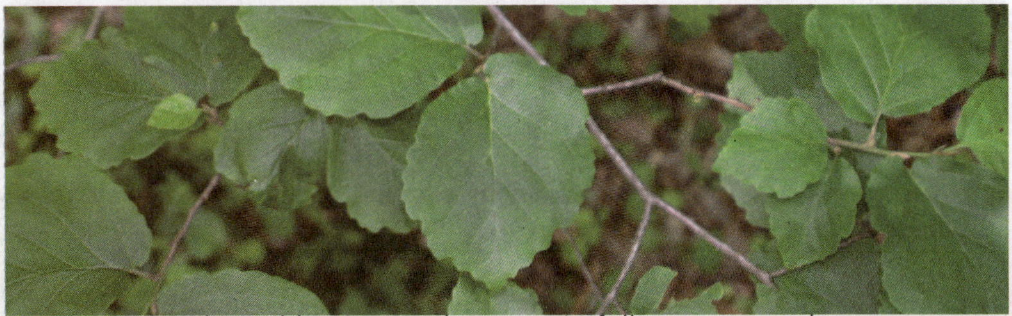

no tratamento de problemas circulatórios. As folhas secas podem ser encontradas em casas de produtos naturais e fitoterápicos.

▶Uso terapêutico

Trombose: Misturar 2 g de folhas a 2 litros de água e ferver por 5 minutos. Aplicar compressas mornas sobre o local afetado por 20 minutos, 3 vezes ao dia.

Varizes: Misturar 2 g de folhas a 2 litros de água e ferver por 5 minutos. Aplicar compressas mornas sobre o local afetado por 20 minutos, 3 vezes ao dia.

Vasculite: Chá com 2 g de folhas e casca para 250 ml de água. Tomar 2 vezes ao dia.

HENA *(Lawsonia inermis, L)*

A hena ou henê é um pó marrom-avermelhado obtido a partir das folhas da árvore. A planta da família das Lytharaceas, tem origem africana e era usada pelos povos do Período Neolítico para enfeitar as mãos. A hena é uma ótima opção para tingir os cabelos sem usar produtos químicos, e serve também para fazer tatuagens temporárias.

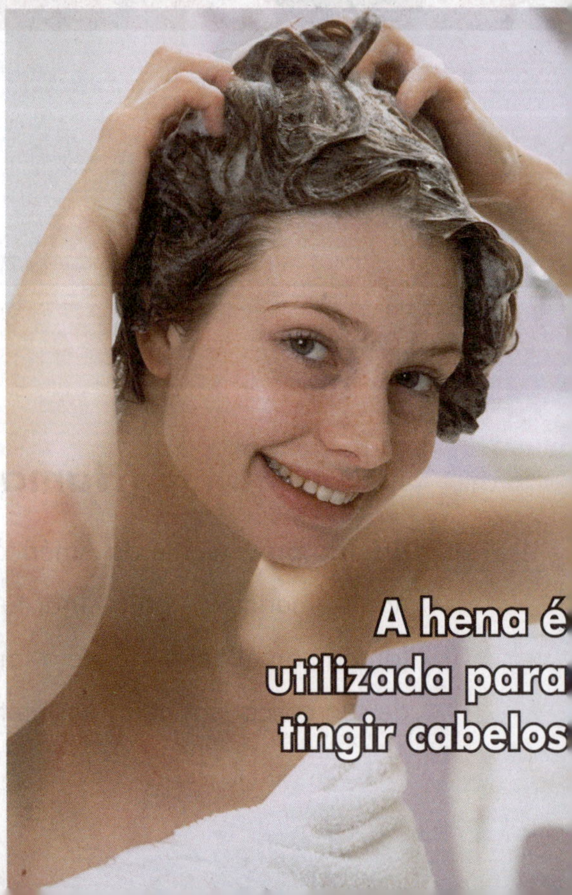

A hena é utilizada para tingir cabelos

▶Uso terapêutico

Cabelos, para tingir: Despejar o pó em um recipiente e adicionar água. Deixar ferver, mexendo até formar uma pasta grossa, e aplicar nos cabelos.

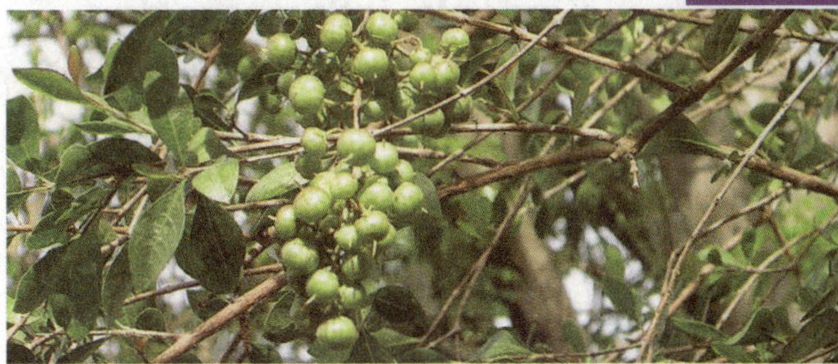

▶Inconvenientes

Misturada a outros produtos químicos, a hena pode provocar reações alérgicas.

HORTELÃ *(Mentha sativa)*

A hortelã é utilizada desde a Antiguidade, quando era considerada símbolo de virtude. Essa herbácea da família das Labiadas é rica em vitaminas A, B e C, e minerais como cálcio, fósforo, ferro e potássio. Tem propriedades antissépticas e é levemente anestésica.

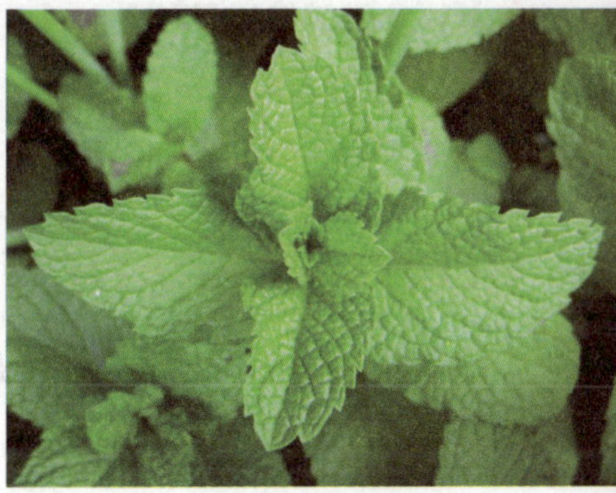

A utilidade da hortelã vai além de suas propriedades medicinais. Plantadas próximas às roseiras, ela afasta os pulgões. Os folhas frescas e secas ajudam a afastar ratos. Na culinária, serve para dar toque especial a preparados como omeletes e mexidos de ovos, além de excelente aromatizante para drinques.

▶Uso terapêutico

Boca, inflamação da: Mastigar folhas de hortelã frescas.

Calmante: Infusão com algumas folhas e 100 ml de água.

Cólicas intestinais: Infusão com 3 g de hortelã e 100 ml de água fervente.

Dores reumáticas: Macerar algumas folhas, adicionar 50

ml de azeite de oliva e fazer aplicações sobre o local durante quatro dias.

Garganta, inflamação da: Mastigar folhas de hortelã frescas.

Gases: Infusão com 3 g de hortelã e 100 ml de água fervente.

Gota: Macerar algumas folhas, adicionar 50 ml de azeite de oliva e fazer aplicações sobre o local durante quatro dias.

Respiratórias, vias: Preparar xarope com 30 a 40 folhas frescas de hortelã, misturadas a 100 ml de água e 150 g de açúcar. Ferver e coar. Tomar 1 colher (sopa) de 3 a 5 vezes ao dia.

Vermes: Aquecer 1 copo de leite, acrescentar algumas folhas de hortelã maceradas e tomar de manhã, em jejum.

Inconvenientes

Consumida em grande quantidade por crianças e lactantes, a hortelã pode causar asma ou asfixia.

HORTELÃ-BRANCA *(Mentha rotundifolia, L)*

A hortelã-branca é uma variedade da família das Labiadas. Também é conhecida como erva-boa, hortelã-chinesa, hortelã-comum, hortelã-cultivada, hortelã-das-hortas, hortelã-de-cheiro, hortelã-de-folha-miuda, hortelã-de folha redonda, mentrasto, poejo e hortelã-rasteira.

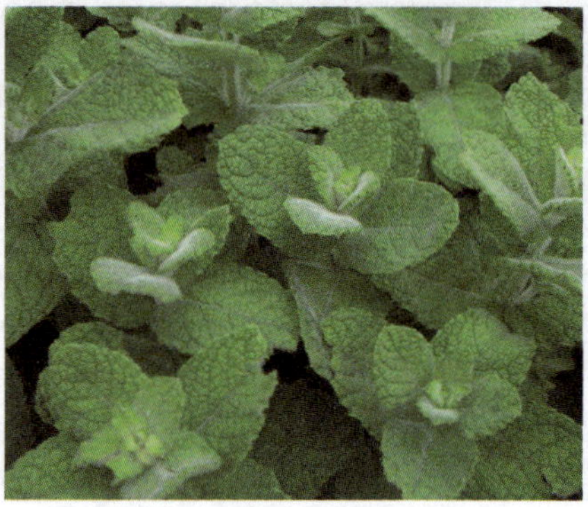

Uso terapêutico

Reumatismo: Aplicar o óleo essencial da planta sobre o local afetado. O óleo é encontrado facilmente em casas de produtos naturais e fitoterápicos.

Inconvenientes

Consumida em grande quantidade por crianças e lactantes, a hortelã-branca pode causar asma ou asfixia.

I

INHAME *(Colocasia esculenta)*

Da família da arácea, o inhame é rico em carboidrato, que confere alto valor calórico a este tubérculo, pobre em gorduras e altamente energético. Possui sais minerais como cálcio, fósforo, ferro, além de vitaminas do complexo B.

É um dos elementos medicinais mais eficiente para a limpeza do sangue, fazendo com que as impurezas sejam eliminadas por meio da pele, dos rins e dos intestinos. Além disso, possui hormônio natural (fitoestrógenio), muito aconselhado para antes e após a menopausa e indicado no combate à infertilidade.

No Brasil existe o inhame-do-norte e a variedade cará, com variações no tamanho e na textura da casca, porém não são muito bons para consumo e não possuem o mesmo poder curativo que os inhames pequenos. O inhame de qualquer variedade deve ser conservado em lugar fresco e seco. Pelo seu alto valor nutritivo, o inhame é uma ótima opção para dar consistência à papinha para bebês, podendo substituir a batata.

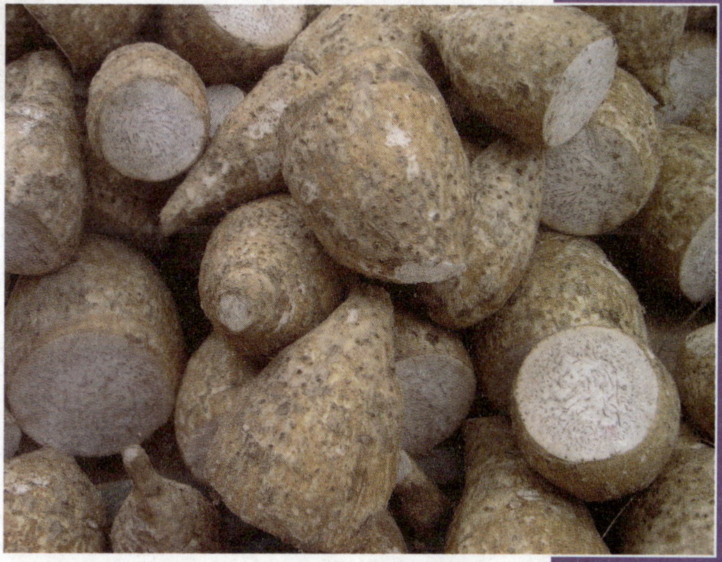

Cru ou mal cozido, o inhame é indigesto. O tubérculo está bom para o consumo quando apresenta consistência firme.

▶Uso terapêutico

Infertilidade: Incluir o inhame na alimentação diária.

Menopausa: Incluir inhame na alimentação diária.

Pele, erupções da: Aplicar cataplasma de inhame sobre a erupção. Elimina as impurezas.

Tumores: Usar o emplaste de inhame durante 1 semana, antes da operação.

INSULINA VEGETAL *(Cissus sicyoides L.)*

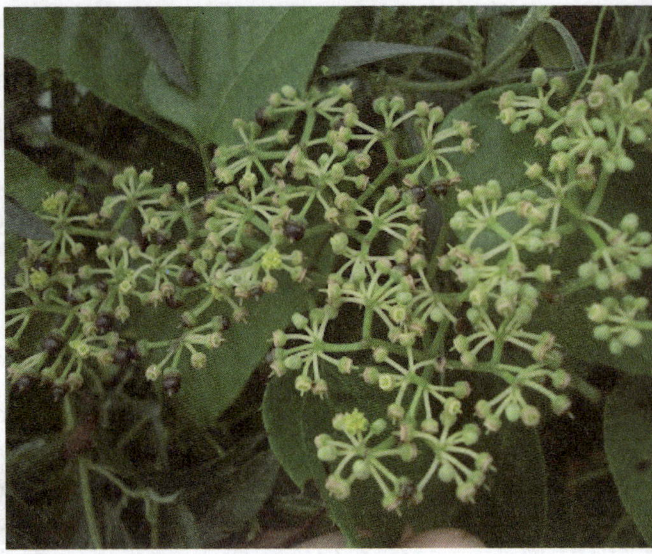

É uma erva da família Vitaceae, conhecida principalmente como insulina vegetal. Pode ser encontrada em grande parte do Brasil, com mais frequência no Maranhão. Outros nomes são mãe-boa, cipó-pucá, diabetil, cipó-da-china e anil-trepador.

Em estudo, foi identificada na planta a presença de alcaloides, flavonoides, ácidos fortes, terpenos, saponinas, taninos, cumarinas e heterosídeos cianogênicos. Na pesquisa fitoquímica, constatou-se a presença acentuada de taninos, terpenos esteroides/triterpenoides e alcaloides.

Essas substâncias conferem à insulina vegetal propriedades hipotensora, sudorífica, antirreumática, antidiabética, e anti-inflamatória, entre outras.

▶Uso terapêutico

Abscessos: Aplicar as folhas aquecidas no local afetado.

Diabetes: Chá com 2 colheres das folhas secas para 1 litro e meio de água fervente. Abafar e deixar descansar para 20 minutos. Coar e tomar 3 a 4 xícaras ao dia.

Estômago, doenças do: Chá com 2 colheres das folhas secas para 1 litro e meio de água fervente. Abafar e deixar descansar para 20 minutos. Coar e tomar 3 a 4 xícaras ao dia.

Furúnculos: Amassar algumas folhas e aplicar no local afetado.

Pressão alta: Chá com 2 colheres das folhas secas para 1 litro e meio de água fervente. Abafar e deixar descansar para 20 minutos. Coar e tomar 3 a 4 xícaras ao dia.

Reumatismo: Infusão com 2 gramas das folhas para 200 ml de água. Tomar 1 a 4 xícaras ao dia.

Taquicardia: Infusão com 1 folha picada em 1 xícara de água quente. Abafar por 10 inutos. Tomar 1 a 3 vezes ao dia.

IPÊ-ROXO *(Tabebuia avellanedae)*

Árvore com formato de buquê gigante. Da família da bignoniácea, pode atingir 30 metros de altura. O ipê-roxo é uma planta conhecida pelas belezas de suas flores roxas em cachos, o que faz dela uma das espécies mais populares em paisagismo. Floresce durante os meses de julho a setembro, com suas ramificações completamente despidas de folhagens. A madeira do ipê-roxo é usada em obras externas como pontes e mourões. A casca é tida como um poderoso aliado no combate a tumores, porém estudos ainda não comprovam suas propriedades medicinais anticancerigenos. Também é usado como

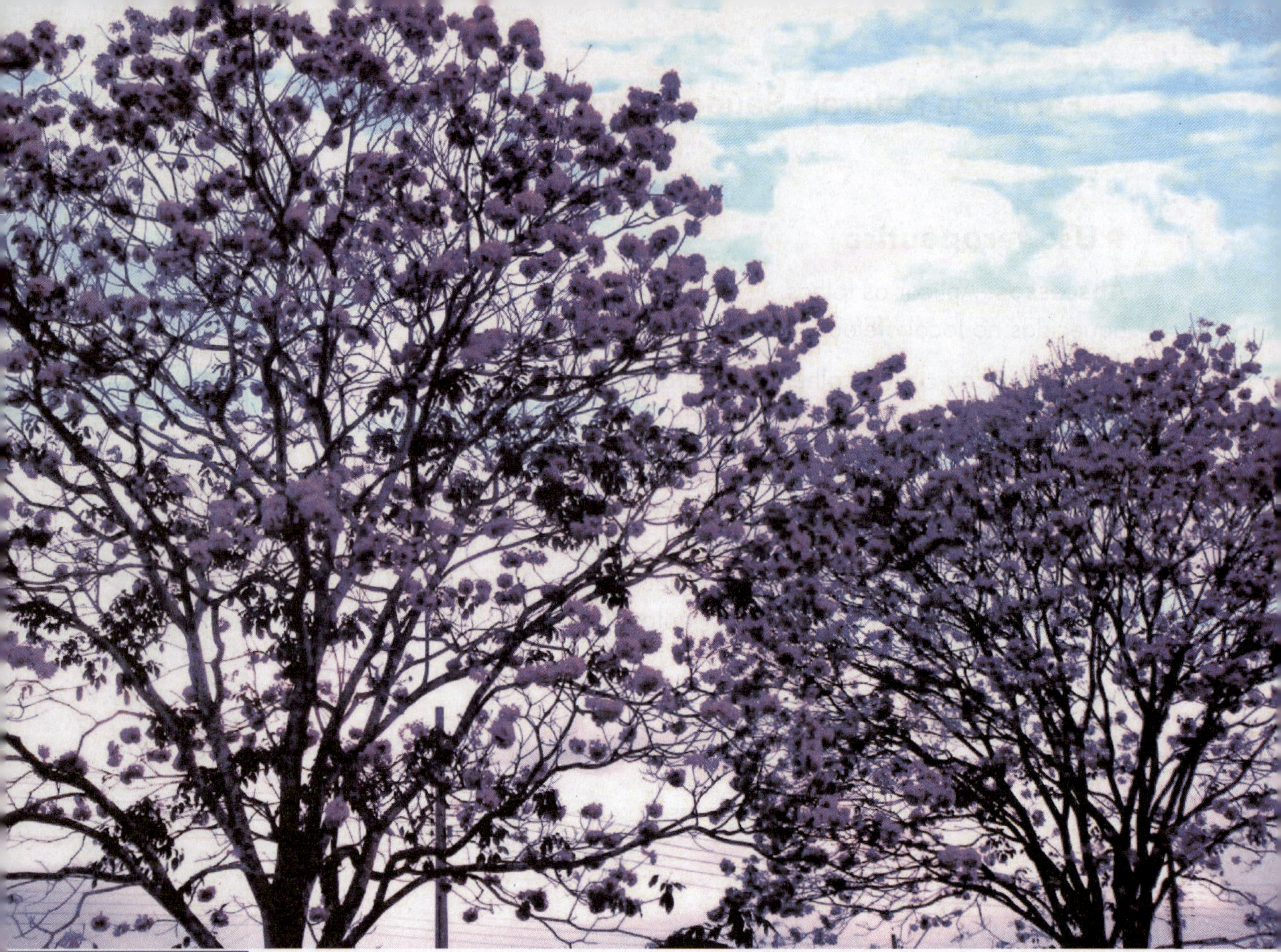

analgésico e como auxiliar no tratamento de doenças estomacais e da pele.

O ipê-roxo também é conhecido como casquinho, ipê-roxo-da-mata, cabroe, ipê, ipê-de-flor-roxa, ipê-mirim, ipê-tabaco e peúva-roxa.

A casca seca da planta é encontrada em casas de ervas e produtos naturais.

▶Uso terapêutico

Alergia: Chá de ipê-roxo, com 10 g da casca para 1 litro de água. Ferver por 5 minutos, abafar por mais 15 minutos. Tomar até 3 vezes por dia.

Micose: Chá de ipê-roxo, com 10 g da casca para 1 litro de água. Ferver por 5 minutos, abafar por mais 15 minutos. Tomar todos dias, até eliminar o fungo.

Sangue, depurativo do: Chá

de ipê-roxo, com 10 g da casca para 1 litro de água. Ferver por 5 minutos, abafar por mais 15 minutos.

▶Inconvenientes

A ingestão de altas doses pode causar náuseas, vomito e diarreia. Não é recomendável o uso por gestantes ou mulheres que amamentam.

J

JABUTICABA *(Myrciaria cauliflora)*

Fruta tradicional brasileira, da família das mirtáceas, mesma família da pitanga, goiaba e araçá. É cultivada principalmente nos estados de Minas Gerais, Rio de Janeiro, Espírito Santo e São Paulo.

Rica em vitaminas B1, B2, Niacina e C, além de sais minerais como sódio, potássio, cálcio, fósforo e ferro, a jabuticaba tem ação estomáquica, anti-inflamatória e antianêmica, entre outras.

De preferência, escolha as jabuticabas que estiverem firmes, brilhantes e sem rachaduras. Por ser uma fruta que estraga com facilidade, é aconselhável consumi-la no mesmo dia da compra ou colheita. Para armazenar por 1 ou 2 dias: lave, enxugue bem e guarde na geladeira.

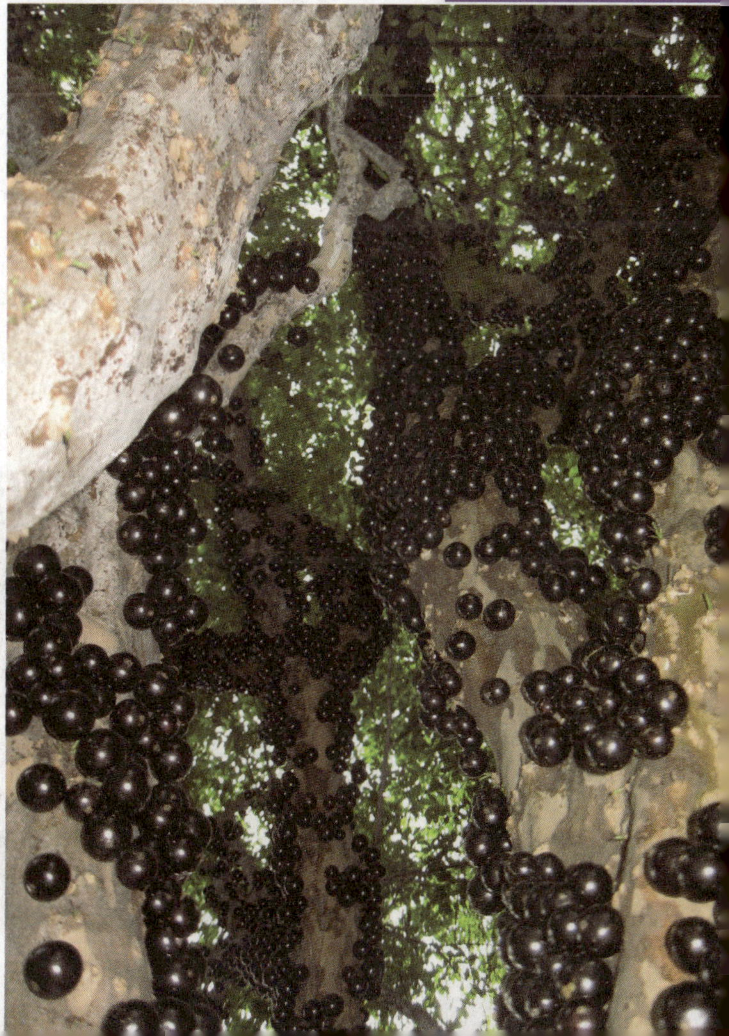

▶Uso terapêutico

Afta: Extrair o suco de algumas jabuticabas maduras e cozinhar por alguns minutos. Se necessário, dilua em um pouco de água. Coe e faça bochechos várias vezes ao dia.

Amigdalite: Extràir o suco de algumas jabuticabas maduras e cozinhar por alguns minutos. Se necessário, dilua em um pouco de água. Coe e faça bochechos várias vezes ao dia.

Anemia: Incluir jabuticaba na alimentação.

Boca, doenças da: Extrair o suco de algumas jabuticabas maduras e cozinhar por alguns minutos. Se necessário, dilua em um pouco de água. Coe e faça bochechos várias vezes ao dia.

Estômago, doenças do: Extrair o suco de algumas jabuticabas maduras e cozinhar por alguns minutos. Se necessário, dilua em um pouco de água. Coe e faça bochechos várias vezes ao dia.

Língua, inflamação da: Extrair o suco de algumas jabuticabas maduras e cozinhar por alguns minutos. Se necessário, dilua em um pouco de água. Coe e faça bochechos várias vezes ao dia.

JACA *(Artocarpus integrifólia L.)*

Originária do arquipélago malaio, a jaqueira é uma árvore da família das moráceas, introduzida e difundida no Brasil durante o século XVIII. O fruto chega a pesar 15 kg. De cor amarelada e superfície áspera, tem sabor adocicado e seus gomos cremosos têm um cheiro muito agradável.

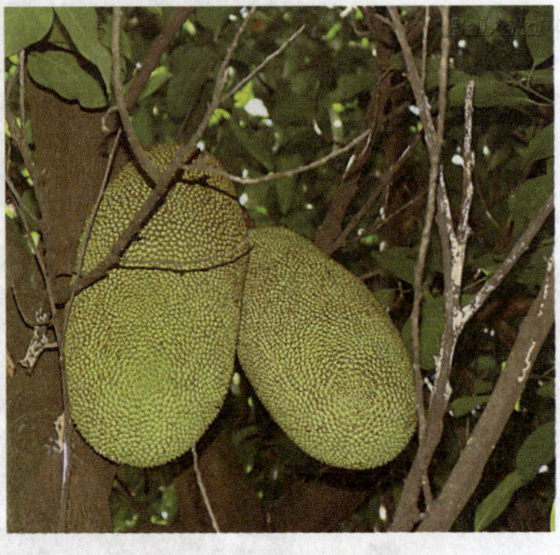

A jaca pode ser consumida ao natural ou no preparo de doces. Neste caso, acrescente açúcar ao doce somente quando a jaca estiver cozida, para que fique mais gostosa e macia. As sementes de jaca podem ser cozidas em água e sal até amolecerem. Rica em carboidratos, contém também vitamina C e sais minerais como cálcio, fósforo e ferro, o que lhe garantem ação antiasmática, antidiarreica, cicatrizante e diurética, entre outras.

▶Uso terapêutico

Anemia: Cozer o caroço da jaca e incluí-lo na alimentação. É rico em ferro.

Asma: Chá com a casca da raiz da jaqueira. Tomar 1 xícara ao dia.

Dermatoses: Incluir jaca na alimentação.

Diarreia: Chá com a casca da raiz da jaqueira. Tomar 1 xícara ao dia.

Olhos, doença dos: Diluir uma pequena quantidade do leite da jaqueira em água fervente. Deixar esfriar e em seguida lavar os olhos.

Prisão de ventre: Ingerir jaca em jejum.

Tosse: Bater no liquidificador os frutos sem caroços, misturar mel e cozinhar por 40 minutos, sem parar de mexer. Coar. Tomar 1 colher (sopa) sempre que a tosse se manifestar.

JAMBO *(Syzygium malaccense L.)*

Árvore exótica, originária da Ásia. Cultivada em regiões quentes de vários países tropicais, inclusive no Brasil. A fruta é consumida ao natural ou em forma de doces, geleias, compotas. A polpa fermentada é usada também na produção de aguardente.

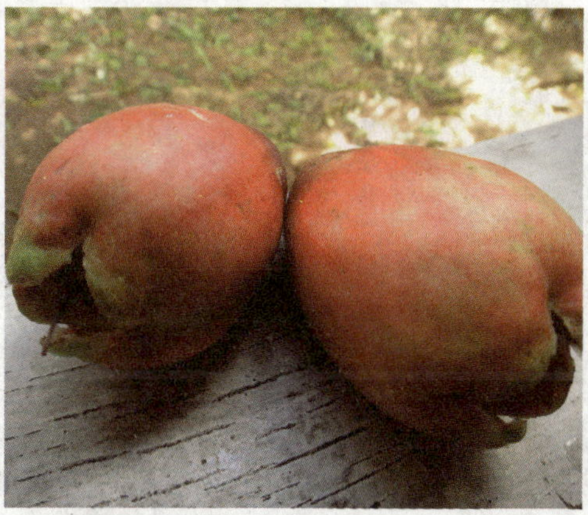

A época de floração da árvore vai de julho a novembro e os frutos surgem de dezembro a abril. Na medicina natural, o jambo tem ação antibacteriana, antiviral e diurética, entre outras.

▶Uso terapêutico

Corrimento vaginal: Incluir jambo na alimentação.

Diarreia: Incluir jambo na alimentação.

Diurese: Incluir jambo na alimentação.

Expectorante: Incluir jambo na alimentação.

JAMBU *(Spilanthes oleracea L.)*

Verdura conhecida no Norte do Brasil como agrião-do-pará por sua semelhança com esta planta. Outros nomes populares são agrião-do-brasil, jambu-açú e nhambu.

O jambu tem poucas propriedades nutritivas, mas é rico em celulose, substância importante para o bom funcionamento do intestino. Na medicina natural, tem ação antianêmica, depurativa do sangue, diurética e escobúrtica, entre outras. Para saber quanto comprar, calcule 2 maços de jambu para cada 6 pessoas. O jambu deve ser consumido logo após colhido. Caso precise ser conservado por algumas horas, deixe-o de molho em água fria.

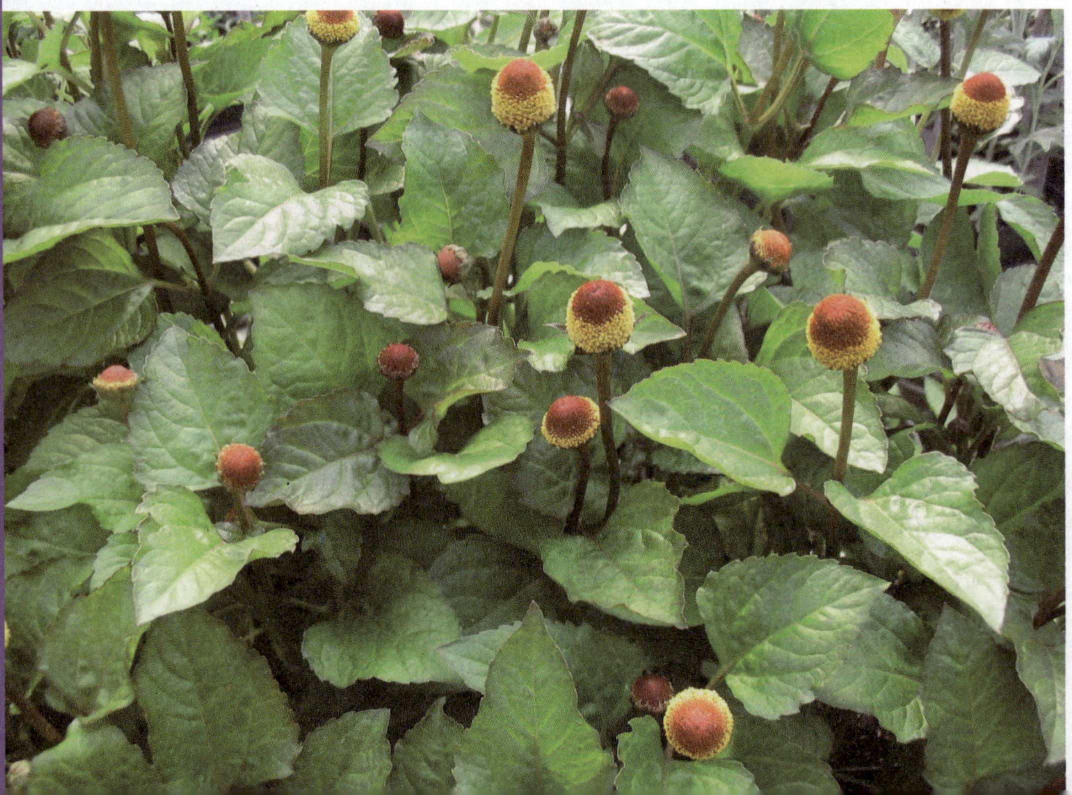

▶Uso terapêutico

Anemia: Incluir jambu na alimentação na forma de saladas.

Diurese: Incluir jambu na alimentação na forma de saladas.

Escorbuto: Incluir jambu na alimentação na forma de saladas.

Expectorante: Incluir jambu na alimentação na forma de saladas.

Garganta, dor de: Fazer gargarejos com as folhas batidas no liquidificador com um pouco de água.

▶Inconvenientes

Em gestantes pode provocar aborto.

JENIPAPO *(Genipa americana L.)*

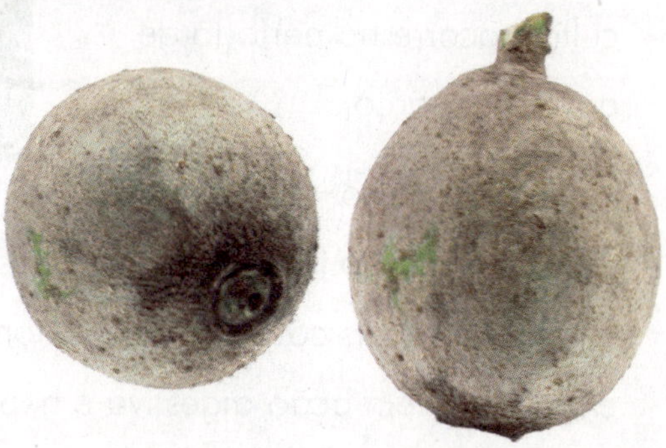

Fruta semelhante ao figo, porém um pouco maior. É conhecido também como jenipapeiro, jenipa, jenipapo-da-américa e jenipaba. O jenipapeiro é uma árvore da família das Rubiáceas e seus frutos devem ser colhidos no ponto certo de maturação para que possam ser aproveitados.

O jenipapo pode ser consumido ao natural e também na forma de licor. A fruta contém vitaminas B1, B2, C, Niacina e sais minerais como o cálcio. O jenipapo tem ação digestiva, hepática, laxante e tônico.

▶Uso terapêutico

Anemia: Tomar 1 copo de suco de jenipapo várias vezes ao dia.

Asma: Preparar suco de jenipapo e cozinhá-lo até que

reduza à metade. Tomar 1 colher (sopa), morno, de hora em hora.

Diurese: Tomar 1 copo de suco de jenipapo várias vezes ao dia.

Enterite: Tomar 1 copo de suco de jenipapo adoçado com mel de abelhas, várias vezes ao dia.

Prisão de ventre: Chá com a raiz do jenipapeiro. Tomar 1 xícara diariamente.

Vômitos (durante a gestação): Tomar 1 copo de suco de jenipapo adoçado com mel de abelhas, várias vezes ao dia.

JILÓ *(Solanum gilo Raddi)*

Hortaliça da família das Solanaceae, cultivada nos estados de São Paulo, Rio de Janeiro e Minas Gerais. O cultivo ocorre no período de agosto a março.

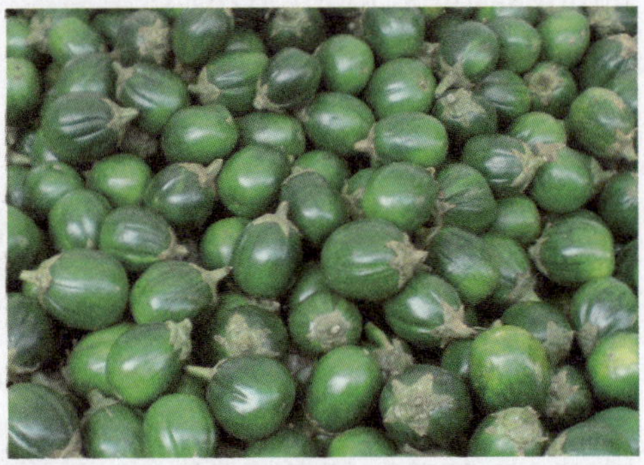

Vegetal de baixo valor calórico, excelente para o tratamento da obesidade, o jiló é uma hortaliça rica em sais minerais como cálcio, fósforo e ferro, além das vitaminas B5 e C. O jiló tem ação digestiva e hepática.

▶Uso terapêutico

Colesterol, para reduzir o: Incluir jiló na alimentação, juntamente com berinjela e cenoura crua.

Dispepsia biliar: Cozinhar o jiló e tomar o caldo durante o dia.

Fígado, doenças do: Macerar o jiló em um pouco de água, deixar em repouso por algumas horas e tomar vários goles da água ao dia.

K

KARITÉ *(Butyrospermum parkii)*

A árvore de karité, originária da África e conhecida também como árvore da vida, é famosa pela manteiga extraída de seus frutos. Durante séculos a manteiga foi muito utilizada pelas mulheres africanas na medicina tradicional, para cozinhar e também para massagear recém- nascidos.

Na atualidade, as mulheres ocidentais recorrem ao produto para hidratar, nutrir e proteger a pele, o rosto e os cabelos. A manteiga é um agente emoliente com toque não-gorduroso, possui várias propriedades que a tornam um poderoso princípio ativo. Rico em cinâmico, a manteiga atua como filtro solar natural, auxiliando na proteção da pele contra raios Ultravioleta, tem propriedades antioxidante e previne o ressecamento da pele e dos cabelos. Vários cosméticos têm o karité na fórmula.

▶Uso terapêutico

Reumatismo: Passar a manteiga de karité no local afetado.

▶Inconvenientes

Pode causar irritação nos olhos.

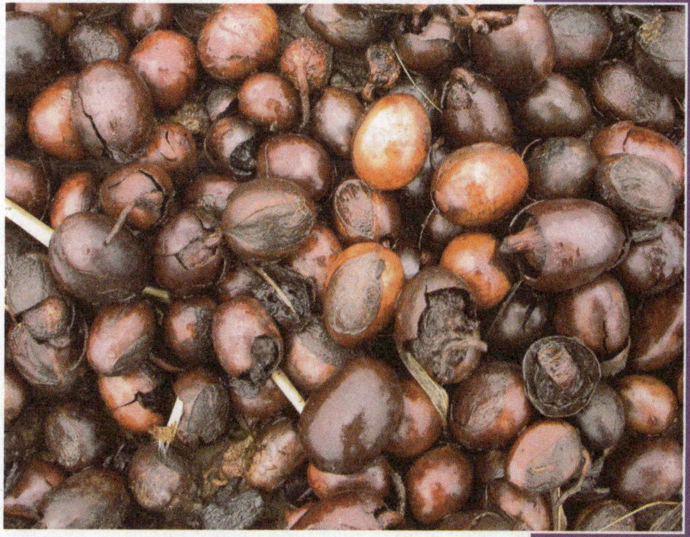

L

LARANJA *(Citrus aurantium, Risso)*

Fruta de destaque em todos os mercados mundiais. No Brasil, perde apenas para a banana, o primeiro lugar em consumo.

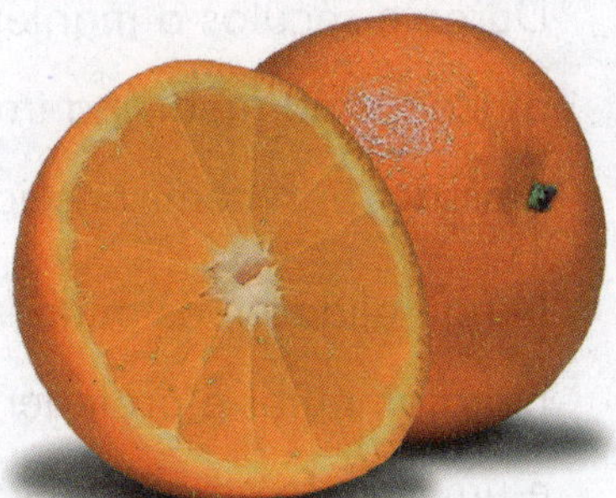

Rica em vitaminas A, B1, B2, Niacina e principalmente vitamina C, além de sais minerais como potássio, cálcio, sódio, fósforo, magnésio, enxofre, cloro, ferro e silício, a laranja tem ação depurativa do sangue, antiartrítica, laxativa e calmante, entre outras.

Uso terapêutico

Acidose: Incluir laranjas na alimentação.

Apetite, falta de: Chupar uma laranja 2 horas antes das refeições. Pode ser pera, baía ou seleta.

Artritismo: Incluir laranja na alimentação.

Asma: Incluir laranja na alimentação.

Calmante: Incluir laranja na alimentação. Preparar chá das folhas de laranjeira, adoçado com mel de abelhas. Tomar 1 xícara antes de deitar.

Cabeça, dor de: Incluir laranja na alimentação.

Diurese, para estimular a: Incluir laranja na alimentação.

Escorbuto: Incluir laranja na alimentação.

Gripe: Tomar 1 copo de suco de

laranja, entre as refeições.

Nevralgias: Chupar algumas laranjas por dia, principalmente com o bagaço.

Prisão de ventre: Chupar algumas laranjas por dia, principalmente com o bagaço.

Sangue, depurativo do: Incluir laranja na alimentação.

LARANJA-AMARGA *(Citrus aurantium L.)*

Árvore pertencente à família das rutáceas, originária da Ásia, chega a medir 10 metros de altura. É conhecida também como laranja-azeda, laranja-bigarade, laranja-cavalo, laranja-da-china, laranja-da-terra e laranja-flor.

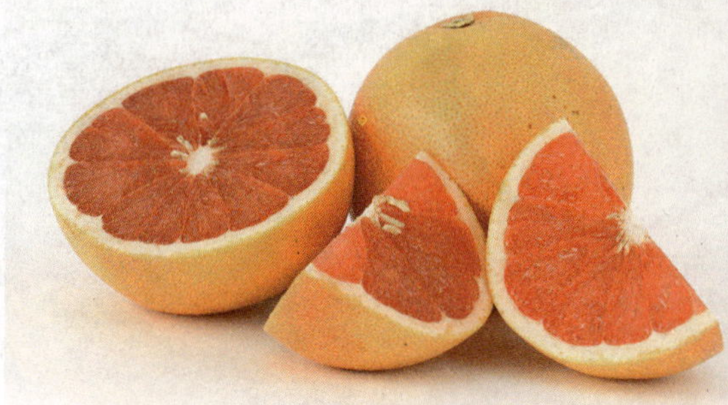

Folhas, frutos e flores têm propriedades medicinais. Elas têm ação antiartrítica, antidepressiva, antiescobúrtica, antiespasmódica, anti-inflamatória, anti-reumática, diurética e estimulante, entre outras.

▶Uso terapêutico

Calmante: Usar o óleo essencial da laranja-amarga, disponível em casas de produtos naturais.

Depressão: Chá com as folhas. Tomar 1 xícara ao dia.

Digestivo: Infusão com 2 colheres (sopa) de folhas ou flores picadas para 1 litro de água. Tomar 3 xícaras ao dia.

Escorbuto: Comer laranjas-amargas, incluindo o bagaço.

Estresse: Chá com as folhas. Tomar 1 xícara ao dia.

Febre: Chá com as folhas. Tomar 1 xícara ao dia.

Insônia: Infusão com 2 colheres (sopa) de folhas ou flores picadas para 1 litro de água.

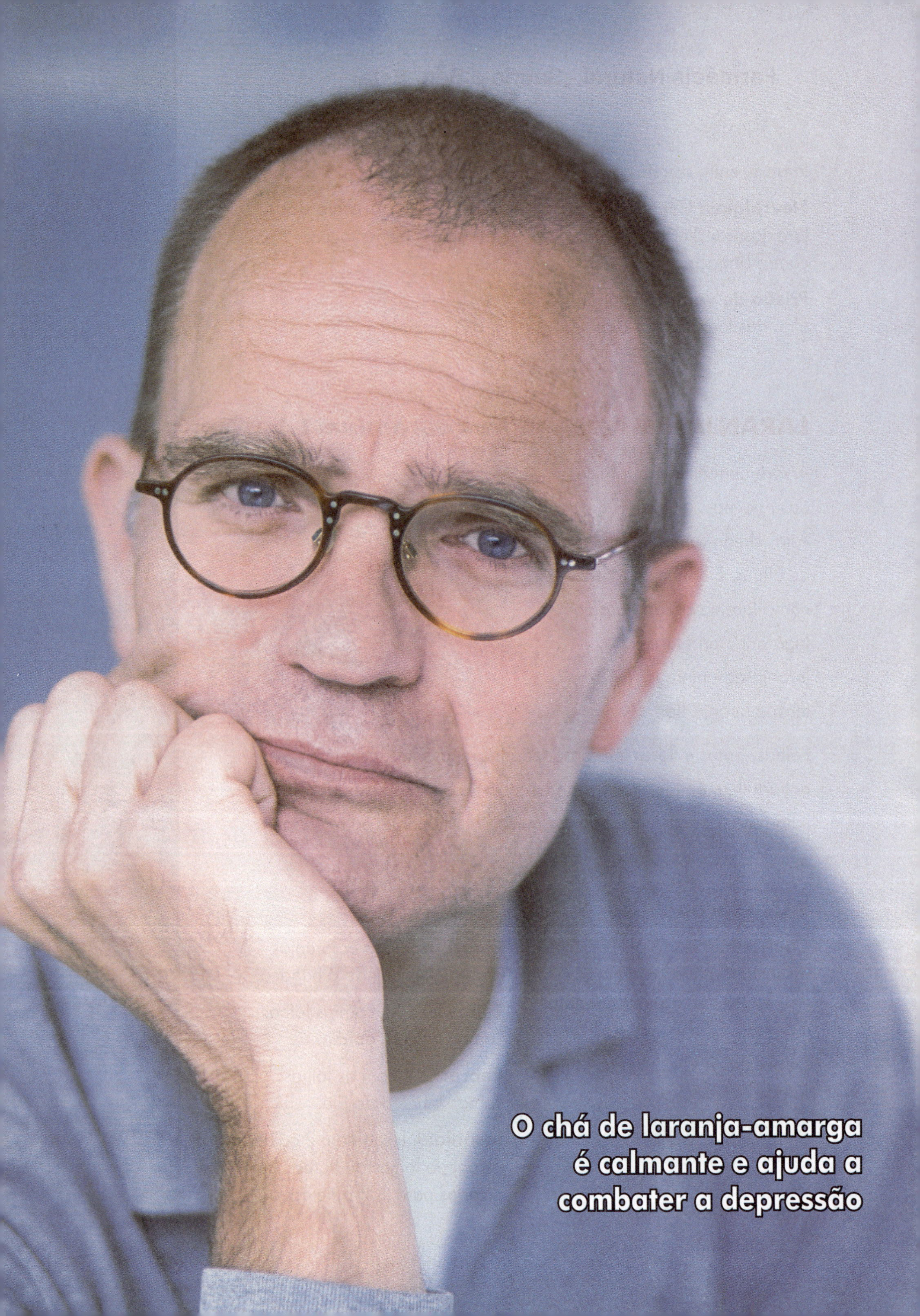

O chá de laranja-amarga é calmante e ajuda a combater a depressão

Tomar 3 xícaras ao dia.

Prisão de ventre: Chá com as folhas. Tomar 1 xícara ao dia. Comer laranjas-amargas, incluindo o bagaço.

Reumatismo: Chá com as folhas. Tomar 1 xícara ao dia.

Verminose: Comer laranjas amargas, incluindo o bagaço.

LICHIA *(Litchi chinensis Sonn)*

A lichieira é uma árvore subtropical com até 12 metros de altura, originária da China, pertence à família Sapindaceae. As condições climáticas do estado de São Paulo são muito favoráveis ao cultivo desta fruta. Os frutos crescem em cachos e têm a casca rugosa e de cor vermelha. A fruta é rica em proteína, gordura, carboidratos, fibras, cálcio, ferro, sódio,

potássio, fósforo e vitaminas C, e do complexo B (tiamina, riboflavina e niacina). Na medicina natural, é utilizada como antiescorbútica, antitérmica e diurética, entre outras.

▶Uso terapêutico

Escorbuto: Incluir lichia na alimentação, em doses moderadas.

Estômago, problemas no: Incluir lichia na alimentação, em doses moderadas.

Tosse: Incluir lichia na alimentação, em doses moderadas.

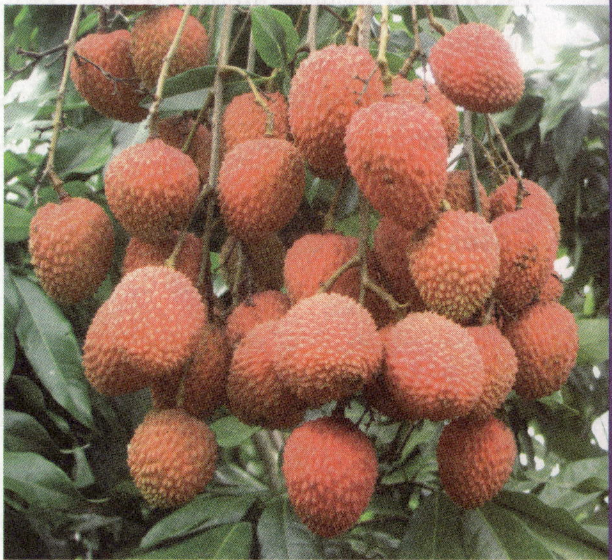

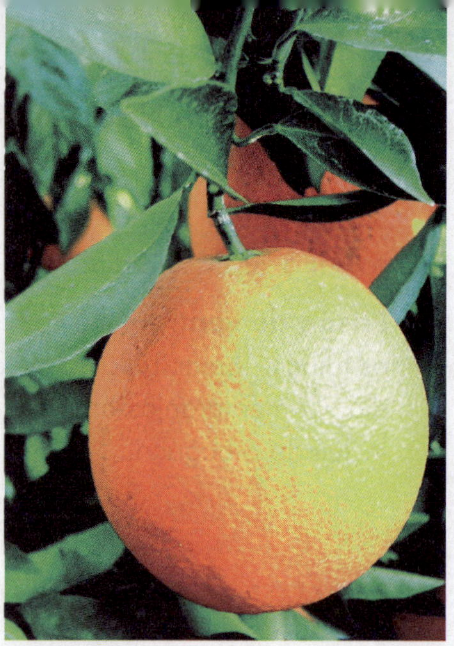

LIMA *(Citrus limetta, Risso)*

Árvore da família das Rutáceas, a limeira é originária da Ásia, tendo se adaptado ao clima brasileiro. A lima é excelente fonte de vitamina B2, Niacina e C, além de sais minerais como e sódio, potássio, cálcio e fósforo. Na medicina natural, tem ação antiácida, antiescorbútica e anti-inflamatória, entre outros.

▶Uso terapêutico

Acidez gástrica: Chupar uma lima de manhã, em jejum.

Azia: Chupar uma lima de manhã, em jejum.

Coração, doenças do: Infusão com um punhado das cascas da lima e um pouco de água. Tomar 1 copo após as refeições.

Escorbuto: Chupar uma lima de manhã, em jejum.

Febre: Espremer uma lima, acrescentar 1 copo de água. Tomar sem açúcar.

Gases: Infusão com um punhado das cascas da lima e um pouco de água. Tomar 1 copo após as refeições.

Infecções em geral: Incluir lima na alimentação.

Corrimento vaginal: Infusão com um punhado das cascas da lima e um pouco de água. Tomar 1 copo após as refeições.

Pele, doenças da: Chupar uma lima de manhã, em jejum.

Rins, doenças dos: Chupar uma lima de manhã, em jejum.

LIMÃO *(Citrus limonum, Osbeck)*

O limão é uma das frutas mais conhecidas e usadas no mundo. Ele é utilizado tanto na culinária como na fabricação de remédios.

Rico em vitaminas A, B1, B2, Niacina e principalmente vitamina C, além de sais minerais como potássio, cálcio, fósforo, sódio e ferro, o limão tem propriedades febrífuga, dispéptica, antiescorbútica, anti-inflamatória, refrescante e hemostática, entre outras.

O limão muito verde deve ser guardado em lugar seco e arejado para que amadureça. Depois de maduro, deve ser conservado na geladeira, na gaveta para frutas e legumes.

Veja as variedades de limão mais consumidas:

- Limão-galego: pequeno e suculento, de casca fina, cor verde-clara ou amareloclara.

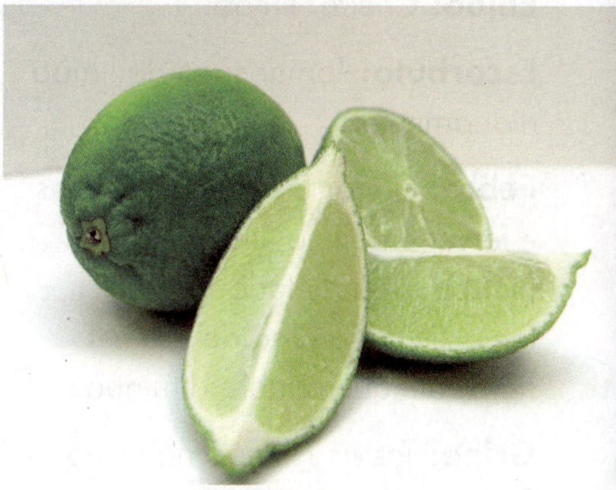

- Limão-siciliano: grande, de casca enrugada e grossa, menos suculento e mais ácido que o galego.
- Limão-cravo: parecido com uma mexerica, tem casca e suco avermelhados e sabor forte.
- Limão-taiti: de tamanho médio, casca verde e lisa, muito suculento e pouco ácido.

▶Uso terapêutico

Acidez gástrica: Diluir o suco de 1 limão em 1 copo de água. Tomar 3 vezes ao dia, sem adoçar.

Acne: Diluir o suco de 1 limão em 1 copo de água. Tomar várias vezes ao dia, sem adoçar.

Amigdalite: Diluir o suco de1 limão em 1 copo de água morna e uma pitada de sal. Fazer gargarejos várias vezes ao dia.

Artrite: Terapia do limão. Veja instruções na página 279.

Ascite: Terapia do limão. Veja instruções na página 279.

Aterosclerose: Terapia do limão. Veja instruções na página 279.

Bexiga, doenças da: Diluiro suco de 1 limão em 1 copo de água. Tomar 3 vezes ao dia, sem adoçar.

Coração, doenças do: Terapia do limão. Veja instruções na página...

Diabetes: Diluir o suco de 1 limão em 1 copo de água. Tomar 3 vezes ao dia, sem adoçar.

Enjoo: Cheirar limão.

Escorbuto: Tomar suco de limão diariamente.

Febre: Cortar 3 limões em fatias e ferver em meio litro de água, até reduzir à metade. Tomar meia xícara do chá de 1 em 1 hora, até que a febre diminua.

Gripe: Tostar 1 limão no forno. Espremer o suco e misturar com um pouco de mel. Tomar 1 colher de hora em hora.

Inflamações em geral: Diluir o suco de 1 limão em 1 copo de água. Tomar 3 vezes ao dia, sem adoçar.

Pressão alta: Diluir o suco de 1 limão em 1 copo de água. Tomar 3 vezes ao dia, sem adoçar.

Rins, doenças dos: Diluir o suco de 1 limão em 1 copo de água. Tomar 3 vezes ao dia, sem adoçar.

Vesícula, pedras na: Diluir o suco de 1 limão em 1 copo de água. Tomar 3 vezes ao dia, sem adoçar.

LINHAÇA *(Linum usitatíssimum L.)*

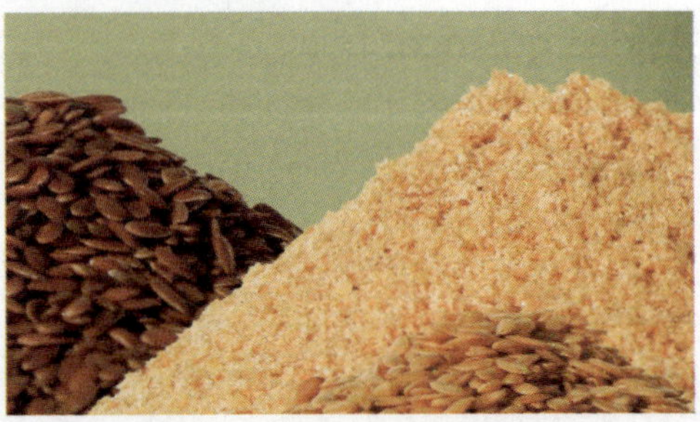

Semente da família Linaceae. O sabor da linhaça é parecido com o da castanha, levemente amargo. Rica em proteína, gordura e fibras dietéticas, a planta da linhaça é azul e florida. Cada 100 gramas de linhaça contém 396 kcal, sendo 109 kcal de proteína e 287 kcal de lipídios. A semente pode ser

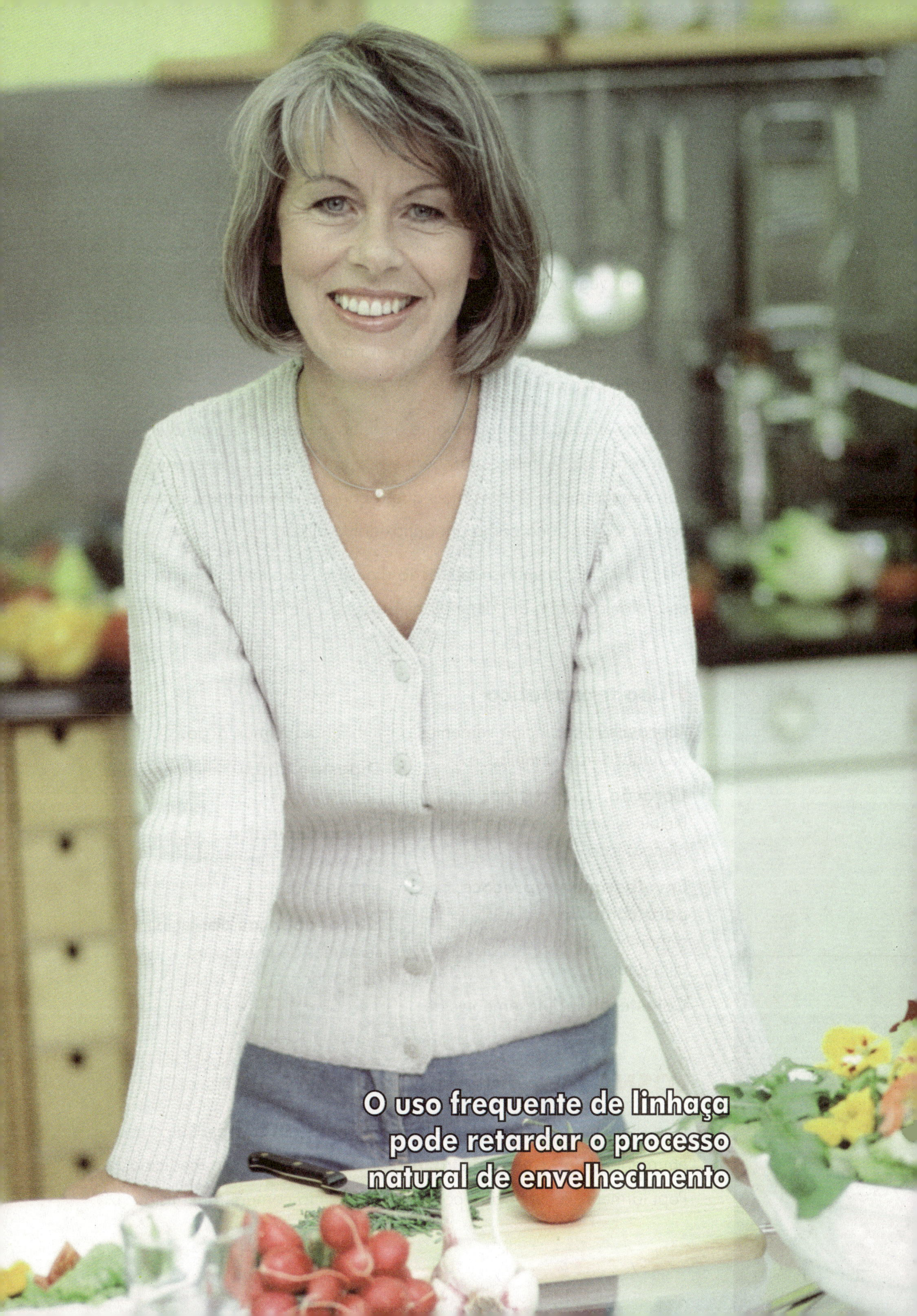

O uso frequente de linhaça
pode retardar o processo
natural de envelhecimento

encontrada nos principais mercados e drogarias.

Os aminoácidos encontrados na proteína da linhaça são similares ao da proteína de soja, que é vista como uma das mais nutritivas proteínas vegetais. As proteínas encontradas na semente de linhaça são a albumina e a globulina, além de ser composta também de Omega-3, substância importante na prevenção de doenças coronárias e câncer.

As fibras encontradas na semente de linhaça ajudam a combater a arteriosclerose. A linhaça também é rica em potássio, fornecendo aproximadamente 7 vezes mais que a banana. A vitamina E presente na linhaça funciona como um antioxidante biológico.

No organismo, a linhaça tem ação digestiva, emoliente, laxativa e cardiotônica, além de diminuir as taxas de colesterol ruim.

Uso terapêutico

Aterosclerose: Incluir sementes de linhaça na alimentação.

Coração, doenças do: Incluir sementes de linhaça na alimentação.

Envelhecimento precoce, para combater: Incluir sementes de linhaça na alimentação.

Colesterol: Incluir sementes de linhaça na alimentação.

Digestão, má: Comer sementes de linhaça de manhã.

Prisão de ventre: Incluir sementes de linhaça na alimentação.

Útero, doenças do: Incluir sementes de linhaça na alimentação.

LOSNA *(Artemísia absinthium L.)*

Erva da família Asteraceae, de flores amarelas em cachos, que cresce em média de 60 cm a 1 metro. As folhas e flores têm uso medicinal. Popularmente é conhecida por absinto, absinto comum, artemísia,

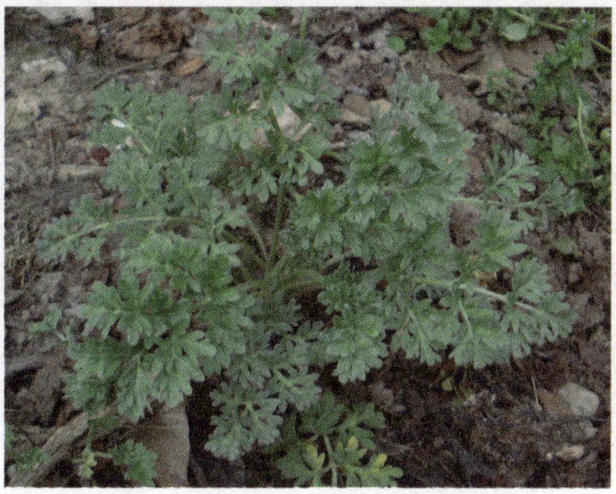

acinto, erva-santa, erva-dos-vermes, losna-branca e erva-dos-cem-gostos.

A losna tem ação afrodisíaca, antidiabética, antidiarreica, antiemética, antiespasmódica, antifebril, antigripal, anti-helmíntica, aperiente e estomacal, entre outras.

Uso terapêutico

Anemia: Infusão com 20 g de folhas para 1 litro de água. Abafar por 10 minutos. Tomar 1 colher (sopa) de hora em hora.

Apetite, para estimular o: Infusão com 15 g de folhas ou flores para 1 litro de água. Tomar 1 xícara antes das refeições.

Circulação, para ativar a: Infusão com 20 g de folhas para 1 litro de água. Abafar por 10 minutos. Tomar 1 colher (sopa) de hora em hora.

Cólicas intestinais: Infusão com 15 g de folhas ou flores para 1 litro de água. Tomar 1 xícara antes das refeições.

Cólicas menstruais: Infusão com 15 g de folhas ou flores para 1 litro de água. Tomar 1 xícara antes das refeições.

Contusões: Aplicar compressa com as folhas cozidas sobre o local afetado.

Estômago, problemas do: Infusão com 20 g de folhas para 1 litro de água. Abafar por 10 minutos. Tomar 1 colher (sopa) de hora em hora.

Febre: Infusão com 15 g de folhas ou flores para 1 litro de água. Tomar 1 xícara antes das refeições.

Gripe: Infusão com 15 g de folhas ou flores para 1 litro de água. Tomar 1 xícara antes das refeições.

Obesidade: Infusão com 20 g de folhas para 1 litro de água. Abafar por 10 minutos. Tomar 1 colher (sopa) de hora em hora.

Prisão de ventre: Infusão com 20 g de folhas para 1 litro de água. Abafar por 10 minutos. Tomar 1 colher (sopa) de hora em hora.

Reumatismo: Massagear o local afetado com folhas de losna.

Verminose: Infusão com 15 g de folhas ou flores para 1 litro de água. Tomar 1 xícara antes das refeições.

Inconvenientes

O suco ou o extrato da losna não devem ser consumidos, pois são tóxicos. A infusão elimina parte da toxidez. Mesmo os chás não devem ser utilizados em alta dosagem. O excesso pode causar cãibras, perturbações nervosas, aborto, alucinações e destruição dos glóbulos vermelhos. Mulheres que amamentam não devem fazer uso da losna, para não amargar o leite.

LOURO *(Lauris nobilis)*

Arbusto da família Lauraceae, a mesma da cânfora e da canela. O aroma das folhas é penetrante. Seu sabor intenso fazem do louro um tempero muito utilizado em marinadas, caldos, carnes, feijão etc. Na medicina natural, é utilizado como estimulante, expectorante e pela sua ação digestiva.

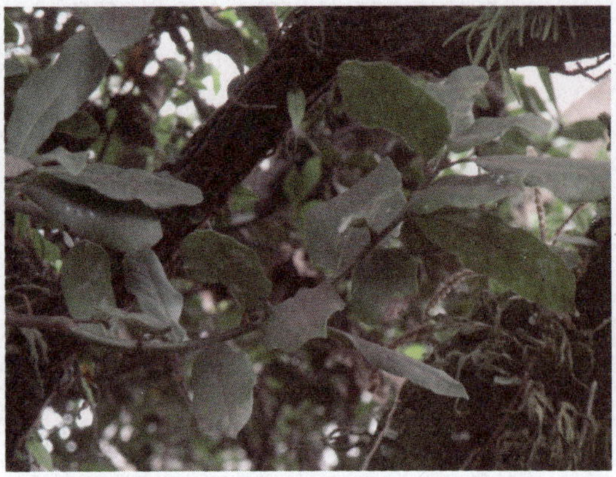

Uso terapêutico

Cabeça, dor de: Chá as folhas de louro. Tomar 1 xícara ao dia.

Estômago, doenças do: Chá das folhas. Tomar 1 xícara ao dia.

Fígado, doenças do: Chá das folhas. Tomar 1 xícara ao dia.

Gases: Chá das folhas. Tomar 1 xícara ao dia.

Reumatismo: Chá das folhas. Tomar 1 xícara ao dia.

M

MAÇÃ *(Malus sylvestris Mill)*

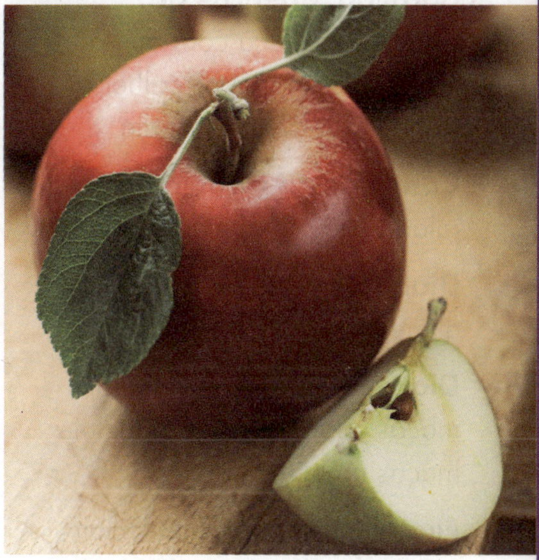

A macieira é uma árvore de porte médio, pertencente à família das Rosáceas, originária da Ásia Central e introduzida no Brasil pelo povo europeu. Os frutos têm coloração vermelhada ou verde.

A maçã dispõe de vitaminas do complexo B e sais minerais, como fósforo, sódio, potássio, magnésio, enxofre, cálcio e ferro.

A ingestão de maçã ajuda na prevenção de coágulos sanguíneos, que são os principais causadores do Acidente Vascular Cerebral (Derrame). Além disso, a maçã tem ação depurativa do sangue, antirreumática, digestiva, peitoral e anti-inflamatória, entre outras. Cada maçã tem, em média, 84 calorias.

Uso terapêutico

Artrite: Incluir maçãs na dieta.

Asma: Incluir maçãs assadas na alimentação. Cozinhar 1 maçã picada com um pouco de água e misturar com mel. Tomar o caldo várias vezes ao dia.

Aterosclerose: Incluir maçãs na dieta.

Bexiga, doenças da: Diluir o suco de uma maçã em um copo de água. Tomar o suco fresco várias vezes ao dia.

Bronquite: Incluir maçãs assadas na alimentação. Cozinhar 1 maçã picada com um pouco de água e misturar com mel. Tomar o caldo várias vezes ao dia.

Calmante: Chá com maçã seca e mel. Tomar 1 xícara antes de deitar.

Coração, doenças do: Cozinhar 1 maçã com mel por 40 minutos. Tomar 1 colher (sopa), várias vezes ao dia.

Contusões: Aplicar maçã ralada no local afetado.

Diabetes: Incluir maçã na alimentação.

Diarreia: Cozinhar algumas maçãs e tomar o caldo. Incluir maçãs na alimentação.

Fígado, doenças do: Incluir maçãs na alimentação.

Feridas: Aplicar maçã ralada no local afetado.

Hemorroidas: Incluir maçãs na alimentação.

Nervos, doença dos: Incluir maçãs na alimentação.

Obesidade: Incluir maçãs na alimentação.

Olhos, inflamação nos: Lavar os olhos 2 vezes ao dia com suco de maçãs.

Pneumonia: Incluir maçãs assadas na alimentação.

Cozinhar 1 maçã picada com um pouco de água e misturar com mel. Tomar o caldo várias vezes ao dia.

Prisão de ventre: Comer maçãs cruas sem casca, juntamente com mamão e mel de abelhas. É aconselhável comer as sementes da maçã.

Reumatismo: Incluir maçãs na alimentação.

Rins, doenças dos: Diluir o suco de uma maçã em um copo de água. Tomar o suco fresco várias vezes ao dia.

Sangue, depurativo do: Incluir maçã na alimentação.

MALVA *(Malva sylvestris L.)*

É uma planta pertencente à família dasMalváceas, originária da Europa, que mede por volta de 1 metro de altura. As folhas da malva têm utilidades medicinais e devem ser colhidas durante o período

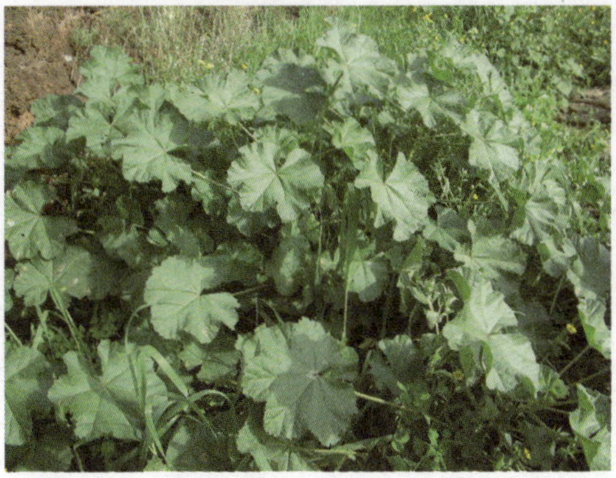

de floração e as flores, antes da abertura dos botões florais.

Embora seja nativa de climas temperados, a malva tolera climas mais quentes. Em regiões onde o inverno é muito rigoroso, a floração se dá anualmente.

Popularmente, é conhecida como malva-cheirosa, gerâneo-aromático, malva-grande e malva-silvestre.

A malva tem ação diurética, emoliente, expectorante e laxativa, entre outras.

▶Uso terapêutico

Amigdalite: Chá das folhas. Fazer gargarejo várias vezes ao dia.

Diurese: Chá das folhas. Tomar 3 xícaras ao dia.

Faringite: Chá das folhas. Fazer gargarejo várias vezes ao dia.

Bronquite: Chá das folhas adoçado com mel. Tomar 3 xícaras ao dia.

Inseto, picada de: Chá das folhas. Aplicar no local afetado várias vezes ao dia.

Tosse: Chá das folhas adoçado com mel. Tomar 3 xícaras ao dia.

MAMA-CADELA *(Brosimun guadichaudii Téc)*

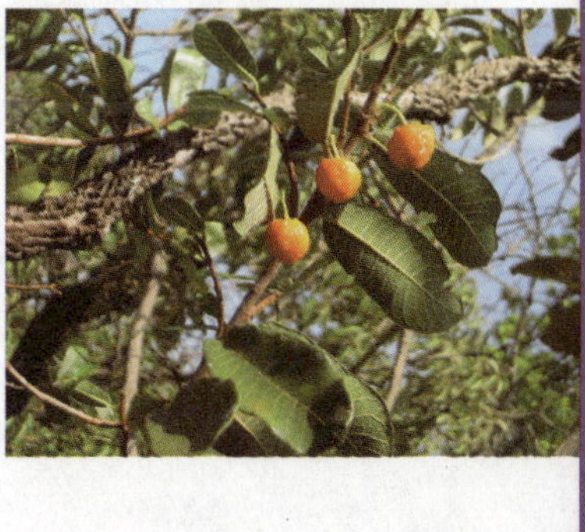

Planta da família das Moráceas, cultivada no cerrado e nas matas. Popularmente é conhecida como mamica-de-cadela, boloteiro, faveira, algodão-doce, amoreira do mato, pão de arara e ipê-do-sertão.

As propriedades medicinais da mama-cadela têm ação antigripal, antioxidante, cicatrizante, depurativa e estomáquica.

▶Uso terapêutico

Pele, manchas na: Infusão da casca das raízes e folhas. Banhar os locais afetados.

Resfriados: Chá das folhas. Tomar 1 xícara ao dia.

Sangue, depurativo do: Macerar alguns ramos com as folhas em 1 litro de vinho seco. Tomar 1 cálice ao dia.

Sangue, má circulação do: Macerar alguns ramos com as folhas em 1 litro de vinho seco. Tomar 1 cálice ao dia.

Úlcera gástrica: Chá das folhas. Tomar 1 xícara ao dia.

MAMÃO *(Carica papaya L.)*

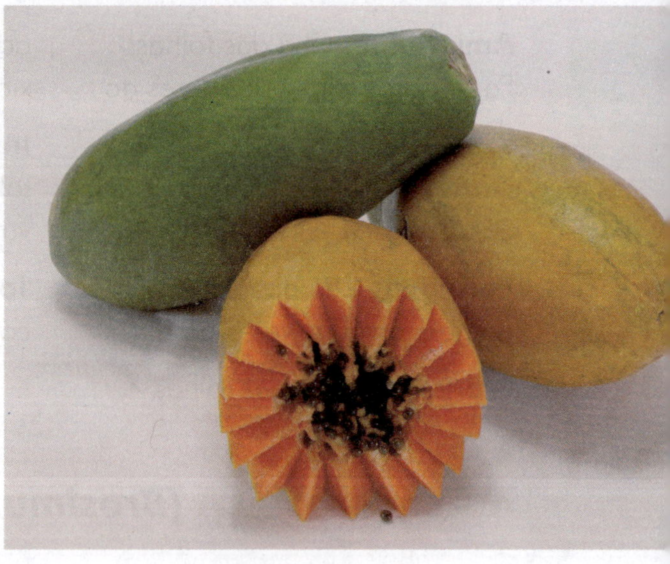

Fruta da família das caricáceas, típica das regiões tropicais e subtropicais, pode ser encontrado durante o ano todo. Possui polpa macia e muito aromática, casca geralmente fina e bastante resistente, presa à polpa.

O mamão é considerado uma das melhores frutas do mundo, pois é rico em vitaminas do complexo B, vitamina C e proteínas. É um alimento altamente nutritivo. Na medicina natural, é utilizado como anti-inflamatório, calmante, cicatrizante, digestivo, diurético, emoliente e laxativo.

▶Uso terapêutico

Acidose: Incluir mamão na alimentação.

Asma: Incluir mamão na alimentação.

Bronquite: Infusão das flores do mamoeiro com um pouco de mel. Tomar 1 colher (sopa) de hora em hora.

Calos: Aplicar leite das folhas no local afetado.

Diabetes: Incluir mamão na alimentação.

Estômago, doenças do: Mastigar 10 a 15 sementes de mamão por dia. Incluir mamão na alimentação.

Diurese, para estimular a: Incluir mamão na dieta, ao natural, ou em forma de suco.

Eczemas: Aplicar leite das folhas no local afetado.

Estresse: Infusão com a raiz do mamoeiro picada. Tomar 2 a 3 xícaras ao dia.

Feridas: Aplicar leite das folhas no local afetado.

Fígado, doenças do: Após o almoço, mastigar 10 sementes de mamão.

Gases: Incluir mamão na alimentação diariamente.

Prisão de ventre: Incluir mamão na alimentação, de preferência com as sementes.

Respiratórias, doenças: Preparar xarope com 1 mamão picado e um pouco de mel. Levar ao forno. Tomar o xarope toda vez que a tosse se manifestar.

Verminose: Dissolver uma colher de sopa e meia do leite das folhas do mamoeiro, em meia xícara de água, adoçada com mel. Tomar a mistura, 1 vez ao dia.

MANDIOCA *(Manihot esculenta Cif.)*

Raiz originária da América do Sul, conhecida popularmente como aipi, aipim, castelhinha, macaxeira e maniva. O Brasil detém aproximadamente 15% da produção mundial. A mandioca é um alimento altamente energético, rico

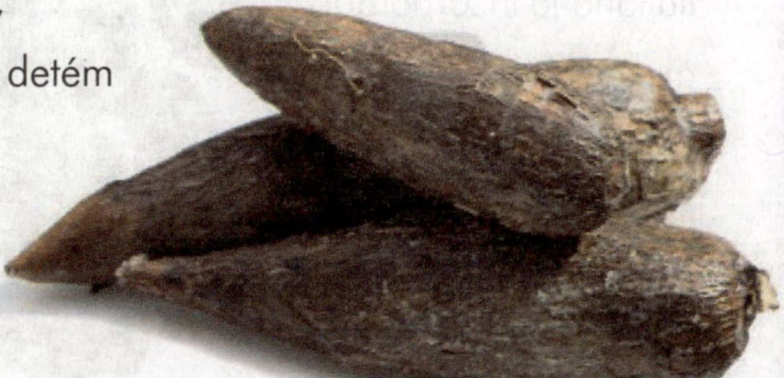

em vitaminas do complexo B, principalmente Niacina, além de sais minerais como cálcio, fósforo e ferro. Na medicina natural, tem ação antisséptica, aperiente, cicatrizante e diurética, entre outras.

Uso terapêutico

Apetite, falta de: Tomar suco de mandioca descascada várias vezes durante o dia.

Avitaminose: Usar como complemento alimentar as folhas secas, tostadas e moídas. Fonte de vitaminas A, ferro e cálcio.

Calmante: Chá com alguns pedaços da raiz. Tomar 1 xícara antes de deitar.

Conjuntivite: Chá com as raízes. Fazer compressas locais.

Diarreia: Incluir farinha de mandioca na dieta.

Feridas: Aplicar cataplasma das raízes frescas no local afetado.

Inflamações em geral: Chá com as raízes. Tomar várias vezes ao dia.

Inconvenientes

Existe uma variedade da mandioca com alta carga de toxicidade. É chamada popularmente de mandioca brava. Esta variedade só pode ser consumida depois de passar por um rigoroso processamento que anula a sua carga tóxica.

MANJERICÃO *(Ocimum basilicum L.)*

Originário da Índia e conhecido pelo seu aroma delicioso, o manjericão é um dos ingredientes básicos da culinária italiana já incorporado à cozinha brasileira. Planta da família das labiadas, tem cerca de 60 espécies diferentes. No geral, é um arbusto

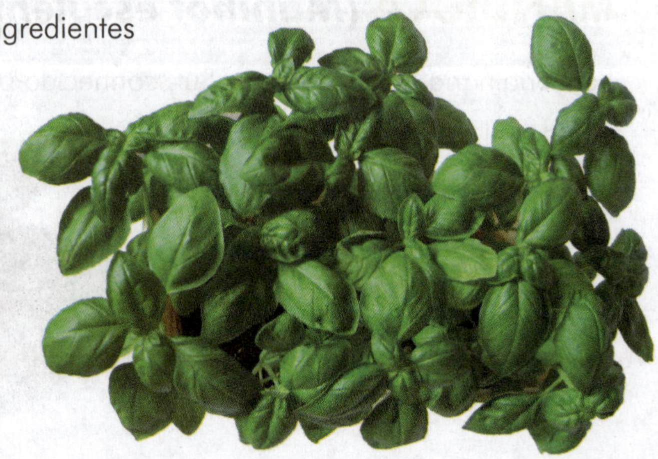

pequeno, muito ramificado e perfumado. Popularmente, é conhecido como alfavaca, alfavaca-doce, manjericão-doce e remédio-de-vaqueiro.

As folhas do manjericão são ricas em vitaminas A, B e C, além de minerais como cálcio, fósforo e ferro. Na medicina natural, tem ação aromática, digestiva, diurética, estimulante e relaxante, entre outras. Na culinária, o manjericão pode ser acrescentado ao prato na hora de servir para reter o aroma dos alimentos. Para conservar o óleo de oliva sempre fresco, basta também acrescentar manjericão picado.

▶Uso terapêutico

Aftas: Fazer gargarejos várias vezes ao dia com chá de folhas de manjericão.

Cabeça, dor de: Chá com algumas folhas de manjericão. Tomar 1 xícara ao dia.

Gases: Chá com algumas folhas de manjericão. Tomar 1 xícara ao dia.

Gastrite: Chá com algumas folhas de manjericão. Tomar 1 xícara ao dia.

Reumatismo: Chá com algumas folhas de manjericão. Tomar várias vezes ao dia.

Verminose: Chá com algumas folhas de manjericão. Tomar 1 xícara ao dia.

MANJERONA *(Origanum majorana L.)*

Planta herbácea da família das Labiadas, originária do nordeste da África e do Oriente Médio até a Índia. Erva preferida de Afrodite, a "Deusa do Amor", até a atualidade é considerada a erva do amor eterno, usada em enfeites por noivos e amantes.

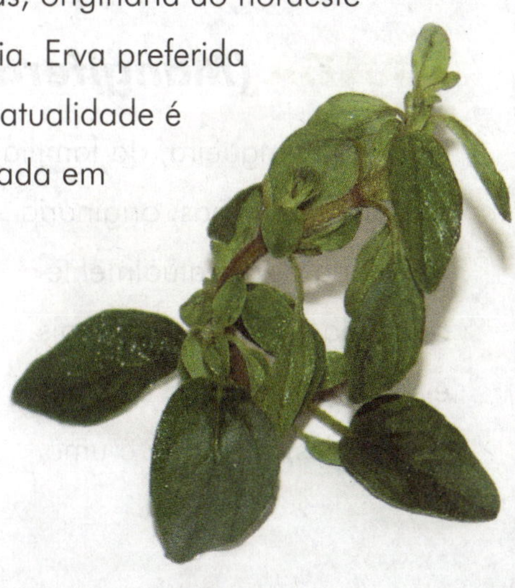

Popularmente é conhecida como manjerona-inglesa, ouregão-vulgar, manjerona-branca e manjerona-verdadeira. A manjerona tem ação afrodisíaca, digestiva, expectorante e hidratante, entre outras.

▶Uso terapêutico

Artrite: Chá com 10 g de folhas para 1 litro de água. Tomar 2 a 3 xícaras ao dia.

Cabeça, dor de: Aplicar compressas de folhas secas no local afetado, com o auxilio de uma gaze.

Contusão: Aplicar compressas de folhas secas no local afetado, com o auxilio de uma gaze.

Digestão, má: Chá com 2 colheres (sopa) de folhas para 1 litro de água. Tomar 3 xícaras ao dia, sem adoçar.

Expectorante: Fazer inalação com vapor de folhas de manjericão fervidas em meio litro de água. Repetir várias vezes ao dia.

Feridas: Aplicar compressas de folhas secas no local afetado, com o auxilio de uma gaze.

Gripe: Chá com 2 colheres (sopa) de folhas para 1 litro de água. Tomar 3 xícaras ao dia, sem adoçar.

Muco nasal infantil: Preparar uma mistura de folhas secas de manjerona e gordura vegetal e untar a mucosa interna 2 ou 3 vezes ao dia. Guarde na geladeira.

Nervoso, doenças do sistema: Aplicar compressas de folhas secas no local afetado, com o auxilio de uma gaze.

Resfriado: Chá com 2 colheres (sopa) de folhas para 1 litro de água. Tomar 3 xícaras ao dia, sem adoçar.

MANGA *(Mangifera indica, L.)*

Fruto da mangueira, da família das Anacardiáceas, originária do Sul da Ásia e atualmente cultivada em países tropicais e subtropicais. Com diversas variedades, a manga é uma

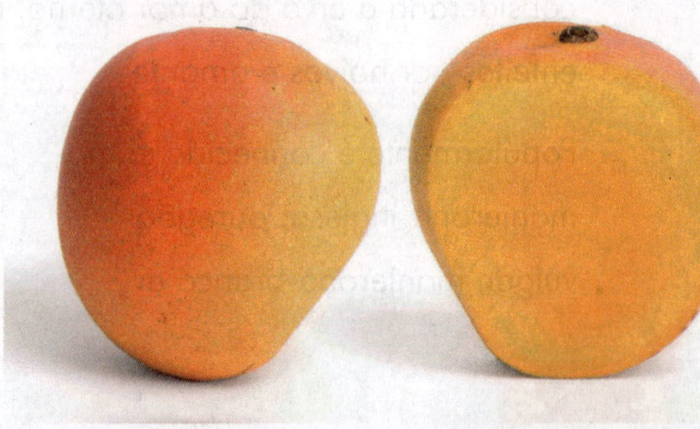

fruta muito saborosa e nutritiva. Constitui-se numa importante fonte de vitamina A, vitaminas do complexo B e vitamina C, além de sais minerais como fósforo, cálcio e ferro.

Na medicina natural, tem ação depurativa, antiescorbútica, diurética e expectorante, entre outras.

Uso terapêutico

Anemia: Incluir mangas na dieta.

Asma: Chá com algumas folhas da mangueira. Tomar 1 xícara do chá ainda morno, adoçado com mel.

Contusões: Aplicar compressas locais com folhas de mangueira cozidas.

Diarreia: Chá com os ramos. Tomar 1 xícara ao dia.

Escorbuto: Incluir mangas na alimentação.

Expectorante: Cozinhar suco natural de manga com mel, até que fique reduzido pela metade. Tomar 1 colher (sopa) de hora em hora.

Gastrintestinais, doenças: Comer manga pela manhã em jejum.

Verminose: Chá dos brotos dos ramos e da amêndoa das sementes (trituradas). Em jejum, tomar 1 xícara de chá juntamente com o suco de 1 limão.

MARACUJÁ *(Passiflora alata Curtis)*

Fruto do maracujazeiro, planta da família das Passifloráceas muito conhecida em todo o Brasil, tanto pela fruta como pela flor, também chamada de flor-da-paixão. Também é conhecido popularmente como maracujá-amarelo e

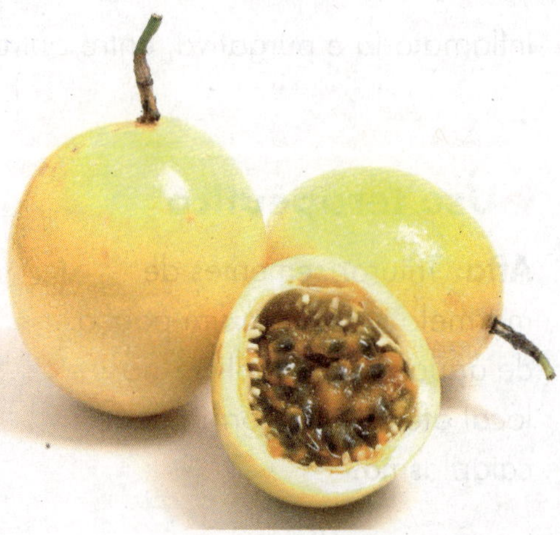

maracujá-grande. Alimento de alto valor nutritivo, fonte de vitamina C e vitaminas do complexo B (B2 e B5), além de sais minerais como ferro, cálcio e fósforo, o maracujá tem ação calmante, diurética, sedativa e tranquilizante, entre outras.

▶Uso terapêutico

Calmante: Tomar suco natural de maracujá, adoçado com mel.

Cólica menstrual: Chá com a raiz do maracujá-branco. Tomar 1 xícara ao dia.

Estresse: Tomar suco natural de maracujá, adoçado com mel.

Hemorroidas: Aplicar cataplasmas locais com as folhas do maracujazeiro trituradas.

Verminose: Triturar sementes do maracujá, misturar com mel e tomar 1 colher (sopa) em jejum.

MARMELO *(Pyrus cydonia, Mill.)*

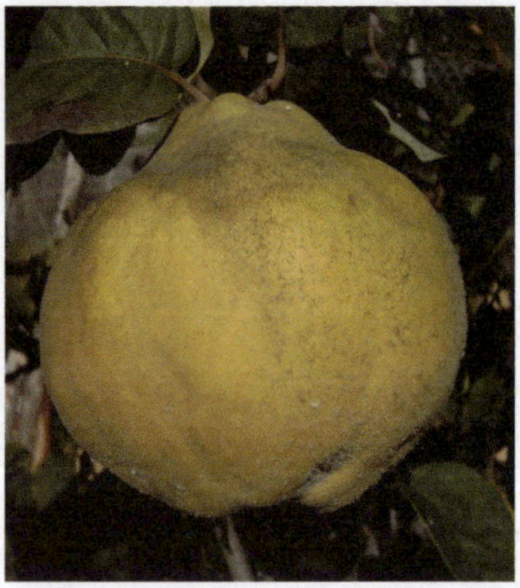

Originário da Ásia e da Europa, o marmeleiro pertence à família das Rosáceas. Sua composição inclui vitaminas A, B1, B2, Niacina e C, além de sais minerais como fósforo, cálcio e ferro. Na medicina natural, o marmelo tem ação peitoral, emoliente, anti-inflamatória e purgativa, entre outras.

▶Uso terapêutico

Afta: Triturar sementes de marmelo junto com um pouco de água. Coar e aplicar no local afetado em forma de cataplasma.

Antiespasmódico: Chá das flores. Tomar 1 xícara ao dia.

Disenteria: Cortar o marmelo em pedaços, bater no liquidificador com um pouco de água. Tomar 1 copo do suco ao dia.

Dente, dor de: Aplicar cataplasma local com as folhas trituradas.

Febre: Tomar o suco do marmelo fresco.

Inflamações: Triturar sementes de marmelo junto com um pouco de água. Coar e aplicar no local afetado em forma de cataplasma.

Intestino, doenças do: Preparar xarope com 30 g de suco de marmelo e 60 g de mel de abelhas. Cozinhar em banho-maria. Tomar 1 colher (sopa) de 2 em 2 horas.

Olhos, doenças dos: Bater no liquidificador um punhado das sementes com um pouco de água. Coar e depois aplicar nos olhos na forma de cataplasma.

Prisão de ventre: Triturar as sementes no liquidificador e acrescentar um pouco de água quente. Depois de morno, coar e tomar o líquido.

Respiratórias, doenças: Triturar as sementes no liquidificador e acrescentar um pouco de água quente. Depois de morno, coar e aplicar sobre o peito na forma de cataplasmas.

Vômitos: Cortar o marmelo em pedaços, cozinhar e tomar 1 copo do suco ao dia.

MELANCIA *(Citrullus lanatus (Trumb.)*

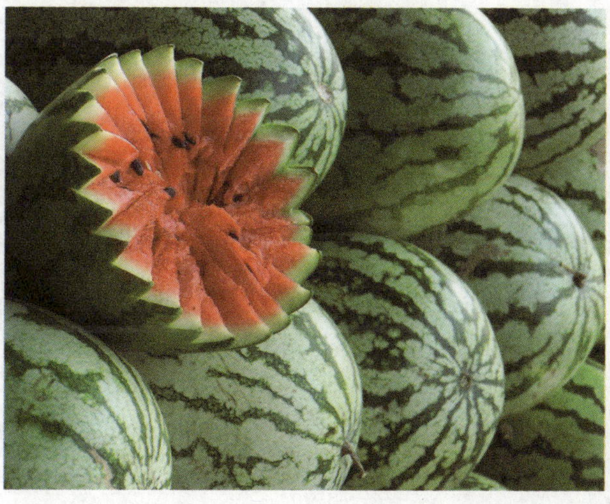

Fruto da melancieira, da família das Cucurbitáceas, é originária da Índia e foi adaptada ao clima do Brasil, onde é cultivada em todos os estados. Fonte de vitamina A, vitaminas do complexo B e vitamina C, além de sais minerais como cálcio, fósforo e ferro, a melancia tem ação calmante, diurética, laxativa e refrigerante.

Uso terapêutico

Acidose: Incluir melancia na dieta.

Alcoolismo: Incluir melancia na dieta.

Artrite: Incluir melancia na dieta.

Azia: Incluir melancia na dieta.

Bexiga, doenças da: Incluir melancia na dieta.

Bronquite crônica: Incluir melancia na dieta.

Cistite: Incluir melancia na dieta.

Febre: Tomar suco de melancia fresco várias vezes ao dia.

Gases: Incluir melancia na dieta.

Pressão alta: Incluir melancia na dieta.

Prisão de ventre: Incluir melancia na dieta.

Reumatismo: Incluir melancia na dieta.

Rins, doenças dos: Incluir melancia na dieta.

Inconvenientes

A ingestão excessiva de melancia pode causar diarreia.

MELÃO *(Cucumis melo, L.)*

Fruto do meloeiro, pertencente à família das Cucurbitáceas, (mesma família da melancia), originária da Índia e adaptado ao clima do Brasil, sendo cultivado em todos os estados do país. Por ser refrescante é muito consumido nos meses de calor.

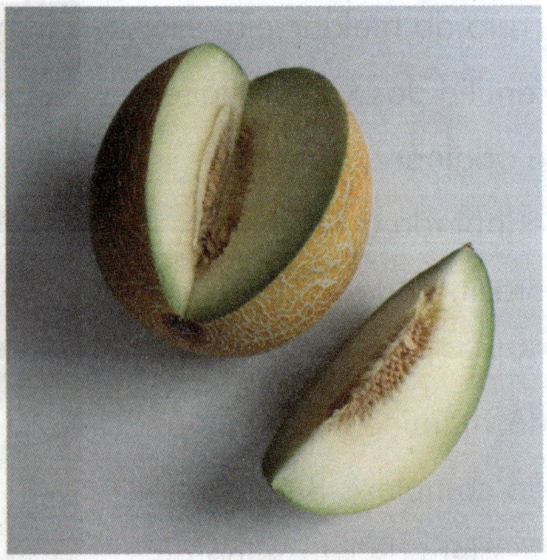

Fonte de cálcio, fósforo e ferro, além de vitamina A, vitamina C e vitaminas do complexo B, o melão tem ação antibiótica, antileucêmica, antioxidante, calmante, diurética e refrescante, entre outras.

Uso terapêutico

Acidose: Incluir melão na alimentação.

Artritismo: Triturar as sementes de um melão no liquidificador com um pouco de água e mel. Coar e tomar 1 colher (sopa) a cada 2 horas.

Bexiga, doenças da: Incluir melão na alimentação.

Cálculos biliares: Incluir melão na alimentação.

Cistite: Incluir melão na alimentação.

Cólicas menstruais: Incluir melão na alimentação.

Corrimentos vaginais: Incluir melão na alimentação.

Esôfago, doenças do: Tomar suco natural de melão diariamente. Triturar as sementes de um melão no liquidificador, com um pouco de água e mel. Coar e tomar 3 xícaras bem diluído e morno.

Estômago, doenças do: Tomar suco natural de melão diariamente. Triturar as sementes de um melão no liquidificador, com um pouco de água e mel. Coar e tomar 3 xícaras bem diluído e morno.

Fígado, doenças do: Tomar suco natural de melão diariamente. Triturar as sementes de um melão no liquidificador, com um pouco de água e mel. Coar e tomar 3 xícaras bem diluído e morno.

Menopausa: Incluir melão na alimentação.

Menstruais, distúrbios: Incluir melão na alimentação.

Nefrite: Incluir melão na alimentação.

Obesidade: Incluir melão na alimentação.

Ovários, doença nos: Incluir melão na alimentação.

Prisão de ventre: Incluir melão na alimentação.

Reumatismo: Incluir melão na alimentação.

Solitária: Mastigar sementes de melão em jejum. Depois de 1 hora, tomar um purgante.

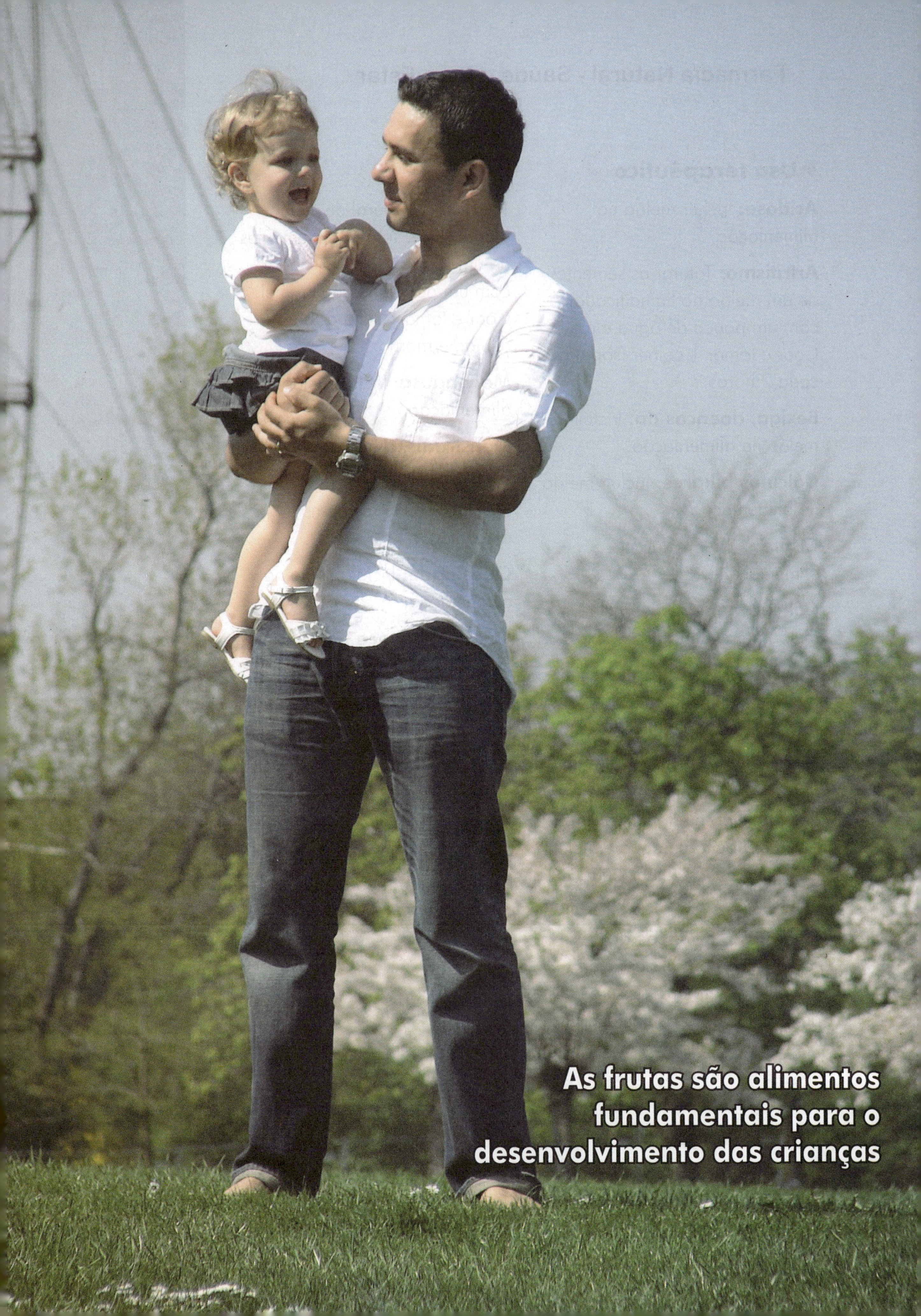

As frutas são alimentos fundamentais para o desenvolvimento das crianças

MENTRASTO *(Ageratum conyzoides L.)*

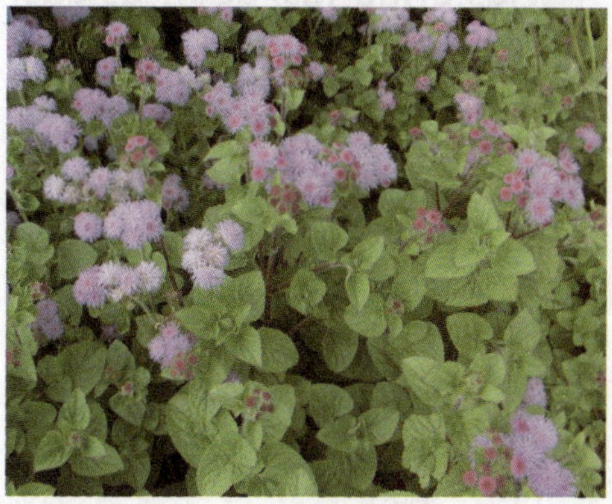

Planta da família das Asteraceas, plenamente adaptada ao território brasileiro, pode ser utilizada integralmente na medicina natural. Popularmente, o mentrasto é conhecido como erva-de-são-joão, catinga-de-barão, catinga-de-bode, erva-maria, erva-de-santa-lúcia, erva-de-santa-luzia e maria-preta.

O mentrasto tem ação analgésica, antidiarreica, antiespasmódica, anti-inflamatória, aromática, carminativa, diurética e cicatrizante, entre outras.

▶Uso terapêutico

Artrose: Misturar 1 xícara (café) de mentrasto seco a 5 xícaras (café) de álcool 70%. Fazer massagens locais.

Cólicas menstruais: Infusão com 1 xícara (café) de mentrasto seco e meio litro de água. Tomar 1 xícara (chá) a cada 4 horas.

Disenteria: Infusão com 1 colher (sopa) da planta fresca para 1 xícara de água. Abafar por 10 minutos. Tomar 2 vezes ao dia.

Diurese: Infusão com 20 g da planta para 1 litro de água. Tomar 4 a 5 xícaras por dia.

Gases intestinais: Infusão com 20 g da planta para 1 litro de água. Tomar 4 a 5 xícaras por dia.

Gripe: Infusão com 20 g da planta para 1 litro de água. Tomar 4 a 5 xícaras por dia.

Reumatismo: Misturar 1 xícara (café) de mentrasto seco a 5 xícaras (café) de álcool 70%. Fazer massagens locais.

Rinite alérgica: Preparar inalação com o suco da planta fresca ou extrato da planta seca. Inalar o vapor 1 vez ao dia.

Sinusite: Preparar inalação com o suco da planta fresca ou extrato da planta seca. Inalar o vapor 1 vez ao dia.

Vias urinárias, doenças das: Infusão com 20 g da planta para 1 litro de água. Tomar 4 a 5 xícaras por dia.

▶Inconvenientes

Acima das doses recomendadas, o uso do mentrasto pode causar danos ao fígado. Além disso, a planta não é indicada a portadoras de diabetes. De modo geral, os tratamentos longos com mentrasto devem ser interrompidos uma semana a cada mês. Dosagens altas de mentrasto podem causar hipertensão arterial (pressão alta).

MIL-FOLHAS *(Achillea millefolium L.)*

Planta herbácea da família das Asteraceas, originária da Europa, América do Norte, Norte da Ásia e Sul da Austrália. Popularmente é conhecida como anador, aquiléa, aquileia, aquileia-mil-flores, atroveran, botão-de-prata, erva-do-carpinteiro, erva-de-são-joão e mil-em-rama.

Rica em vitaminas e minerais, a mil-folhas tem ação analgésica, antibiótica, anticaspa, antiespasmódica, anti-helmíntica, anti-hemorrágica, anti-inflamatória, colagoga, emenagoga, expectorante e tônica, entre outras.

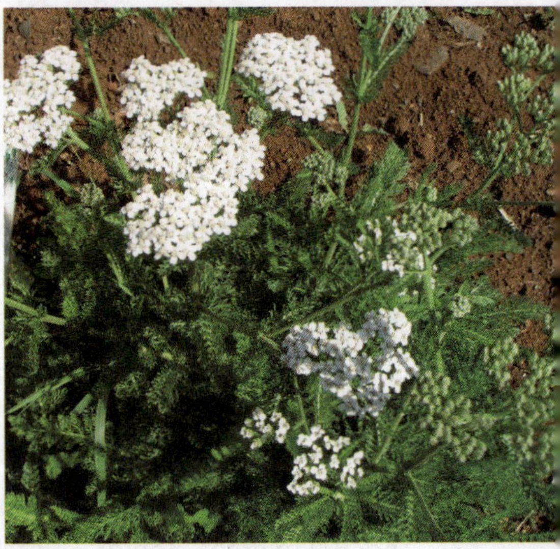

▶Uso terapêutico

Cabelo, queda de: Infusão com 15 g da erva para 1 litro de água. Massagear o couro cabeludo.

Cólicas menstruais: Incluir a planta crua na alimentação na forma de salada.

Depurativo: Incluir a planta crua na alimentação na forma de salada.

Esgotamento físico: Chá com

2 g da raiz seca para 1 litro de água. Tomar 3 xícaras ao dia.

Expectorante: Macerar 5 g da erva, mergulhar em 100 ml de vinho branco e deixar em repouso por 10 dias. Tomar 1 cálice pequeno 2 ou 3 vezes ao dia.

Ferimentos: Infusão com 30 g da erva para 1 litro de água. Lavar os ferimentos.

Gastrite: Infusão com 15 g da erva fresca para 1 litro de água. Tomar 3 xícaras ao dia.

Hemorroidas: Chá com 1 punhado da erva para 1 litro de água. Fazer banho de assento por 7 dias seguidos.

Nervosismo: Chá com 2 g da raiz seca para 1 litro de água. Tomar 3 xícaras ao dia.

Pele, doenças da: Aplicar cataplasmas locais da planta seca.

Úlceras: Aplicar compressas locais da planta seca.

Úlcera gástrica: Preparar infusão com um punhado das flores para 1 xícara de água. Tomar 1 vez ao dia.

Varizes: Chá com 10 g das flores para meio litro de água. Esquentar em fogo brando por 30 minutos. Tomar 2 xícaras de manhã, em jejum, e outra à noite. Aplicar compressas mornas no local afetado, 2 vezes ao dia.

▶Inconvenientes

Mulheres amamentando e gestantes não devem utilizar a mil-folhas. O uso durante a gestação pode provocar sangramentos.

A planta não deve ser utilizada por períodos prolongados. Em algumas pessoas, podem ocorrer irritações na pele devidas ao uso da planta. Nos animais domésticos, a ingestão da planta pode causar intoxicação.

MIRTILO *(Vaccinium myrtillus L.)*

Arbusto originário da América do Norte, que se desenvolve em lugares de clima temperado. Seus frutos servem para preparar geleias, iogurtes e sucos, além de poderem ser consumidos ao natural.

O mirtilo tem ação adstringente, antibacteriana, antidiarreica, estimulante da circulação sanguínea e tônica.

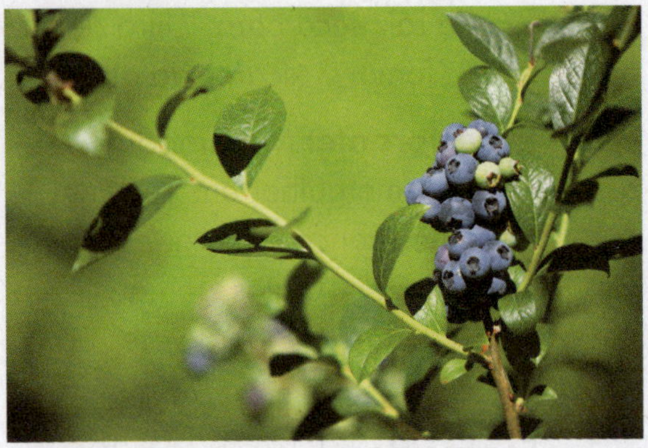

Uso terapêutico

Bexiga, inflamações da: Infusão com 5 colheres (sopa) do fruto para 1 litro de água. Deixar em repouso por 15 minutos. Tomar várias vezes ao dia.

Boca, inflamações da: Incluir geleia de mirtilo na alimentação.

Circulação, má: Infusão com 5 colheres (sopa) do fruto para 1 litro de água. Deixar em repouso por 15 minutos. Tomar várias vezes ao dia.

Cistite: Chá com 35 g de folhas para 1 litro de água. Ferver por 5 minutos. Tomar à vontade.

Diabetes: Chá com 35 g de folhas para 1 litro de água. Ferver por 5 minutos. Tomar à vontade.

Diarreia: Mastigar os frutos secos.

Hemorroidas: Infusão com 5 colheres (sopa) do fruto para 1 litro de água. Deixar em repouso por 15 minutos. Tomar várias vezes ao dia.

Laringe: Incluir geleia de mirtilo na alimentação.

Uretrite: Chá com 35 g de folhas para 1 litro de água. Ferver por 5 minutos. Tomar à vontade.

Varizes: Infusão com 5 colheres (sopa) do fruto para 1 litro de água. Deixar em repouso por 15 minutos. Tomar várias vezes ao dia.

Vulvovaginites: Chá com 35 g de folhas para 1 litro de água. Ferver por 5 minutos. Fazer banho de assento.

Inconvenientes

Portadores de gastrite e úlcera gastroduodenal não devem utilizar mirtilo. Substancias químicas contidas nos frutos podem agravar estas enfermidades.

MORANGO *(Fragaria vesca, L.)*

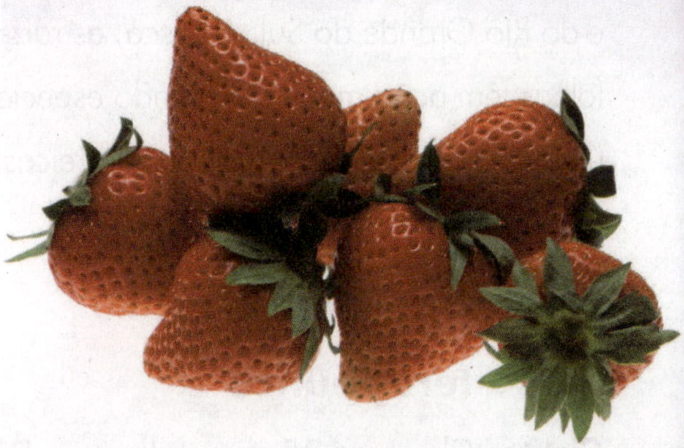

O morangueiro é uma planta rasteira de pequeno porte, pertencente à família das Rosáseas. De fácil adaptação em regiões de clima temperado, existem inúmeras variedades de morangos no Brasil, sendo o estado de São Paulo o maior produtor do país. Rico em vitamina C, o morango também é fonte de vitaminas do complexo B e ferro. Na medicina natural, tem ação antidiarreica, antileucorreica, antiespasmódica, digestiva, diurética, antifebril e vermífuga, entre outras.

▶Uso terapêutico

Ácido úrico: Incluir morango na alimentação.

Artritismo: Incluir morango na alimentação.

Bexiga, cálculos na: Tomar 1 colher (sopa) do suco puro de manhã, em jejum.

Diarreia: Chá com folhas do morangueiro. Tomar várias vezes ao dia.

Digestão, má: Incluir morango na alimentação.

Diurese: Chá com a raiz do morangueiro. Tomar várias vezes ao dia.

Febre: Tomar 1 copo de suco natural de morango várias vezes ao dia.

Fígado, doenças do: Incluir morango na alimentação.

Gota: Incluir morango na alimentação.

Reumatismo: Incluir morango na alimentação.

Rins, doenças dos: Incluir morango na alimentação.

Verminose: Incluir morango na alimentação.

MURTA *(Blepharocalyx salicifolius)*

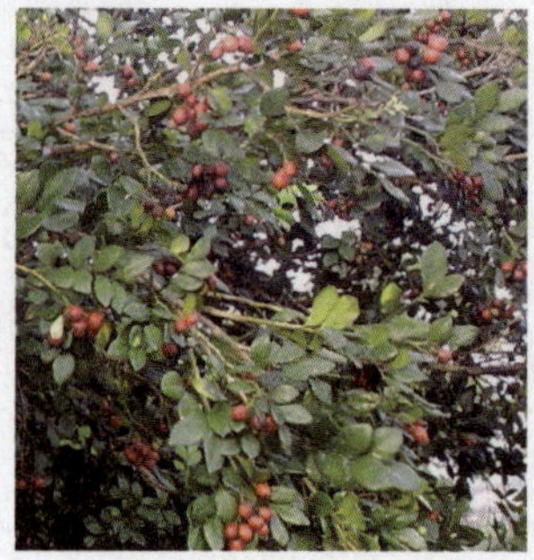

Planta cultivada nas matas e capões do Paraná e do Rio Grande do Sul. A casca, as raízes e as folhas têm ação medicinal, sendo especialmente úteis como antibacterianas, antidiarreicas, antissépticas e antileucorreicas.

Uso terapêutico

Cistite: Chá com 25 g de folhas frescas para 1 litro de água. Tomar 3 a 4 copos ao dia.

Corrimento vaginal: Preparar banho de assento com 50 g de folhas frescas para 1 litro de água.

Diarreia: Chá com 25 g de folhas frescas para 1 litro de água. Tomar 3 a 4 copos ao dia.

Uretrite: Chá com 25 g de folhas frescas para 1 litro de água. Tomar 3 a 4 copos ao dia.

N

NABO *(Brassica napus)*

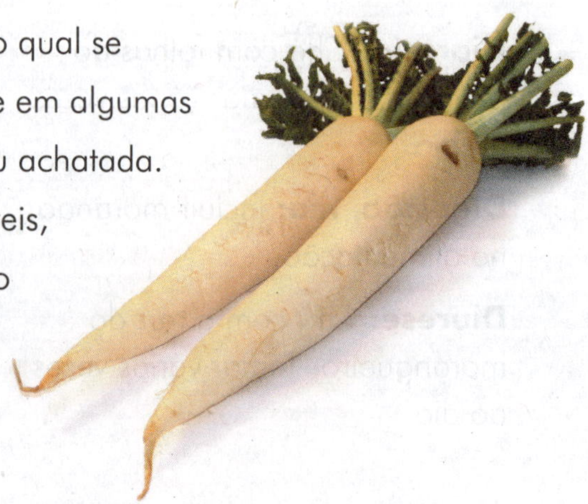

Legume de sabor forte e picante, do qual se aproveita principalmente a raiz, que em algumas é comprida e em outras redonda ou achatada. Algumas espécies não são comestíveis, sendo usadas para extração de óleo empregado na fabricação de sabão. É semelhante à cenoura e ao rabanete. Pertence a família da

Brassicácea, alimento refrescante, bastante rico em cálcio, celulose, porém pobre em proteína e gordura.

Na hora de comprar, prefira o nabo de pele lisa, sem manchas ou machucados. As folhas devem estar frescas, tenras e bem verdes. A queda das folhas significa que o nabo não está fresco. Uma unidade grande de nabo é suficiente para 4 pessoas. O legume pode ser conservado dentro e fora da geladeira. Na geladeira dura mais tempo, mas deve ser colocado em sacos plásticos.

▶Uso terapêutico

Asma: Cortar o nabo em rodelas e colocar em um recipiente com 250 ml de mel. Deixar repousar por 12 horas e depois tomar às colheradas.

Bronquite: Cortar o nabo em rodelas e colocar em um recipiente com 250 ml de mel. Deixar repousar por 12 horas e depois tomar às colheradas.

Cálculos biliares: Tomar suco de nabo branco várias vezes ao dia.

Frieiras: Cozinhar o nabo e colocar sobre a ferida na forma de cataplasma.

Hemorroidas: Fazer suco de ½ nabo, ½ cenoura, espinafre e agrião para 1 litro de água. Tomar todo o líquido ao longo do dia, durante 1 mês. Recomenda-se acrescentar hortaliças e frutas cruas na alimentação diária.

Inflamações: Cozinhar o nabo e colocar sobre a ferida na forma de cataplasma.

Intestino, inflamação do: Cozinhar o nabo e tomar 2 xícaras do caldo diariamente.

Laxativo: Cozinhar folhas de nabo em vapor e comê-las durante o dia.

Tosse: Cortar o nabo em rodelas e colocar em um recipiente com 250 ml de mel. Deixar repousar por 12 horas e depois tomar às colheradas.

NARCISO *(Narcissus poeticus)*

Planta de jardim proveniente da família amarilidácea, que produz flores de vários tamanhos e cores e folhas retas e verdes. A flor é muito utilizada na decoração de vasos e ambientes. A planta deve ser conservada em local fresco e claro, com iluminação moderada. Procure regar 2 vezes por semana, com água na temperatura ambiente. Tem propriedades altamente afrodisíacas, eméticas e sedativas. As flores e o bulbo são as partes utilizadas com finalidade terapêutica. Em casas de produtos naturais é possível encontrar a tintura da planta.

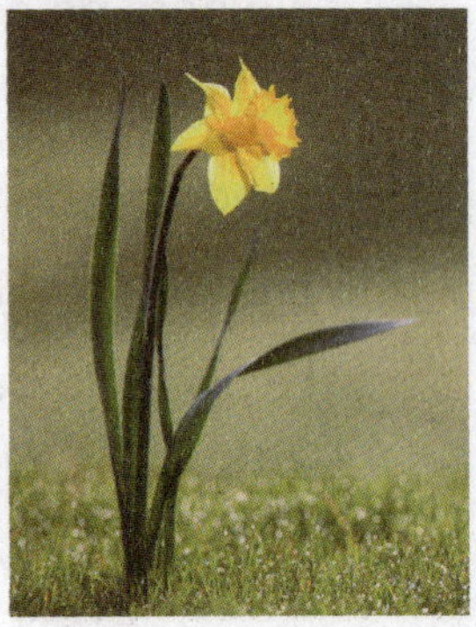

▶Uso terapêutico

Queimaduras: Amassar o bulbo e acrescentar um pouco de mel. Aplicar na região afetada.

▶Inconvenientes

O contato da planta com a pele pode causar irritação. O uso interno não é recomendável, pois pode causar inflamação gastrintestinal. A inalação do óleo pode causar dor de cabeça e vômito.

NICURI-DE-CABOCLO *(Juglans Regis, L.)*

Árvore proveniente do sudoeste da Ásia, cuja madeira é utilizada na fabricação de móveis e revestimento interno de habitações, devido à sua qualidade. Pertencente à família da juglandácea, a árvore de grande copa pode alcançar 30 metros de altura. Ricas em óleo e proteínas, suas sementes (nozes) têm sabor agradável. Popularmente é conhecida também como nogueira e nogueira-comum. As amêndoas são consideradas ótimo complemento para bolos e doces.

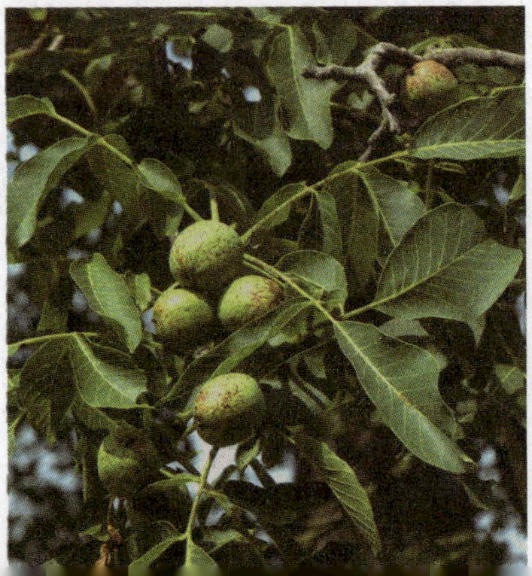

▶Uso terapêutico

Adstringente: Comer as amêndoas ao natural durante o dia.

NIGELA *(Nigella sativa,L)*

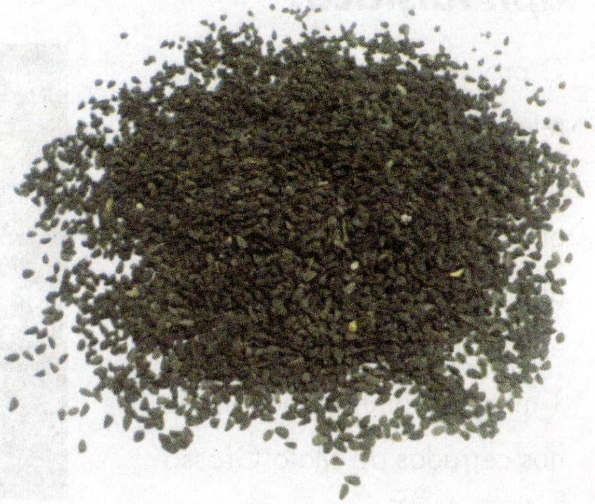

Planta herbácea nativa da Ásia Ocidental, pertencente à família Ranunculácea e largamente utilizada na Índia como condimento. É um arbusto com folhas cinzas e flores azuladas, com sementes em formato triangular. Na culinária, as sementes são usadas na substituição da pimenta-do-reino, pois é tipicamente similar e capaz de dar um sabor especial ao alimento, por ser picante e aromática. Popularmente, é conhecida também como diabo-da-mata, nigela-bastada e cominhos-negros. A planta é vendida fresca ou desidratada em lojas de produtos importados. Na culinária, a nigela pode ser utilizada combinada com vegetais, iogurte, queijo fresco e saladas, especialmente a de pepino com iogurte. Veja a sugestão de quantidade a ser utilizada: Uma colher (chá) em 250 g de iogurte com pepino. Meia colher (chá) em saladas de folhas verdes com tomates.

▶Uso terapêutico

Depurativo: Incluir a planta na alimentação diária.

Intestino, problemas no: Incluir a planta na alimentação diária.

▶Inconvenientes

A nigela não deve ser utilizada em excesso.

NÓ-DE-CACHORRO *(Heteropterys aphodisiaca)*

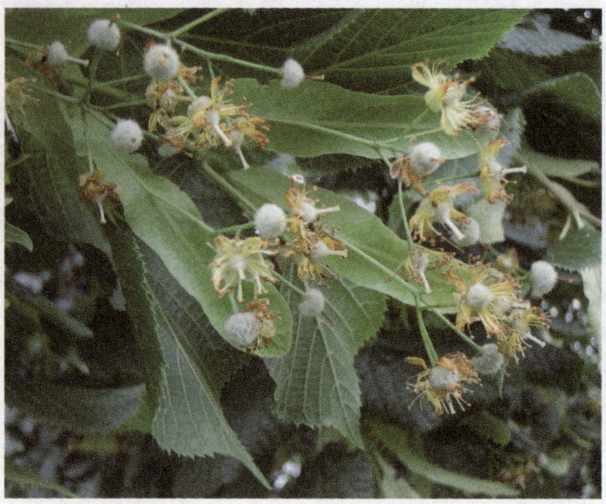

O próprio nome científico faz referência sobre os princípios ativos da planta, conhecida principalmente por sua propriedade afrodisíaca. O nó-de-cachorro é um arbusto que pode atingir 1 metro de altura, encontrado nos cerrados do Mato Grosso e de Goiás. Sua mistura com pinga é usada na região como estimulante sexual, conhecido como garrafada.

O nome popular é uma referência ao órgão reprodutor do cachorro, devido a suposta semelhança. É conhecido também como nó-de-porco, guaco, jasmim-amarelo, tintureiro, cordão-de-santo-antônio e cordão-de-são-franscisco. Por ser depurativo do sangue e tônico, é usado para fortalecer os ossos e combater ácido úrico, debilidade nervosa, disenteria e eczema.

A planta pode ser encontrada em casas especializadas em ervas e chás.

▶Uso terapêutico

Menopausa: Macerar a raiz e acrescentar vinho. Tomar 1 cálice no dia.

Músculos, para fortalecer os: Ferver as folhas da planta e banhar-se com o preparo.

Úlcera: Chá utilizando toda a planta. Tomar durante o dia.

▶Inconvenientes

Gestantes e lactantes não devem utilizar esta planta.

NOZ-DE-COLA *(Cola nítida, V)*

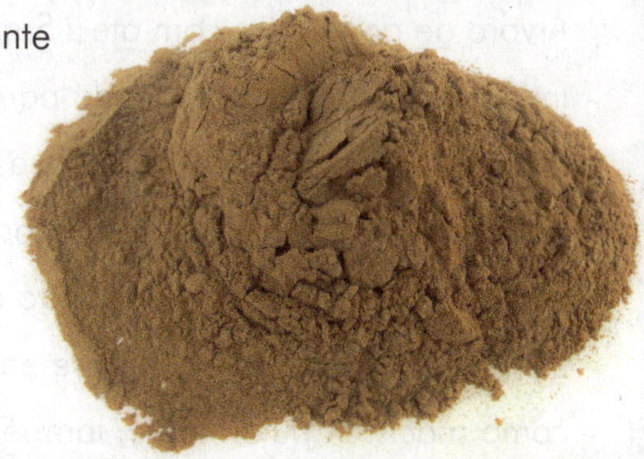

Árvore originária da África pertencente à família da esterculiácea. Seus troncos ramificados podem alcançar até 20 metros de altura. As folhas são grandes, com coloração verde-escuro. As flores são numerosas e tem coloração amarelada ou esbranquiçada. Os frutos são compridos e em seu interior existem sementes de coloração branca e rósea, muito úteis na medicina natural, pois possuem ação estimulante, regularizadora da circulação, tônica, revigorante e excitante para os sistemas nervoso e muscular. Além disso, é utilizada nos casos de anemia, enxaqueca e, sobretudo, nas perturbações funcionais do coração. As sementes contêm teobromina e cafeína, usadas como substitutas do cacau e do café.

Popularmente, a noz-de-cola é conhecida também como cola-medicinal, coleira, noz-do-sudão, cacau-do-sudão, noz-de-sonda e cola-africana. A planta pode ser encontrada em casas de ervas e chás.

▶Uso terapêutico

Estimulante: Macerar algumas folhas e acrescentar a 1 litro de vinho. Tomar 1 cálice por dia.

Contusões: Aplicar compressas na região afetada com a maceração da casca.

▶Inconvenientes

Gestantes e lactantes devem evitar o uso de noz-de-cola.

NOZ-MOSCADA *(Myristica fragans)*

Árvore de porte alto, com até 15 metros de altura, originária da Indonésia, porém disseminada para o mundo pelos europeus. Pertence à família das Miristicáceas e produz um fruto similar ao damasco, mas com uma coloração verde. Quando amadurecem, os frutos se desintegram deixando à mostra uma única semente de cor castanha, dentro da qual se encontra a noz-moscada, conhecida como macis. Popularmente, também é conhecida como becuida-redonda, noz-moscada-do-brasil, canela-cega, nhantiga, moscada e moscadeira-do-brasil.

Apesar da excelente adaptação da planta ao clima do Brasil, em geral e especificamente ao da Bahia, a cultura da planta ainda é pouco explorada. Ao utilizar a noz-moscada, deixe para ralá-la no momento do uso, pois se moída previamente, o aroma tende a desaparecer.

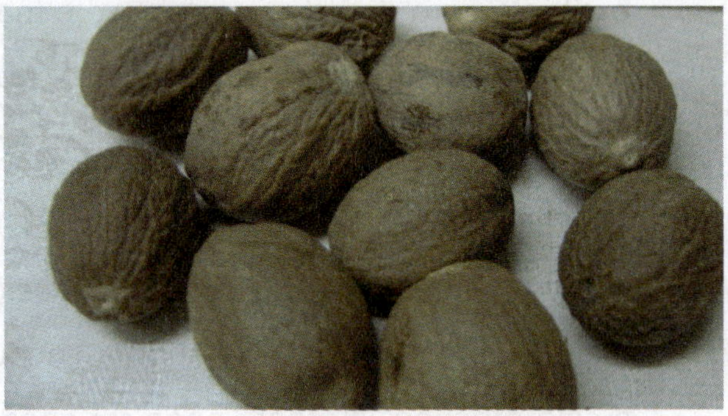

▶Uso terapêutico

Diarreia: Chá com a semente. Tomar 1 xícara ao dia.

Dores reumáticas: Aplicar cataplasma de noz-moscada moída.

Espinha: Preparar uma pasta com noz-moscada, açafrão e leite. Aplicar sobre a pele durante 15 minutos.

Inflamações: Aplicar cataplasma de noz-moscada.

Pele, mancha na: Preparar uma pasta misturando noz moscada, açafrão e leite. Aplicar sobre a pele durante 15 minutos.

▶Inconvenientes

Gestantes e lactantes não devem utilizar noz-moscada.

O

OLIVA *(Olea europaea)*

Da família da oleácea, o azeite de oliva é extraído da fruta da oliveira, árvore natural do Mediterrâneo. A fruta produz um ácido oleico reconhecido como benéfico à saúde, por possuir grande quantidade de gordura monossaturada. Estudos afirmam que o consumo diário, pode bloquear a ação do gene causador do câncer, além de reduzir o risco de doenças coronarianas. Existem vários tipos de azeite de oliva, cada um com seu sabor, cor e aroma, diferenciando-se apenas pela variedade da azeitona. Popularmente é conhecido também como oliveira, azeitona, olive, azeite de oliva e zambugueiro.

O azeite de oliva deve ser utilizado principalmente ao natural, em saladas. Não é recomendável utilizá-lo na preparação de pratos quentes, pois o cozimento o transforma em gordura saturada. É recomendável ingerir 2 colheres (mesa) ou 23 g de azeite de oliva diariamente.

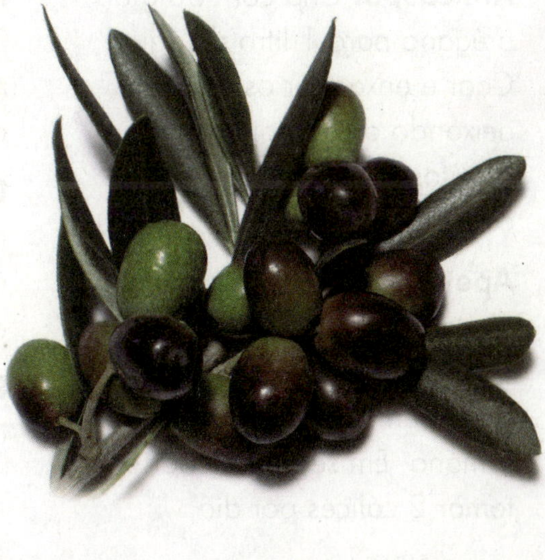

▶Uso terapêutico

Adstringente: Ingerir o azeite diariamente.

ORÉGANO *(Origam vulgare, L)*

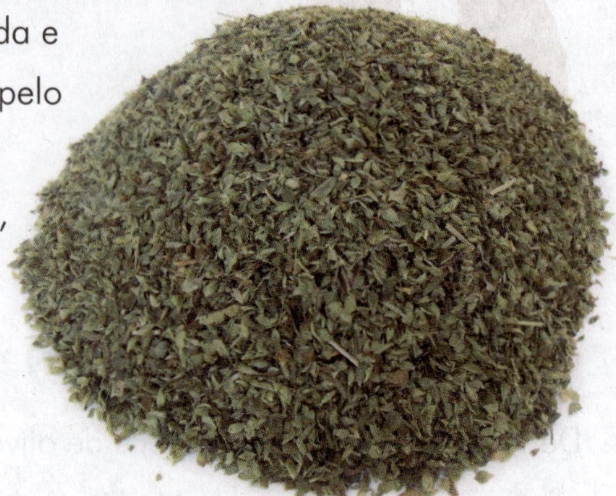

Planta herbácea muito conhecida e apreciada na culinária italiana pelo sabor. Pertence à família das labiadas, assim como a hortelã, o manjericão, a melissa, o tomilho e o alecrim. A planta possui caule ereto e chega a atingir 80 cm de altura, com folhas ovais e pontiagudas. Suas flores variam do rosa ao branco. Popularmente, é conhecido também como manjerona-rasteira e orégão. O orégano pode ser comprado fresco ou desidratado.

Alguns estudos associam o uso do orégano a infecções bacterianas. Em seus países de origem, localizados na Europa e na Ásia, utiliza-se um xarope feito com extrato de orégano para combater resfriados e tosse. Além de ser excelente condimento, a planta estimula as funções gástricas, além de atuar como expectorante e sudorífera.

▶Uso terapêutico

Anticaspa: Chá com 30 g de orégano para 1 litro de água. Coar e enxaguar os cabelos, deixando o chá agir por 10 minutos. Massagear o couro cabeludo.

Apetite, para estimular o: Macerar 50 g de orégano em a 1 litro de vinho branco seco. Deixar em repouso durante uma semana. Em seguida, coar e tomar 2 cálices por dia.

Asma: Ferver 30 g de flores em 1 litro de água por 10 minutos. Adicionar mel e tomar durante o dia.

Digestão, má: Chá com 250 ml de água fervente para 10 g de folhas. Abafar por 10 minutos e tomar ainda morno.

Diurético: Incluir orégano na alimentação diária.

P

PAPOULA *(Papaver rhoeas, papaver somniferum)*

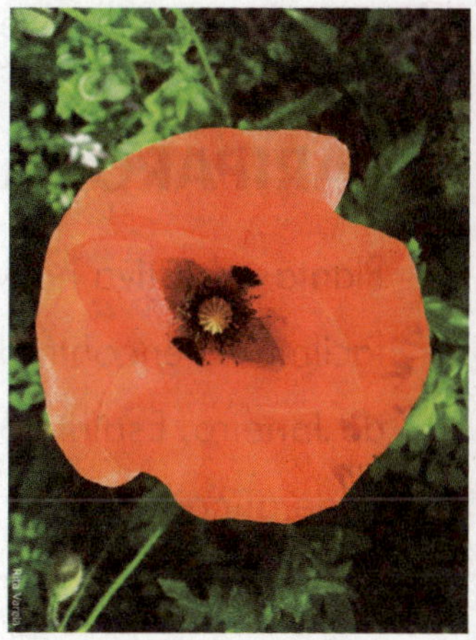

A papoula pertence à família papaverácea. Grande parte das espécies é nativa da Ásia e da Europa. Da papoula dormideira (Papaver Somniferum) se extrai um látex encontrado nas cápsulas, que não atingiram a maturação, com o qual são produzidos diversos narcóticos, como morfina e codeína. A espécie utilizada com finalidade terapêutica é a papoula silvestre (Papaver Rhoeas). As flores são vistosas e de cores variadas, como branco, rosa, laranja ou vermelho, com manchas escuras na base das pétalas; o que as torna especialmente atraentes quando cultivadas em jardins. Popularmente, é conhecida como papoula-branca, papoula-flor-vermelha e papoula silvestre. Devido à fragilidade da planta, é comum se utilizar agrotóxicos nas papoulas. Por esta razão, é necessário lavá-la bem antes de usar.

▶Uso terapêutico

Asma: Chá com 1 colher (chá) de pétalas secas e 250 ml de água. Tomar 1 xícara ao dia.

Calmante: Chá com algumas pétalas de papoula e 500 ml de água. Tomar 1 xícara ao dia.

Cistite: Chá com a haste e a raiz da papoula.

Cosmético anti-rugas: Macerar 50 g de flores da papoula silvestre em 500 ml de água quente. Coar e espremer. Aplicar compressas no rosto de manhã e à noite. O líquido deve ser conservado na geladeira.

Tosse: Chá com 1 colher (chá) de papoula silvestre para 250 ml de água fervente. Abafar por 15 minutos, coar e beber.

▶Inconvenientes

Gestantes e lactantes não devem utilizar a papoula, pois a toxicidade da planta pode causar convulsões, cólicas e tremores. Por ter efeito narcótico, não é recomendável utilizá-la em excesso.

PARIPAROBA *(Pothomorphe umbellata)*

Planta arbustiva nativa do solo brasileiro, originário da Mata Atlântica, facilmente encontrada nos estados de São Paulo, Minas Gerais, Rio de Janeiro, Espírito Santo e Bahia. Da família das Piperáceas, a planta pode atingir até 1,5 de altura. Suas flores minúsculas se distribuem em espigas. Popularmente, é conhecida como capeba, catajé, malvarisco e majerioba.

A pariporaba é utilizada popularmente como tratamento para má digestão, doenças do fígado e queimaduras, porém suas substâncias semelhantes à vitamina E sintética (agente antioxidante que age contra o envelhecimento da pele), estão sendo estudadas para a fabricação de cremes protetores da pele, contra os efeitos nocivos dos raios solares, bem como contra a redução da elasticidade da pele e da presença de colágeno. Tanto as folhas, como raízes e caules, têm

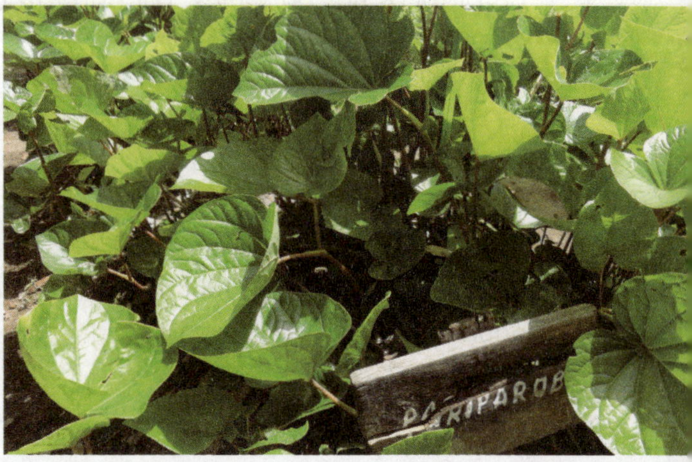

utilidade medicinal.

A planta é encontrada também na forma de fitocosmético em xampus, garantindo brilho aos cabelos.

▶Uso terapêutico

Febre: Ferver uma pequena porção dos caules e folhas da planta. Tomar 1 xícara por dia, até que a febre ceda.

Ferida: Macerar as folhas e aplicar em forma de cataplasma no local afetado.

Fígado, congestão do: Chá com uma porção pequena de folhas e raízes e 500 ml de água. Tomar durante o dia.

Queimaduras: Macerar as folhas e aplicar em forma de cataplasma no local afetado.

PATA-DE-VACA *(Bauhinea forficata)*

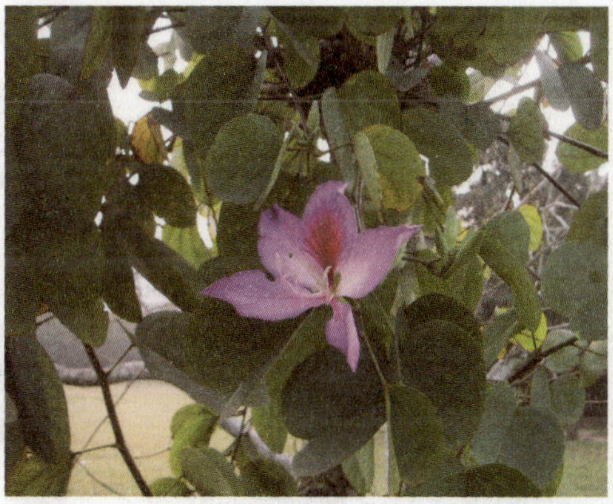

Espécie amazônica encontrada nas bordas das matas da América do Sul, popularmente conhecido por sua eficácia no tratamento do diabetes, além das propriedades purgativas e diuréticas. A árvore é ramificada e pode atingir até 6 metros de altura. As flores são brancas e as folhas são verde-acinzentadas, arredondadas e grandes.

Nas áreas urbanas existe uma variedade conhecida como Bahianea variegata, de flores brancas e roxas, muito utilizada em paisagismo. Esta espécie apresenta os mesmos princípios ativos da versão amazônica.

Em casas de ervas, é possível encontrar as folhas secas, para uso medicinal.

▶Uso terapêutico

Diurético: Chá com 1 colher (sopa) de folhas secas para 250 ml de água fervente. Tomar 1 xícara (chá) 3 vezes ao dia.

Elefantíase: Infusão com algumas folhas e 500 ml de água. Fazer banhos no local afetado.

Hiperglicemia: Chá com 3 colheres (sopa) de folhas para 1 litro de água. Tomar 3 xícaras (chá) ao dia durante dois meses.

Purgativo: Chá com as flores. Tomar 2 xícaras ao dia.

▶Inconvenientes

Os chás de pata-de-vaca não são indicados para gestantes e lactantes. Em quantidade excessiva, pode ser tóxico.

PAU-FERRO *(Caesalpina férrea, M)*

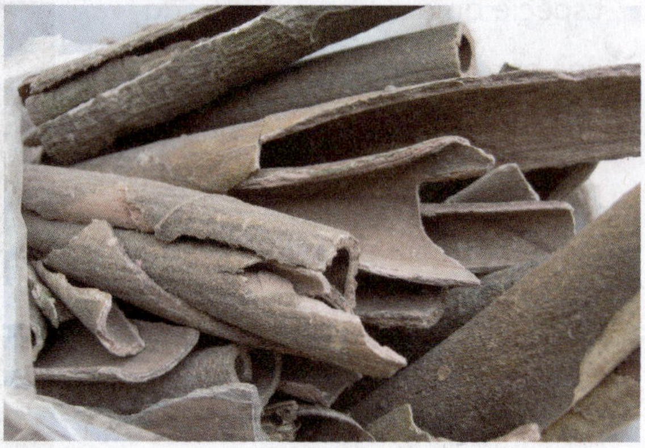

Da família da Fabácea, o pau-ferro é uma planta comum na Mata Atlântica, encontrado do Piauí a São Paulo. A árvore pode atingir 30 metros de altura e é muito utilizado em paisagismo urbano. Sua madeira é empregada na fabricação de caibros e suportes para a construção civil. Popularmente é conhecida como jucá, jucaína, icainha, pau-ferro-do-ceara e ibirá-obi.

O tronco da árvore é liso e branco e as folhas são compostas e verdes. O caule da planta é utilizado para combater problemas estomacais e intestinais. Em estudo, constatou-se que as folhas possuem efeitos semelhantes aos medicamentos usados no tratamento de úlcera gástrica. A casca do tronco e as folhas têm efeito adstringente, depurativo, sedativo e sudorífero. A planta pode ser encontrado em casas de ervas e raizeiros.

▶Uso terapêutico

Gota: Ferver um pouco de cascas da planta em 1 litro de água. Em seguida, banhar a região afetada.

Reumatismo: Ferver um pouco de cascas da planta em 1 litro de água. Em seguida, banhar a região afetada.

Sífilis: Chá com a casca e fazer banhos de acento.

▶Inconvenientes

Não é recomendável a gestantes e lactantes. Não deve ser utilizado em excesso.

PEPINO *(Cucumis sativus L.)*

Hortaliça da família cucurbitaceae é considerada como alimento importante no mundo inteiro. Apresenta enorme variação quanto ao tamanho, formato, coloração dos frutos, sabor e características vegetativas (porte, hábito, ciclo). O pepino é cultivado principalmente em regiões de clima quente.

Rico em vitaminas A, B1, B2, Niacina e C, além de proteínas e sais minerais como fósforo, cálcio, sódio, silício, enxofre, cloro, magnésio, ferro e, principalmente, potássio, o pepino tem ação diurética, sedativa, calmante, laxante, estimulante e mineralizante.

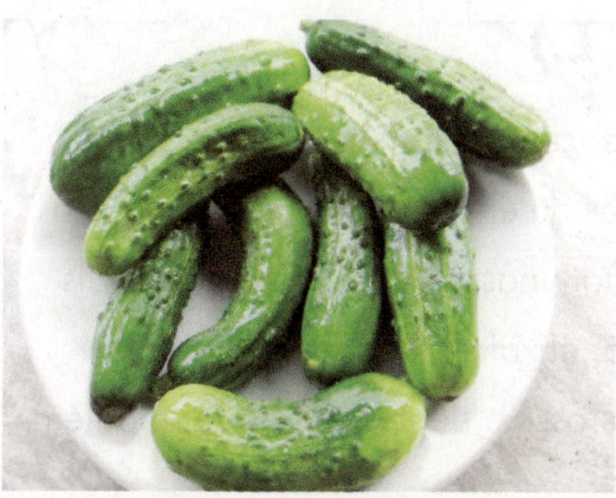

▶Uso terapêutico

Ácido úrico: Tomar 1 copo de suco de pepino, beterraba e cenoura de manhã, jejum.

Amigdalite: Bater no liquidificador 1 pepino cortado em pedaços e 1 litro de água. Adoçar com mel de abelhas e tomar o suco várias vezes ao dia Fazer compressas locais várias vezes ao dia com a polpa do pepino.

Artrite: Tomar 1 copo de suco de pepino, beterraba e cenoura de manhã, em jejum.

Bexiga, doenças da: Bater no liquidificador 1 pepino cortado em pedaços, com 1 litro de água. Tomar 1 copo diariamente.

Calmante: Incluir pepino cru na alimentação.

Cólica intestinal: Chá com 30 g de pepino para 1 litro de água. Tomar 1 xícara ao dia.

Diurese: Bater no liquidificador 1 pepino cortado em pedaços, com 1 litro de água. Tomar o suco várias vezes ao dia.

Faringite: Bater no liquidificador 1 pepino cortado em pedaços e 1 litro de água. Adoçar com mel de abelhas e tomar o suco várias vezes ao dia.

Fazer compressas locais várias vezes ao dia com a polpa do pepino.

Hemorroidas: Macerar as sementes de 1 pepino e aplicar no local. Deixar agir por alguns minutos.

Hipertensão arterial: Bater no liquidificador 1 pepino cortado em pedaços e 1 litro de água. Tomar o suco várias vezes ao dia. Incluir pepino cru na alimentação.

Prisão de ventre: Incluir pepino cru na alimentação.

Reumatismo: Tomar 1 copo de suco de pepino, beterraba e cenoura de manhã, em jejum.

PERA *(Pyrus communis, L.)*

Originária da Europa Central e pertencente à família das rosáceas, a pera é uma fruta ideal para regimes de emagrecimento, pois é rica em fibras e água, além de possuir vitaminas A, B e C e sais minerais como sódio, potássio, cálcio, fósforo, enxofre, magnésio, silício e ferro. Excelente para a formação dos ossos, dentes e sangue, mantém

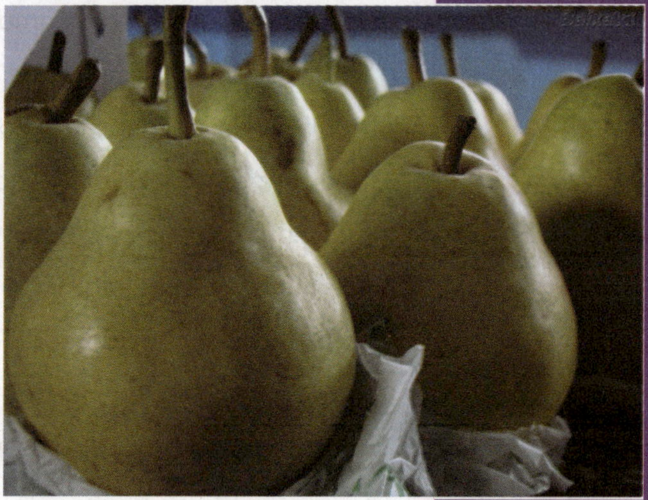

o equilíbrio interno e o vigor do sistema nervoso. A fruta apresenta casca firme e coloração verde. Seu sabor agradável a torna muito apreciada. A pera deve ser consumida com casca, pois é justamente nela que se encontra a maior parte de vitamina C disponível na fruta. A pera enlatada vendida em supermercados tem pouca vitamina C, perdida no processo de conservação, que inclui aquecimento. Além disso, acaba se tornando excessivamente calórica. O ideal é consumir a fruta ao natural, em lanches, sobremesas e acompanhamento de outros alimentos. Para que a pera não escureça depois de cortada, pingue algumas gotas de limão sobre ela.

Uso terapêutico

Bexiga, inflamação da: Chá com uma pequena porção de folhas para 500 ml de água. Tomar aos poucos 3 vezes ao dia.

Febre: Comer pera no momento da febre.

Gástricas, perturbações: Comer 1 pera 15 minutos antes de cada refeição.

Pressão alta: Comer 2 peras entre as 9h e 10h do dia. Antes de dormir, comer outra pera. Repetir a ingestão durante 15 a 20 dias ou enquanto persistir o problema.

Prisão de ventre: Fazer desjejuns exclusivos de peras.

Sangue, depurativo do: Substituir uma das refeições diárias pela fruta, durante algumas semanas.

PICÃO-PRETO *(Bidens pilosa, L)*

Erva daninha originária da América Tropical, da família da asterácea. As folhas são médias e verdes. No extremo do caule, a

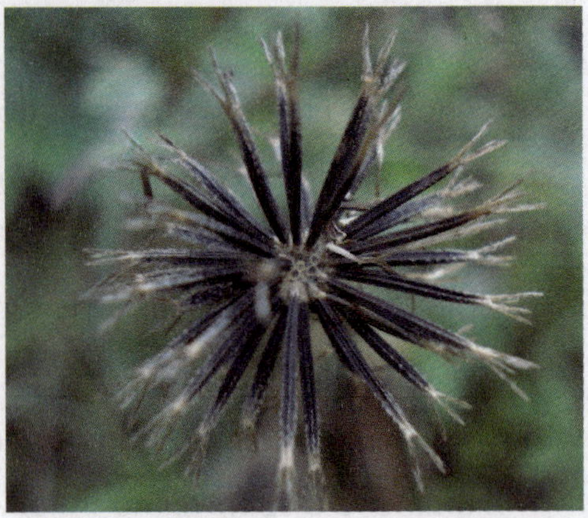

planta apresenta flores amarelas semifechadas. As sementes em formato de espinhos tem coloração marrom escuro. A formação da semente é intensa e poucas tem germinação imediata. Popularmente, a planta é conhecida como carrapicho, carrapicho-agulha, carrapicho-de-duas-pontas, amor-de-burro, erva-de-picão, erva-picão e picão.

Uso terapêutico

Amigdalite: Chá com uma xícara (café) para 500 ml de água. Fazer gargarejo 3 vezes ao dia.

Antisséptico: Ferver 10 colheres (chá) de picão para 1 litro de água. Aplicar no local afetado.

Faringite: Chá com uma xícara (café) para 500 ml de água. Fazer gargarejo 3 vezes ao dia.

Feridas: Fazer suco com 500 ml de erva e aplicar no local afetado.

Hemorroidas: Fazer suco com 500 ml de erva e aplicar no local afetado.

Hepatite: Chá com 1 colher da erva para 500 ml de água fervente. Abafar por 15 minutos. Tomar 2 a 3 xícaras ao dia.

Inconvenientes

O uso excessivo do chá de picão-preto pode ser tóxico. Além disso, gestantes e lactantes não devem utilizá-lo.

PIMENTÃO *(Capsicum cordiforme)*

O pimentão é uma planta tropical da mesma família do jiló, do tomate, da berinjela e da batata (Solanáceas). É usado desde a culinária francesa até a chinesa e mexicana. Existem diversas variedades de pimentão: verdes, vermelhos (quando maduros), amarelos, laranjas, brancos e até roxos. O mais conhecido e utilizado

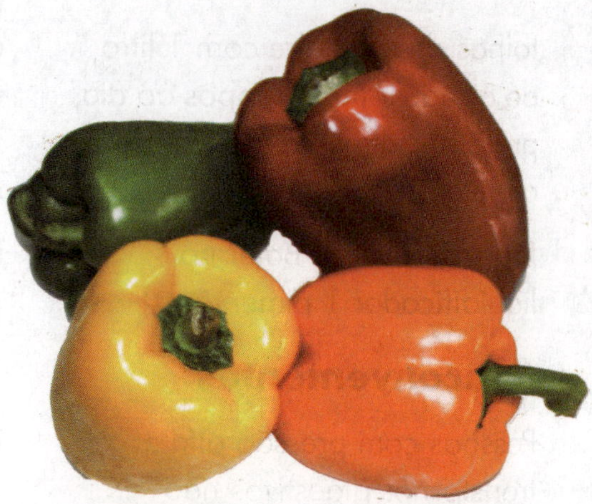

no Brasil é o verde, rico em vitamina C. Porém, o pimentão amarelo é uma das maiores fontes de vitamina C, contendo valores que ultrapassam ao do caju vermelho. O pimentão vermelho é riquíssimo em vitamina A, tendo, por isso, ação antioxidante. De modo geral, os pimentões contém vitaminas B1, B2, niacina e sais minerais como o potássio, fósforo, sódio, cálcio e ferro. Cada meia xícara de pimentão tem 12 calorias, o que a classifica como vegetal de baixa caloria. Cozinhar, fritar ou preparar de outras formas, não compromete o valor nutritivo dos pimentões.

Por terem quase o dobro de vitamina C em relação aos pimentões verdes e vermelhos, os pimentões amarelos devem ser preferidos na culinária.

Para retirar a pele do pimentão coloque-o em água fervente por cerca de 1 minuto ou até que a pele se rompa. No preparo de pimentões recheados, cozinhe-os previamente em água fervente por 3 a 5 minutos. Na medicina natural, os pimentões tem ação anti-inflamatória, digestiva e estimulante da circulação sanguínea, entre outras.

Para ser utilizado, o pimentão deve estar maduro, firme e apresentar forma lisa. Nessas condições, dentro da geladeira, pode ser conservado por 2 a 3 semanas.

▶Uso terapêutico

Escorbuto: Incluir pimentão na dieta, diariamente.

Gases: Bater no liquidificador 1 pimentão, 1 cenoura e algumas folhas de espinafre com 1 litro de água. Tomar 3 copos ao dia, preferencialmente 3 horas após as refeições.

Hemorroidas: Bater no liquidificador 1 pimentão, 1 cenoura e algumas folhas de espinafre com 1 litro de água. Tomar 250 ml ao dia, dividido em 3 porções.

Prisão de ventre: Incluir pimentão cru na dieta.

Inconvenientes

Pessoas com pressão alta e transtornos digestivos não devem consumir pimentão com frequência. O uso excessivo de pimentão pode causar taquicardia e hipertensão.

PIMENTA-DO-REINO *(Piper nigrum, L.)*

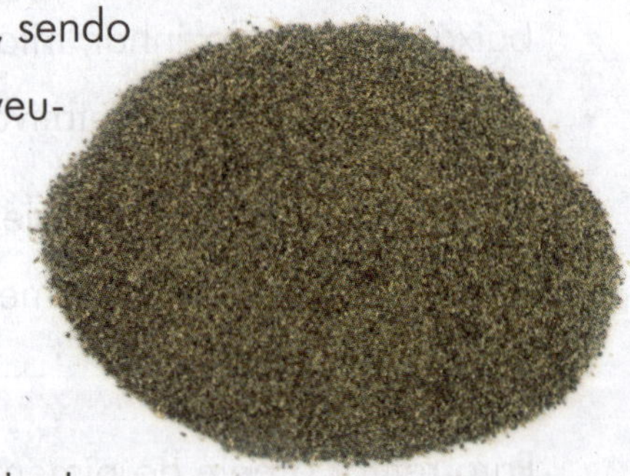

A pimenta-do-reino é uma cultura milenar, sendo explorada na Índia. O comércio desenvolveu-se entre o Oriente Médio e a Europa. Grandes riquezas foram geradas com o comércio dessas especiarias. Houve um tempo em que a pimenta-do-reino virou moeda, principalmente por sua propriedade de conservar carnes, numa época em que não existiam geladeiras. Atualmente a pimenta-do-reino é utilizada no mundo inteiro como condimento, devido seu forte cheiro e sabor apimentado. O óleo extraído é empregado em perfumarias ou consumido também como condimento. A planta trepadeira pertence à família piperácea e exige solos profundos e bem drenados e muito argilosos. Não se adapta em solos encharcados. No Brasil a pimenta-do-reino é cultiva sob sol forte, típico de regiões tropicais. O estado do Pará é o maior produtor de pimenta-do-reino, porém a cultura também pode ser encontrada na Bahia, no Ceará, em Pernambuco, na Paraíba e no Espírito Santo. Existem três tipos de pimenta-do-reino: a verde, quando os frutos ainda estão verdes; a branca, quando os frutos ainda apresentam coloração avermelhada e as pretas. Os frutos são ricos em vitaminas A, B e C e sais minerais como fósforo, cálcio, ferro. Popularmente, a pimenta-do-reino também é conhecida como pimenta-da-índia, pimenta branca, pimenta preta, pimenta verde e ouro-negro.

A pimenta-do-reino não é realmente preta. Os grãos colhidos ainda verdes são deixados ao sol para secar e um fungo preto chamado Glomerella Cingulata, cresce na casca dos grãos. Daí, a coloração preta da pimenta. A olho nu, não é possível visualizar o fungo. Apenas com o uso de microscópio.

A pimenta pode ser utilizada inteira ou moída, como tempero. Além disso, é muito útil na conservação de carnes.

▶Uso terapêutico

Metabolismo, para ativar o: Incluir pimenta-do-reino na alimentação diária.

▶Inconvenientes

A pimenta-do-reino não é indicada às pessoas que sofrem de hemorroidas ou problemas digestivos. O uso excessivo pode provocar irritação no aparelho digestivo, úlceras e hemorroidas.

PIMENTA-DA-JAMAICA *(Pimenta dióica, L)*

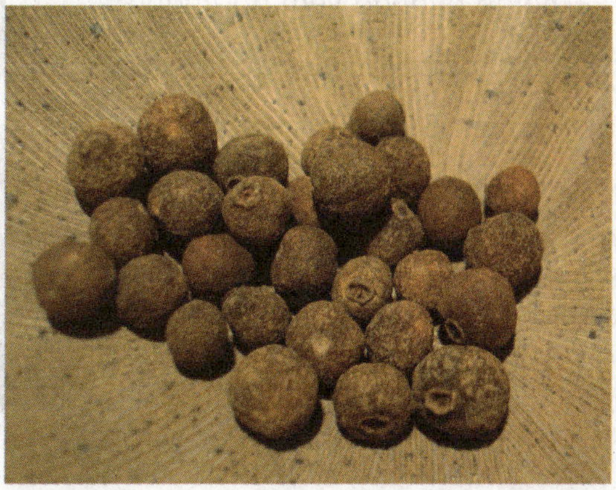

Árvore da família da mirtácea, com troncos ramificados, que alcança até 9 metros de altura. As flores são pequenas, de coloração branca. No interior dos frutos produz sementes com sabor similar à noz-moscada, utilizada na culinária como condimento. São recolhidas e secas ao sol antes de estarem totalmente maduras, passando de verdes para um marrom avermelhado. Popularmente, é conhecida como pimenta-branca e pimenta síria. O principal componente ativo da pimenta-da-jamaica é o eugenol, composto aromático disponível também no cravo e na canela. Por esta razão, a pimenta-da-jamaica possui ação antisséptica, sendo usada no tratamento da dor de dente.

A pimenta-jamaica pode ser encontrada seca, inteira ou em pó. Os grãos inteiros são utilizados como condimento para sopas, molhos e patês. A variedade branca é ideal para carnes brancas, maionese e molhos, por ter sabor mais suave. A preta combina com pratos à base de carnes vermelhas. Moída, serve para aromatizar doces, sopas e molhos.

▶Uso terapêutico

Digestão: Incluir a pimenta na alimentação diária.

PITANGA *(Eugenia uniflora)*

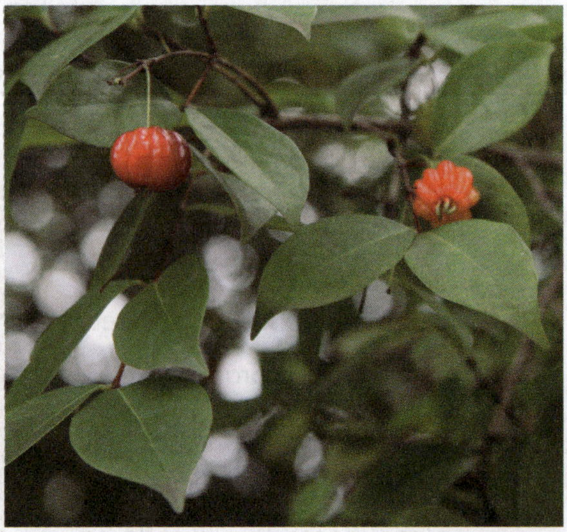

Da família da mirtácea, a pitanga é proveniente de uma árvore originária do Brasil. O nome pitanga vem da língua tupi "pyrang", que quer dizer: vermelho. Os frutos são arredondados, achatados nas extremidades com coloração de alaranjada a vermelho brilhante. A polpa é vermelha, carnosa com sabor levemente adocicado.

A árvore pode atingir até 10 metros de altura, com ramificações e tronco irregular. As folhas são ovais avermelhadas quando jovens, e verde-escuro quando mais velhas. A planta se desenvolve em locais de clima quente e úmido, sendo encontrada em pomares e quintais de residências urbanas.

A fruta é rica em licopeno, substância responsável pela coloração vermelha. Além de ser poderoso antioxidante, atua como coadjuvante eficiente no combate às doenças degenerativas, como o câncer. A fruta também contém vitamina A, complexo B e sais minerais como cálcio, ferro e fósforo; elementos importantes para a formação dos ossos, para regular o sistema nervoso e o aparelho digestivo. A forma ideal de consumo da pitanga é ao natural, Entretanto, ela também pode ser utilizada na preparação de geleias, doces e licores.

▶Uso terapêutico

Febre: Comer pitangas durante o dia, enquanto persistirem os sintomas.

Desarranjo intestinal: Comer pitangas esporadicamente.

POEJO *(Mentha pulegium)*

Planta herbácea da família das lamiáceas, nativa da Europa e da Ásia, dotada de folhas verde-escuras e pequenas e flores brancas ou lilás. Aromático e altamente adocicado, o poejo cresce espontaneamente nas regiões Centro e Sul do país à beira dos rios ou em zonas úmidas. Popularmente, é conhecido como poejo-real, menta-selvagem, poejo-das-hortas e erva-de-são-lourenço.

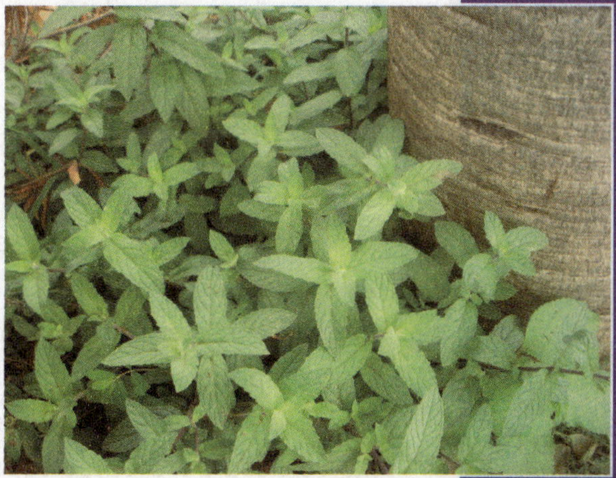

A planta pode ser cultivada em quintais em pleno sol ou meia sombra. Na culinária, confere excelente sabor a saladas de frutas ou de verduras. Também pode dar um toque especial a drinques, sucos naturais, chás gelados e molhos para carnes.

Suas propriedades químicas o tornam excelente expectorante, digestivo, cicatrizante e antisséptico, além de ser útil para combater bronquite, insônia, acidez estomacal, febre e gases. É eficaz também no combate a transtornos menstruais, crises nervosas e reumatismo.

▶Uso terapêutico

Bronquite: Ferver 1 colher (sopa) de poejo para 100 ml de água fervente. Abafar por 10 minutos e tomar 3 vezes ao dia.

Estimulante: Ferver 100 g de folhas para 2 litros de água por 15 minutos. Coe e adicione água do banho.

Estômago, acidez no: Chá com 20 g de folhas para 1 litro de água. Tomar 5 xícaras por dia.

Estômago, distúrbios do: Chá com 20 g de folhas para 1 litro de água. Acrescentar algumas gotas de limão e tomar 5 xícaras ao dia.

Gripe: Fazer escalda-pés com chá de poejo à noite.

Picada de inseto: Macerar folhas de poejo e aplicar no local afetado.

Reumatismo: Macerar e ferver folhas de poejo com óleo de soja. Aplicar no local afetado.

Resfriado: Fazer escalda-pés com chá de poejo à noite.

Vermes: Macerar algumas folhas de poejo, acrescentar 250 ml de leite e tomar durante o dia.

▶Inconvenientes

O poejo não é indicado para gestantes e lactantes, pois seu uso pode causar aborto. O consumo excessivo da planta também pode ser prejudicial devido ao seu princípio, que exerce ação paralisante sobre o órgão condutor dos impulsos nervosos (o bulbo raquidiano).

PORANGABA *(Cordia Salicifolia)*

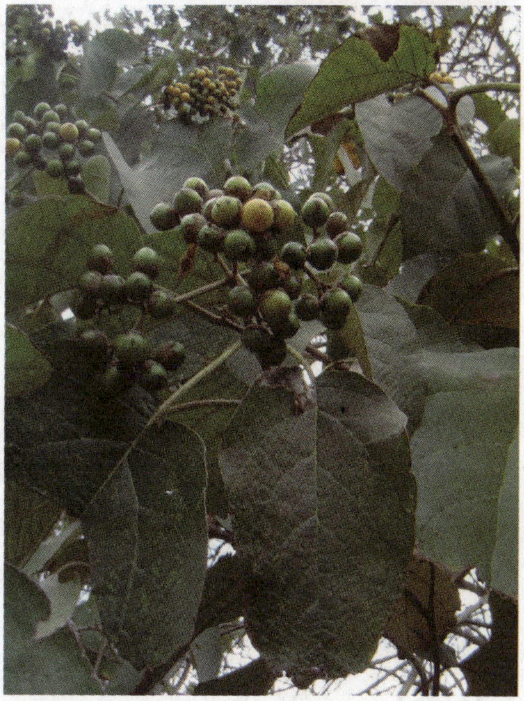

Árvore pequena, pertencente à família das boragináceas, encontrada nos estados de Minas Gerais, Goiás e Bahia. A planta é conhecida popularmente pela ação diurética, tônica e energética. Popularmente é conhecida como cafezinho-do-mato, chá-de-soldado, laranjinha-do-mato, caraíba, café-de-bugre, chá-de-frade, louro-salgueiro e chá-de-bugre. Em sua composição há uma substância amarga e rica em cafeína, que atua como coadjuvante no combate à obesidade, evitando a formação de depósitos gordurosos.

Em casas de ervas é possível encontrar folhas de porangaba secas. Já as casas de produtos naturais oferecem a planta na forma de cápsulas.

▶Uso terapêutico

Diurético: Chá com 1 colher (sopa) de folhas para 250 ml de água. Tomar durante o dia.

Obesidade: Chá com 2 colheres (sopa) de folhas para 500 ml de água. Tomar 2 vezes ao dia.

▶Inconvenientes

Gestantes devem evitar o uso de porangaba. Os chás não devem ser tomados em quantidade excessiva.

Q

QUEBRA-PEDRA (*Phullanthus urinária L.*)

Planta herbácea, que melhor se adapta a solos úmidos e de meia sombra. O caule, a raiz e as folhas são utilizados para fins fitoterápicos, o que a torna muito conhecida no tratamento de pedra nos rins. Além disso, o quebra-pedra tem ação antialérgica, antibacteriana, anti-inflamatória, antiálgica e purificante do fígado.

▶Uso terapêutico

Aftas: Preparar suco com 40 g de folhas verdes para 1 litro de água, com uma pitada de sal. Fazer gargarejos diários.

Biliares, doenças: Chá com 16 g de folhas para 1 litro de água. Tomar 1 xícara ao dia.

Diarreia: Chá com 16 g de folhas para 1 litro de água. Tomar 1 xícara ao dia.

Fígado, doenças do: Chá com 16 g de folhas para 1 litro de água. Tomar 1 xícara ao dia.

Garganta, infecções da: Preparar suco com 40 gramas de folhas verdes para 1 litro de água, com uma pitada de sal. Fazer gargarejos diários.

Urinárias, infecções: Chá com 16 g de folhas para 1 litro de água. Tomar 1 xícara ao dia.

Rins, pedra nos: Chá com 16 g de folhas para 1 litro de água. Tomar várias vezes ao dia.

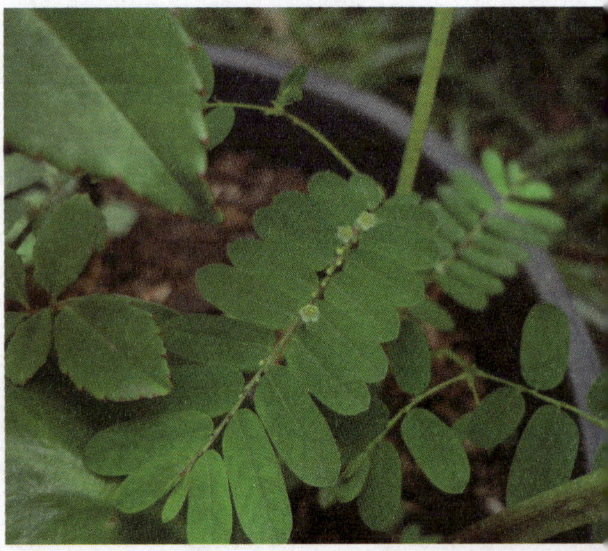

▶Inconvenientes

O uso contínuo da planta por mais de 21 dias consecutivos pode causar desmineralização no organismo.

QUIABO *(Abelmoschus esculentus, L)*

O quiabo é uma hortaliça de clima quente, pertencente à família da malvácea, cuja origem ainda não é muito certa. Sabe-se apenas que foi introduzido no Brasil pelos escravos. Popularmente é conhecido como quiabeiro, quiabeiro-comum, gobo, gumbo, benda e bâmia.

Pobre em calorias, o fruto é de digestão fácil, sendo altamente indicado para pessoas com infecções intestinais e problemas nos rins. Porém, a "baba" que a hortaliça desprende durante o cozimento faz que algumas pessoas não o apreciem.

No quiabo são encontradas vitaminas A, C e B1, além de cálcio. No entanto, o cozimento do quiabo impede que as vitaminas sejam aproveitadas pelo organismo.

Na hora de comprar quiabos, prefira os bem cheios e firmes. Não é necessário quebrar a ponta para avaliar sua qualidade. Basta observar se tem coloração verde-clara e se está livre de manchas. Durante o cozimento, para evitar a formação da "baba", adicione alguns tomates.

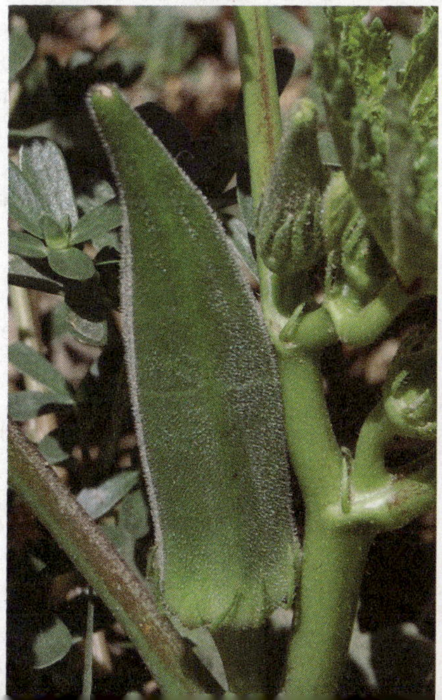

O quiabo também pode ser servido como salada. Mergulhe a hortaliça em água fervente durante 10 minutos. Em seguida, coe e corte de acordo com a sua preferência. Independentemente do modo de preparo, o quiabo deve ser consumido rapidamente, pois se conservado, fica murcho, fibroso e escurecido. Na geladeira, conserve-o em sacos plástico. Desta forma, pode durar até uma semana.

▶Uso terapêutico

Feridas: Cortar o quiabo em rodelas e aplicar sobre a ferida.

Intestino, inflamação no: Incluir quiabo na alimentação diária.

Rins, inflamação nos: Incluir quiabo na alimentação diária.

QUILAIA *(Quillaja saponaria Molina)*

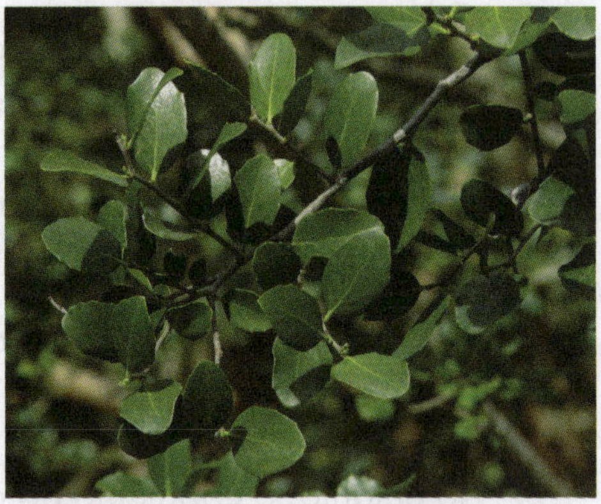

Planta da família das Rosáceas rica em vitamina C, quilaína, sacarose e tanino. A quilaia tem ação antisseborreica, anti-inflamatória, antimicrobiana, cicatrizante, emulsificante e expectorante, entre outras.

▶Uso terapêutico

Asma: Chá das flores. Tomar 3 xícaras ao dia.

Bronquite: Chá das flores. Tomar 3 xícaras ao dia.

Feridas: Macerar cascas e aplicar no local afetado como cataplasma.

Pele, doenças da: Macerar cascas e aplicar no local afetado como cataplasma.

Vaginal, corrimento: Infusão com as flores. Fazer banho de assento.

Vaginal, infecção: Infusão com as flores. Fazer banho de assento.

▶Inconvenientes

Gestantes e lactantes não devem utilizar quilaia.

Em doses elevadas, a quilaia pode pode causar irritações da mucosa, gastroenterite, dor de cabeça, vertigem, vômito, diarreia, febre, podendo causar intoxicação grave com risco de morte.

R

RABANETE *(Raphanus sativus L.)*

É uma espécie de raiz de rábano tuberosa pertencente à família Brassicaceae, a mesma da couve-flor e do brócoli. Alguns o conhecem como rábano. O rabanete é fonte de vitaminas A, B1, B2, Niacina e C, além de sais minerais como cálcio, fósforo, enxofre, potássio, sódio, cloro, magnésio, ferro e silício.

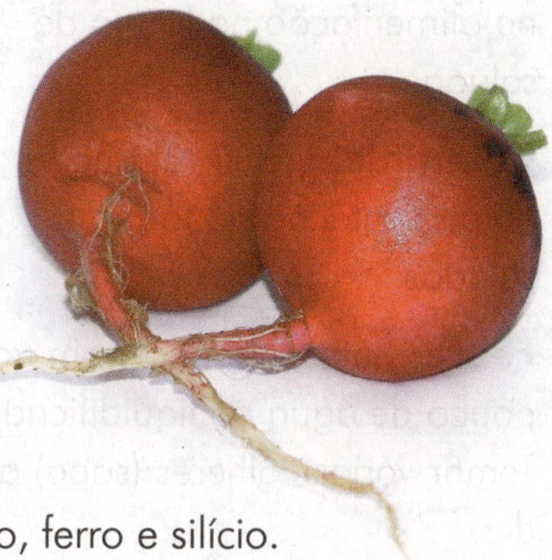

O rabanete tem ação aperiente, eupéptica, antiescorbútica, alcalinizante, oxidante, mineralizante, calmante, laxativa, expectorante, diurética e tônica para os músculos. Misturado com cenoura, o suco de rabanete regenera e restaura a membrana mucosa, além de combater urticária e cálculos hepáticos.

▶Uso na culinária

Sanduíche de rabanete e alface

Ingredientes:

1 xícara (chá) de rabanete picado;

1/2 xícara (chá) de requeijão cremoso;

1/2 xícara (chá) de maionese;

1 colher (sopa) de limão;

1 colher (sopa) de cheiro-verde;

12 fatias de pão integral;

1/2 xícara (chá) de salsa;

1 dente de alho picado;

4 folhas de alface picadas;

Sal e pimenta a gosto.

Modo de fazer:

Misture todos os ingredientes, com exceção do pão, e tempere com sal e pimenta. Passe a mistura numa fatia de pão e cubra com a outra fatia.

▶Uso terapêutico

Apetite, falta de: Comer rabanete cru, antes das refeições.

Bronquite: Incluir rabanetes na alimentação na forma de saladas.

Calmante: Incluir rabanetes na alimentação na forma de saladas.

Febre: Bater rabanete com um pouco de água no liquidificador. Tomar várias colheres (sopa) ao dia.

Gota: Bater rabanete com um pouco de água no liquidificador. Tomar 1 copo ao dia. Incluir rabanetes na alimentação na forma de saladas.

Gripe: Bater rabanete com um pouco de água no liquidificador. Tomar 1 copo ao dia. Incluir rabanetes na alimentação na forma de saladas.

Inflamações: Bater rabanete com um pouco de água no liquidificador. Tomar 1 copo ao dia. Incluir rabanetes na alimentação na forma de saladas.

Verminose: Bater rabanete com um pouco de água no liquidificador. Tomar 1 copo grande fracionadamente. Incluir rabanete na alimentação na forma de saladas.

Vesícula, cálculos na: Bater rabanete com um pouco de água no liquidificador. Tomar 1 copo grande, fracionadamente.

REPOLHO *(Brassica oleracea L.)*

Planta hortense da família das Crucíferas, o repolho é uma ótima fonte de vitaminas A, B1, B2, Niacina e C, além de sais minerais como potássio, cálcio, fósforo, sódio, enxofre e ferro.

Cada 100 gramas de repolho branco ou roxo cru contém 28 calorias.

O repolho branco tem ação depurativa do sangue, tônica nos casos de cansaço físico e estimulante da digestão, além de auxiliar no combate à tuberculose. Aplicadas na forma de cataplasmas, as folhas de repolho são excelentes para dissolver furúnculos.

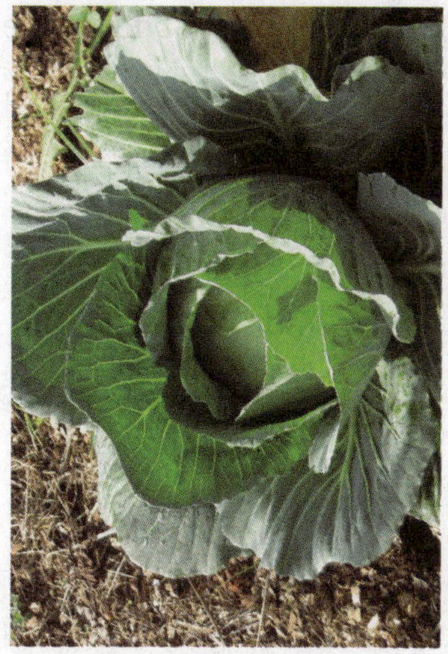

O repolho roxo tem ação estimulante na produção de hormônios e auxilia na queima das gorduras. Ambos devem ser consumidos preferencialmente crus e bem mastigados.

Ao comprar o repolho inteiro, prefira os que estiverem mais pesados e firmes. Tanto o repolho branco como o roxo combina bem com cebola, cenoura, pepino e pimentão, cortados em quadradinhos e temperados a gosto. O repolho pode ser conservado em geladeira por até 15 dias.

Uso terapêutico

Abscessos: Aplicar nos abscessos cataplasmas de folhas de repolho trituradas com a ajuda de um pilão.

Cabeça, dor de: Aplicar cataplasmas na região da cabeça com folhas de repolho.

Estômago, doenças do: Macerar algumas folhas de repolho e acrescentar um pouco de água. Tomar 1 colher (sopa) de hora em hora.

Gota: Incluir repolho na alimentação.

Nevralgias: Aplicar nos locais afetados cataplasmas de folhas de repolho, trituradas com a ajuda de um pilão.

Reumáticas, dores: Aplicar nos locais afetados cataplasmas de folhas de repolho, trituradas com a ajuda de um pilão.

Tuberculose: Incluir repolho na alimentação.

ROMÃ *(Punica granatum L.)*

Fruto da romanzeira, originária da Ásia Ocidental, pertence à família das Puniáceas, com largo uso na medicina natural. Popularmente é conhecida como romeira e romeira-da-granada.

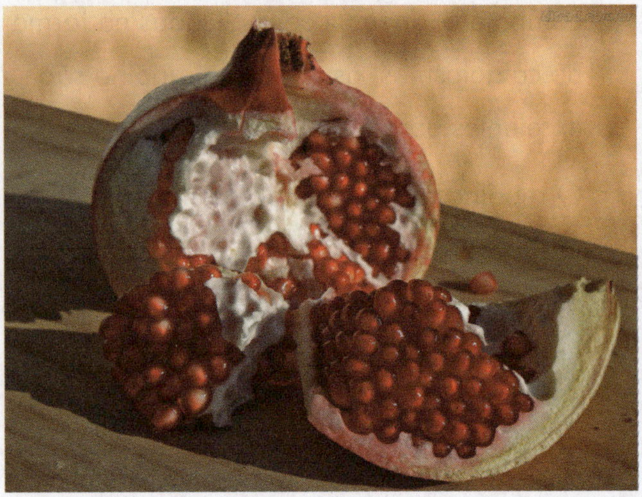

Fonte de vitaminas do complexo B e C, além de sais minerais como fósforo, potássio, sódio, cálcio e ferro, o romã tem ação anti-inflamatória, antiespasmódica, antidiarreica, anti-helmíntica e tônica, entre outras.

▶Uso terapêutico

Cólicas intestinais: Tomar diariamente 1 colher (sopa) de polpa de romã.

Diarreia: Chá das folhas secas e pulverizadas. Tomar um gole de hora em hora.

Febre: Tomar diariamente 1 colher (sopa) de polpa de romã.

Garganta, doenças da: Preparar xarope do suco de romã, misturar com mel e cozinhar. Tomar 1 colher (sopa) a cada 3 horas.

Menstruação excessiva: Preparar chá da casca. Tomar meio copo 4 vezes ao dia.

Metrorragia: Preparar chá da casca. Tomar meio copo 4 vezes ao dia.

Urinárias, doenças: Preparar xarope do suco de romã, misturar com mel e cozinhar. Tomar 1 colher (sopa) a cada 3 horas.

Vaginais, corrimentos: Preparar chá da casca. Tomar meio copo 4 vezes ao dia.

Verminose: Misturar 1 colher (café) da casca da raiz de romã em 1 xícara de leite e tomar em jejum.

ROSA-BRANCA *(Rosa Alba L.)*

Flor da família das Rosáceas, cujas pétalas e sementes têm ação medicinal anti-inflamatória e laxante leve.

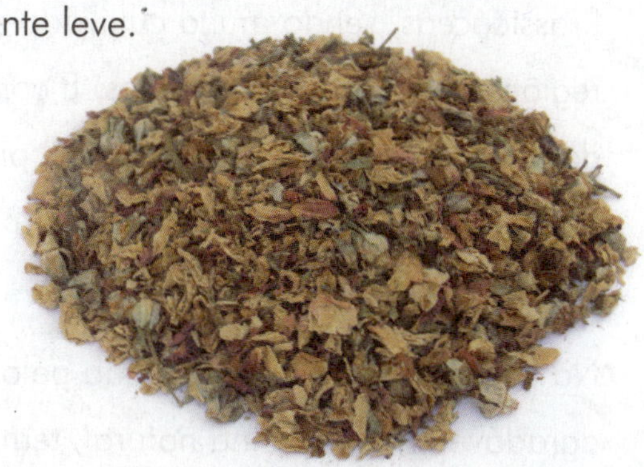

▶Uso terapêutico

Olhos, inflamações nos: Lavar os olhos com a infusão de algumas pétalas ou sementes de rosa-branca.

Prisão de ventre: Infusão com algumas pétalas ou sementes de rosa-branca. Tomar 1 xícara ao dia.

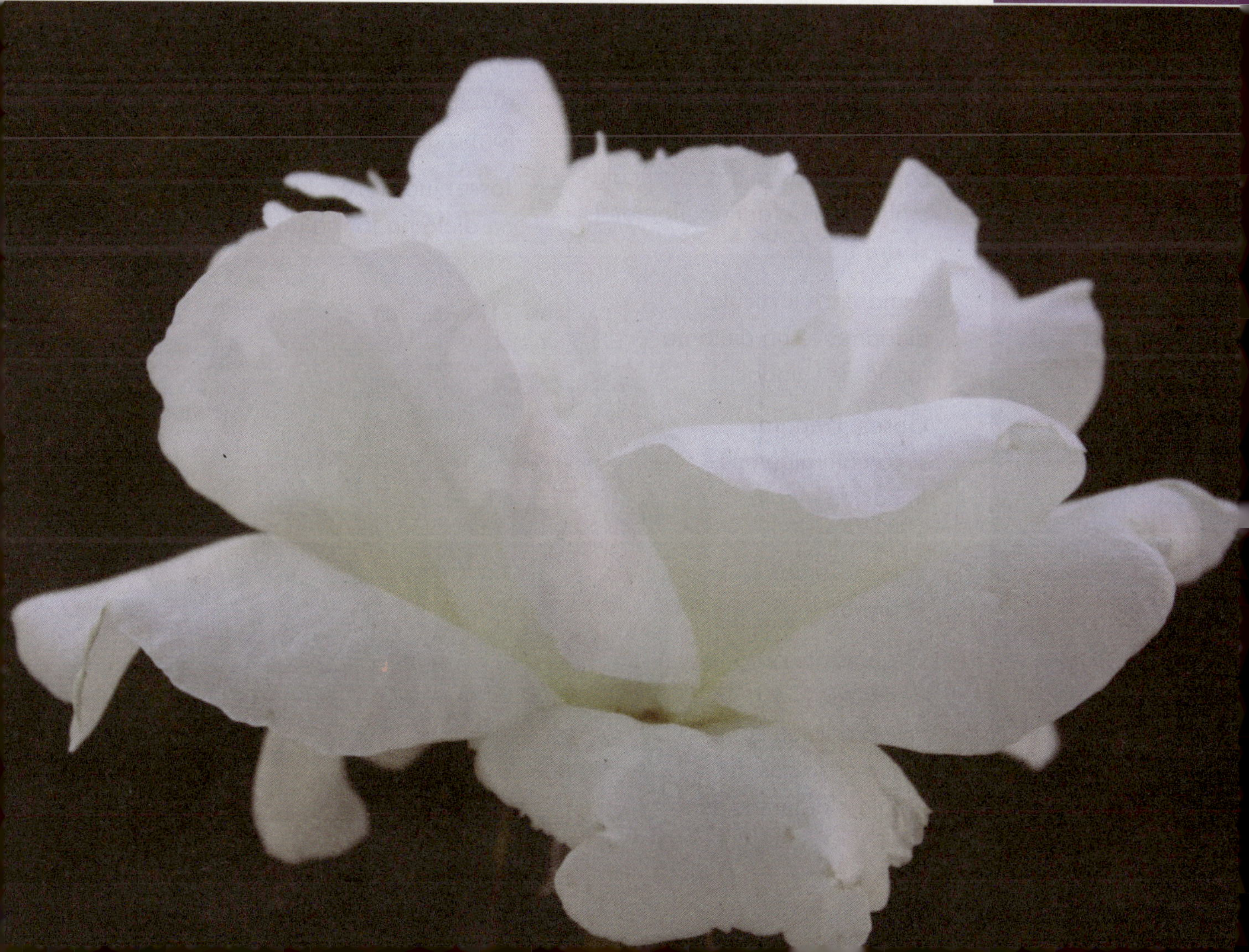

RÚCULA *(Eruca sativa Mill.)*

Hortaliça originária da região mediterrânea, pertence à família das Brassicáceas, sendo muito cultivada no Brasil, principalmente em regiões habitadas por italianos. É conhecida também como agrião-da-terra, arucula, mostarda-persa, pinchão e rúgula. A hortaliça é rica em fibras, vitaminas A e C, além de sais minerais como fósforo, potássio, enxofre e ferro.

Na culinária, é muito apreciada pelo seu sabor picante e cheiro agradável. Na medicina natural, tem ação antianêmica, antiasmática, antiescorbútica, carminativa e depurativa do sangue, entre outras.

Uso terapêutico

Anemia: Incluir rúcula diariamente na dieta na forma de saladas.

Apetite, falta de: Preparar suco com algumas folhas de rúcula e algumas de agrião. Tomar 1 xícara ao dia.

Asma: Incluir rúcula diariamente na dieta na forma de saladas.

Gases: Preparar suco com algumas folhas de rúcula e algumas de agrião. Tomar 1 xícara ao dia.

Organismo, para desintoxicar o: Preparar suco com algumas folhas de rúcula e algumas de agrião. Tomar 1 xícara ao dia.

Pulmonares, doenças: Incluir rúcula diariamente na dieta na forma de saladas.

Tosse: Incluir rúcula diariamente na dieta na forma de saladas.

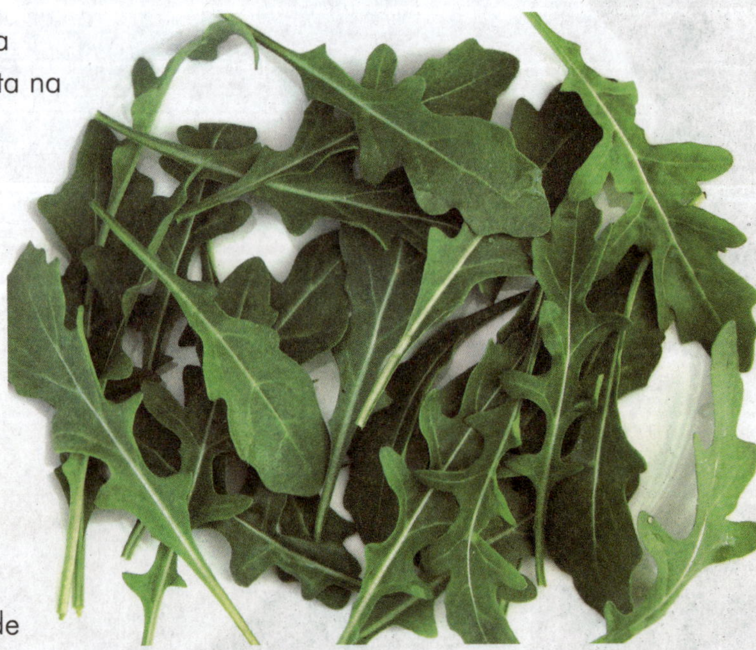

RUIBARBO *(Rheum palmatum L.)*

Planta originária da China, possui folhas grandes e ásperas. Fonte de vitamina C, o ruibarbo tem ação digestiva, laxativa, estimulante do fígado e estomáquica.

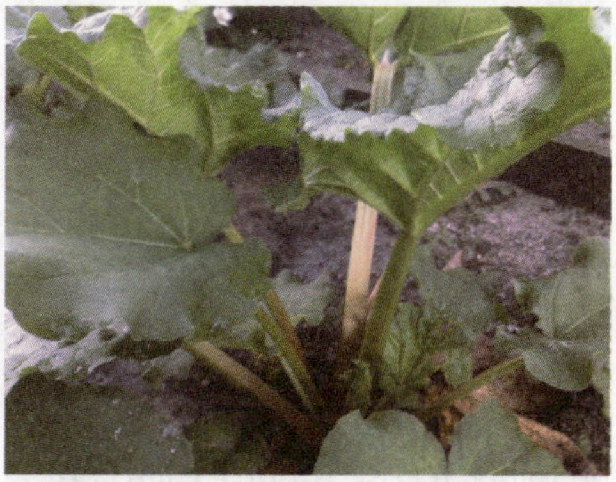

▸Uso terapêutico

Gástricos, problemas: Incluir ruibarbo na alimentação.

Prisão de ventre: Incluir ruibarbo na alimentação.

S

SABUGUEIRO *(Sambucus nigra L.)*

Planta da família das Caprifoliáceas,tem por característica a produção de frutos comestíveis. No Brasil, porém, a espécie mais comum é a Sambucus australis, que não produz frutos. As duas espécies têm as mesmas propriedades medicinais, ou seja, cicatrizante, depurativa do sangue, diurética, laxativa, refrescante e sudorífera, entre outras.

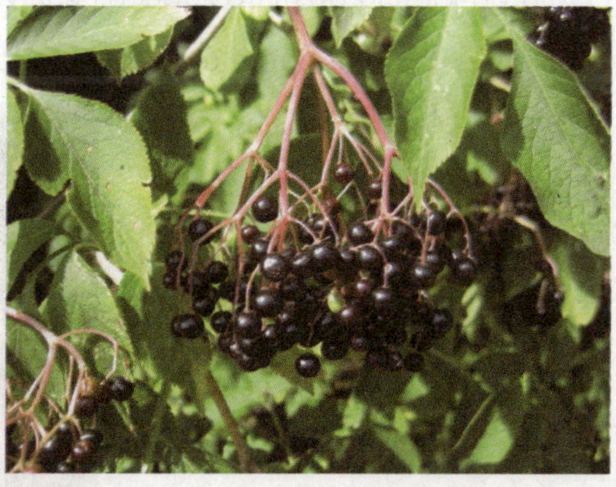

Popularmente, é conhecido como sabugueiro-da-Europa, sabugueirinho e sabugueiro negro.

Uso terapêutico

Abscesso: Infusão com 50 g de folhas e cascas do sabugueiro para 1 litro de água. Fazer compressas locais.

Artrite: Infusão com 10 a 15 g de folhas e cascas para 1 litro de água. Tomar 4 xícaras ao dia.

Asma: Infusão com 10 a 15 g das folhas e cascas para 1 litro de água. Tomar 4 xícaras ao dia.

Cistite: Infusão com 10 a 15 g de folhas e cascas para 1 litro de água. Tomar 4 xícaras ao dia.

Furúnculo: Infusão com 50 g de folhas e cascas do sabugueiro para 1 litro de água. Fazer compressas locais.

Gota: Infusão com 10 a 15 g de folhas e cascas para 1 litro de água. Tomar 4 xícaras ao dia.

Prisão de ventre: Infusão com 10 a 15 g de folhas e cascas para 1 litro de água. Tomar 4 xícaras ao dia.

Reumatismo: Infusão com 10 a 15 g de folhas e cascas para 1 litro de água. Tomar 4 xícaras ao dia.

Rins, doenças dos: Infusão com 10 a 15 g de folhas e cascas para 1 litro de água. Tomar 4 xícaras ao dia.

Rubéola: Infusão com 8 g de folhas para 1 litro de água. Tomar 4 xícaras ao dia. Esta infusão promove a transpiração.

Sarampo: Infusão com 8 g de folhas para 1 litro de água. Tomar 4 xícaras ao dia. Esta infusão promove a transpiração.

Varíola: Infusão com 8 g de folhas para 1 litro de água. Tomar 4 xícaras ao dia. Esta infusão promove a transpiração.

SAIÃO *(Kalanchos brasiliensis Camb)*

Planta da família das Crasuláceas cultivada em várias regiões brasileiras. Popularmente é conhecido também como folha da fortuna, coraima, folha-da-costa, folha-grossa e orelha-de-monge.

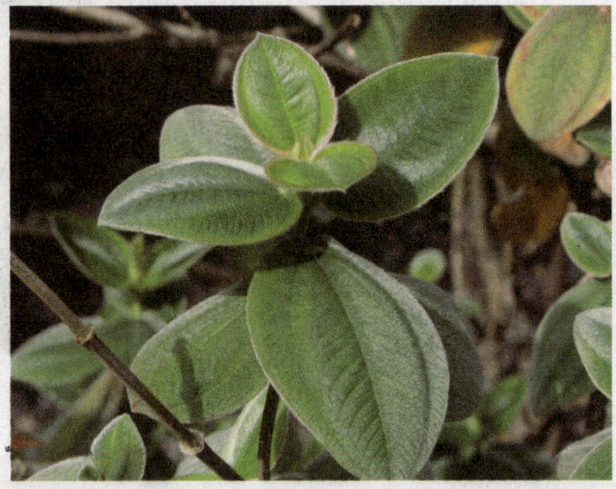

O saião tem ação expectorante, anti-inflamatória, emoliente e cicatrizante, entre outras.

▶Uso terapêutico

Aftas: Amassar algumas folhas de saião e aplicar nos locais afetados.

Asma: Infusão com folhas de saião. Tomar 1 xícara, 3 vezes ao dia.

Calos: Amassar algumas folhas de saião e aplicar nos locais afetados.

Diabete: Tomar 1 copo de suco das folhas ao dia.

Feridas: Amassar algumas folhas de saião e aplicar nos locais afetados.

Gastrite nervosa: Bater no liquidificador algumas folhas de saião com um pouco de água. Tomar 2 colheres (sopa) em jejum. Incluir saião na alimentação na forma de saladas, durante 2 meses.

Pulmões, doenças dos: Tomar 1 colher (sopa) de suco das folhas várias vezes ao dia.

Rins, pedras nos: Tomar 1 copo de suco das folhas diariamente.

Tosse: Infusão com folhas de saião. Tomar 1 xícara, 3 vezes ao dia.

Verrugas: Amassar algumas folhas de saião e aplicar nos locais afetados.

SALSA *(Petroselinum sativum, Hoffim)*

Planta da família das Umbelíferas originária dos países mediterrâneos. Popularmente, é conhecida como salsinha. Cultivada praticamente em todo o mundo, a salsa é extremamente rica em potássio, cálcio e vitamina C. O talo pode ser utilizado em molhos e sopas.

A salsa tem ação diurética, emenagoga, carminativa, febrífuga, estomáquica e estimulante, entre outras.

▶Uso terapêutico

Amenorreia (suspensão de menstruação): Chá com 15 g de raiz para 1 litro de água. Tomar 3 xícaras ao dia.

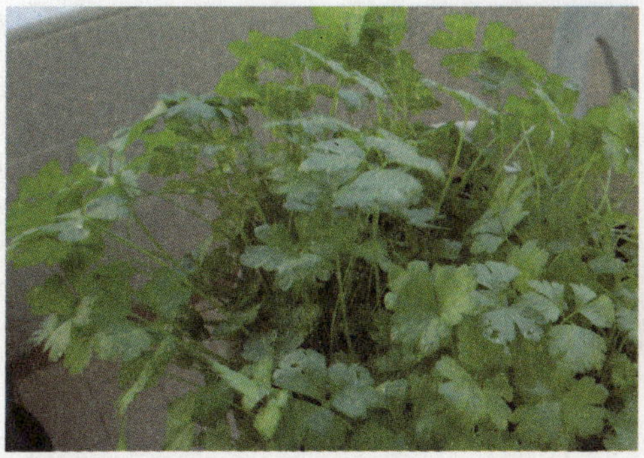

Apetite, falta de: Infusão da raiz. Tomar 1 xícara ao dia. Mastigar algumas folhas de salsa crua meia hora antes das refeições.

Asma: Bater no liquidificador algumas folhas de salsa e 100 ml de água. Acrescentar a mesma quantidade de leite quente, adoçar com mel e tomar em jejum.

Cálculos em geral: Chá com 20 g de sementes para 1 litro de água. Tomar 3 a 4 xícaras ao dia.

Cistite: Infusão com algumas folhas de salsa e um pouco de água. Tomar várias vezes ao dia.

Dente, dor de: Triturar algumas folhas de salsa, misturar um pouco de sal e aplicar no local afetado.

Disenteria: Chá com 15 g da raiz para 1 litro de água. Tomar 3 xícaras ao dia.

Dismenorreia: Chá com 15 g da raiz para 1 litro de água. Tomar 3 xícaras ao dia.

Diurese: Chá com 60 g da raiz para 1 litro de água. Tomar 3 xícaras ao dia.

Estômago, doenças do: Chá com 60 g da raiz para 1 litro de água. Tomar 3 xícaras ao dia.

Fígado, doenças do: Chá com 60 g da raiz para 1 litro de água. Tomar 3 xícaras ao dia.

Gases: Chá com 60 g da raiz para 1 litro de água. Tomar 3 xícaras ao dia.

Hemorragias, pequenas: Triturar algumas folhas de salsa e aplicar no local afetado.

Menstruais, distúrbios: Chá com 15 g da raiz para 1 litro de água. Tomar 3 xícaras ao dia.

Nefrite: Infusão com algumas folhas de salsa e um pouco de água. Tomar várias vezes ao dia.

Nevralgias: Triturar algumas folhas de salsa, misturar um pouco de sal e aplicar no local afetado.

Olhos, inflamações nos: Macerar as folhas e aplicar nos olhos na forma de compressa.

Ouvido, dor de: Pingar gotas do suco de salsa morno no ouvido.

Renais, cólicas: Bater no liquidificador algumas folhas de salsa e 100 ml de água. Acrescentar a mesma quantidade de leite quente, adoçar com mel e tomar em jejum.

Sangue, depurativo do: Macerar algumas folhas de salsa com água. Deixar de molho por algumas horas, coar e tomar 4 xícaras ao dia.

Tônico: Chá com 20 g de

sementes para 1 litro de água. Tomar 3 a 4 xícaras ao dia.

Tosse: Chá com 20 g de sementes para 1 litro de água. Tomar 3 a 4 xícaras ao dia.

Uretrite: Bater no liquidificador algumas folhas de salsa e 100 ml de água. Acrescentar a mesma quantidade de leite quente, adoçar com mel e tomar em jejum.

SALSAPARRILHA *(Smilax papirácea Poir)*

Subarbusto espinhoso da família das Smilacaceas, cultivada geralmente em regiões quentes e úmidas. Existem cerca de 200 espécies do mesmo gênero, sendo possível identificá-las pelo caule. A salsaparrilha tem ação depurativa, diurética, estimulante, sudorífera e tônica, entre outras.

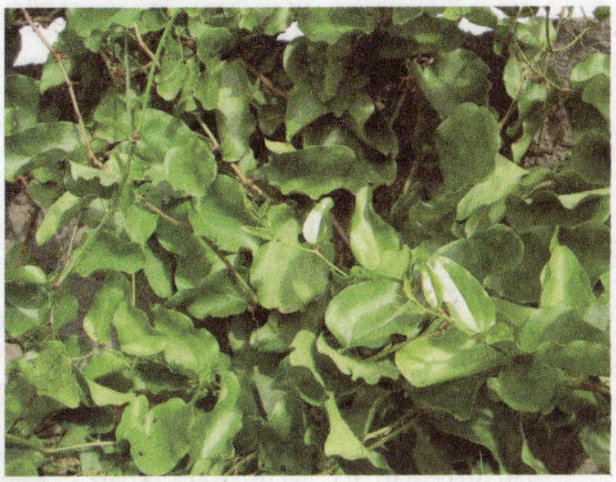

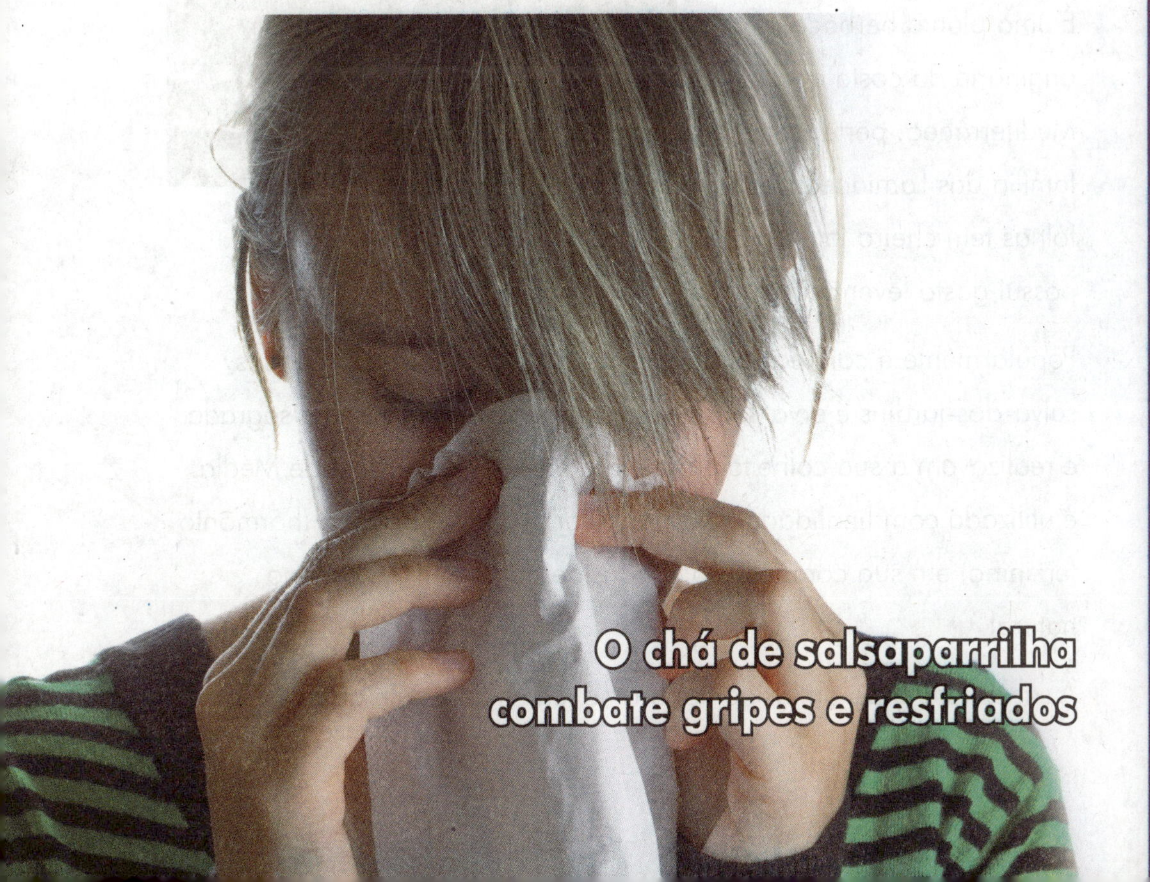

O chá de salsaparrilha combate gripes e resfriados

▶Uso terapêutico

Arteriosclerose: Chá da raiz. Tomar 1 xícara ao dia.

Circulação, má: Chá da raiz. Tomar 1 xícara ao dia.

Cistite: Chá da raiz. Tomar 1 xícara ao dia.

Gripe: Chá da raiz. Tomar 1 xícara ao dia.

Resfriado: Chá da raiz. Tomar 1 xícara ao dia.

Reumatismo: Chá da raiz. Tomar 1 xícara ao dia.

Venéreas, doenças: Chá da raiz. Tomar 1 xícara ao dia.

▶Inconvenientes

Crianças e mulheres gestantes devem evitar a salsaparrilha.

SÁLVIA *(Salvia officinalis L.)*

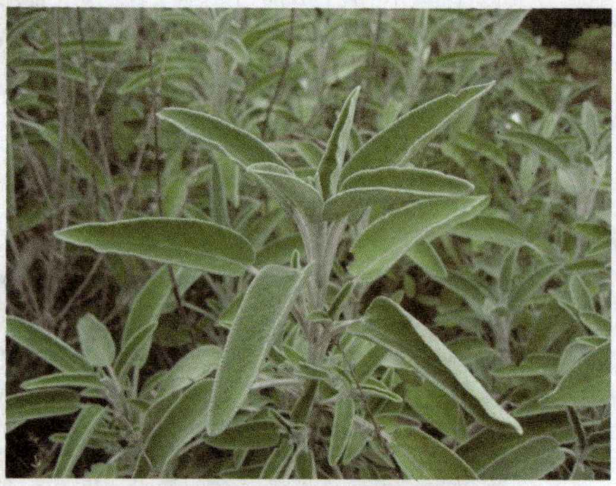

Sálvia, nome derivado da palavra latina "salvare", que significa "curar", é conhedida como a erva da longevidade. É uma planta herbácea, originária da costa do Mediterrâneo, pertencente à família das Lamiáceas. Suas folhas tem cheiro intenso e possui gosto levemente azedo.

Popularmente é conhecida também como salva, salvadas-boticas, salva-dos-jardins e erva-santa. Os romanos a consideravam sagrada e realizavam a sua colheita em meio a rituais. Desde a Idade Média é utilizada com finalidade medicinal. Por possuir estrógeno (hormônio feminino) em sua composição, é considerado um fitoestrógeno natural.

A sálvia tem ação antioxidante, aromática, cicatrizante de mucosas, digestiva, emenagoga e tônica, entre outras. As folhas frescas podem ser conservadas na geladeira, em recipientes fechados, por alguns dias. É possível encontrar a planta em supermercados, à venda. Quando secas, as folhas devem ser guardadas em vidros escuros, protegidas da luz, para que o seu aroma e sabor não sejam alterados.

▶Uso terapêutico

Aftas: Chá com 30 g de flores para 1 litro de água. Fazer bochechos diários.

Expectorante: Misturar 7g de pó das folhas a 100 g de mel de abelhas. Tomar 5 colheres (chá) ao dia.

Feridas: Infusão com 50 g de folhas e flores para 1 litro de água. Banhar os locais afetados.

Garganta, inflamações da: Infusão com 30 g de flores e folhas para 1 litro de água. Fazer gargarejos várias vezes ao dia.

Gástricas, doenças: Chá com 10 g de folhas par 1 litro de água. Tomar 4 xícaras por dia, ainda quente.

Pele, oleosidade da: Infusão com 30 g de flores e folhas para 1 litro de água. Limpar a pele com o chá.

Respiratórias, doenças das vias: Chá com 10 g para 1 litro de água. Tomar 1 xícara quente, 2 vezes ao dia.

Reumatismo: Infusão com 50 g de folhas e flores para 1 litro de água. Fazer compressas nos locais afetados.

SAPONÁRIA *(Saponaria officinalis)*

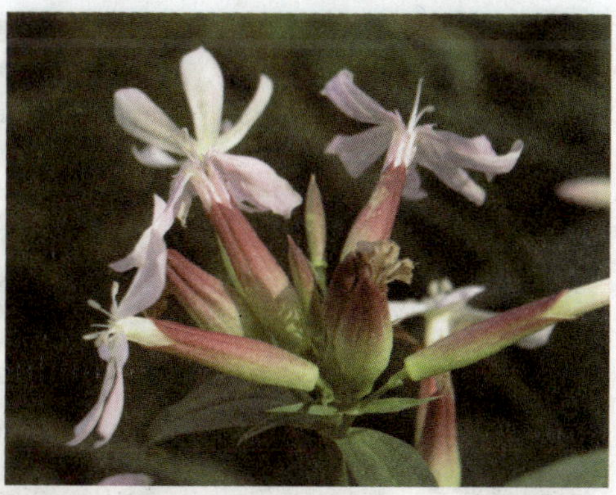

Planta herbácea, de grande importância medicinal, é utilizada também na construção civil, na confecção de brinquedos, na caixotaria e no artesanato. O nome saponária origina da característica espumante de seus frutos e sementes. Popularmente é conhecida como fruta-de-sabão, jequitiguaçu, pau-de-sabão, sabão-de-soldado, sabãozinho e sabonete-de-soldado.

A saponária tem ação adstringente, antiespasmódica, calmante, depurativa, digestiva, diurética, expectorante e repelente de insetos, entre outras. O fruto "in natura" é utilizado como inseticida e repelente de insetos.

▶Uso terapêutico

Asma: Chá com 20 g de folhas para 1 litro de água. Tomar 1 xícara, várias vezes ao dia.

Calmante: Chá com 20 g de folhas para 1 litro de água. Tomar 1 xícara, várias vezes ao dia.

Pele, doenças da: Infusão com 50 a 60 g de raízes e folhas para 1 litro de água. Banhar os locais afetados.

Útero, cólica do: Chá com 20 g de folhas para 1 litro de água. Tomar 1 xícara, várias vezes ao dia.

SAPOTI *(Manilkara zapota L.)*

Fruto do sapotizeiro, pertencente à família das Sapotáceas. Originário das Antilhas, o sapoti adaptou-se perfeitamente ao clima brasileiro. Fonte de vitaminas A, B e C, além de sais minerais como cálcio, fósforo e ferro, o sapoti tem ação febrífuga, adstringente, diurética e tônica, entre outras.

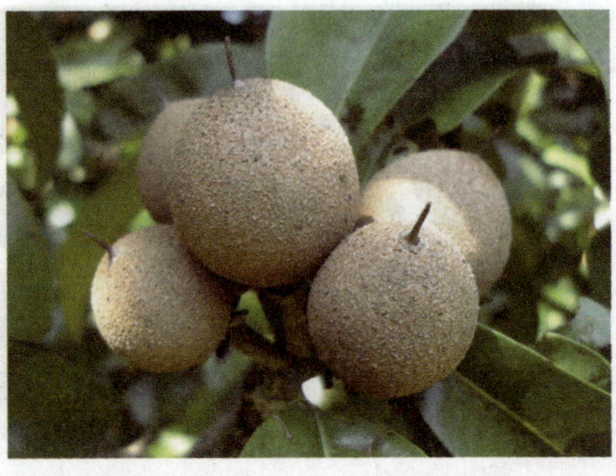

▶Uso terapêutico

Adstringente: Chá com a casca do sapotizeiro. Limpar a pele com o chá.

Apetite, falta de: Chá com

algumas sementes de sapoti. Filtrar e tomar em jejum.

Diurese: Chá com algumas sementes de sapoti. Filtrar e tomar em jejum.

Febre: Chá com a casca do sapotizeiro. Tomar 1 xícara várias vezes ao dia.

Intestino, infecções do: Chá com algumas sementes de sapoti. Filtrar e tomar em jejum.

Rins, infecção nos: Chá com algumas sementes de sapoti. Filtrar e tomar em jejum.

Vesícula, pedra na: Chá com algumas sementes de sapoti. Filtrar e tomar em jejum.

SENE *(Senna Alexandrina Mill)*

Originário do sul da Índia e do norte da África, o sene é muito conhecido pela sua ação laxativa. Popularmente, também é conhecido como sena, cássia, cene, fedegoso-do-rio-de-janeiro. O sene tem ação carminativa, laxativa, purgativa e vermífuga.

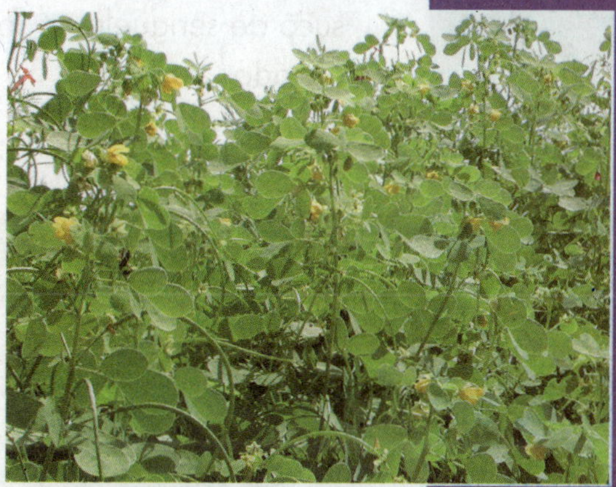

▶Uso terapêutico

Gases: Infusão com 5 g de folhas verdes para 1 litro de água. Tomar 1 xícara ao dia.

Prisão de ventre (laxativo): Infusão com 10 g de folhas verdes para 1 litro de água. Tomar 1 xícara ao dia.

Prisão de ventre (purgativo): Infusão com 30 g de folhas verdes para 1 litro de água. Tomar 1 xícara ao dia.

Verminose: Infusão com 5 g de folhas verdes para 1 litro de água. Tomar 1 xícara ao dia.

▶Inconvenientes

O chá de sene não deve ser utilizado em altas dosagens, nem por mais de 10 dias seguidos, pois pode provocar nefrite. Gestantes e mulheres em período menstrual não devem utilizá-lo. Em dosagem elevada, pode provocar cólicas fortíssimas, diarreia e vômitos.

SERIGUELA *(Spondias purpúrea L.)*

Fruta rica em vitamina C, com baixo teor calórico e sabor suave. Cada 100 g de seriguela contém 83 calorias. A seriguela tem ação diurética, energizante e adstringente.

▶Uso terapêutico

Diarreia: Incluir a fruta na alimentação.

Febre: Incluir a fruta na alimentação.

Feridas (assepsia): Aplicar suco de seriguela no local afetado.

Gases: Incluir a fruta na alimentação.

Inflamações: Incluir a fruta na alimentação.

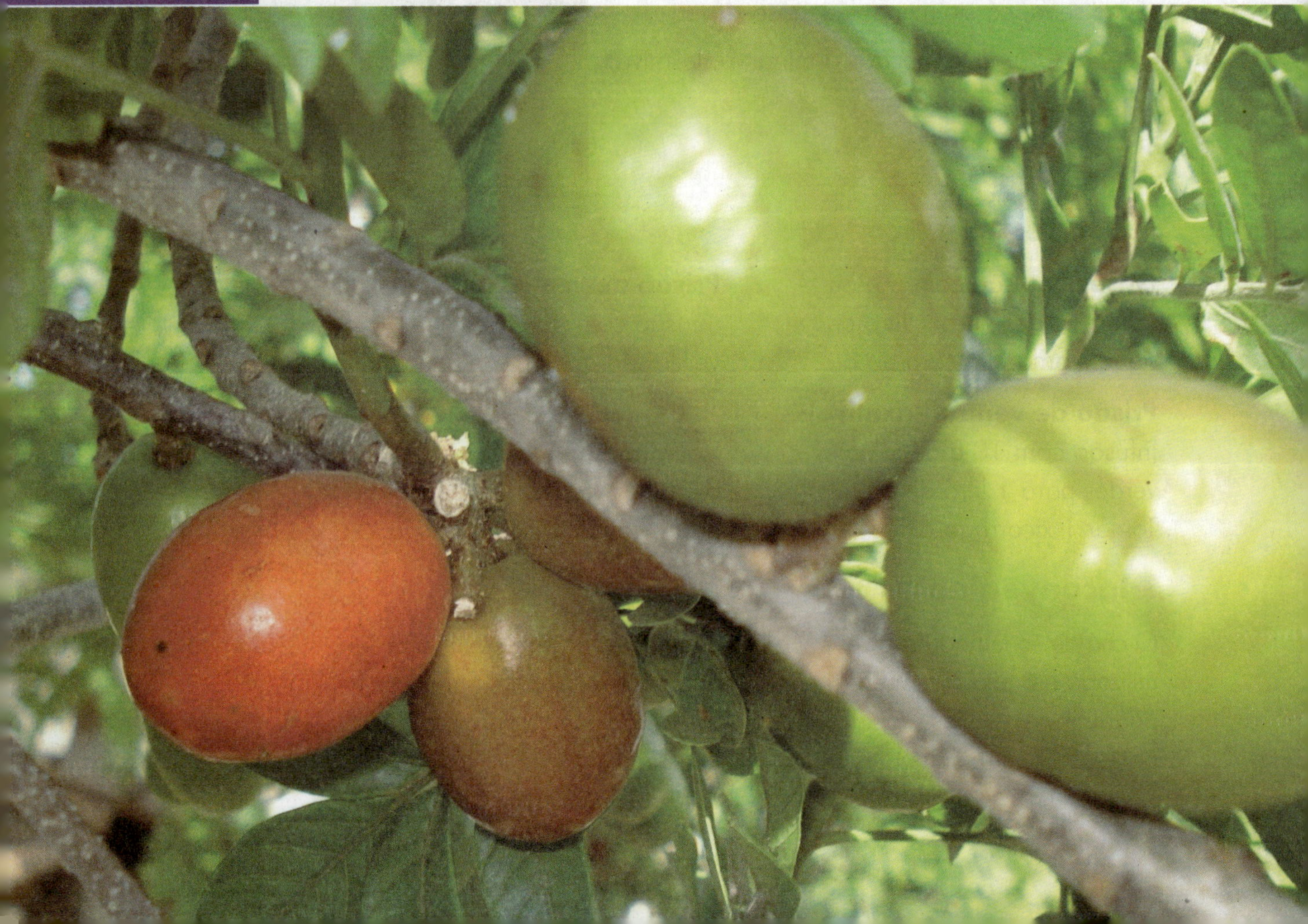

SETE-SANGRIAS *(Cuphea balsamona)*

Planta herbácea de origem brasileira, pertencente à família das Borragináceas. A sete-sangrias tem ação adstringente, balsâmica, depurativa do sangue, diurética, emenagoga e hipotensora, entre outras.

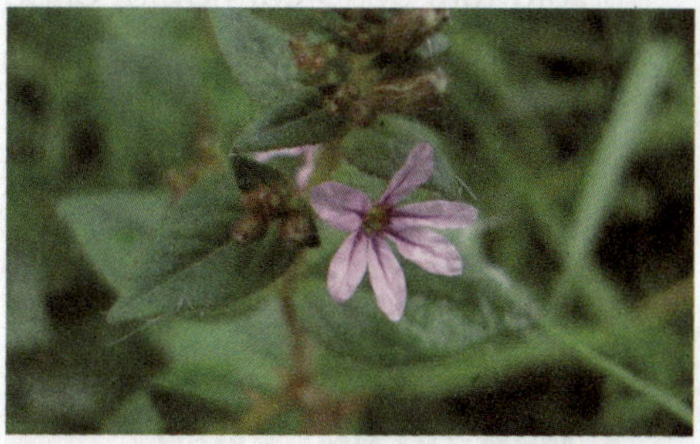

▶Uso terapêutico

Aterosclerose: Infusão com 2 colheres (sopa) da planta para 1 litro de água. Tomar 1 xícara ao dia.

Colesterol: Infusão com 2 colheres (sopa) da planta para 1 litro de água. Tomar 1 xícara ao dia.

Diurese: Infusão com 2 colheres da planta para 1 litro de água. Tomar 1 xícara ao dia.

Estômago, doenças do: Infusão com 2 colheres (sopa) da planta para 1 litro de água. Tomar 1 xícara ao dia.

Febre: Infusão com 2 colheres (sopa) da planta para 1 litro de água. Tomar 1 xícara ao dia.

Intestinais, doenças: Infusão com 2 colheres (sopa) da planta para 1 litro de água. Tomar 1 xícara ao dia.

Pele, doenças da: Usar óleo essencial de sete-sangrias.

Sangue, depurativo do: Infusão com 2 colheres (sopa) da planta para 1 litro de água. Tomar 1 xícara ao dia.

SOJA *(Glycine maxima)*

Leguminosa utilizada principalmente pelos povos orientais, introduzida no Brasil no século XIX, rica em proteínas de alto teor biológico, diferente da existente no leite e nos ovos. Popularmente é conhecida também como feijão-chinês, feijão-da-china e feijão-soja.

A soja é rica em vitaminas A, B1, B2, Niacina, além de sais minerais, gorduras e carboidratos. Seu valor alimentício a torna capaz de acabar com a desnutrição. Da soja são extraídos vários produtos, entre os quais óleo, farinha e leite. Na medicina natural, a soja tem ação calmante, dissolvente, emoliente, emulsificante, redutora do colesterol ruim, laxante, nutritiva e tônica, entre outras.

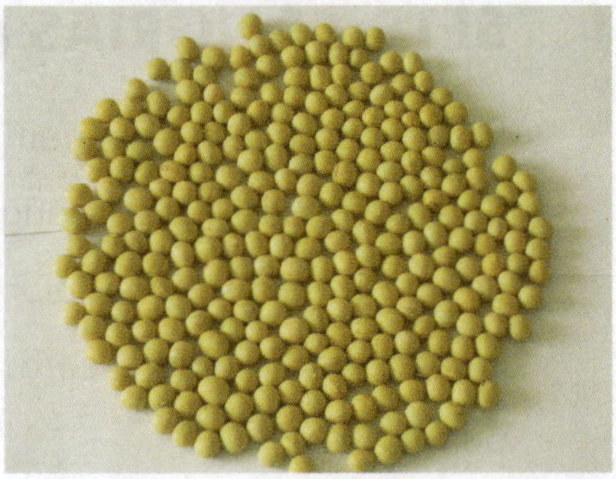

▶Uso terapêutico

Aterosclerose: É aconselhável substituir o consumo de carnes por derivados da soja. Porém, a soja deve ser consumida com moderação.

Desnutrição: Incluir soja na alimentação.

Diabete: Incluir na alimentação, com moderação.

Intolerância à lactose: Incluir leite de soja na dieta.

Neurológicas, doenças: Incluir feijão-soja na alimentação.

Menopausa: Incluir soja na

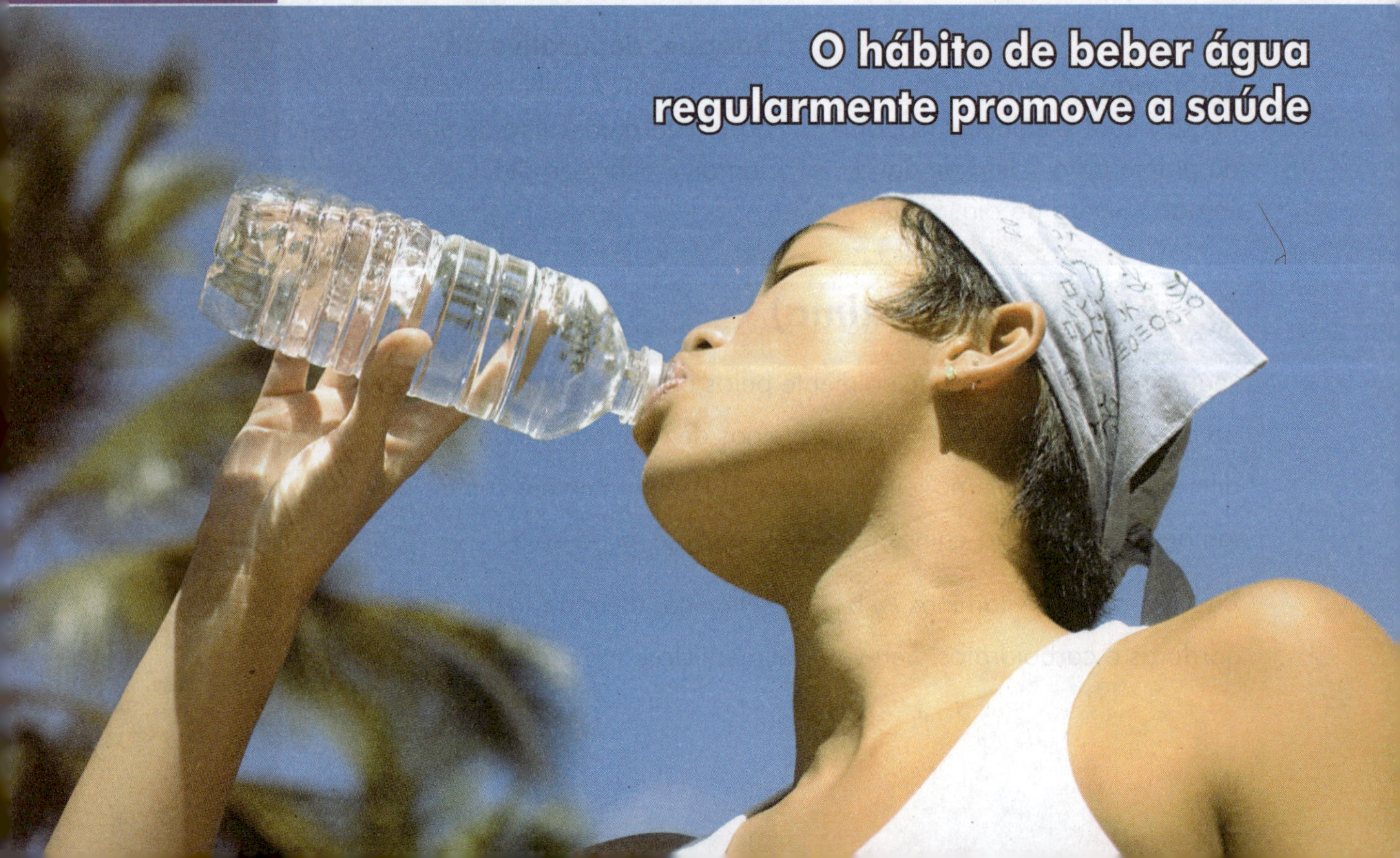

alimentação. É um fitoestrógeno natural.

Prisão de ventre: Incluir moderadamente o leite de soja na alimentação, sem adição de açúcar.

▶Inconvenientes

As gestantes devem evitar utilizar a soja durante a gravidez.

T

TÂMARA *(Phenix dactylifera)*

Fruto da tamareira, pertencente à família das Palmáceas. É originária do Egito, da África e da Ásia, cultivada também no Brasil.

Fonte de vitaminas A, B e C, além de sais minerais como potássio, cálcio, fósforo, sódio e ferro, a tâmara tem ação emoliente, béquica, peitoral, anti-inflamatória, laxativa, antianêmica, nutritiva e diurética, entre outras.

▶Uso terapêutico

Abscessos: Aplicar compressas de tâmaras maduras nos locais afetados.

Anemia: Incluir tâmara na alimentação.

Artrite: Cozinhar algumas tâmaras picadas em um pouco de água. Tomar o caldo ainda morno, várias vezes ao dia.

Bronquite: Cozinhar algumas tâmaras picadas em um pouco de água. Tomar o caldo ainda morno, várias vezes ao dia.

Desnutrição: Incluir tâmaras na alimentação.

Diarreia infantil: Comer tâmaras ao natural.

Diurese: Chá com tâmaras

verdes picadas. Tomar 1 xícara ao dia.

Escorbuto: Incluir tâmara na alimentação.

Garganta, doenças da: Triturar algumas tâmaras, deixar de molho em um pouco de água por 12 horas. Fazer gargarejos mornos.

Gota: Cozinhar algumas tâmaras picadas em um pouco de água. Tomar o caldo ainda morno, várias vezes ao dia.

Insônia: Incluir tâmaras na alimentação.

Pele, doenças da: Aplicar compressas de tâmaras maduras nos locais afetados.

Prisão de ventre: Incluir tâmaras na alimentação.

Tosse: Cozinhar algumas tâmaras picadas em um pouco de água. Tomar o caldo ainda morno, várias vezes ao dia.

Úlceras gástricas: Comer algumas tâmaras com leite, moderadamente.

Urinárias, doenças das vias: Cozinhar algumas tâmaras frescas picadas. Tomar o caldo, várias vezes ao dia.

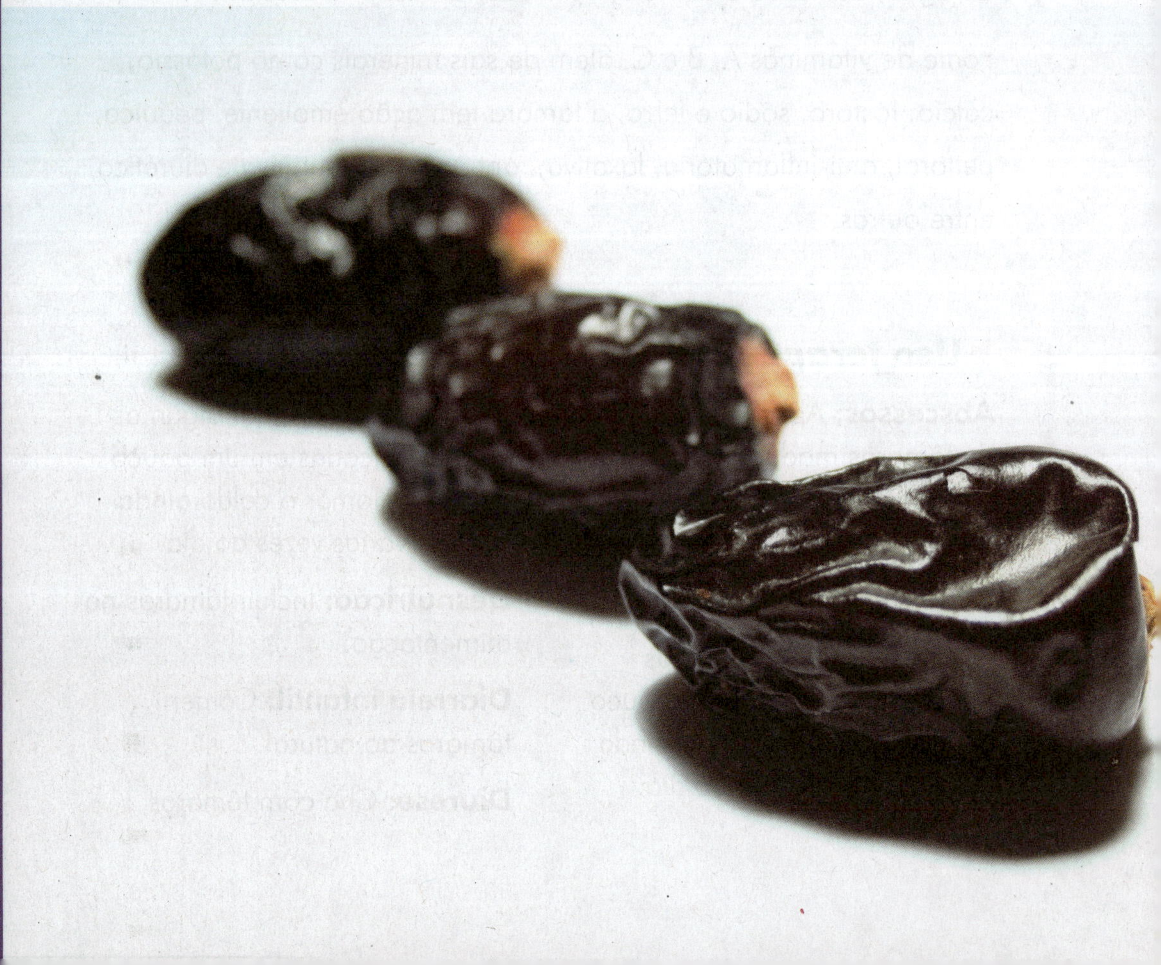

TAMARINDO *(Tamarindus indica L.)*

Fruto do tamarindeiro, árvore que pertence à família das leguminosas, originária da África, tendo se adaptado perfeitamente ao clima brasileiro. O tamarindo é uma importante fonte de vitaminas A, B1 e C, além de conter sais minerais como fósforo, cálcio e ferro. Na medicina natural, tem ação adstringente, antidiarreica, carminativa, anti-inflamatória, antiescorbútica, laxativa e vermífugo, entre outras.

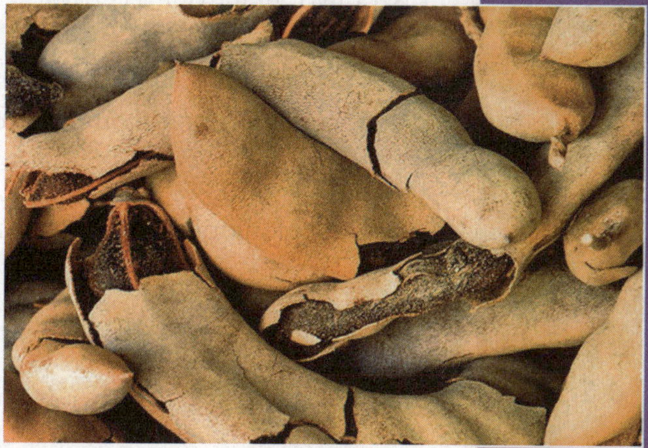

▶Uso terapêutico

Disenteria: Chá com a polpa do tamarindo. Tomar 1 xícara ao dia.

Febre: Chá com a polpa do tamarindo. Tomar 1 xícara ao dia.

Garganta, dor de: Infusão com 1 colher (sopa) de folhas secas picadas e 2 xícaras de água. Ferver por 15 minutos. Coar. Fazer gargarejos, várias vezes ao dia, adoçado com mel de abelhas.

Inflamações em geral: Suco com 60 g da polpa de tamarindo peneirada para 1 copo água filtrada. Tomar 1 vez ao dia, adoçado com mel.

Irritações intestinais: Chá com a polpa do tamarindo. Tomar 1 xícara ao dia.

Prisão de ventre: Infusão com 50 a 100 g da polpa para 1 litro de água. Tomar 2 xícaras ao dia.

Verminose: Chá das folhas do tamarindeiro. Tomar em jejum e durante o dia.

TANCHAGEM *(Plantago Major L.)*

Planta perene da família das plantagináceas, usada principalmente em tratamentos fitoterápicos. A tanchagem tem ação adstringente, analgésica, antidiarreica, anti-hemorrágica, anti-inflamatória,

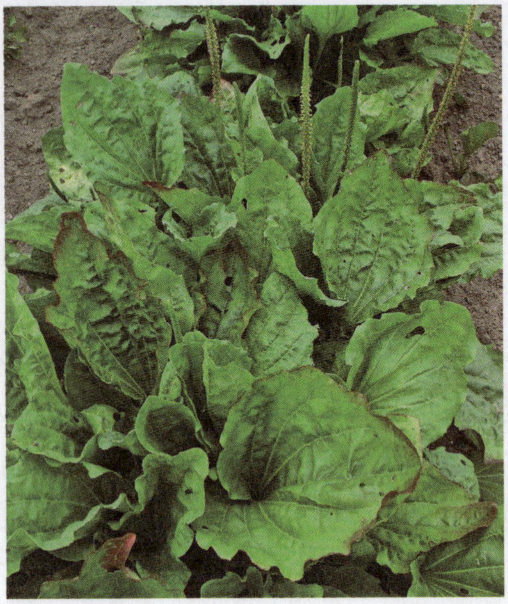

antirreumática, béquica, cicatrizante, depurativa, diurética, emenagoga, descongestionante e sedativa, entre outras.

Popularmente, a tanchagem é conhecida também como cinco-nervos, erva-de-orelha, sete-nervos, plantagem, tanchagem-maior, e tansagem.

Com a tanchagem é possível preparar um bolinhodelicioso. Veja a receita:

Bolinho de Tanchagem

Ingredientes:

½ maço de tanchagem;

2 ovos;

3 colheres (sopa) de farinha de trigo;

Água ou cerveja suficiente para amolecer a massa;

Sal a gosto;

Óleo para fritura.

Modo de preparar:

Corte a tanchagem bem fina e junte aos ovos, previamente batidos com a farinha, adicionando a água ou cerveja e o sal. Em seguida, frite em óleo bem quente.

Uso terapêutico

Anemia: Chá com 15 a 20 g de folhas para 1 litro de água. Tomar várias vezes ao dia.

Bronquite: Infusão com 1 xícara (café) de folhas frescas picadas em meio litro de água. Tomar 1 xícara (chá) a cada 6 horas.

Faringite: Infusão com 60 g de folhas ou raízes para 1 litro de água. Fazer gargarejos várias vezes ao dia.

Ferimentos: Infusão com 60 g

de folhas ou raízes para 1 litro de água. Fazer compressas e aplicar nos locais afetados.

Gastrointestinais, problemas: Infusão com 1 xícara (café) de folhas frescas picadas, para meio litro de água. Tomar 1 xícara (chá) a cada 8 horas.

Gengivite: Infusão com 60 g de folhas ou raízes para 1 litro de água. Fazer gargarejos, várias vezes ao dia.

Hemorragias: Chá com 15 a 20 g de folhas para 1 litro de água. Tomar várias vezes ao dia.

Laringite: Infusão com 60 g de folhas ou raízes para 1 litro de água. Fazer gargarejos várias vezes ao dia.

Nefrite: Chá com 15 a 20 g de folhas para 1 litro de água. Tomar várias vezes ao dia.

Prisão de ventre (laxativo leve): Infusão com 1 colher (sopa) das sementes para 1 copo de água. Deixar de molho por 1 dia. Tomar em jejum.

Tosse: Chá com 15 a 20 g de folhas para 1 litro de água. Tomar várias vezes ao dia.

▶Inconvenientes

Pessoas que sofrem de prisão de ventre e mulheres gestantes devem evitar a tanchagem.

O uso em dosagem excessiva pode causar arritmia, reações alérgicas, parada cardíaca e choque anafilático.

TANGERINA *(Citrus nobilis, L.)*

Fruto de uma árvore da família das rutáceas, é originária da China e aclimatada no Brasil. A tangerina é rica em vitaminas A, B e C, e em menor grau de sais minerais como cálcio, potássio, sódio, fósforo e ferro.

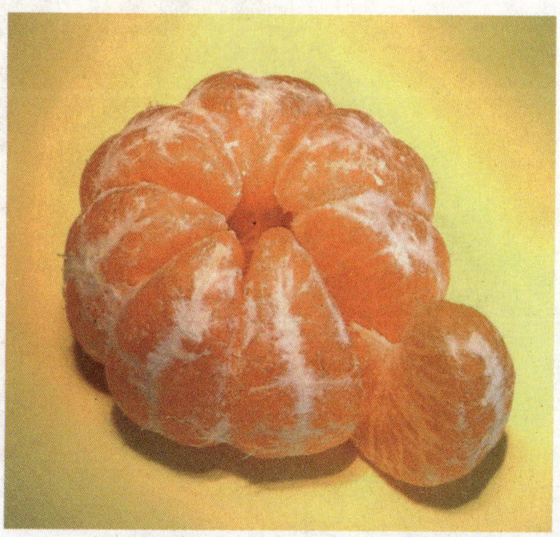

Cada 100 g de tangerina contém 43 calorias. Na medicina natural, é utilizada como antirreumática, anti-inflamatória, calmante, antiescorbútica e tônica, entre outros usos. Popularmente, a tangerina é conhecida também como mexerica, mexerica-cravo, polkan e polkan extra.

A tangerina de boa qualidade deve ser pesada e brilhante. Na hora de comprar, prefira as que não permaneceram expostas ao sol por muito tempo, pois isso faz com que percam nutrientes, principalmente vitamina C. Conservadas na geladeira, podem ser armazenadas por duas a três semanas.

Geleia de Tangerina

Ingredientes:

20 tangerinas;

1 kg de açúcar.

Modo de preparar:

Descasque as tangerinas e tire os caroços. Junte aos gomos as cascas moídas ou raladas de duas frutas.

Leve ao fogo com pouca água e deixe ferver durante 15 minutos, amassando de vez em quando com uma colher de pau. Retire do fogo e passe a massa numa peneira ou coador grosso. Acrescente o açúcar e leve ao fogo, mexendo sem parar até ficar no ponto. Deixe esfriar na panela e acondicione em vidros.

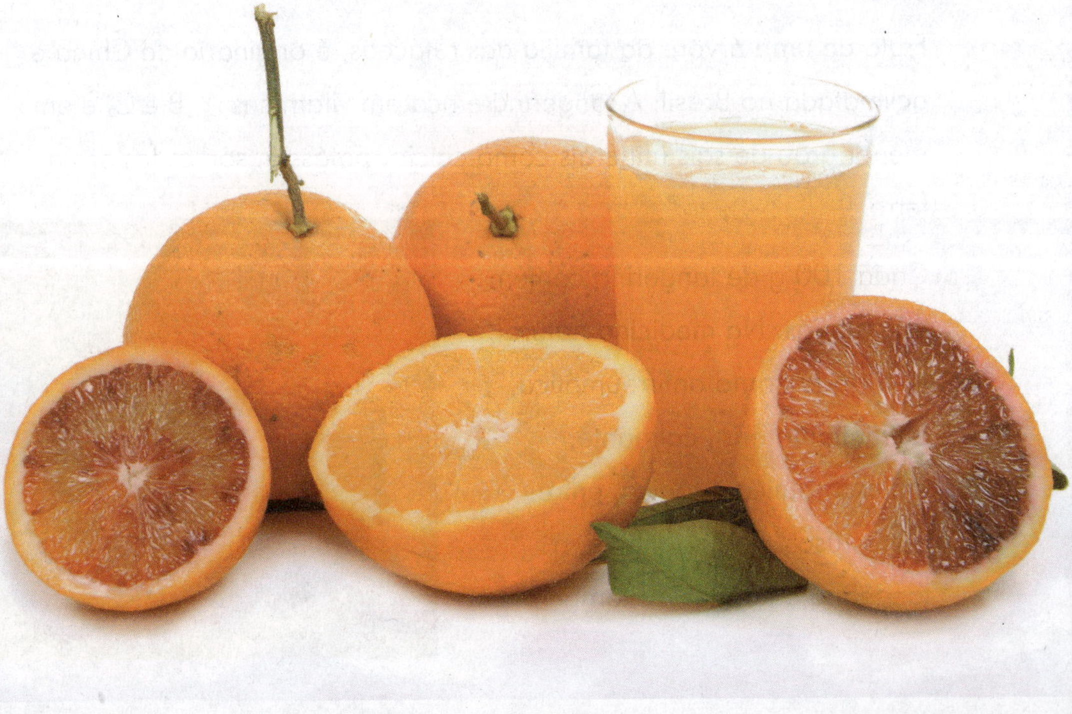

▶Uso terapêutico

Aterosclerose: Incluir tangerina na alimentação.

Escorbuto: Incluir tangerina na alimentação.

Gota: Incluir tangerina na alimentação.

Infecções em geral: Incluir tangerina na alimentação.

Neurite: Incluir tangerina na alimentação.

Prisão de ventre: Incluir tangerina na alimentação.

Reumatismo: Incluir tangerina na alimentação.

TEJUCO *(Caput nigri)*

Planta trepadeira da família das cucurbitáceas, conhecida popularmente como cabeça-de-negro e cabeça-de-moleque.

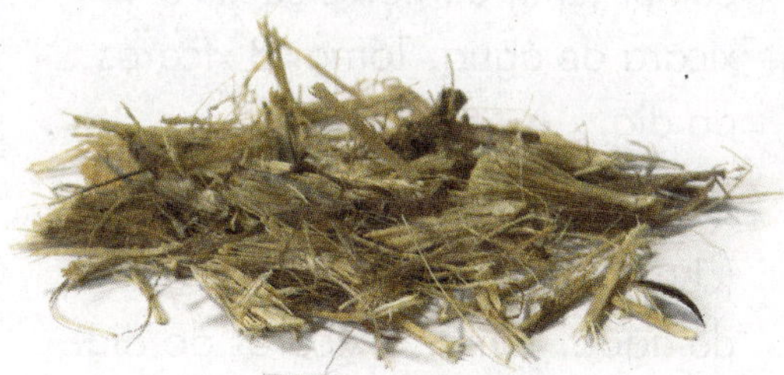

Na medicina natural, o tejuco tem ação antidiarreica, antileucorreica, antifebril e antirreumática, entre outras.

▶Uso terapêutico

Diarreia: Infusão com 20 g da raiz para 1 litro de água. Tomar 4 a 5 xícaras ao dia.

Febre: Infusão com 20 g da raiz para 1 litro de água. Tomar 4 a 5 xícaras ao dia.

Vaginal, corrimento: Infusão com 20 g da raiz para 1 litro de água. Tomar 4 a 5 xícaras ao dia.

Reumatismo: Infusão com 20 g da raiz para 1 litro de água. Tomar 4 a 5 xícaras ao dia.

TÍLIA *(Tília cordata Mill.)*

Planta da família das Tiliáceas, cujas folhas, flores e frutos são utilizados em tratamentos medicinais. A tília tem ação antiespasmódica, calmante, digestiva, emoliente, expectorante, sedativa e sudorífera, entre outras.

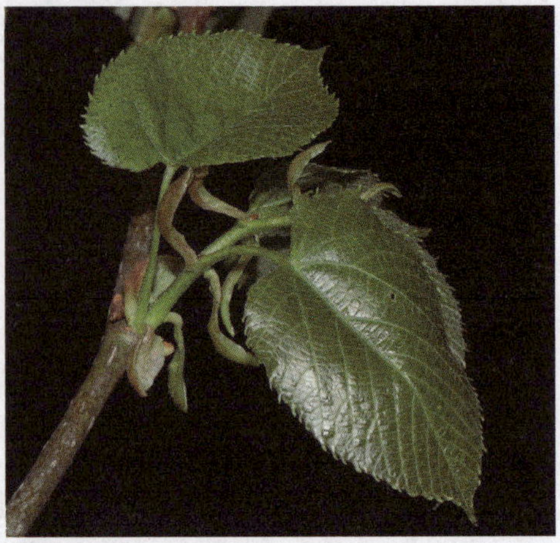

Uso terapêutico

Bronquite: Infusão com 1 colher (chá) de flores secas e 1 xícara de água. Tomar 3 xícaras ao dia.

Calmante: Chá das folhas. Tomar antes de deitar.

Dispepsia: Infusão com 1 colher (chá) de flores secas e 1 xícara de água. Tomar 3 xícaras ao dia.

Diurese: Infusão com 1 colher (chá) de flores secas e 1 xícara de água. Tomar 3 xícaras ao dia.

Expectorante: Infusão com 1 colher (chá) de flores secas e 1 xícara de água. Tomar 3 xícaras ao dia.

Enxaqueca: Infusão com 1 colher (chá) de flores secas e 1 xícara de água. Tomar 3 xícaras ao dia.

Gripe: Infusão com 1 colher (chá) de flores secas para 1 xícara de água. Tomar 3 xícaras ao dia.

Menopausa: Chá com 1 colher (sobremesa) das flores de tília mais 1 colher (sobremesa) de raiz de valeriana e 1 xícara de água. Tomar 3 vezes ao dia.

Pele, para hidratar a: Infusão com algumas flores. Aplicar compressas na pele.

Pele, para suavizar e regenerar a: Infusão com algumas flores. Aplicar compressas na pele.

Resfriado: Infusão com 1 colher (chá) de flores secas para 1 xícara de água. Tomar 3 xícaras ao dia.

Sudorífera: Infusão com 1 colher (chá) das flores secas para 1 xícara de água. Tomar 3 xícaras ao dia.

Inconvenientes

Mulheres que amamentam e gestantes devem evitar o uso da tília.

TOMATE *(Solanun lycopersicum L.)*

Fruto originário dos países andinos, desde o norte do Chile até a Colômbia, pertencente à família das Solanáceas, muito consumido em todo o mundo.

O tomate além de consumido como alimento e tempero, também é um excelente remédio. Fonte de vitaminas A, B e C, e de sais minerais como fósforo, ferro, potássio e magnésio, tem baixo teor de calorias. Cada 100 g de tomate contém apenas 21 calorias.

Pesquisas apontam o tomate como importante auxiliar na prevenção de doenças cardiovasculares, pois há uma substância que envolve as sementes, muito eficaz no impedimento de formação de coágulos. O tomate é uma fonte alimentar muito rica em anticoagulantes. O tomate tem ação adstringente, antisséptica, bactericida, cicatrizante, desintoxicante, emoliente, refrescante e regeneradora celular, entre outras.

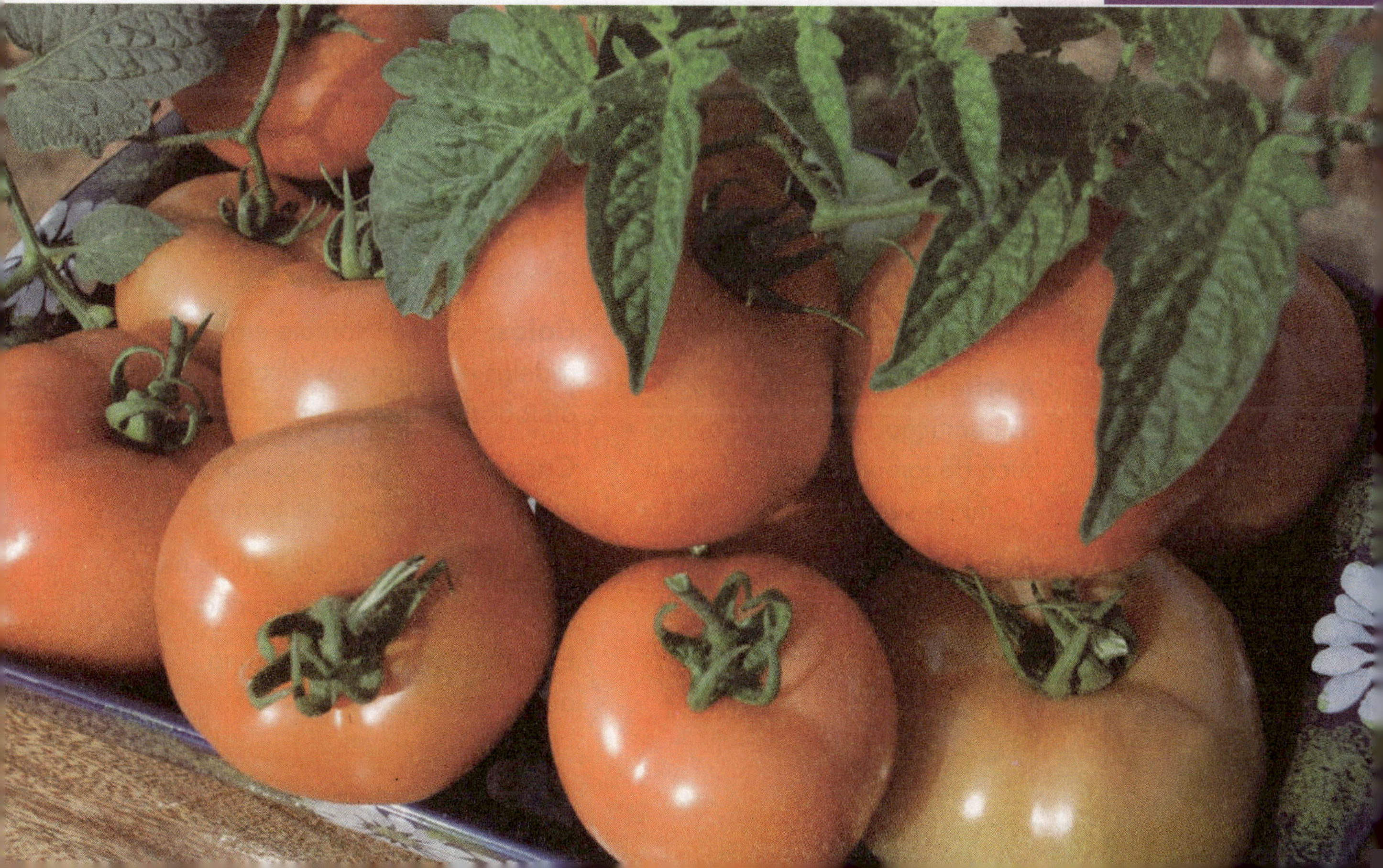

Para molhos, sopas ou cremes, os tomates devem ser maduros, vermelhos, sem sinais de machucadura ou manchas. Para saladas, precisam ter cor uniforme e estar firmes e lisos. Os de aparência irregular podem ser cozidos ou empregados em sucos.

Para retirar a pele ou casca do tomate com mais facilidade, espete-o com um garfo e leve-o ao fogo. Mantenha a certa distância para não queimá-lo e vá virando o fruto lentamente, até começar a soltar a casca.

Se o tomate estiver mole, deixe-o de molho em água fria ou gelada por 15 minutos. Isso o deixará firme.

O tomate cru não pode ser congelado. Se for necessário, congelar apenas o molho de tomate ou alimentos preparados com o mesmo.

▶Uso terapêutico

Acne: Faça uma máscara com 1 tomate bem maduro triturado e 1 colher (sopa) de iogurte natural. Misture bem e aplique sobre o rosto já limpo e seco.

Amigdalite: Fazer gargarejos com suco de tomates verdes várias vezes ao dia.

Anemia: Incluir tomate na alimentação.

Artrite: Incluir tomate na alimentação. Tomar 200 ml de suco de tomate, misturado com 50 ml de suco de salsa.

Artritismo: Incluir tomate na alimentação. Tomar 200 ml de suco de tomate, misturado com 50 ml de suco de salsa.

Cálculos renais: Infusão com 2 colheres (sopa) de folhas de tomateiro fatiadas e 2 copos de água. Abafar por 15 minutos. Filtrar. Tomar ainda morno, 3 xícaras ao dia.

Cabelo, queda de: Massagear o couro cabeludo com suco de tomate.

Calos: Cortar 1 tomate em rodelas e aplicar nos locais afetados, durante a noite.

Caspa: Massagear o couro cabeludo com suco de tomate.

Digestão, má: Incluir tomate na alimentação, com moderação.

Escorbuto: Incluir tomate na alimentação.

Faringite: Fazer gargarejos com suco de tomates verdes várias vezes ao dia.

Feridas: Cortar 1 tomate em rodelas e aplicar nos locais afetados.

Fígado, doenças do: Incluir tomate na alimentação.

Gota: Incluir tomate na alimentação. Tomar 200 ml de suco de tomate, misturado com 50 ml de suco de salsa.

Laringite: Fazer gargarejos com suco de tomates verdes várias vezes ao dia.

Obesidade: Incluir tomate na alimentação, juntamente com saladas cruas.

Peles oleosas: Faça uma máscara utilizando 1 tomate bem maduro triturado e 1 colher (sopa) de iogurte natural. Misture bem e aplique sobre o rosto já limpo e seco.

Prisão de ventre: Incluir tomate na alimentação, juntamente com as sementes.

Queimaduras solares: Passar a polpa de tomate na pele várias vezes ao dia.

Raquitismo: Incluir tomate na dieta. (Seguir recomendações médicas).

Sangue, depurativo do: Incluir tomate na alimentação. Tomar 200 ml de suco de tomate, misturado com 50 ml de suco de salsa.

Verrugas: Cortar 1 tomate em rodelas, aplicar nos locais afetados, durante a noite.

▶Inconvenientes

O fruto verde é contraindicado a pessoas com predisposição a artrite, reumatismo, gota e cálculo.

TOMILHO *(Thymus vulgaris L.)*

Erva originária do mediterrâneo. O nome tomilho vem do grego thymus, que significa coragem. Popularmente, o tomilho é conhecido também como timo, arça, arçanha, poejo e segurelha.

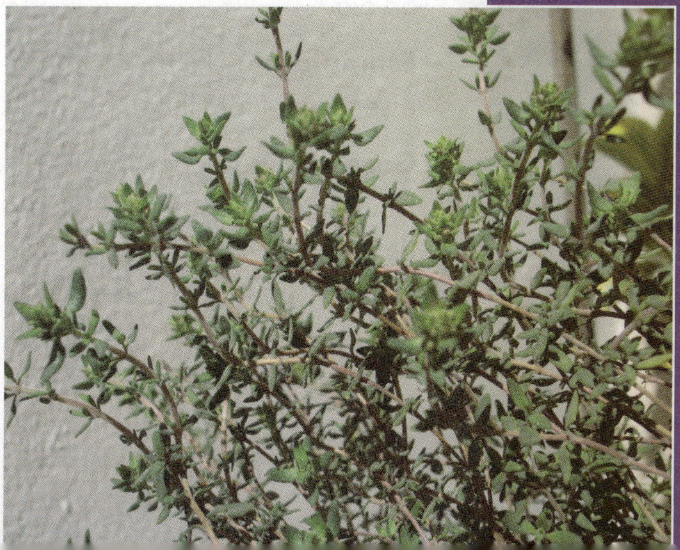

A parte mais utilizada da erva são os

ramos, de preferência os mais novos e floridos. Na medicina natural, o tomilho tem ação antidiarreica, antiespasmódica, antileucorreica, antimicrobiana, antioxidante, antivirótica, desinfetante, diurética, carminativa, estimulante, expectorante, hemolítica, tônica, entre outras.

Frescos ou secos, os ramos são úteis também para aromatizar carnes, peixes, marinadas, queijos, verduras, legumes e pizzas.

▶Uso terapêutico

Afta: Utilizar óleo essencial de tomilho.

Amigdalite: Infusão com 10 g de folhas e flores para 1 litro de água. Abafar por 10 minutos. Coar e em seguida tomar 1 xícara, adoçado com mel de abelhas, 3 vezes ao dia.

Digestivo, tônico: Infusão com 4 g de folhas para 100 ml de água. Abafar por 10 minutos. Tomar 1 vez ao dia.

Escara: Preparar cataplasma com 50 g de tomilho para 1 litro de água. Aplicar no local afetado, por 10 minutos, 2 vezes ao dia.

Estimulante: Utilizar óleo essencial de tomilho.

Gases: Infusão com 1 colher (chá) de sementes para 1 xícara de água. Deixar ferver por 15 minutos. Tomar 4 xícaras ao dia.

Gengivite: Utilizar óleo essencial de tomilho.

Gota: Infusão com 50 g de tomilho em 1 litro de água. Fazer fricções nos locais afetados.

Gripe: Infusão com 10 g de folhas e flores para 1 litro de água. Abafar por 10 minutos. Coar e em seguida tomar 1 xícara, adoçado com mel de abelhas, 3 vezes ao dia.

Nasal, congestão: Utilizar óleo essencial de tomilho.

Piolhos: Aplicar vinagre de tomilho no cabelo e deixar agir por alguns minutos.

Reumatismo: Infusão com 50 g de tomilho em 1 litro de água. Fazer fricções nos locais afetados.

Sinusite: Ferver 50 g de folhas em 1 litro de água. Fazer inalações com o vapor várias vezes ao dia.

Tosse: Infusão com 4 g de

folhas para 100 ml de água. Abafar por 10 minutos. Tomar 1 vez ao dia.

Verminose: Infusão com 3 a 5 g da erva para 100 ml de água. Ferver por 10 minutos. Tomar o chá e em seguida um laxante.

▶Inconvenientes

Mulheres no período menstrual, crianças com menos de 6 anos de idade e pessoas que sofrem de gastrite, úlceras do estômago, doenças neurológicas e alergias respiratórias devem evitar o óleo de tomilho.

O uso da essência de tomilho pode causar reações alérgicas. Doses elevadas podem causar convulsão, intoxicação e problemas no sangue. Não é recomendável fazer uso prolongado do tomilho.

TREVO-CHEIROSO *(Melilotus officinalis)*

Planta da família das leguminosas muito utilizada com finalidade medicinal. Popularmente, é conhecido também como trevo-de-cheiro, trevo-de-carvalho e coroa-de-rei. Na medicina natural, tem ação calmante e anti-inflamatória, entre-outras.

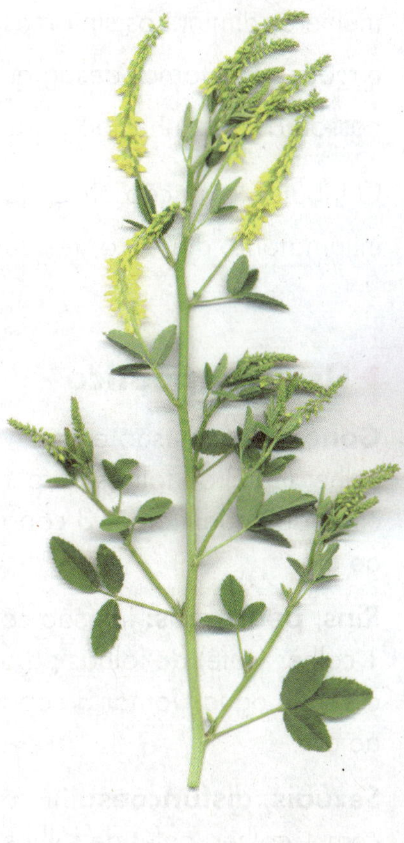

▶Uso terapêutico

Calmante: Chá da planta adoçado com mel. Tomar várias vezes ao dia.

Catarata: Suco das flores. Pingar algumas gotas nos olhos, 2 a 3 vezes ao dia.

Conjuntivite: Chá com a planta. Lavar os olhos 3 vezes ao dia.

Respiratórias, doenças: Chá da planta, adoçado com mel. Tomar várias vezes ao dia.

Reumatismo: Preparar cataplasma da planta, aplicar no local afetado.

TRÍBULUS *(Tribulus terrestris L.)*

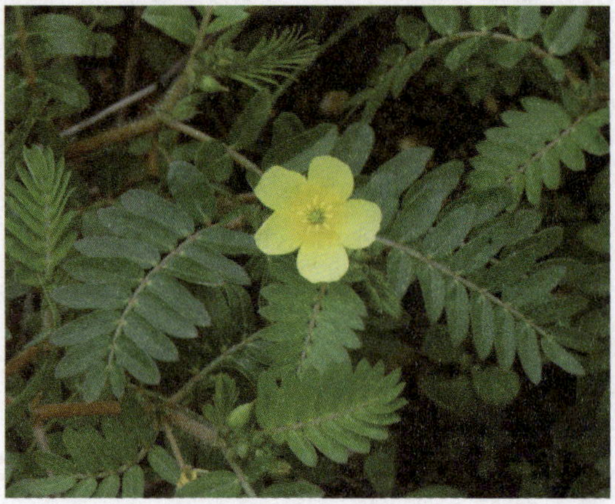

Erva utilizada durante séculos na Europa no tratamento da impotência sexual e de outros distúrbios sexuais.

O tribulus provoca vasodilatação na região genital masculina e auxilia no aumento da contagem de espermatozoides, sendo útil no tratamento da infertilidade. Em mulheres diminui os sintomas da frigidez sexual, aumenta a libido e reduz os sintomas desagradáveis da menopausa. Por essa razão, passou a ser conhecido popularmente como viagra natural.

O tribulus tem ação afrodisíaca, analgésica, antiespasmódica, anti-inflamatória, diurética, restauradora e tônica, entre outras.

▶Uso terapêutico

Gonorreia: Infusão com 1 colher (café) de folhas para 1 copo de água. Tomar 3 copos ao dia.

Rins, pedra nos: Infusão com 1 colher (café) de folhas para 1 copo de água. Tomar 3 copos ao dia.

Sexuais, disfunções: Infusão com 1 colher (café) de folhas para 1 copo de água. Tomar 3 copos ao dia.

Sexual, impotência: Infusão com 1 colher (café) de folhas para 1 copo de água. Tomar 3 copos ao dia.

Urinária, incontinência: Infusão com 1 colher (café) de folhas para 1 copo de água. Tomar 3 copos ao dia.

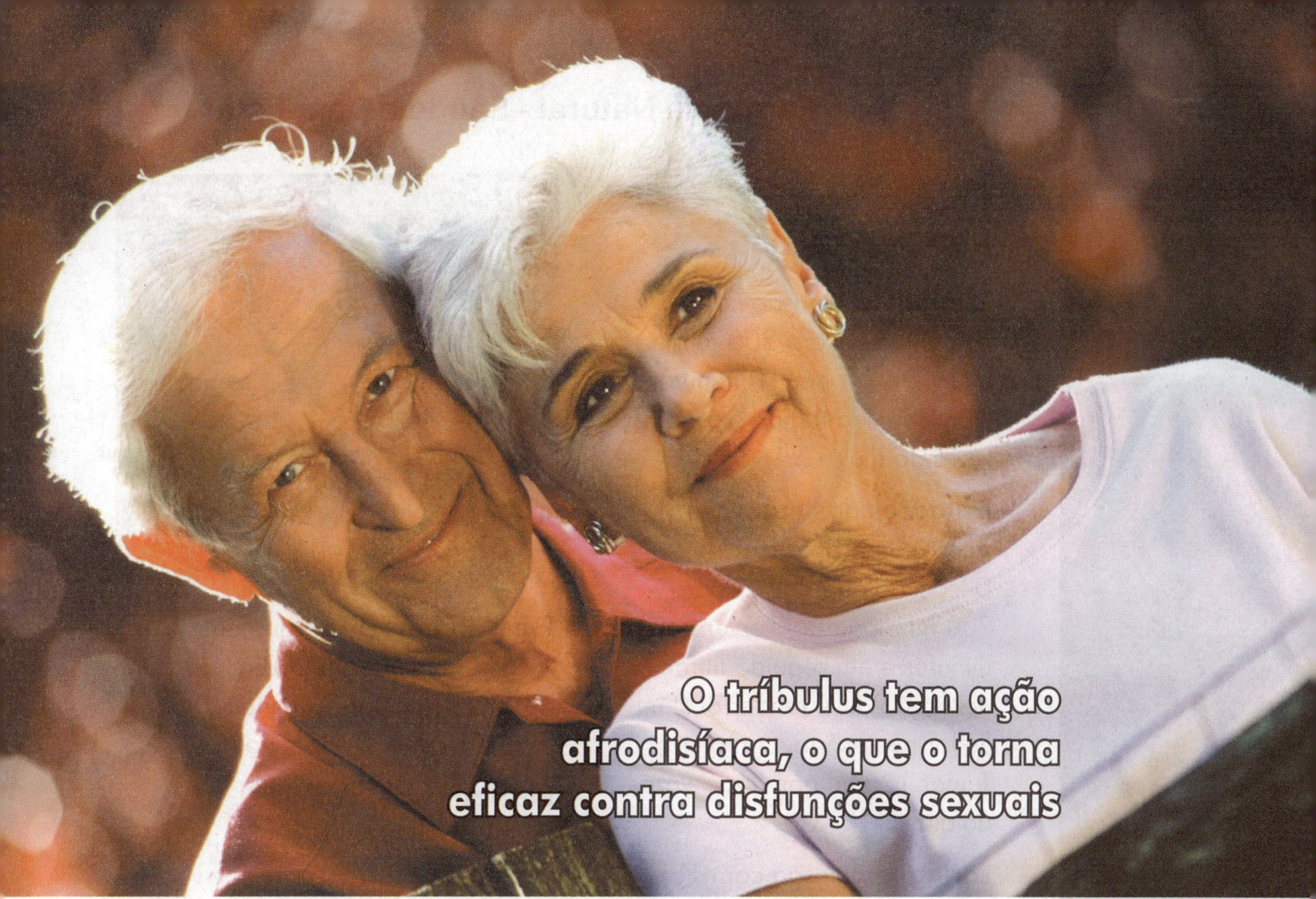
O tríbulus tem ação
afrodisíaca, o que o torna
eficaz contra disfunções sexuais

▶Inconvenientes

Pessoas hipertensas ou com cardiopatias não devem utilizar o tribulus. O uso excessivo da planta pode causar problemas estomacais e cardíacos.

TUSSILAGEM *(Tussilago farfara L.)*

Planta herbácea perene, originária da Europa e da África, cultivada em lugares úmidos e pantanosos. As folhas são ricas em zinco, tendo uso destacado na medicina natural. Popularmente, a tussilagem também é conhecida como costa-branca, língua-de-vaca, tossilagem e unha-de-cavalo.

A tussilagem tem ação adstringente, broncodilatadora, calmante, depurativa do fígado, descongestionante, estimulante, expectorante, hipertensora, relaxante e sedativa, entre outras.

Uso terapêutico

Estomatite: Infusão com 1 colher (café) para 200 ml de água. Abafar por 10 minutos e em seguida tomar 1 copo, 3 vezes ao dia.

Irritações das mucosas gástricas e bronquial: Decocção de 5 folhas para 700 ml de água. Ferver por 10 minutos e em seguida filtrar. A decocção deve render 600 ml. Se for necessário, complete. Tomar 120 ml por vez, 3 vezes ao dia.

Laringite: Infusão com 1 colher (café) para 200 ml de água. Abafar por 10 minutos. Tomar 1 copo, 3 vezes ao dia.

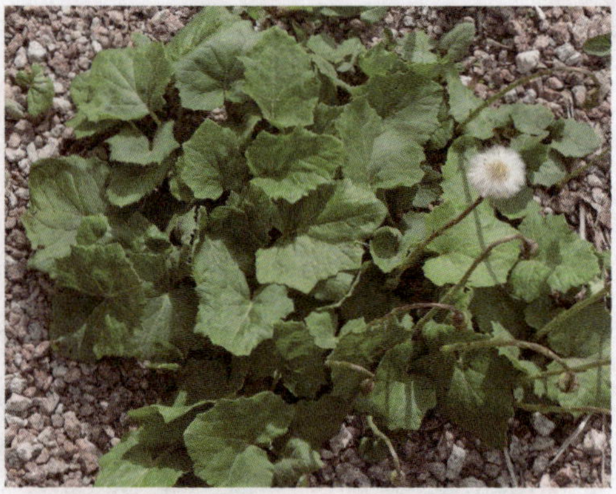

Pressão baixa: Infusão com 1 colher (café) para 200 ml de água. Abafar por 10 minutos. Tomar 1 copo, 3 vezes ao dia.

Respiratórias, doenças: Infusão com 1 colher (café) para 200 ml de água. Abafar por 10 minutos e em seguida tomar 1 copo, 3 vezes ao dia.

Inconvenientes

Mulheres grávidas ou que estejam amamentando, não devem utilizar a tussilagem, bem como pessoas que sofrem de insuficiência hepática, hepatite viral e cirrose hepática.

O uso excessivo pode causar intoxicação do fígado, tumores, respiração irregular, arritmia e irritabilidade.

U

UNHA-DE-GATO *(Uncaria tomentosa)*

Da família da rubiácea, a unha-de-gato é uma planta muito conhecida no Peru, utilizada com fins medicinais desde os tempos dos Incas, que passaram seus conhecimentos para os povos que os sucederam, perdurando até os dias atuais.

A unha-de-gato é excelente anti-inflamatório, muito eficaz no tratamento de doenças como artrite, reumatismo, amigdalite e inflamações em geral. Trata-se de uma trepadeira arbustiva que cresce apoiada em árvores, com folhas compostas, na coloração verde e no formato ovais. Seu nome popular foi inspirado na semelhança de seus espinhos com a unha do gato. A planta é dotada de alcaloides oxindólicos e compostos glicosídeos do ácido quinóvico, responsáveis por suas propriedades anti-inflamatórias.

No Brasil, existe outra espécie (fícus pumila), com características semelhantes à unha-de-gato peruana, conhecida popularmente pelo mesmo nome, cuja utilidade é apenas paisagística, para cobrir muros e paredes. A unha-de-gato brasileira não tem uso medicinal.

Em casas de produtos naturais, é possível encontrar a verdadeira unha-de-gato na forma de gel para combater inflamação das gengivas, cápsulas e cremes para combater feridas.

▶Uso terapêutico

Diurético: Chá com 20 g de folhas para 1 litro de água. Tomar 2 a 3 xícaras por dia.

▶Inconvenientes

A unha-de-gato não deve ser utilizada por gestantes, lactantes e crianças com menos de três anos.

Seu uso deve ser moderado, pois em excesso pode provocar diarreia e náusea.

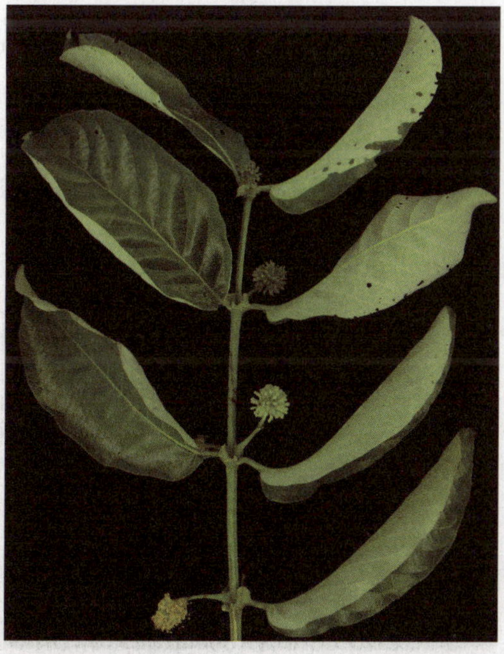

URTIGA *(Fleurya aestuans, L.)*

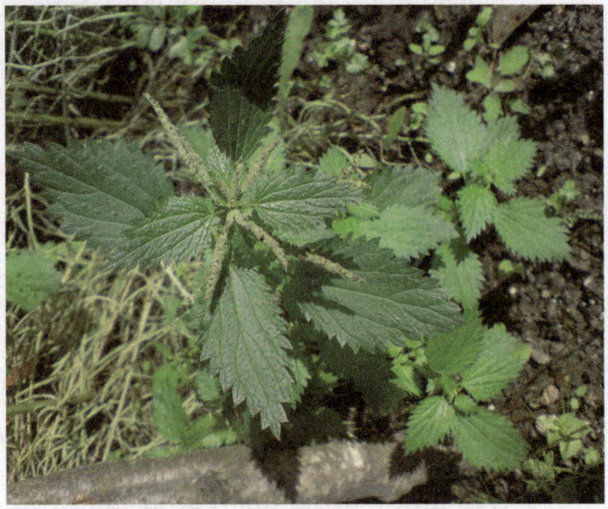

Erva carnuda e ramificada, de pequena estatura e coberta por muitos pelos que causam irritação e queimação na pele quando tocados. Suas flores são esverdeadas e hermafroditas. O fruto da planta tem aspecto ovalado. Popularmente, é conhecida também como urtiga-brava e urtigão. A urtiga pode ser encontrada em casas de produtos naturais.

▶Uso terapêutico

Diurético: Chá da raiz. Tomar durante o dia.

▶Inconvenientes

Gestantes e lactantes devem evitar o uso da urtiga. Os pelos ao longo do caule e das folhas são tóxicos.

URTIGÃO *(Urera baccifera, L)*

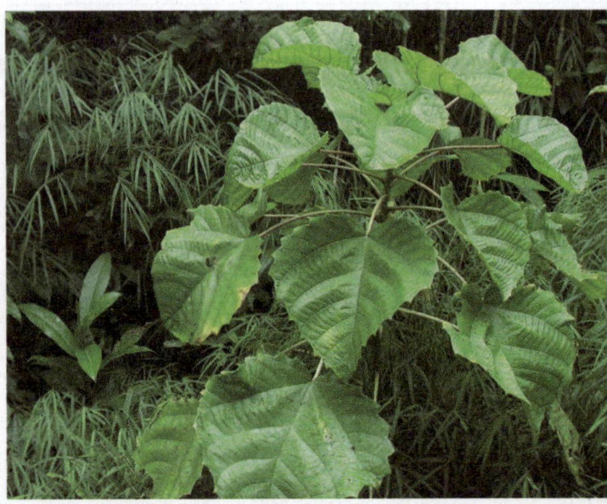

Planta arbustiva grande, com caule e ramos. As folhas são cobertas de pelos com espinhos na parte inferior. As flores são brancas ou róseas. Rico em ácido fórmico, cálcio, caroteno, potássio, silício, tanino, além de vitamina C, é utilizado como adstringente, anti-inflamatório, antirreumático, diurético e depurativo. Popularmente é conhecido também como cansação, urtiga-mansa, urtiga-maior e urtigão.

▶Uso terapêutico

Corrimento: Fazer banho de assento com o chá da raiz.

Diurético: Tomar chá das folhas.

▶Inconvenientes

Pessoas sensíveis podem ter reações alérgicas provocadas pelo uso do urtigão, pois suas sementes são tóxicas.

URTIGÃO-BRANCO *(Urera dióica, L)*

Da família das urticáceas, o urtigão branco é utilizado como depurativo do sangue e diurético. É muito útil também no tratamento de reumatismo, diabete, colesterol e pressão alta. Suas folhas são grandes e verde, de pontas serrilhadas.

▶Uso terapêutico

Cabelo, queda de: Chá com a raiz da planta. Lavar os cabelos massageando o local.

Frieira: Chá com a raiz da planta. Lavar os pés massageando o local.

Rins, pedra nos: Chá com um pouco da raiz e 500 ml de água. Tomar um copo durante 8 dias.

▶Inconvenientes

Gestantes e lactantes devem evitar o uso de urtigão branco. As sementes da planta têm certo grau de toxicidade, podendo causar náusea e vômito em pessoas de estômago sensível.

URUCUM *(Bixa orellana)*

Árvore de até 10 metros de altura, originária da América Tropical, utilizada pelos nativos como protetor contra os raios solares, como repelentes de inseto e para pintar o corpo. Pertencente à família das bixáceas, a planta produz um fruto pequeno e redondo cheio de espinhos, de coloração vermelho-alaranjado. No interior dos frutos se encontram sementes verdes ou vermelhas contendo substâncias corancarotenoides. Popularmente o urucum é conhecido também como açafroeira-da-terra, bixa, urucu, tintória, urucuzeiro, açafrão-da-terra, açafroa e colorau. O urucum é um dos únicos corantes que não faz mal à saúde. A planta contém cálcio, potássio, ferro e fósforo, além de vitaminas A, B e C. As sementes verdes servem para fazer corante amarelo, enquanto as vermelhas são utilizadas para fazer um corante vermelho conhecido, como colorau. A indústria utiliza as sementes de urucum para fabricar bronzeadores e protetores solares. O urucum é muito eficaz como repelente, mas mancha a roupa e tinge a pele.

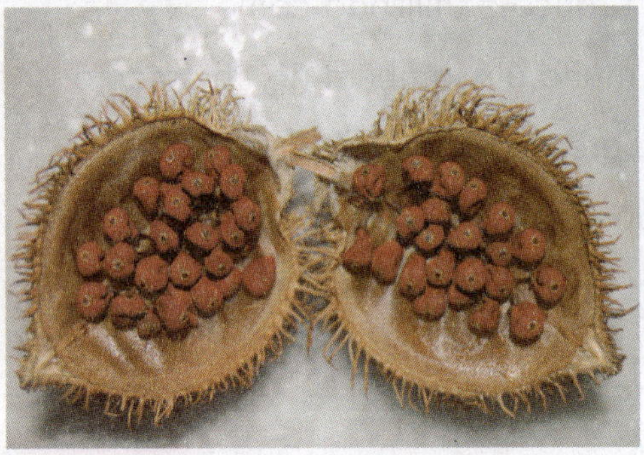

▶Uso cosmético

Pele, óleo para proteger a: Macerar 50 g de sementes de urucum e diluir em 250 ml de óleo de amêndoas. Deixar a mistura em banho-maria por 2 horas e depois utilizar para passar no corpo. O óleo de amêndoas pode ser substituído por óleo de soja ou de algodão.

Repelente: Diluir 1 colher (chá) de pó de sementes de urucum em 100 ml de óleo puro ou glicerina e espalhar pelo corpo.

▶Uso terapêutico

Amigdalite: Diluir 1 colher (café) do pó das sementes

em 250 ml de água e fazer gargarejos.

Digestivo: Chá com um pouco da raiz e 500 ml de água. Tomar 1 xícara após as refeições.

Estômago, afecções no: Chá com 15 g de sementes e 1 litro de água. Ferver por 15 minutos e tomar 2 xícaras ao dia.

Laxante: Chá com 3 g de sementes e 300 ml de água. Ferver por 10 minutos. Tomar 1 xícara após as refeições.

Micoses: Macerar folhas de urucum e aplicar sobre a região afetada todos os dias, até que os sintomas desapareçam.

Queimaduras: Aplicar sementes amassadas no local afetado.

▶Inconvenientes

Pessoas com problemas no fígado e no pâncreas devem evitar o urucum, pois para estes, a planta tem efeito tóxico.

Gestantes e lactantes também devem evitá-lo, devido às variações na taxa de glicose ocorridas pelo uso interno.

UVA *(Vitis vinifera,L.)*

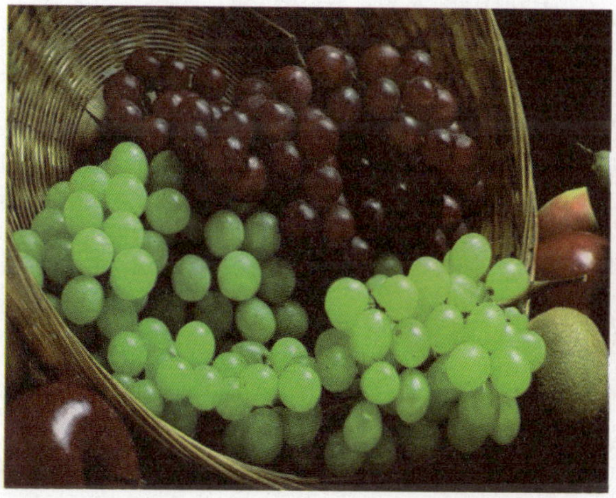

Da família da vitácea, a uva foi uma das frutas mais conhecidas e utilizadas durante a Antiguidade. Alguns vinhedos chegam a durar mais de 100 anos. A sua cultura era tão importante para os povos antigos, que muitos associavam-na a seus deuses. No Brasil, a região Sul é a maior produtora nacional da fruta, devido à baixa umidade. A uva é altamente energética por ser rica em carboidrato, apresenta pequena quantidade de vitaminas do complexo B e C. Por concentrar grande quantidade de água, ela ativa os rins, aumentando a eliminação de urina. Também atua como laxante suave e regulador do nível de colesterol no sangue.

Por causa dos pesticidas utilizados nas lavouras, é necessário lavar muito bem a uva com água e suco de limão.

▶Uso terapêutico

Anemia: Tomar suco puro de uva frequentemente.

Cabeça, dor de: Triturar folhas de uva e aplicar como compressas na fronte.

Estômago, doenças do: Esporadicamente, substituir uma das refeições normais por uvas.

Inflamação: Triturar folhas de uva e aplicar como compressas sobre a região enferma.

Menopausa: Chá com algumas folhas da uva para 250 ml de água. Tomar durante o dia. Este preparo alivia os sintomas da menopausa.

Tosse crônica: Ingerir regularmente uvas passas durante o dia.

▶Inconvenientes

As uvas não são recomendadas a diabéticos e a pessoas em dieta de emagrecimento.

V

VALERIANA *(Valeriana officinalis L.)*

Planta de porte majestoso originária da Europa e norte da Ásia. Chega a medir dois metros de altura. Suas folhas brancas e rosas abrem de maio a junho, exalando um odor penetrante e forte.

Em épocas muito remotas, a erva era utilizada pelos anglo-saxões com finalidade medicinal. Eles reconheciam nela propriedades sedativas e calmantes. Além disso, ela é anticonvulsiva, antidepressiva, antiespasmódica, anti-inflamatória, aromática, calmante, hipotensiva e carminativa, entre outras. Popularmente, a valeriana é conhecida também como erva-de-amassar, erva-dos-gatos, erva-de-são-jorge, erva-de-gato, valeriana-menor e valeriana-selvagem.

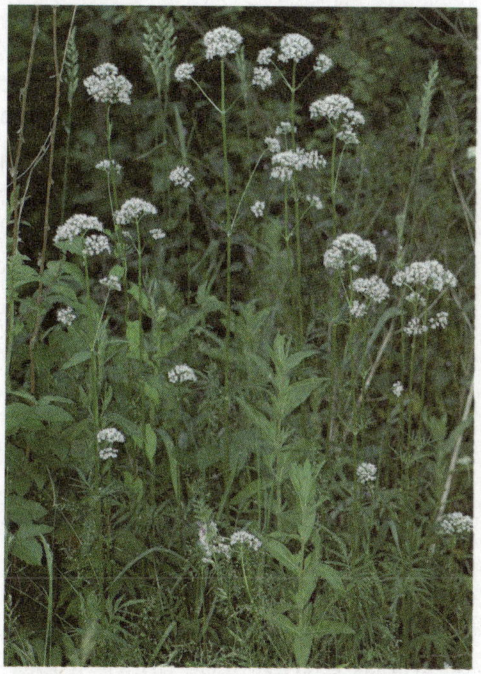

▶Uso terapêutico

Alcoolismo: Para reduzir a ansiedade, tomar chá da planta de valeriana várias vezes ao dia.

Ansiedade: Chá com 2 g da raiz para 100 ml de água. Ferver por 15 minutos. Tomar 3 copos ao dia, adoçado com mel.

Cólicas: Chá com 2 colheres (sopa) da planta para meio litro de água. Ferver por 5 minutos. Tomar 1 xícara ao dia.

Depressão: Chá com 2 g da raiz para 100 ml de água. Ferver por 15 minutos. Tomar 3 copos ao dia, adoçado com mel de abelhas.

Gases: Chá com 2 colheres (sopa) da planta para meio litro de água. Ferver por 5 minutos. Tomar 1 xícara ao dia.

Inflamações: Chá com a raiz da planta. Colocar em forma de cataplasma sobre a parte inflamada no corpo.

Insônia: Chá com 2 g da raiz para 100 ml de água. Ferver por 15 minutos. Tomar 3 copos ao dia, adoçado com mel.

▶Inconvenientes

Por atingir diretamente o sistema nervoso, o tratamento com valeriana não deve prolongar-se por mais de uma semana. Gestantes devem evitá-la.

Utilizada em doses excessivas, podem ocorrer agitação, dor de cabeça, vertigem e perturbações mentais.

VASSOURINHA-DE-BOTÃO *(Borreria verticillata L.)*

Planta herbácea da família das Rubiáceas, originária da América Tropical, atualmente cultivada em várias regiões no mundo. No Brasil ocorre na maior parte do território, porém com pequenas concentrações. O nome vassoura, se dá pela sua ramificação ascendente, formando uma estrutura que permite usá-la como "vassoura". Popularmente é conhecida também como vassourinha, vassourinha-doce, vassourinha-cheirosa, vassourinha-mofina, vassourinha-tupiçaba, vassourinha-miúda, tapixaba, tupixava, tupiçaba e tapeiçaba. A vassourinha-de-botão tem ação anti-hemorrágica, bactericida, diurética e expectorante, entre outras.

▶Uso terapêutico

Asma: Chá com a raiz. Tomar 1 xícara ao dia.

Diabetes: Chá com algumas folhas e 100 ml de água. Tomar 1 copo ao dia.

Diurese: Chá com a raiz. Tomar 1 xícara ao dia.

Erisipela: Chá com toda a planta. Aplicar nos locais afetados.

Expectorante: Chá com a raiz. Tomar 1 xícara ao dia.

Febre: Chá com a raiz. Tomar 1 xícara ao dia.

Hemorroidas: Chá com a raiz. Tomar 1 xícara ao dia.

Varizes: Chá com a raiz. Tomar 1 xícara ao dia.

Vômito: Chá com algumas folhas e 100 ml de água. Tomar 1 copo ao dia.

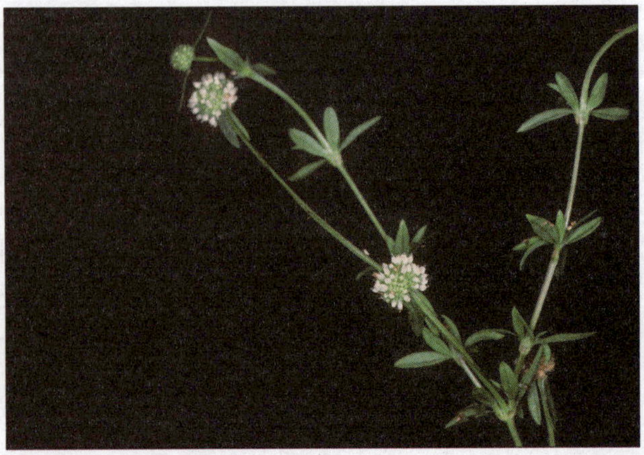

VERBASCO *(Verbascum thapsus L.)*

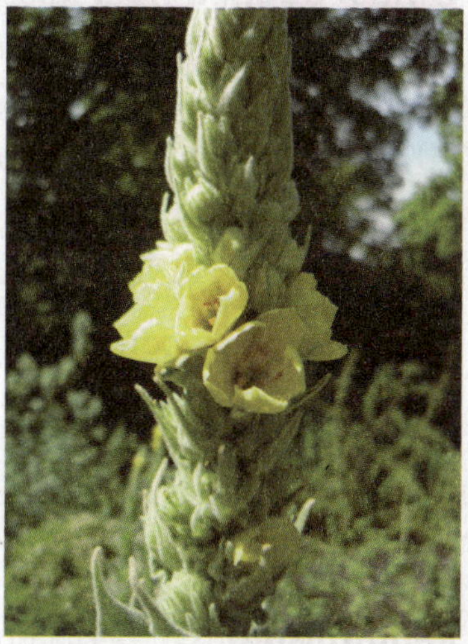

Planta da família das Scriphulariaceas, tanto as folhas, como as flores e raízes são utilizadas em tratamentos medicinais. Popularmente é conhecido também como barbasco e tripo. O verbasco tem ação antialérgica, anti-inflamatória, expectorante, diurética, emoliente e sedativa, entre outras.

▶Uso terapêutico

Amigdalite: Infusão com 1 colher (sopa) de folhas para 200 ml de água. Ferver por 10 minutos. Coar em um tecido fino e tomar 1 xícara 3 vezes ao dia, antes das refeições.

Asma: Infusão com 1 colher (sopa) de folhas para 200 ml de água. Ferver por 10 minutos. Coar em um tecido fino e tomar 1 xícara 3 vezes ao dia, antes das refeições.

Bronquite: Infusão com 1 colher (sopa) de folhas para 200 ml de água. Ferver por 10 minutos. Coar em um tecido fino e tomar 1 xícara 3 vezes ao dia, antes das refeições.

Dermatite: Aplicar nos locais afetados cataplasma com as folhas.

Diarreia: Infusão com 1 colher (sopa) de folhas para 200 ml de água. Ferver por 10 minutos. Coar em um tecido fino e tomar 1 xícara 3 vezes ao dia, antes das refeições.

Faringite: Infusão com 1 colher (sopa) de folhas para 200 ml de água. Ferver por 10 minutos. Coar em um tecido fino e tomar 1 xícara 3 vezes ao dia, antes das refeições.

Furúnculos: Aplicar nos locais afetados cataplasma com as folhas.

Gripe: Infusão com 1 colher (sopa) de folhas para 200 ml de água. Ferver por 10 minutos. Coar em um tecido fino e tomar 1 xícara 3 vezes ao dia, antes das refeições.

Hemorroidas: Aplicar nos locais afetados cataplasma com

as folhas.

Olhos, doença nos: Infusão com 1 colher (sopa) de folhas para 200 ml de água. Ferver por 10 minutos. Coar com filtro de papel e lavar os olhos.

Resfriado: Infusão com 1 colher (sopa) de folhas para 200 ml de água. Ferver por 10 minutos. Coar em um tecido fino e tomar 1 xícara 3 vezes ao dia, antes das refeições.

Reumatismo: Chá concentrado com 100 g de folhas e flores para 1 litro de água. Ferver por 10 minutos. Coar com filtro de papel e fazer compressas locais.

Rinite: Infusão com 1 colher (sopa) de folhas para 200 ml de água. Ferver por 10 minutos. Coar em um tecido fino e tomar 1 xícara 3 vezes ao dia, antes das refeições.

Queimaduras: Aplicar nos locais afetados cataplasma com as folhas.

▶Inconvenientes

Os estames das folhas podem causar irritação faríngea.

VERBENA *(Verbena officinalis)*

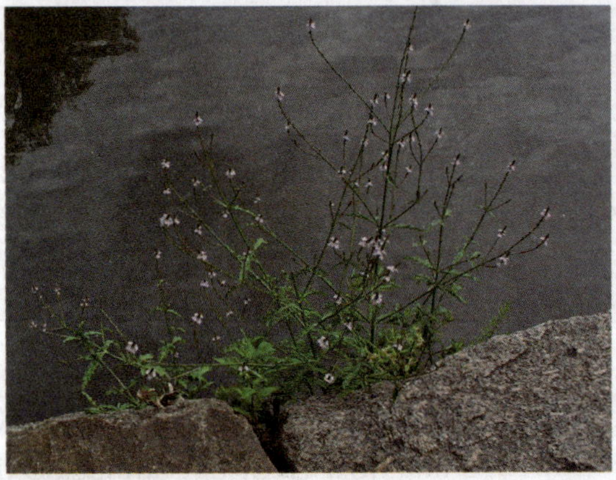

Da família verbenácea, a verbena é uma planta subarbustiva, que atinge meio metro de altura, com folhas finas, pequenas e serradas. Suas flores também são pequenas, de coloração azul a violeta. As flores e folhas são usadas como aromatizantes em alimentos e com finalidades medicinais. Rico em tanino, substância adstringente, cicatrizante e antisséptica, a planta é indicada para problemas digestivos, sendo também altamente diurética, analgésica local e afrodisíaca.

Popularmente é conhecida também como erva-de-ferro, planta-da-sorte e verbena.

A planta pode ser encontrada fresca ou seca, em casas de ervas e produtos naturais. Seca, deve ser conservada em recipiente fechado. Recomenda-se deixá-la de molho em água durante algumas horas antes de acrescentá-la aos alimentos. É indicada para pratos principalmente à base de peixes. Quando fresca, conserve-a imersa em azeite, em um vidro fechado. A verbena é excelente também para aromatizar cafés e chás e para fabricar licores. O perfume feito das flores atua como afrodisíaco.

▶Uso terapêutico

Celulite: Ferver 50 g de folhas para 1 litro de água. Abafar por 10 minutos. Tomar 1 xícaras 3 vezes ao dia.

Diurética: Chá com 4 colheres (sopa) de folhas e flores para 1 litro de água. Abafar por 5 minutos. Tomar durante o dia.

Feridas: Ferver 100 g de folhas, flores e raízes para 1 litro de água por 30 minutos. Coar e banhar a região afetada.

Reumatismo: Cozer um 100 g de folhas e flores frescas em 100 ml de água e 100 ml de vinagre. Deixar cozinhar até evaporar o líquido. Pegar as folhas e aplicar em forma de cataplasma quente sobre a região dolorida.

▶Inconvenientes

A planta pode causar disfunção hormonal, provocando menstruação em excesso (metrorragia).

VINAGREIRA *(Hibiscus sabdariffa)*

Planta de origem asiática, da família da malvácea, introduzida no Brasil pelos escravos, não sendo muito bem aceita no início devido à sua coloração vermelha. Popularmente é conhecida também como agrião-de-guiné, azedinha, caruru-da-guiné, vinagreiro, azedo-da-guiné, quiabo-roxo, pampola, pampulha e papoula. As folhas são denteadas e de

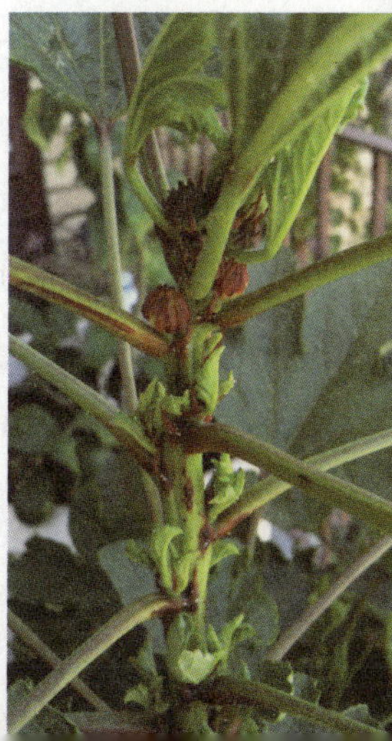

sabor ácido. As flores são amarelas e dotadas de haste vermelha.

Para consumo humano, somente o extrato das flores é usado. A planta é rica em ácido orgânico, ácidos cítricos, acido oxálico, caroteno, cálcio e ferro. Suas folhas contêm vitamina C. É altamente aromatizante, anestésica, corante, digestiva, diurética. Devido aos ácidos, tem leve efeito laxante. Na culinária, pode ser utilizada em saladas cruas, afogado, geleia e sucos. A indústria cosmética a utiliza na composição de xampus.

▶Uso terapêutico

Digestivo: Macerar 3 colheres (sopa) de folhas picadas e acrescentar 500 ml de vinho branco seco. Deixar descansando por 8 dias. Coe e agite antes de consumir. Tomar 1 cálice antes das principais refeições.

Diurético: Chá com 1 colher (sopa) de folhas ou raízes para 250 ml de água. Tomar 2 copos por dia.

▶Inconvenientes

Não é indicado para portadores de doenças cardíacas.

VIOLETA *(Viola odorata, L)*

Originária da Europa, com suave perfume e propriedades medicinais, a violeta além de ser uma bela planta para paisagismo, matéria-prima para colônia, talco, desodorante e sabonetes, é utilizada também na cozinha, na fabricação de geleias e doces cristalizados.

Trata-se de uma planta muito fácil de ser cultivada, espalhada por todo o mundo. Os bosques e as zonas sombreadas e úmidas são seu "habitat" natural. Possui em suas folhas óleo essencial, ácido salicílico, alcaloides e glucoseídeos. É indicada como

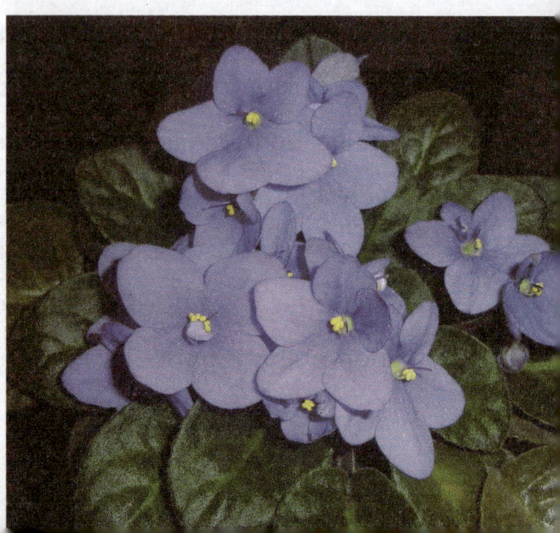

anti-inflamatório, calmante, diurético, emoliente e analgésico. Popularmente, é conhecida também como violeta-de-cheiro, violeta-roxa, amor-perfeito, violetinha e viola.

Uso terapêutico

Amigdalite: Chá com 15 flores e 1 litro de água. Tomar 1 xícaras 2 vezes ao dia.

Boca, inflamação da: Aplicar cataplasma das flores no local afetado.

Cicatrização: Aplicar compressa preparada com 1 xícara de água quente e 1 colher (chá) de flores. Abafar por 15 minutos, coar e aplicar na área afetada.

Expectorante: Macerar 1 colher média de flores e acrescentar 250 g de água fervente. Filtrar e dissolver 250 g de açúcar, mantendo no fogo, porém sem deixar ferver novamente. Tomar de 5 a 6 colheres (chá) ao dia.

Faringite: Chá com 15 flores e 1 litro de água. Tomar 1 xícara 2 vezes ao dia.

Gengiva, inflamação da: Aplicar cataplasma das flores no local afetado.

Inseto, picadas de: Aplicar cataplasma das folhas e flores frescas no local afetado.

Laringite: Chá com 15 flores e 1 litro de água. Tomar 1 xícara 2 vezes ao dia.

Inconvenientes

Crianças não devem usar a violeta. Mesmo os adultos não devem utilizá-la em doses elevadas, pois seus princípios ativos podem produzir náusea e vômito.

O uso externo pode causar alergia em pessoas de pele sensível. As raízes apresentam alcaloides (violina) levemente tóxicas, podendo causar vômito e diarreia.

Y

YACON *(Polymnia sonchifolia)*

Planta herbácea da família Asteraceae, originária dos Andes e cultivada em regiões de baixa temperatura. O tubérculo é considerado nutracêutico, pois estudos indicam a diminuição da taxa de açúcar no sangue após o consumo do mesmo. As folhas são usadas como adoçante.

As raízes, também conhecidas como "batata diet", têm um sabor semelhante ao da pera e do melão. São utilizadas geralmente na forma de saladas. Popularmente o yacon também é conhecido como aricoma, jicana, "batata diet" e polínia. O yacon tem ação antidiabética, hipocolesterolêmica, hipoglicêmica e reguladora intestinal.

▶Uso terapêutico

Colesterol alto: Chá com as folhas. Tomar 1 xícara ao dia. Incluir raízes desidratadas na alimentação.

Diabetes: Chá com as folhas. Tomar 1 xícara ao dia. Incluir raízes desidratadas na alimentação.

Hipoglicemia: Chá com as folhas. Tomar 1 xícara ao dia.

Intestinal, para regular o: Incluir raízes desidratadas na alimentação.

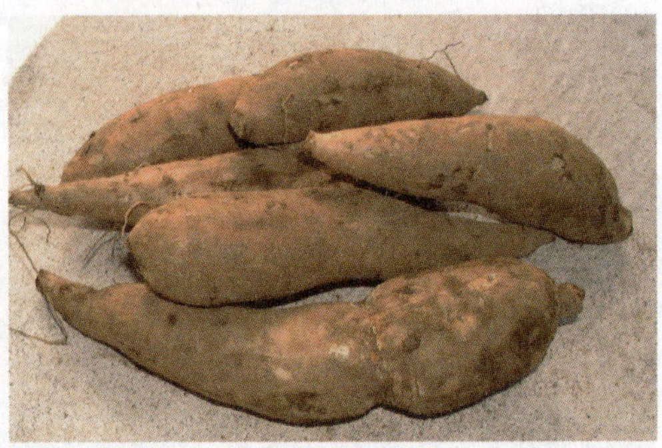

YLANG-YLANG *(Cananga odorata)*

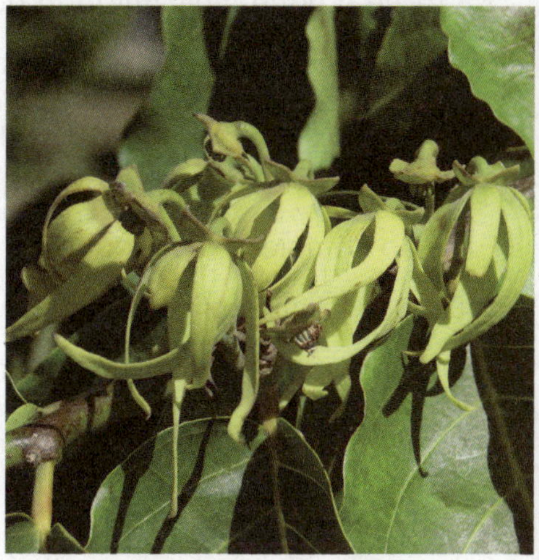

Árvore de grande porte, da família das anonáceas. As flores não são muito belas, mas o perfume que exalam é muito agradável. Por esse motivo, são usadas na fabricação de perfumes.

A aromaterapia considera o óleo de ylang-ylang como poderoso afrodisíaco, além de outras propriedades medicinais. Popularmente é conhecido como árvore-perfume e cananga.

O ylang-ylang tem ação analgésica, antioxidante, aromática, calmante, estimulante do sistema linfático e relaxante, entre outras.

▶Uso terapêutico

O óleo essencial pode ser utilizado para massagens e banhos.

Z

ZEDOÁRIA *(Curcuma zedoaria)*

Planta da família das Zingiberaceae, originária da Índia e atualmente cultivada no Brasil. Seu cultivo se dá em regiões de clima temperado e úmido. A colheita pode ser feita logo após a floração. Popularmente é conhecida também como curcuma. A raiz é a parte mais utilizada da planta. É nela que são encontrados sais minerais como cálcio, magnésio, ferro, potássio e sódio e vitaminas K e do complexo B. A zedoária tem ação antisséptica, antifúngica, carminativa, digestiva, estimulante, estomáquica, emenagoga e antioxidativa, entre outras.

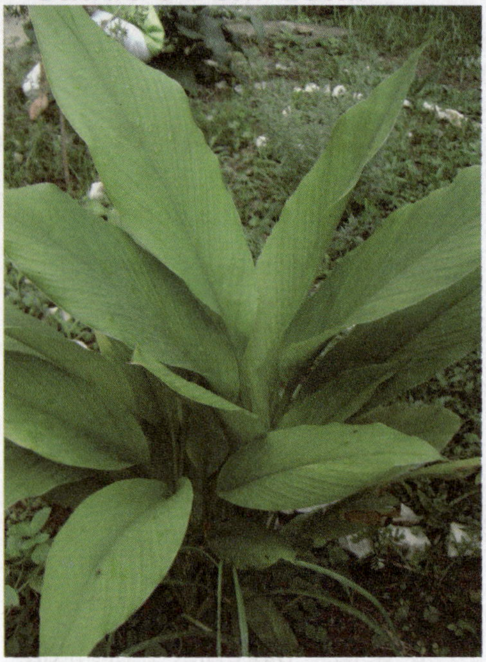

Uso terapêutico

Bronquite: Infusão com 2 g da raiz para 200 ml de água. Tomar 1 copo ao dia.

Cálculos renais: Infusão com 2 g da raiz para 200 ml de água. Tomar 1 copo ao dia.

Circulação, má: Misturar 1 colher (sopa) de zedoária em pó para 100 ml de álcool de cereal a 70 graus e 50 ml de água. Armazenar por 5 dias. Coar e tomar 1 colher (café) diluída em 1 copo de água. Tomar de manhã em jejum e antes das principais refeições.

Colesterol alto: Misturar 1 colher (sobremesa) de zedoária em pó em 1 copo de água ou suco. Tomar antes das principais refeições.

Digestão, má: Misturar 1 colher (sopa) de zedoária em pó para 100 ml de álcool de cereal a 70 graus e 50 ml de água. Armazenar por 5 dias. Coar e tomar 1 colher (café) diluída em 1 copo de água. Tomar de manhã em jejum e antes das principais refeições.

Fígado, doenças do: Misturar 1 colher (sopa) de zedoária em pó para 100 ml de álcool de cereal a 70 graus e 50 ml de água. Armazenar por 5 dias. Coar e tomar 1 colher (café) diluída em 1 copo de água. Tomar de manhã em jejum e antes das principais refeições.

Gases: Infusão com 2 g da raiz para 200 ml de água. Tomar 1 copo ao dia.

Hálito, mau: Infusão com 2 g da raiz para 200 ml de água. Tomar 1 copo ao dia.

Insônia: Infusão com 2 g da raiz para 200 ml de água. Tomar 1 copo antes de deitar.

Prisão de ventre: Infusão com 2 g da raiz para 200 ml de água. Tomar 1 copo ao dia.

Tosse: Infusão com 2 g da raiz para 200 ml de água. Tomar 1 copo ao dia.

▶Inconvenientes

A zedoária não deve ser utilizada por mulheres gestantes, nos três primeiros meses de gravidez.

ZIMBRO *(Juniperus communis)*

Planta semelhante ao pinheiro, originária da Europa e Ásia, que atinge 5 metros de altura. Seu aroma marcante o torna útil como aromatizante de bebidas como o gim, além de tempero em diversos pratos. Popularmente é conhecido como fruto-de-genebre, junípero e junipo.

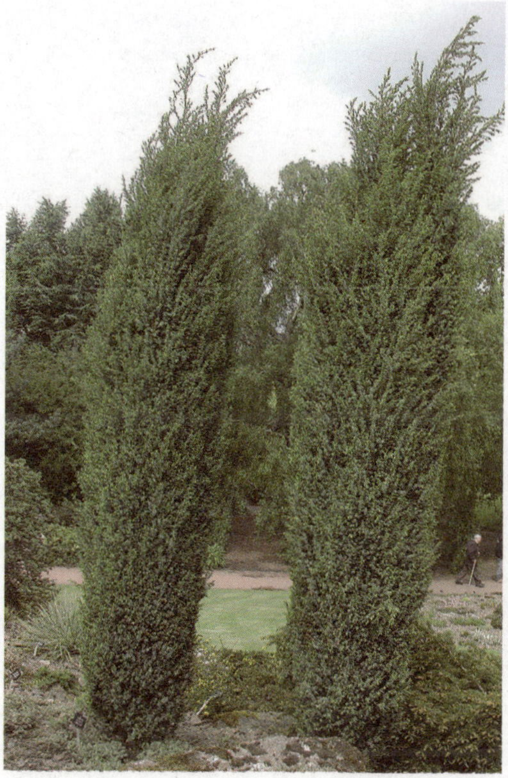

Tanto as sementes como os frutos têm propriedades medicinais. O zimbro é especialmente útil como antisséptico, antimicrobiano, antitóxico, aromático, calmante, carminativo e digestivo, entre outras utilidades.

▶Uso terapêutico

Amenorreia: Infusão das sementes. Tomar 1 xícara ao dia.

Asma: Infusão das sementes. Tomar 1 xícara ao dia.

Ciática, dor: Aplicar compressas com os frutos nos locais afetados.

Digestão, má: Infusão das sementes. Tomar 1 xícara ao dia.

Diurese: Infusão das sementes. Tomar 1 xícara ao dia.

Psoríase: Aplicar compressas com os frutos nos locais afetados.

Reumatismo: Infusão das sementes. Tomar 1 xícara ao dia.

Rins, doenças dos: Infusão das sementes. Tomar 1 xícara ao dia.

▶Inconvenientes

A essência do zimbro é altamente tóxica, motivo pelo qual deve ser utilizada somente como tempero ou em decocções, infusões ou tintura, sempre em dosagem moderada.

Valor terapêutico do limão

O limão é um dos mais poderosos recursos da farmácia natural. A alta concentração de ácido ascórbico (vitamina C), combinada a outros nutrientes, o torna especialmente útil no combate a diversas enfermidades.

Diferentemente do que muitas pessoas imaginam, o limão não causa acidez estomacal. Ao contrário, ele a combate. O ácido cítrico presente no limão estimula a produção de carbonato de potássio no organismo, substância que neutraliza a acidez excessiva.

O limão também é especialmente útil para combater o ácido úrico, substância desenvolvida pelo próprio organismo que, em excesso, origina doenças sanguíneas e de articulação, como artrite, gota, reumatismo, hemorroidas, entre outras. Além disso, o ácido úrico desencadeia um processo de oxidação das células, que acelera o envelhecimento. A propriedade do suco de limão de transformar-se em alcalinizante

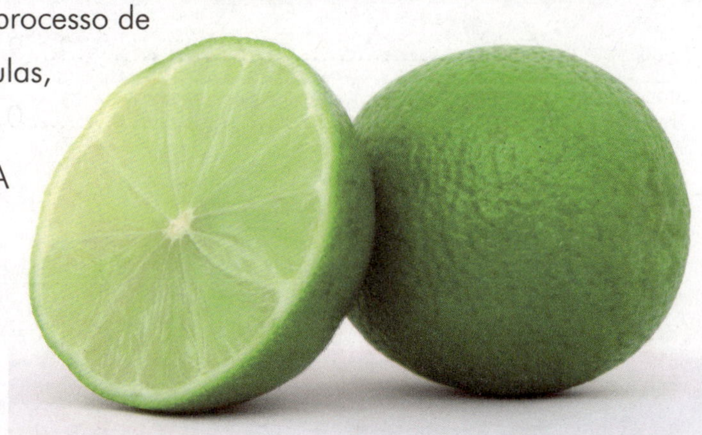

no organismo o credencia como um dos principais recursos para combater o ácido úrico.

Em cada 100 g de limão são encontrados, em média:

Calorias	44,6 kcal
Água	89,4 g
Carboidratos	8,5 g
Proteínas	1,0 g
Lipídios	0,7 g
Cinzas	0,4 g
Ácido cítrico	6 a 7,0 g
Vitamina A	5 mg
Vitamina B1 (tiamina)	55,0 ug
Vitamina B2 (riboflavina)	60,0 ug
Vitamina B3 (niacina)	0,3 mg
Vitamina C (ácido ascórbico)	40 a 120 mg
Potássio	127 mg
Cálcio	100 mg
Fósforo	21 mg
Sódio	9 mg
Ferro	0,70 mg

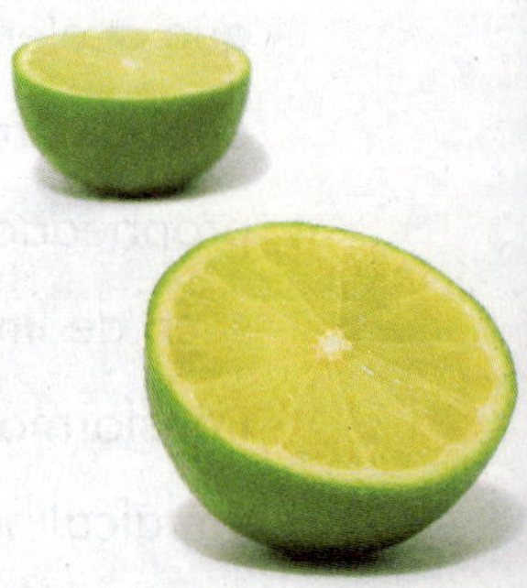

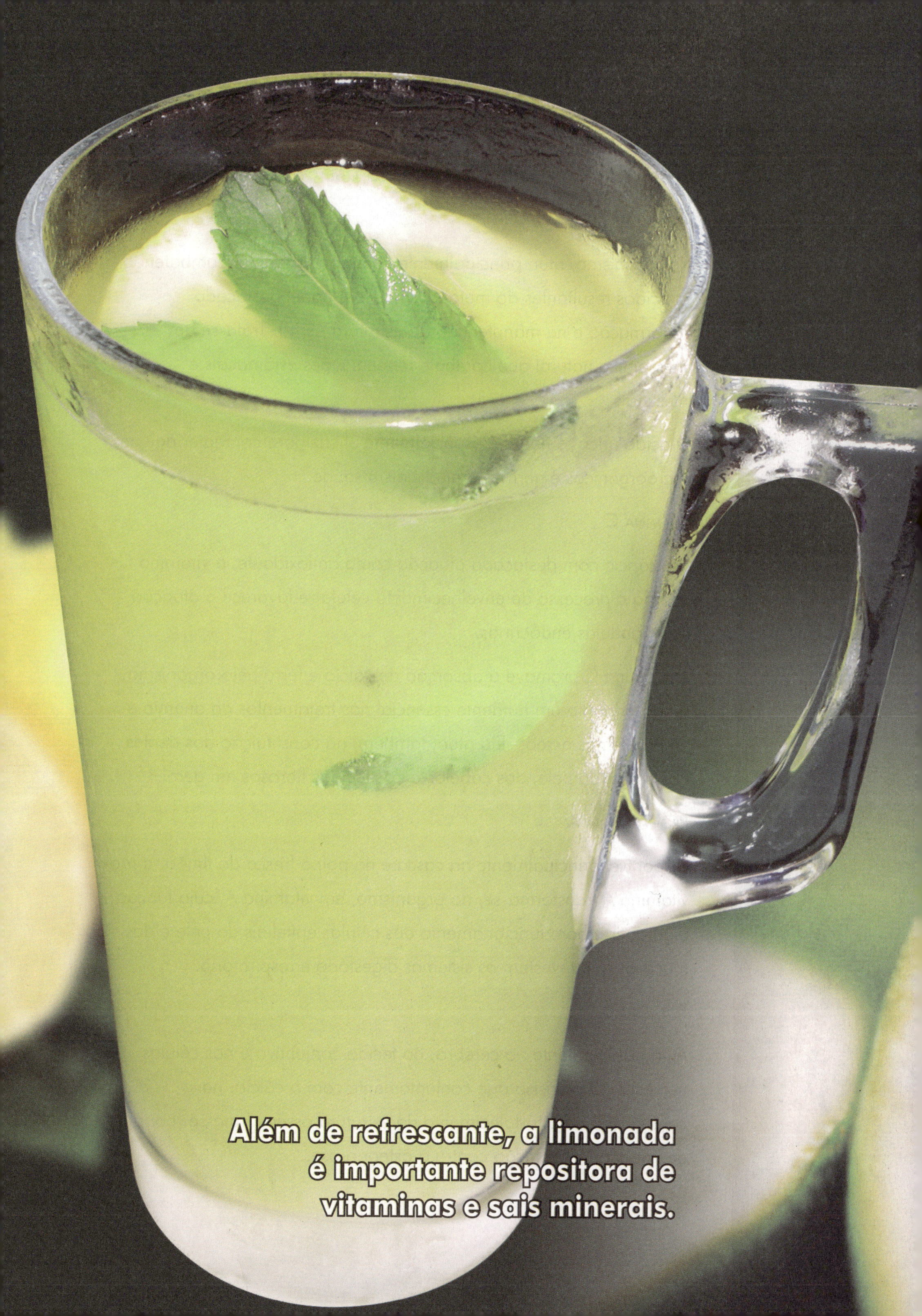

Além de refrescante, a limonada é importante repositora de vitaminas e sais minerais.

Entre os nutrientes presentes no limão, destacam-se:

Ácido cítrico

No organismo, atua principalmente como antioxidante, combatendo os ácidos resultantes do metabolismo. Tem papel destacado na formação e na manutenção da estrutura óssea. Trata-se de antisséptico natural que combate fermentações estomacais e intestinais.

O ácido úrico também é especialmente eficaz para combater agentes microorgânicos e germes prejudiciais à saúde.

Vitamina C

Substância com destacada atuação como antioxidante, a vitamina C retarda o processo de envelhecimento celular e favorece a atuação das glândulas endócrinas.

A vitamina C promove a absorção de cálcio e ferro pelo organismo, sendo portanto um nutriente essencial nos tratamentos da anemia e de problemas ósseos. Ela atua, também, na constituição dos dentes, dos ossos, da pele, dos cabelos e dos tecidos fibrosos em geral.

Pró-Vitamina A

Disponível principalmente na casca e na polpa fresca do limão, a pró-vitamina A transforma-se, no organismo, em vitamina A, cuja função é garantir o bom funcionamento das células epiteliais da pele e das mucosas que revestem os sistemas digestório e respiratório.

Potássio

Atua positivamente no cérebro, no tecido conjuntivo e nas células nervosas. O potássio age conjuntamente com o cálcio, na constituição e no fortalecimento da estrutura óssea. Trata-se, portanto, de importante proteção contra a osteoporose.

Magnésio

Além de ser importante laxante, o magnésio atua de forma combinada com o cálcio produzir a albumina do sangue. Além disso, ajuda o cálcio a fixar-se nos ossos, sendo portanto fundamental no combate à osteoporose.

Tônico das articulações e dos músculos, o magnésio oferece proteção contra doenças cardíacas, vasculares, contra a pressão alta e as arritmias em geral.

Nas mulheres, particularmente, o magnésio atua como importante aliado contra a TPM.

Manganês

O manganês favorece o aproveitamento da glicose do sangue, o que o torna especialmente útil no tratamento da diabetes. Atua no organismo, também, favorecendo a absorção do cálcio e o combate à osteoporose.

Juntamente com o ácido ascórbico (vitamina C), o manganês é um poderoso antioxidante, combatendo portanto o envelhecimento precoce e deteriorações orgânicas causadas pelo enfraquecimento das células, como tumores, infarto e derrame.

Além disso, o manganês favorece o bom funcionamento cerebral e do sistema reprodutor.

Dispondo de tantas propriedades terapêuticas, o limão pode ser utilizado com sucesso no combate às seguintes enfermidades:

Aerofagias	Afta
Anemia	Angina

Arteriosclerose	Artrite
Ascite	Asma
Astenia	Biliar, litíase
Blefarite	Blenorragia
Bronquite crônica	Cabelos, queda de
Cancro (prevenção)	Capilares, problemas
Cefaleia	Colite
Conjuntivite	Constipações
Debilidade dos tecidos	Dermatites
Descalcificação	Dermatites
Desmineralização	Diabete
Diarreia	Disenteria
Disfunções metabólicas	Dispepsia
Doenças cardiovasculares	Eczema
Embolia (prevenção)	Enfarte (prevenção)
Enfisema	Esclerose
Escorbuto	Esofagite
Estomatite	Febre
Febre do feno	Febre tifoide
Feridas infeccionadas	Flebites
Fígado, doenças do	Furúnculos
Gastrite	Glaucoma
Glossite	Gripe
Hemofilia	Hemorragia

Hemorragia nasal	Hemorroida
Herpes	Hipertensão arterial (pressão alta)
Hipertensão ocular	Hipotensão arterial (pressão baixa)
Icterícia	Infecções pulmonares
Insuficiência hepática	Intestino, parasitas do
Leucemia	Leucocitoses
Linfatismo	Meteorismo
Obesidade	Otite
Paludismo	Picadas de insetos
Piorreia	Pruridos
Reumáticas, doenças	Sífilis
Sinusite	Sistema nervoso, doenças do
Tersol	Trombose (prevenção)
Tuberculose pulmonar	Úlcera do duodeno
Úlcera estomacal	Urinária, litíase
Urinária, retenção	Varizes
Verrugas	Visão, debilidade da

Terapia do limão

O uso frequente de limão ajuda a combater as enfermidades listadas anteriormente. Para obter resultados mais efetivos, além de promover a desintoxicação do organismo, pode-se fazer a "terapia do limão", que consiste num uso intensivo de suco de limão, obedecendo a tabela a seguir.

Em todos os casos, é necessário seguir as recomendações:

a) Tomar o suco de manhã, uns 30 minutos antes do desjejum;

b) Caso haja intolerância ao suco puro, adicione um pouco de água;

c) Em hipótese alguma adoce o suco de limão;

d) Utilize um canudo para evitar o contato direto do suco de limão com o esmalte dos dentes;

e) Após tomar a dose diária de suco de limão, bochechar com água pura;

f) Lavar as mãos cuidadosamente após manusear o limão. Em contato com a pele, o ácido cítrico pode causar manchas escuras, principalmente quando ocorre exposição ao sol;

g) A regularidade e a quantidade de limão pode ser adaptado às condições da pessoa. Não deve haver rigidez;

h) Em hipótese alguma a Terapia do Limão pode substituir a recomendação médica. Trata-se, tão somente, de terapia complementar àquela recomendada pelo médico após diagnóstico competente.

1º dia	1 limão	2º dia	2 limões
3º dia	3 limões	4º dia	4 limões
5º dia	5 limões	6º dia	6 limões
7º dia	7 limões	8º dia	8 limões
9º dia	9 limões	10º dia	10 limões
11º dia	10 limões	12º dia	9 limões
13º dia	8 limões	14º dia	7 limões
15º dia	6 limões	16º dia	5 limões
17º dia	4 limões	18º dia	3 limões
19º dia	2 limões	20º dia	1 limão

Quem fez a Terapia do Limão recentemente e deseja refazê-la, pode aumentar a quantidade diária, de acordo com a tabela:

1° dia	2 limões	2° dia	4 limões
3° dia	6 limões	4° dia	8 limões
5° dia	10 limões	6° dia	12 limões
7° dia	14 limões	8° dia	16 limões
9° dia	18 limões	10° dia	20 limões
11° dia	20 limões	12° dia	18 limões
13° dia	16 limões	14° dia	14 limões
15° dia	12 limões	16° dia	10 limões
17° dia	8 limões	18° dia	6 limões
19° dia	4 limões	20° dia	2 limões

Dietas de emagrecimento do Dr. Régis Salgado Martins

O objetivo desta orientação dietética para o primeiro dia, apesar de parecer agressiva, é a limpeza orgânica de todos os excessos: sejam proteicos, glicídicos (açúcares, doces, etc), lipídicos (gorduras, manteigas, maioneses etc.) ou de hidratos de carbono (farináceos, massas, tubérculos e etc.), além de molhos, cremes e enlatados com seus conservantes químicos. É muito importante a ingestão de aproximadamente dois litros de líquidos por dia, seja na forma de água, chás (mate ou preto), sucos, refrescos com ou sem adoçante. Inicie a dieta sugerida no dia seguinte ao que você completetau o dia de dieta de depuração.

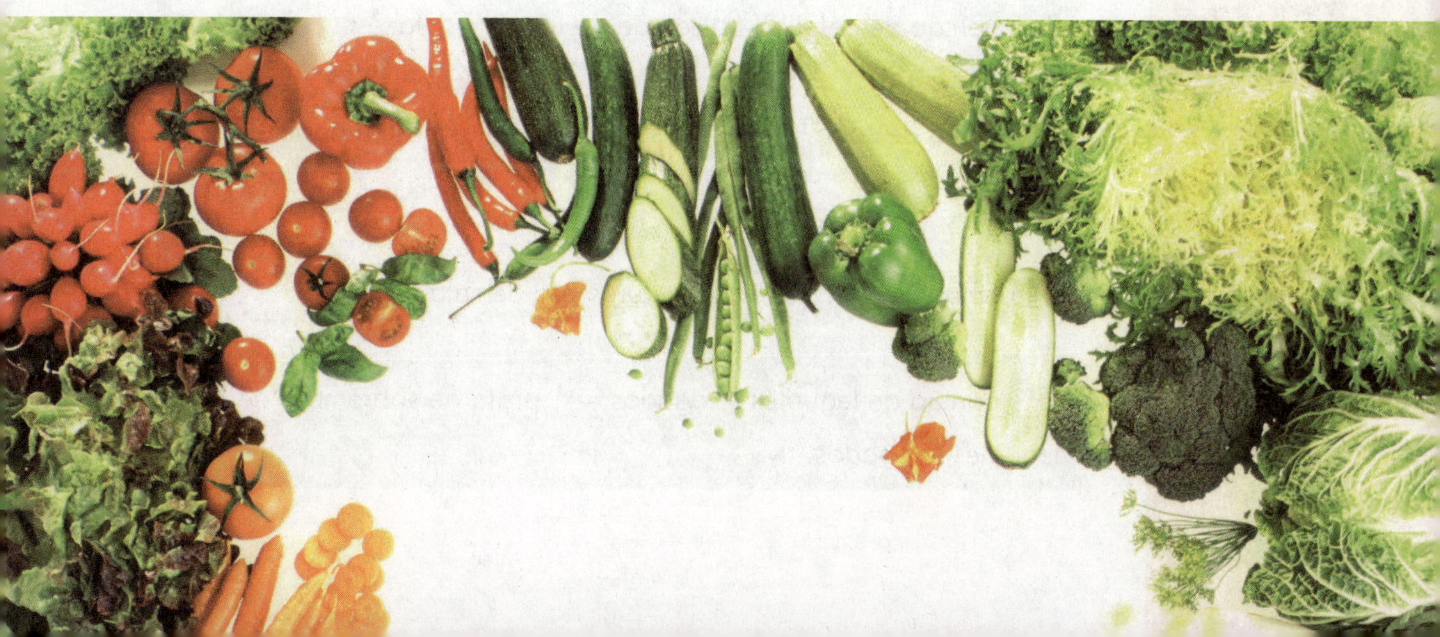

1° DIA

Desjejum:	1 copo de água com gotas de limão (adoçante);
	1 xícara de chá.
Às 10 horas:	1 porção de gelatina dietética;
Almoço:	2 fatias de abacaxi (1 dedo de espessura), ou
	1 fatia de melancia, ou
	1 fatia de abacaxi e ½ fatia de melancia
Às 16 horas:	1 porção de gelatina dietética.
Jantar:	2 fatias de abacaxi (1 dedo de espessura), ou
	1 fatia de melancia, ou
	1 fatia de abacaxi e ½ fatia de melancia.
Ceia:	1 porção de gelatina dietética.

ATENÇÃO PARA AS PORÇÕES

A) 1 fruta =	1 fatia de abacaxi ou 4 morangos;
	1 fatia de melancia ou 2 kiwis;
	1 fatia de melão ou 1 pêssego;
	1 laranja ou 3 nêsperas;
	½ papaya ou 2 ameixas;
	1 maçã ou 1 pera.

B) 1 porção de gelatina ou salada de frutas = 1 taça.

C) 1 prato de sopa. (Veja sugestões de receitas no fim deste capítulo).

D) 1 salada = 1 prato de sobremesa de salada.

E) 1 porção de legumes refogados = 1 prato de sobremesa de legumes refogados.

F) Na impossibilidade de cumprir o almoço ou o jantar, substitua por:

1 copo de iogurte natural desnatado;
1 copo de leite desnatado;
1 fruta ou porção de frutas a escolher;
Adoçante.

SEGUNDA-FEIRA

Desjejum: 3 biscoitos cream cracker;
1 fatia de ricota;
1 xícara de café com leite ou chá.
Almoço 1 filé de frango com legumes (*).

Lanche (17 h): 1 iogurte natural batido com fruta ;

Jantar: 1 suco de fruta

SANDUICHE EASY

Ingrediente: 1 fatia média de ricota fresca, 1 pitada de ervas mistas desidratadas, salsa, orégano, manjericão, hortelã), 55 g de cogumelos fatiados.

Como preparar: Misturar, amassando bem a ricota com as ervas e passar sobre uma das fatias de pão. Adicionar os cogumelos fatiados e cobrir com a outra fatia de pão.

Ceia: 1 copo de leite

TERÇA-FEIRA	
Desjejum	1 porção de salada de frutas; 1 xícara de café com leite; 2 ovos quentes.
Almoço	1 salada de alface, agrião, tomate e palmito; 1 bife acebolado (180 g).
Lanche (17 h)	1 porção de salada de frutas; 1 suco de abacaxi.
Jantar:	SANDUICHE ATUM TAHITI Ingredientes: 1 fatia média de ricota fresca, 1 colher/sopa de ervilhas, 1 colher/sopa de cebola ralada, 1 colher/café de salsa picada, ¼ de lata de atum. Como preparar: Misturar bem a ricota com a cebola, o atum bem escorrido e desfiado, a ervilha e, finalmente, a salsa picada. Monte o sanduiche.
Ceia	1 xícara de chá; 2 torradas de glúten.

QUARTA-FEIRA	
Desjejum:	1 iogurte natural batido com fruta
Almoço:	2 panquecas de frango desfiado com pouco molho 1 salada de repolho com molho de iogurte
Lanche (17 h):	1 xícara de chá, 2 torradas e 1 fatia de ricota
Jantar:	SANDUICHE OVO ESPERTO Ingredientes: 1 fatia média de ricota, 1 pimentão vermelho picado, 1 ovo cozido e picado, sal e pimenta, molho tabasco.

	Como preparar: Amassar juntos a ricota, o pimentão vermelho e o ovo. Temperar com sal, pimenta e o molho tabasco.
	Monte o sanduiche.
Ceia:	1 copo de leite.

QUINTA-FEIRA

Desjejum:	1 xícara de café com leite;
	2 biscoitos cream cracker;
	1 fatia de ricota com 1 colher/chá de mel.
Almoço:	Cação ou pescada à fantasia (*);
	2 colheres/sopa de arroz.
Lanche (17 h):	1 porção de salada de frutas.
Jantar:	SANDUICHE CORN CHEESE
	Ingredientes: 1 fatia média de ricota, 1 colher/chá de mostarda, 25 g de milho verde, 25 g de presunto magro.
	Como preparar: Misturar a ricota com a mostarda e o milho verde e passar sobre uma fatia de pão. Cobrir com a fatia de presunto e a segunda fatia de pão.
Ceia:	1 xícara de café com leite;
	2 biscoitos cream-cracker.

SEXTA-FEIRA

Desjejum:	1 ovo quente ou cozido;
	1 xícara de café com leite;
	1 porção de salada de frutas;
Almoço:	150 g de picadinho de carne refogado e acebolado;
	2 colheres (sopa) de arroz.

Lanche (17 h):	1 iogurte natural batido com frutas
Jantar:	SANDUICHE NATURAL-INN Ingredientes: 1 fatia média de ricota, 6 alcaparras escorridas, 25 g de milho verde, 4 azeitonas descaroçadas e picadas. Como preparar: Misturar todos os ingredientes e temperar com pimenta e páprica. Monte o sanduiche.
Ceia:	1 porção de salada de frutas

SÁBADO

Desjejum:	1 copo de suco de 2 laranjas; 2 biscoitos cream cracker; 1 fatia de ricota.
Almoço:	1 porção de salada de galinha (*).
Lanche (17 h):	1 xícara de chá; 4 biscoitos cream cracker.
Jantar:	SANDUÍCHE DOCE NATAL Ingredientes: 1 colher/sobremesa de queijo Danúbio, 3 fatias de peito de peru defumado, 5 fatias finas de maçã, 1 colher/chá de caldo de limão. Como preparar: Passar o queijo nas duas fatias de pão. Rechear com o peru e as fatias de maçã umedecidas no caldo de limão. Monte o sanduíche.
Ceia:	1 xícara de leite.

DOMINGO

Desjejum:	1 xícara de café com leite; 2 torradas de glúten; 1 fatia de ricota com mel; 1 suco de 2 laranjas.
Almoço:	1 salada Mar del Plata (*); 2 pedaços de frango crocante (*).
Lanche (17 h):	1 porção de salada de frutas.
Jantar:	SANDUICHE SUPER VERÃO Ingredientes: 1 colher/sopa de queijo Danúbio, 1 colher/sopa de picles picados bem miudinho: cenoura, pepino, pimentão, azeitona descaroçada. Como preparar: Misturar bem o queijo com o picles e monte o sanduíche.
Ceia:	1 porção de salada de frutas; 1 copo de leite.

ATENÇÃO:

1. Esta dieta permite ser complementada com uma fruta após o almoço e o jantar, respectivamente
2. É possível substituir cada 2 biscoitos cream cracker por 1 torrada de glúten.
3. O pão utilizado para fazer os sanduíches deve ser preto, integral ou de glúten.
4. Não use manteiga, maionese ou qualquer outra pasta no pão.

Receitas desta dieta

Salada Mar Del Plata

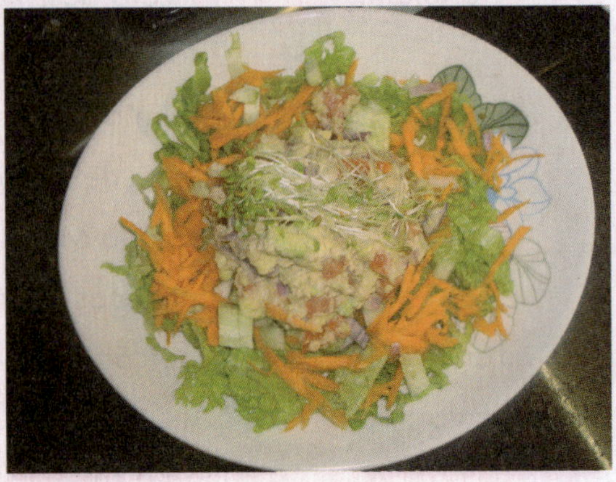

Ingredientes:

2 cenouras cruas raladas;

2 tomates em rodelas;

Folhas de alface picadas;

1 pimentão em rodelas;

¼ de lata de atum desfiado;

Molho de iogurte;

50 g de queijo fresco cortado em cubos;

Sal e pimenta a gosto.

Modo de preparar:

Disponha numa travessa, em círculos - a alface picada, a cenoura ralada, as rodelas de tomate, o pimentão, o queijo em cubos e, no centro, o atum desfiado. Tempere com molho de iogurte.

Molho de iogurte

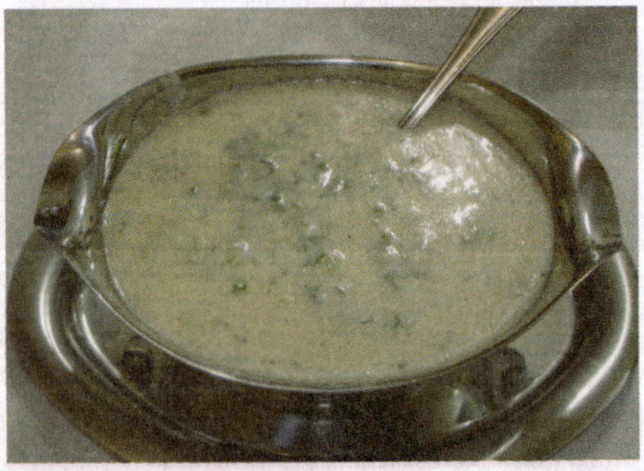

Ingredientes:

1 copo de iogurte natural desnatado, temperado com 1colher (chá) de mostarda;

1 colher (sopa) de catchup;

1 colher (sopa) de molho de soja;

Salsa bem picadinha;

Orégano, sal e pimenta a gosto.

Modo de preparar:

Colocar num frasco, agitar bem e conservar em geladeira.

Frango crocante

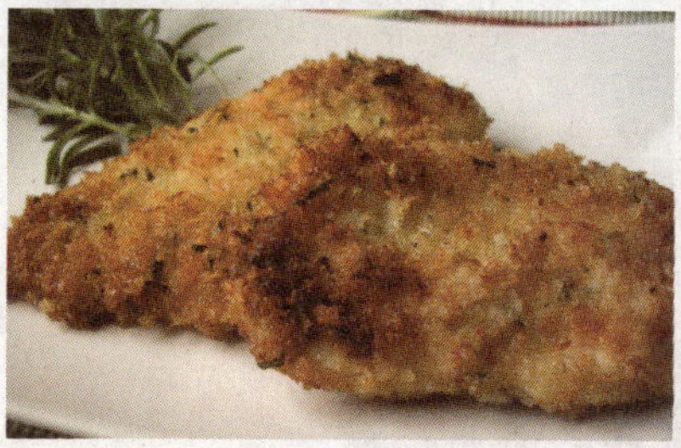

Ingredientes:

2 pedaços de frango (coxa e sobrecoxa) sem peles;

2 colheres (sopa) de aveia em flocos;

Sal e pimenta-do-reino;

Alho amassado;

2 colheres (sopa) de maionese "light" sabor limão.

Modo de preparar:

Tempere o frango com sal , alho e pimenta-do-reino. Deixe descansar por 30 minutos. Espalhe a maionese sobre os pedaços de frango e a seguir a aveia em flocos. Assar em forma untada, coberta com papel alumínio por meia hora. Retire o papel, diminua a temperatura e asse uma hora mais.

Cação ou pescada à fantasia

Ingredientes:

1 filé de pescada ou uma posta de cação;

Sal, limão e pimenta-do-reino;

3 rodelas finas de tomate;

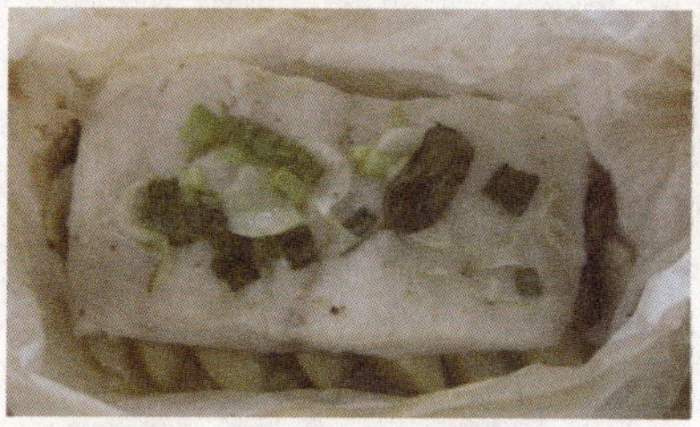

3 rodelas de pimentão;

3 rodelas de cebola;

6 alcaparras;

Orégano;

1 colher (chá) de óleo de milho.

Modo de preparar:

Tempere o peixe com sal, pimenta-do-reino e limão a gosto. Deixe descansar por um hora. Sobre papel alumínio, disponha o peixe, as rodelas de tomate, de pimentão e cebola. Espalhe as alcaparras,

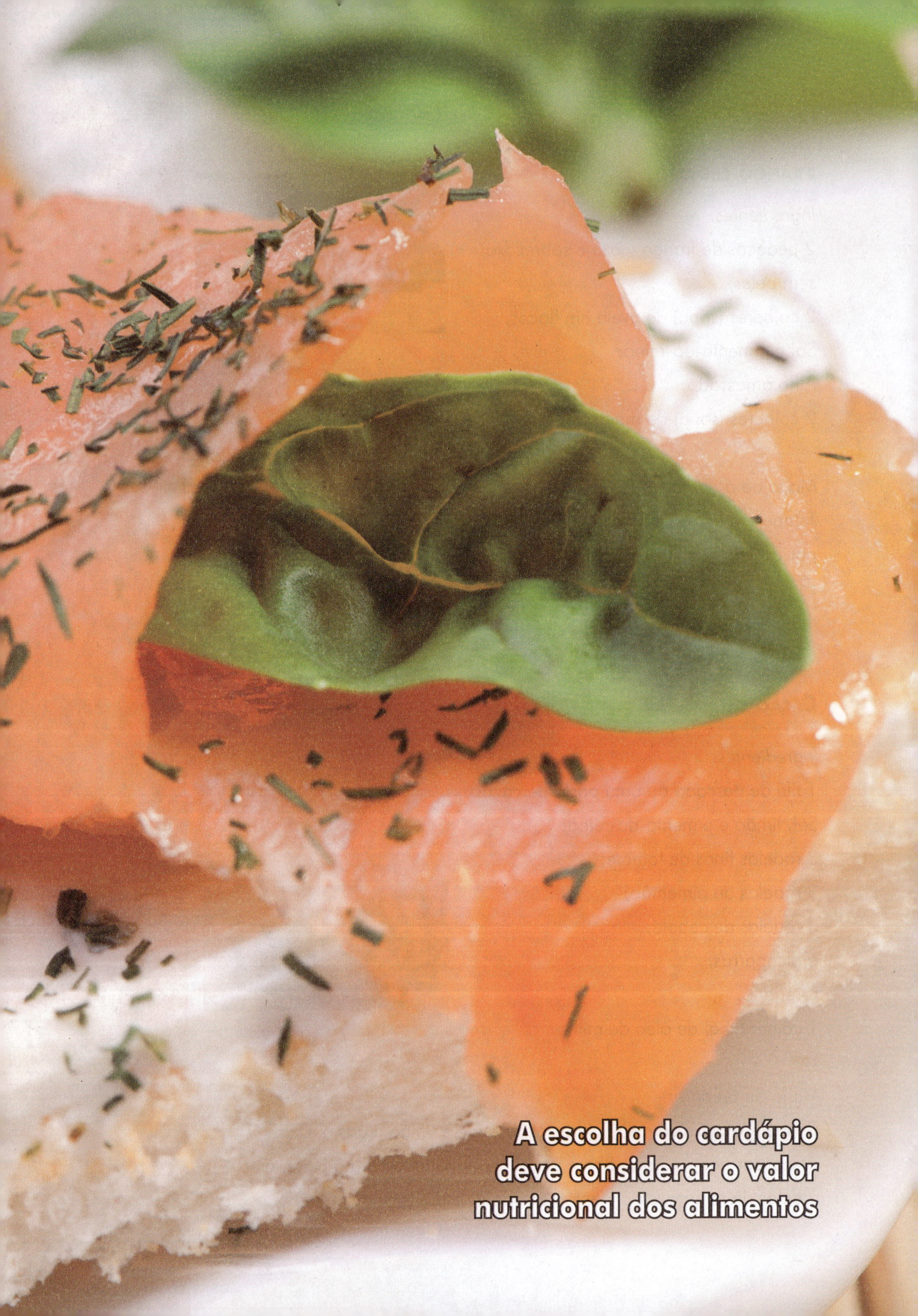

A escolha do cardápio deve considerar o valor nutricional dos alimentos

polvilhe o orégano e regue com o óleo de milho. Feche o papel alumínio como um pastel, vedando bem as bordas. Assar em forno quente por 20 minutos.

Frango com legumes

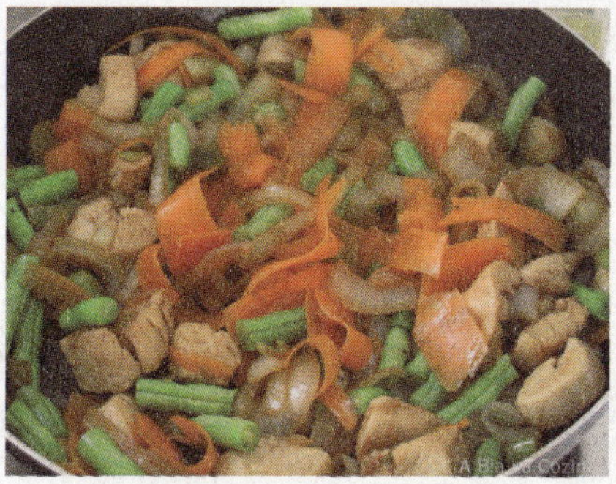

Ingredientes:

150 gramas de filé de frango;

1 cenoura em rodelas;

5 vagens cortadas em cubos;

½ chuchu em cubos;

1 colher (sopa) de ervilha em conserva;

1 colher (sopa) de milho em conserva;

1 cebola média;

Azeitonas sem caroço;

Sal e pimenta-do-reino a gosto;

Modo de preparar:

Cozinhe o filé de frango e corte em cubos pequenos; reserve. Cozinhe a cenoura, o chuchu e a vagem; reserve. Refogar levemente os cubos de frango em uma caçarola com margarina. Acrescente a cebola cortada em quadrados médios, os legumes cozidos, o milho, a ervilha e finalmente as azeitonas cortadas ao meio. Tempere tudo com sal e pimenta-do-reino a gosto. Tampe e refogue tudo em fogo baixo por 20 minutos.

Salada de galinha

Ingredientes:

1 xícara de galinha desfiada;

1 colher (sopa) de maionese;

1 colher (sopa) de mostarda;

¼ de xícara de salsa picada;

1 xícara de aipo picado;

6 fatias de presunto cozido;

Alface picada;

Pimentão cortado em rodelas;

Sal e pimenta do reino a gosto.

Modo de preparar:

Misture a maionese com a mostarda, junte a galinha desfiada, a salsa, o aipo e o sal. Espalhe a mistura sobre as fatias de presunto, enrole e prenda com palitos. Coloque sobre a alface picada e enfeite com as rodelas de pimentão. Rendimento: 3 porções (2 fatias de presunto por pessoa).

SEGUNDA-FEIRA	
Desjejum:	1 xícara de leite; 1 ovo quente ou cozido; 1 porção de salada de frutas;
Almoço:	SANDUÍCHE CAIPIRA Ingredientes: 1 sobrecoxa de frango cozido desfiada, 1 colher (sopa) de milho verde em conserva, 1 colher (sopa) de queijo cremoso. Como preparar: Passar o queijo cremoso nas fatias do pão integral, misturar o frango com o milho e monte o sanduíche.
Lanche (17 h):	1 porção de salada de frutas
Jantar:	SANDUÍCHE DOCE NATAL Ingredientes: 1 colher/sobremesa de queijo cremoso, 3 fatias de peito de peru defumado, 5 fatias finas de maçã, 1 colher (chá) de caldo de limão.

Como preparar: Passar o queijo nas duas fatias de pão. Rechear com o peru e as fatias de maçã umedecidas no caldo de limão. Monte o sanduíche.

TERÇA-FEIRA

Desjejum:	1 xícara de café com leite; 2 torradas de glúten; 1 fatia de ricota.
Almoço:	SANDUÍCHE CABO FRIO Ingredientes: ½ posta de cação cozido e desfiado, 4 rodelas de tomate temperadas com azeite e sal, 4 alcaparras escorridas e picadas, 1 colher/chá de cebola ralada. Como preparar: Sobre uma das fatias de pão, dispor as rodelas de tomate. Sobre eles, dispor o cação desfiado misturado com a cebola e as alcaparras, Cobrir com a outra fatia.
Lanche (17 h):	1 iogurte natural batido com frutas.
Jantar:	SANDUÍCHE SUPER VERÃO Ingredientes: 1 colher/sopa de queijo cremoso, 1 colher/sopa de picles picados bem miudinho: cenoura, pepino, pimentão, azeitona descaroçada. Como preparar: Misturar bem o queijo com o picles e monte o sanduíche

QUARTA-FEIRA	
Desjejum:	1 copo de suco de 2 laranjas; 4 biscoitos cream cracker; 1 fatia de ricota.
Almoço:	SANDUÍCHE FRESCÃO Ingredientes: 2 fatias médias de ricota temperadas com sal, pimenta-do-reino e orégano, 6 uvas passas picadas, 6 fatias finas de maçã, 1 colher (sopa) de caldo de limão. Como preparar: Umedecer as fatias de maçã com o caldo de limão. Amassar a ricota misturando com as passas, espalhando numa das fatias de pão. Cobrir com as fatias de maçã e com a outra fatia de pão.
Lanche (17 h):	2 torradas; 1 xícara de chá.
Jantar:	SANDUÍCHE FRANGO CHIC Ingredientes: 2 colheres (sopa) de frango desfiado, 4 cogumelos picados, sal e pimenta a gosto, tomate picado, 1 colher/ sopa de nozes picadas, gotas de limão. Como preparar: Misturar o frango desfiado com os cogumelos, o tomate picado, temperando com sal pimenta e limão. Acomodar a mistura sobre uma das fatias de pão, guarnecer com as nozes picadas e cobrir com a outra fatia.

QUINTA-FEIRA	
Desjejum:	1 xícara de leite; 2 biscoitos cream cracker;
Almoço:	1 ovo quente ou cozido SANDUÍCHE PRESUNTO CASEIRO Ingredientes: 1 fatia grande de presunto magro, ½ cebola ralada, ½ colher/sopa de milho verde, ½ ovo cozido picado, 1colher (sopa) de caldo de limão, 3 gotas de azeite. Como preparar: Picar o presunto, misturando com a cebola, o milho verde, o ovo, temperando com o limão e o azeite. Monte o sanduíche.
Lanche (17 h):	1 iogurte natural batido com fruta.
Jantar:	PIZZA FANTASIA Ingredientes: 2 fatias de pão integral, 1 tomate grande em fatias, ½ colher (chá) de salsa picada, orégano, 2 colheres (sopa) de queijo provolone ralado, 4 azeitonas descaroçadas e picadas. Como preparar: Cobrir as fatias de pão com as rodelas de tomate, temperar a gosto. Espalhar a salsa picada e o orégano. Polvilhar com o queijo ralada e guarnecer com as azeitonas picadas. Levar ao forno até o queijo derreter.

SEXTA-FEIRA

Desjejum: 1 xícara de chá;
2 torradas de glúten;
1 fatia de queijo fresco.

Almoço: SANDUÍCHE FRANGO INDIANO

Ingredientes: 1 coxa de frango cozida e desfiada, 2 colheres (sopa) de queijo cremoso, ¼ de maçã picada em cubinhos, 1 colher (sopa) de caldo de limão, ½ colher/ chá de curry, folhas de salsa.

Como preparar: Misturar bem o curry no queijo cremoso e espalhar sobre as fatias de pão. Arrumar o frango numa delas. Guarnecer com os cubos de maçã embebidos no caldo de limão e com as folhas de salsa. Monte o sanduíche.

Lanche (17 h): 1 xícara de chá;
2 torradas;
1 fatia de ricota.

Jantar: SANDUÍCHE PRESUNTO À RIGOR

Ingredientes: 2 fatias de ricota, 1 fatia de abacaxi, 2 fatias de presunto magro, salsa picada, sal e molho inglês.

Como preparar: Temperar a ricota com sal e molho inglês. Picar a fatia de abacaxi em cubinhos pequenos. Fatiar em tiras o presunto. Misturar tudo. Dispor sobre uma das fatias de pão, guarnecer com a salsa picada e cobrir.

SÁBADO	
Desjejum:	1 copo de leite; 1 porção de salada de frutas; 1 fatia de ricota.
Almoço:	SANDUICHE OVO ESPERTO Ingredientes: 1 fatia média de ricota, 1 pimentão vermelho picado, 1 ovo cozido e picado, sal e pimenta, molho tabasco. Como preparar: Amassar juntos a ricota, o pimentão vermelho e o ovo. Temperar com sal, pimenta e o molho tabasco. Monte o sanduíche.
Lanche (17 h):	1 porção de salada de frutas; 1 copo de leite.
Jantar:	SANDUICHE ATUM TAHITI Ingredientes: 1 fatia média de ricota fresca, 1 colher (sopa) de ervilhas, 1 colher (sopa) de cebola ralada, 1 colher (café) de salsa picada, ¼ de lata de atum. Como preparar: Misturar bem a ricota com a cebola, o atum bem escorrido e desfiado, a ervilha e, finalmente, a salsa picada. Monte o sanduíche.

DOMINGO	
Desjejum:	1 xícara de café com leite; 2 ovos quentes ou cozidos; Suco de 2 laranjas.
Almoço:	2 colheres/sopa de arroz à grega 2 pedaços de frango crocante (*) 1 porção de salada de galinha (*)
Jantar:	SANDUÍCHE PORCO À RIGOR

Ingredientes: 100 g de carne de porco, assada e desfiada, 6 uvas passas picadas, ½ maçã picada em cubos, 1 colher (sopa) de queijo cremoso, 1 colher (chá) de salsa picadinha.

Como preparar: Misturar ao queijo cremoso, as uvas passas picadas, a maçã em cubos e a carne de porco desfiada. Dispor sobre uma das fatias de pão, guarnecer com a salsa picadinha e cobrir com a outra fatia de pão.

ATENÇÃO

1. Esta dieta permite ser complementada com uma fruta após o almoço e jantar.
2. É possível substituir cada 2 biscoitos cream cracker por 1 torrada de glúten.
3. O pão utilizado na execução dos sanduíches pode ser preto, integral ou de glúten.
4. Não passe manteiga, maionese ou qualquer outra pasta no pão.
5. As receitas de sanduíche aqui sugeridas contêm, aproximadamente, as mesmas quantidades calóricas. Portanto, é possível preparar o mesmo recheio para duas ou mais refeições, desde que o recheio não leve maçã, pois a mesma escurece com facilidade.

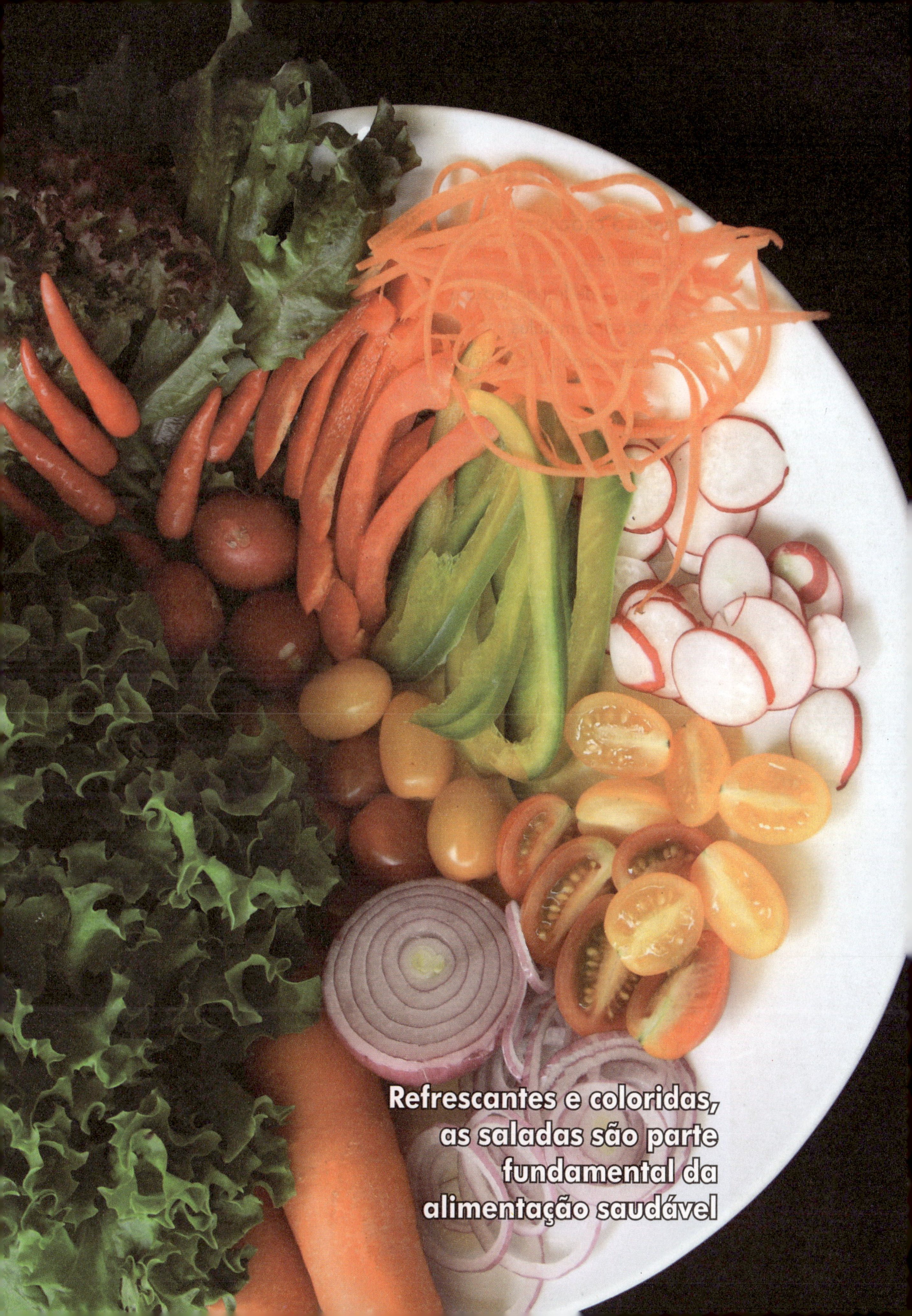

Refrescantes e coloridas, as saladas são parte fundamental da alimentação saudável

Receitas desta dieta

Frango crocante

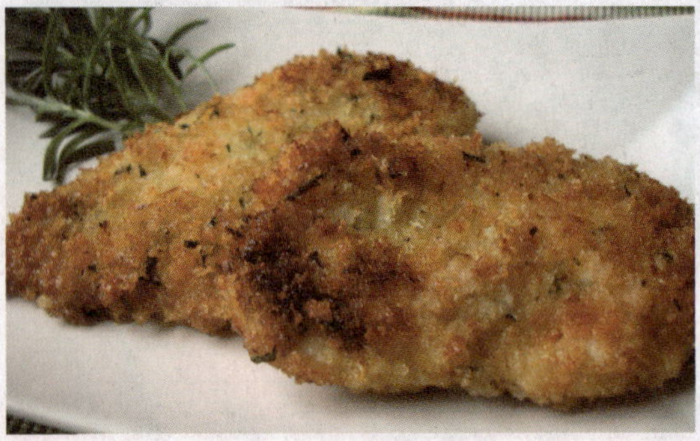

Ingredientes:

2 pedaços de frango (coxa e sobrecoxa) sem peles;

2 colheres (sopa) de aveia em flocos

Sal;

Pimenta-do-reino;

Alho amassado;

2 colheres (sopa) de maionese "light" sabor limão.

Modo de preparar:

Tempere o frango com sal, alho e pimenta-do-reino. Deixe descansar por 30 minutos. Espalhe a maionese sobre os pedaços de frango e a seguir, a aveia em flocos. Assar em forma untada, coberta com papel alumínio por meia hora. Retire o papel, diminua a temperatura e asse uma hora mais.

Salada de galinha

Ingredientes:

1 xícara de galinha desfiada;

1 colher (sopa) de maionese;

1 colher (sopa) de mostarda;

¼ de xícara de salsa picada;

1 xícara de aipo picado;

6 fatias de presunto cozido;

Alface picada;

Pimentão cortado em rodelas;

Sal e pimenta-do-reino a gosto.

Modo de preparar:

Misture a maionese com a mostarda, junte a galinha desfiada, a salsa , o aipo e o sal. Espalhe a mistura sobre as fatias de presunto, enrole e prenda com palitos. Coloque sobre a alface picada e enfeite com as rodelas de pimentão.

Rendimento: 3 porções (2 fatias de presunto por pessoa).

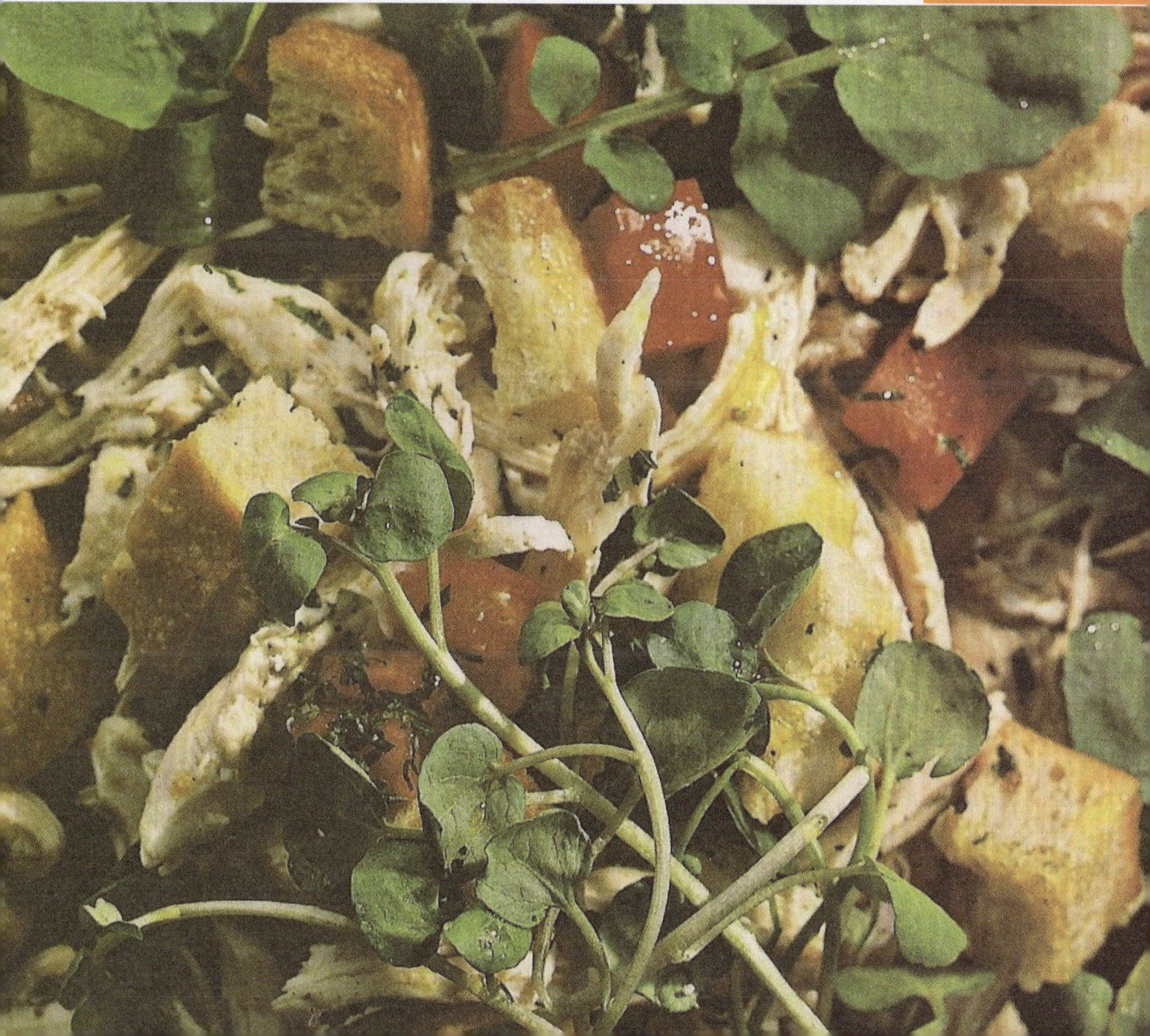

Alimentação saudável: garantia de saúde e bem-estar

Juntamente com o ar e a água, os alimentos constituem o combustível indispensável ao funcionamento do organismo e à vida. Sendo tão importante, é natural que o escolhamos bem, para vivermos com saúde e bem-estar. Proteínas, hidratos de carbono (açúcares), gorduras, vitaminas e sais minerais contidos nos alimentos são os nutrientes de que o corpo precisa para as suas funções orgânicas. Infelizmente, nem sempre os alimentos mais apetitosos e atraentes são os mais saudáveis. Embora todo mundo goste de hambúrguer com refrigerantes, cachorro-quente, batatas fritas, chocolates e doces confeitados, estes produtos não devem formar a base da nutrição, sob ameaça de graves enfermidades. Já as frutas, os legumes, as verduras, o leite e seus derivados e, em menor quantidade, a carne e os ovos, são alimentos que garantem vitalidade ao organismo.

Na busca pela nutrição ideal, muitas pessoas optam pelo vegetarianismo. Todas as pesquisas sobre a assimilação dos alimentos demonstram que a dieta vegetariana é digerida mais facilmente pelo organismo, facilitando

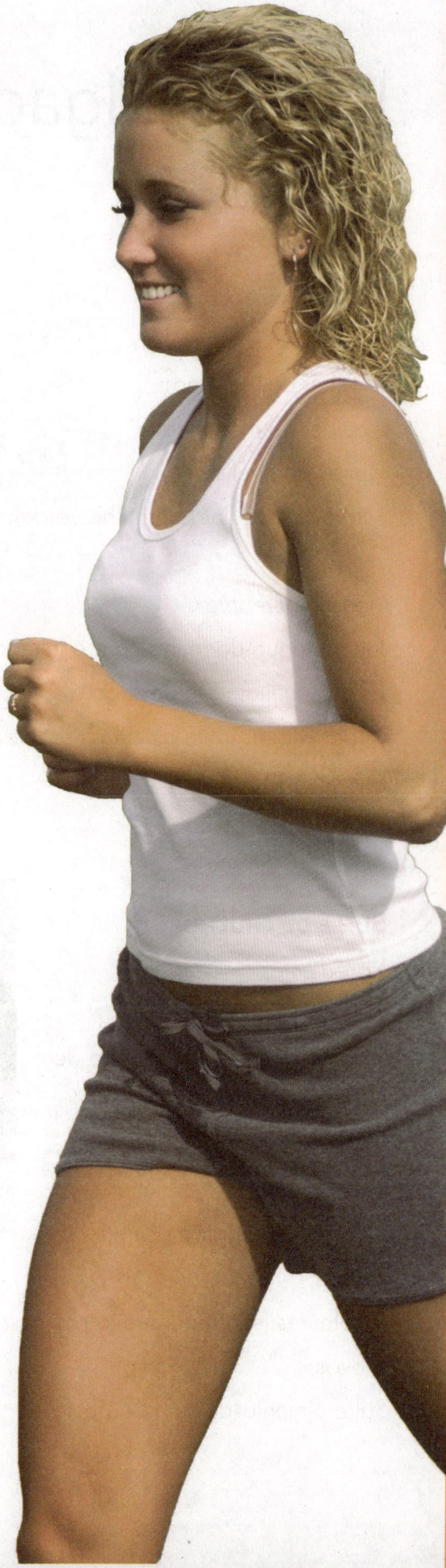

a absorção de nutrientes e proporcionando mais saúde e disposição. Além disso, a alimentação vegetariana preserva o organismo da gordura saturada encontrada em alimentos de origem animal e nos alimentos fritos, reduzindo consideravelmente o acúmulo de colesterol prejudicial nas artérias. Consequentemente, o risco de doenças cardiovasculares também é reduzido entre os vegetarianos.

Com o objetivo de ajudá-lo a preparar refeições mais saudáveis, selecionamos e publicamos a seguir receitas culinárias que não utilizam carnes, peixe ou aves como ingrediente. Em algumas, é tolerado o uso de ovos e de leite – o que as classifica como receitas ovo-lacto-vegetarianas.

Pratos salgados

Suflê de milho verde

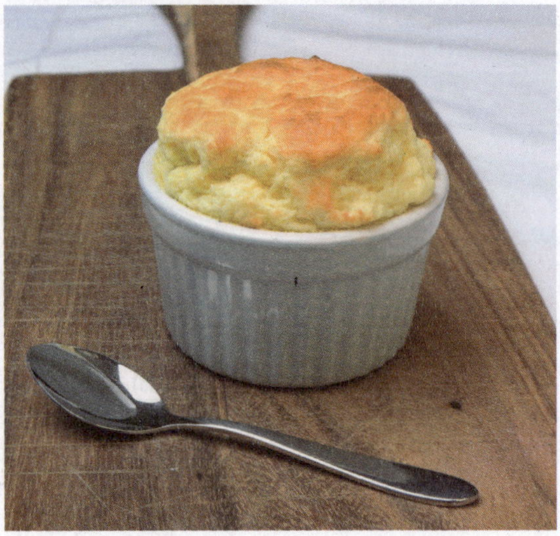

Ingredientes

1 lata de milho verde;

3 colheres de trigo;

1 colher de maizena;

1 colher de manteiga;

1 pires de queijo;

1 lata de leite (lata de milho verde).

Modo de preparar:

Junte a água do milho com o leite, o trigo, as gemas, a manteiga, o sal e o queijo. Leve ao fogo até virar um mingau. Coloque o milho verde. Depois junte as claras em neve. Despeje num pirex untado e leve ao forno quente.

Suflê de chuchu

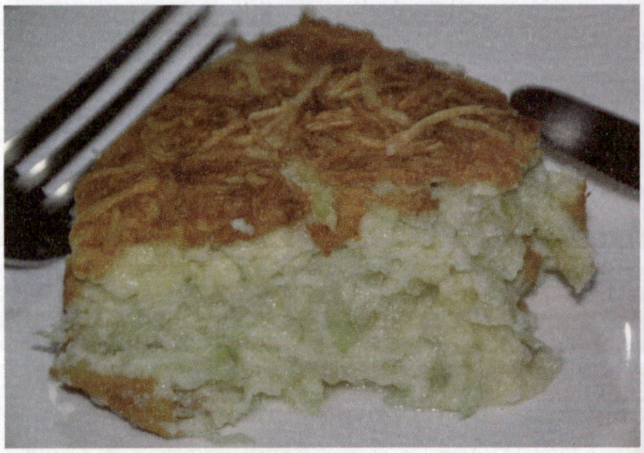

Ingredientes:

500 g de chuchu picado;

2 colheres (sopa) de farinha de trigo;

2 colheres (sopa) de manteiga;

2 ½ xícaras (chá) de leite;

1 colher (sopa) de salsinha picada;

3 colheres (sopa) de queijo parmesão ralado;

3 ovos;

Sal e pimenta-do-reino a gosto.

Modo de preparar:

Leve uma panela com água ao fogo alto para ferver. Enquanto a água cozinha, descasque os chuchus e corte-os em pedaços médios. Coloque os chuchus na água fervente e acrescente sal a gosto. Cozinhe os chuchus até que fiquem macios, porém devem estar mais para "al dente" pois ele irá cozinhar ainda no forno. Escorra a água dos chuchus e coloque-os em água fria para cessar o cozimento. Escorra novamente a água. Reserve.

Ligue o forno em temperatura média (180 graus). Coloque a manteiga numa panela média e leve ao fogo baixo até derreter, mas não deixe escurecer. Acrescente a farinha e mexa sem parar com uma colher de pau por 2 minutos – Esta mistura chama-se roux e é usada para engrossar molho branco, sopas, cremes e outros líquidos.

Retire a panela do fogo, sem desligá-lo, acrescentando meia xícara de leite e mexa rapidamente para não criar grumos. Volte a panela ao fogo e acrescente o restante do leite em duas adições, sempre mexendo vigorosamente. Se por acaso seu molho empelotar, bata-o no mixer. Deixe cozinhar por 10 minutos, mexendo de vez em quando para não queimar. Separe as claras das gemas. Reserve.

Enquanto o creme cozinha, bata ligeiramente as gemas. Junte as gemas batidas, o queijo parmesão, o chuchu e a noz-moscada ao molho branco. Mexa até que fique uma massa lisa e uniforme. Retire do fogo e tempere com sal e pimenta do reino.

Numa batedeira, coloque as claras e bata até o ponto neve: Comece batendo na velocidade baixa, por um minuto, e bata por mais dois minutos na velocidade alta. Misture 1/3 das claras no creme reservado e mexa rapidamente. O restante das

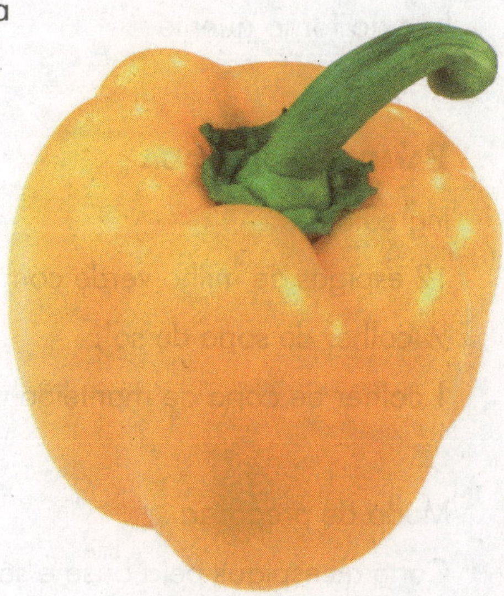

claras incorpore ao creme delicadamente, mas sem demora, com movimentos rápidos. Coloque o conteúdo num recipiente refratário, de preferência próprio para suflê. Leve ao forno por cerca de 30 minutos, ou até que o suflê tenha crescido e a sua superfície fique dourada. Retire do forno e sirva imediatamente.

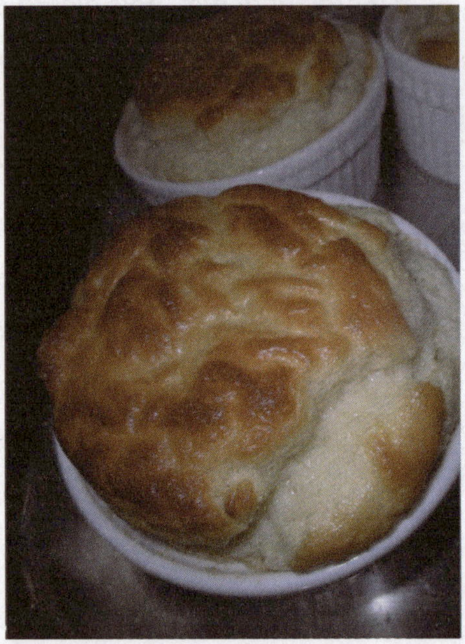

SUFLÊ DE PALMITO

Ingredientes:

1 lata de milho verde;

3 colheres de trigo;

1 colher de maizena;

1 colher de manteiga;

1 pires de queijo;

1 lata de leite (lata de milho verde);

3 ovos;

1 pitada de sal.

Modo de preparar:

Junte a água do milho com o leite, o trigo, as gemas, a manteiga, o sal e o queijo. Leve ao fogo até virar um mingau. Coloque o milho verde. Depois junte as claras em neve. Despeje num pirex untado e leve ao forno quente.

PAMONHA SALGADA

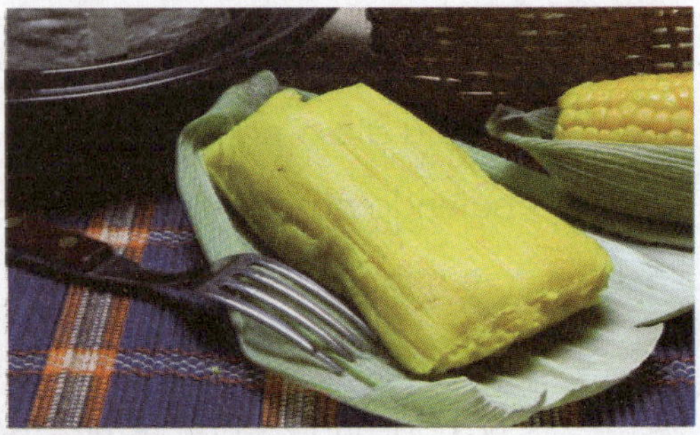

Ingredientes:

12 espigas de milho verde com a palha;

½ colher de sopa de sal;

1 colher de copa de manteiga derretida.

Modo de preparar:

Corte as espigas pela base e separe as palhas. Retire os fios, lave as

espigas e debulhe-as. Bata, no liquidificador, aos poucos, os grãos de milho, utilizando a tecla pulsar. Passe o milho liquefeito para uma tigela, junte o sal e a manteiga. Misture bem. Lave e enxugue as palhas de milho. Sobreponha duas palhas de milho e acrescente 1 e ½ xícara de chá da mistura na parte central.
Dobre, como se fosse um embrulho, as pontas laterais para dentro e feche as pontas para dentro. Amarre com uma tira fina de palha de milho. Coloque água em uma panela grande e espere ferver. Quando estiver fervendo, coloque as pamonhas na água e cozinhe por 1 hora. Sirva morna ou fria.

Creme de abóbora

Ingredientes

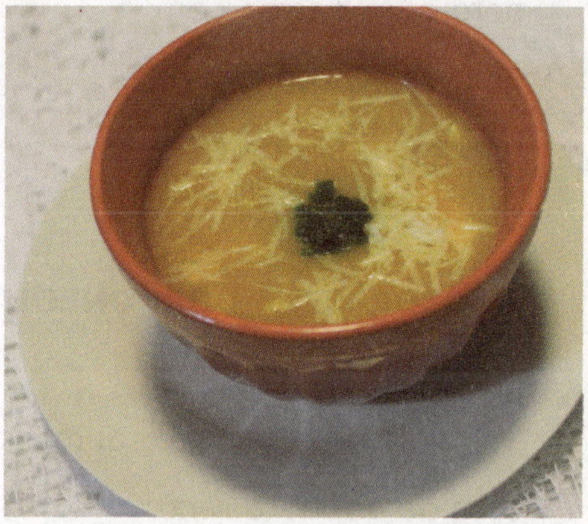

300 g de abóbora (tipo pescoço);
2 colheres de sopa de manteiga;
1 talo de salsão picado;
1 cenoura pequena picada;
1 cebola pequena;
1 litro de caldo de frango;
Sal e pimenta do reino;
Noz-moscada;
1 colher cheia de requeijão (opcional).

Modo de preparar:

Corte a abóbora em cubos. Coloque-a em uma panela a manteiga e leve ao fogo. Quando estiver borbulhando, acrescentar a cebola, cenoura e salsão picados. Refogue por 3 minutos e acrescente os cubos de abóbora. Refogue novamente por 2 ou 3 minutos e acrescente ½ concha do caldo de frango. Tampe a panela e cozinhe em fogo baixo até que os cubos de abóbora estejam bem macios. Acrescente o caldo restante e cozinhe por 2 a 3 minutos. Transfira

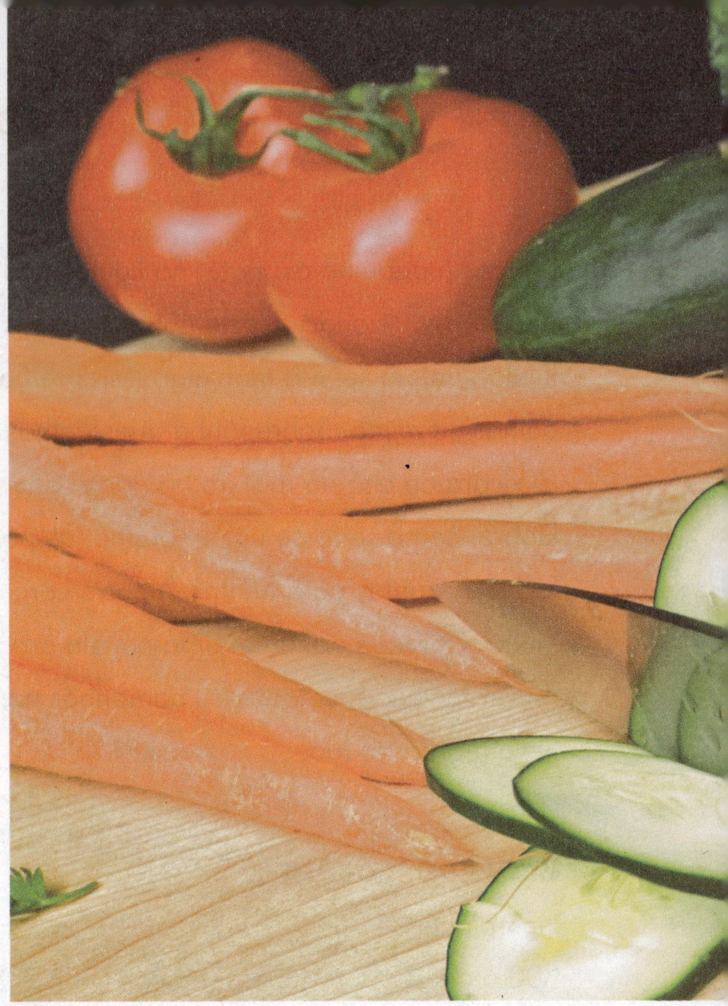

a sopa para o copo de um liquidificador e deixe esfriar um pouco. Bata em velocidade máxima para obter um creme bem liso. Coloque novamente na panela e leve ao fogo temperando com sal e pimenta-do-reino. Sirva salpicando com um pouquinho de noz moscada ralada na hora e, se gostar, com uma colherada de requeijão.

Abóbora com gorgonzola

Ingredientes:

1 tablete de caldo de legumes de sua preferência;

3 kg de abóbora seca;

1 cebola;

1 dente de alho;

200 g manteiga sem sal;

1 litro de água;

500 g de gorgonzola;

500 ml de creme de leite;

Sal e temperos a gosto.

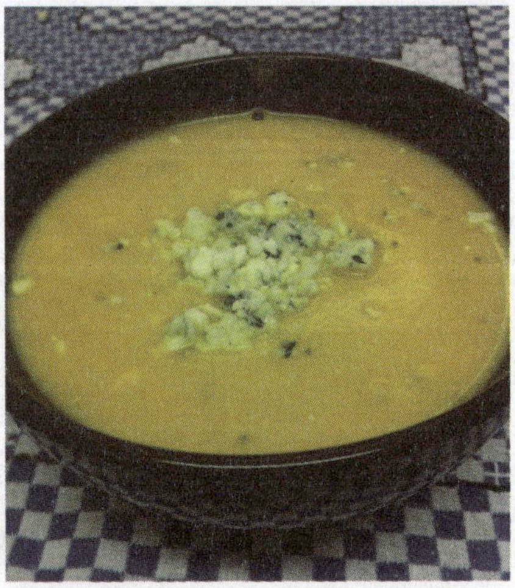

Modo de preparar:

Faça o caldo tradicional com legumes a gosto cozidos em um litro

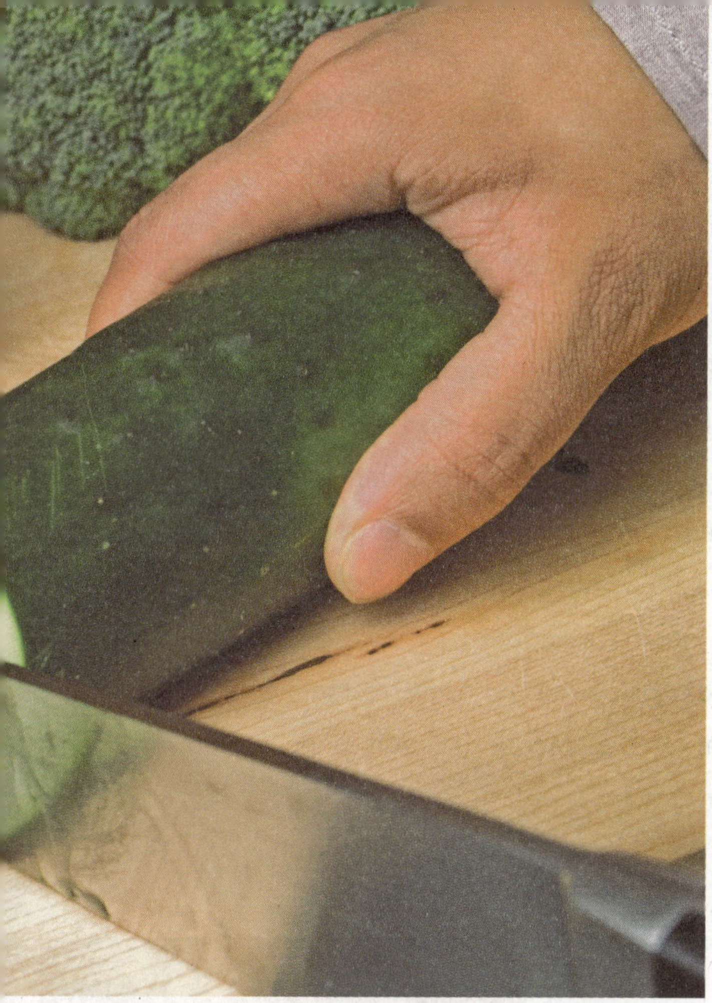

de água. Deixe ferver e separe os legumes reservando somente o caldo. Para o creme, refogue o alho e a cebola na manteiga, acrescente a abóbora em pedaços e o caldo de legumes. Cozinhe bem. Em seguida, bata a mistura no liquidificador e leve ao fogo novamente para ferver. Em outra panela, dissolva o queijo gorgonzola com o creme de leite em fogo médio, deixando alguns pedaços inteiros. Incorpore a mistura ao creme batido no liquidificador.

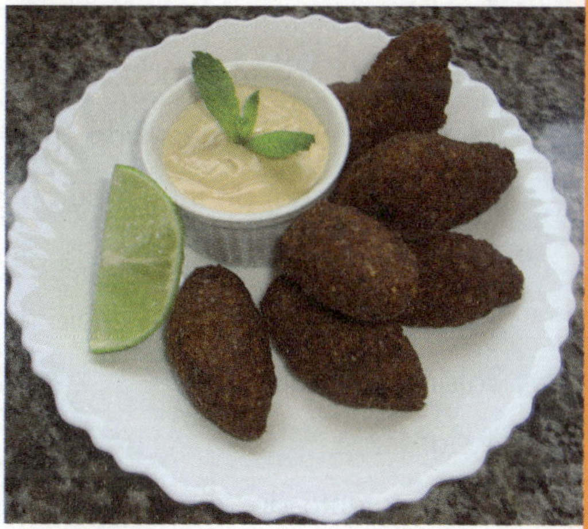

Quibe de abóbora

Ingredientes:

3 xícaras (chá) de trigo;

1 kg de abóbora japonesa picada;

2 ovos batidos;

1/2 xícara (chá) de farinha de trigo;

2 xícaras (chá) de azeite de oliva;

1 cebola grande picada em pedaços pequenos;

Sal e pimenta-do-reino a gosto.

Modo de preparar:

Misture, em uma tigela, o trigo, 1 litro de água e deixe de molho durante 30 minutos. Coloque a abóbora em uma panela, cubra com água e cozinhe até ficar macia. Retire do fogo, escorra a água, transfira-a para uma tigela e amasse com um garfo. Tempere com o sal e a pimenta-do-reino. Escorra a água do trigo, esprema bem com as mãos e misture com a massa de abóbora. Junte os ovos e a farinha de trigo e amasse até obter uma mistura homogênea. Reserve. Aqueça 1 colher (sopa) de azeite de oliva em uma frigideira e frite a cebola até dourar. Com a massa de abóbora, faça 25 quibes e recheie com a cebola. Frite-os aos poucos no azeite restante bem quente. Assim que dourarem, retire e coloque-os sobre papel toalha para retirar o excesso de gordura.

Abóbora com molho de tomates

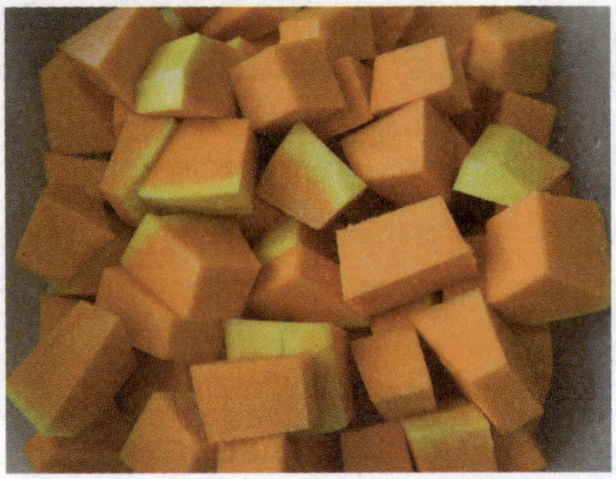

Ingredientes:

2 cebolas;

7 colheres (sopa) de creme de leite;

4 colheres (sopa) de leite;

7 colheres (sopa) de molho de tomate;

1 pitada de noz-moscada;

1 kg de abóbora descascada em pedaços;

1/2 colher (chá) de fécula de batata;

3 colheres (sopa) de azeite de oliva;

1 xícara (chá) não muito cheia de queijo parmesão ralado;

Salsinha picada;

4 claras;

Sal e pimenta-do-reino;

Miolo de 4 pães.

Modo de preparar:

Descasque as cebolas e pique uma delas em pedaços. Em uma panela, coloque 1/2 xícara (chá) de água, e cozinhe a abóbora e a cebola picada. Em seguida, escorra, bata no liquidificador e misture com o miolo de pão, amolecido no leite e espremido. Bata novamente e incorpore o creme de leite, as claras batidas em neve, a noz-moscada, o queijo ralado, sal e pimenta-do-reino. Mexa delicadamente. Despeje a mistura em uma forma para pudim antiaderente, forrada com papel-manteiga umedecido. Leve ao forno médio por 30 minutos. Bata a cebola restante e o molho de tomate no liquidificador e cozinhe por 10 minutos. Misture a salsinha com o azeite, a fécula e algumas colheres de água. Junte o molho, misture bem e deixe ferver por alguns minutos. Adicione sal, pimenta-do-reino e despeje sobre o pudim de abóbora desenformado.

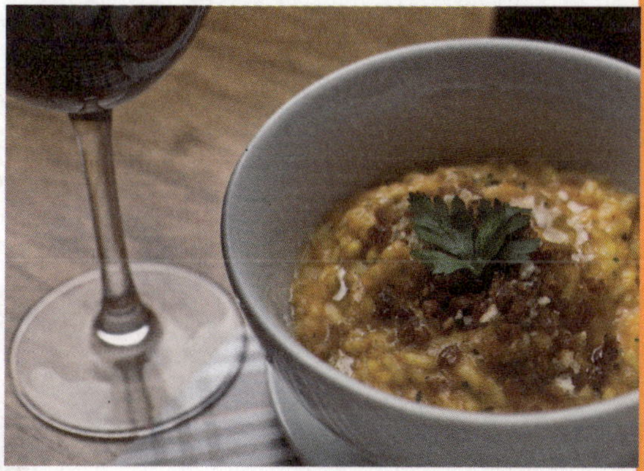

Risoto de abóbora

Ingredientes:

1/2 abóbora japonesa pequena;
1 colher (sopa) de azeite de oliva;
1/2 cebola picada;
1 dente de alho amassado;
1 xícara (chá) de arroz arbóreo;
2 colheres (sopa) de salsinha picada;
Caldo de legumes em tablete;
Sal a gosto.

Modo de preparar:

Leve ao fogo uma panela com 2 e 1/2 xícaras (chá) de água e o caldo de legumes (ou tablete) até ferver. Retire do fogo e mantenha aquecido. Lave a abóbora, descasque-a e retire as sementes. Lave-a novamente, seque com toalha de papel e pique-a em cubos médios. Reserve. Leve ao fogo em uma panela o azeite de oliva, a cebola, o alho e a abóbora e refogue, sem parar de mexer, até a abóbora murchar. Em seguida, acrescente o arroz e refogue, sem parar de mexer, por 3 minutos, ou até os grãos ficarem brilhantes. Adicione, aos poucos (1 concha de cada vez), o caldo de legumes, sem parar de mexer, por 20 minutos, ou até o arroz ficar al dente. Mexa bem no fundo e nas laterais da panela. Por último, adicione a salsinha e o sal e cozinhe, sem parar de mexer, por mais 1 minuto. Retire do fogo, tampe a panela e sirva depois de 3 minutos.

Purê de abóbora

Ingredientes:

500 g de abóbora madura;
2 colheres (sopa) de manteiga;
2 colheres (sopa) de cebola picada;
1 colher (sopa) de açúcar mascavo;
3 colheres (sopa) de leite;
Pitada de canela;
Pitada de noz-moscada;
Sal e pimenta do reino.

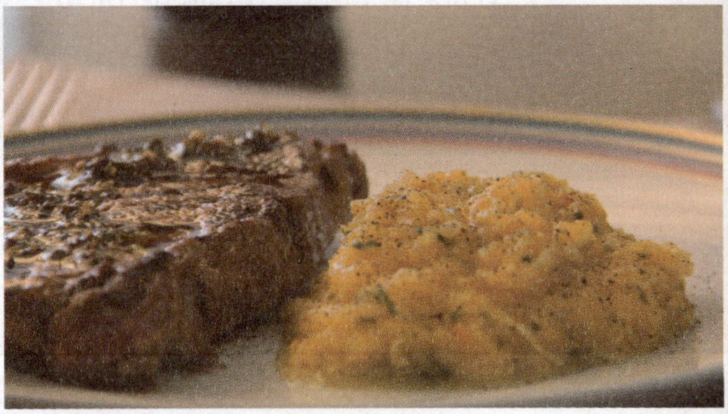

Modo de preparar:

Corte a abóbora em cubos de 2 cm. Coloque a manteiga em uma panela e acrescente a cebola picada. Refogue até que a cebola esteja bem macia e acrescente os cubos da abóbora. Salpique com o mascavo, misture bem e regue com 3 colheres (sopa) de água. Tampe a panela e cozinhar em fogo baixo até que a abóbora esteja bem macia. Amasse com um garfo e acrescente a canela e noz moscada. Regue com o creme de leite e tempere com sal e pimenta-do-reino a gosto.

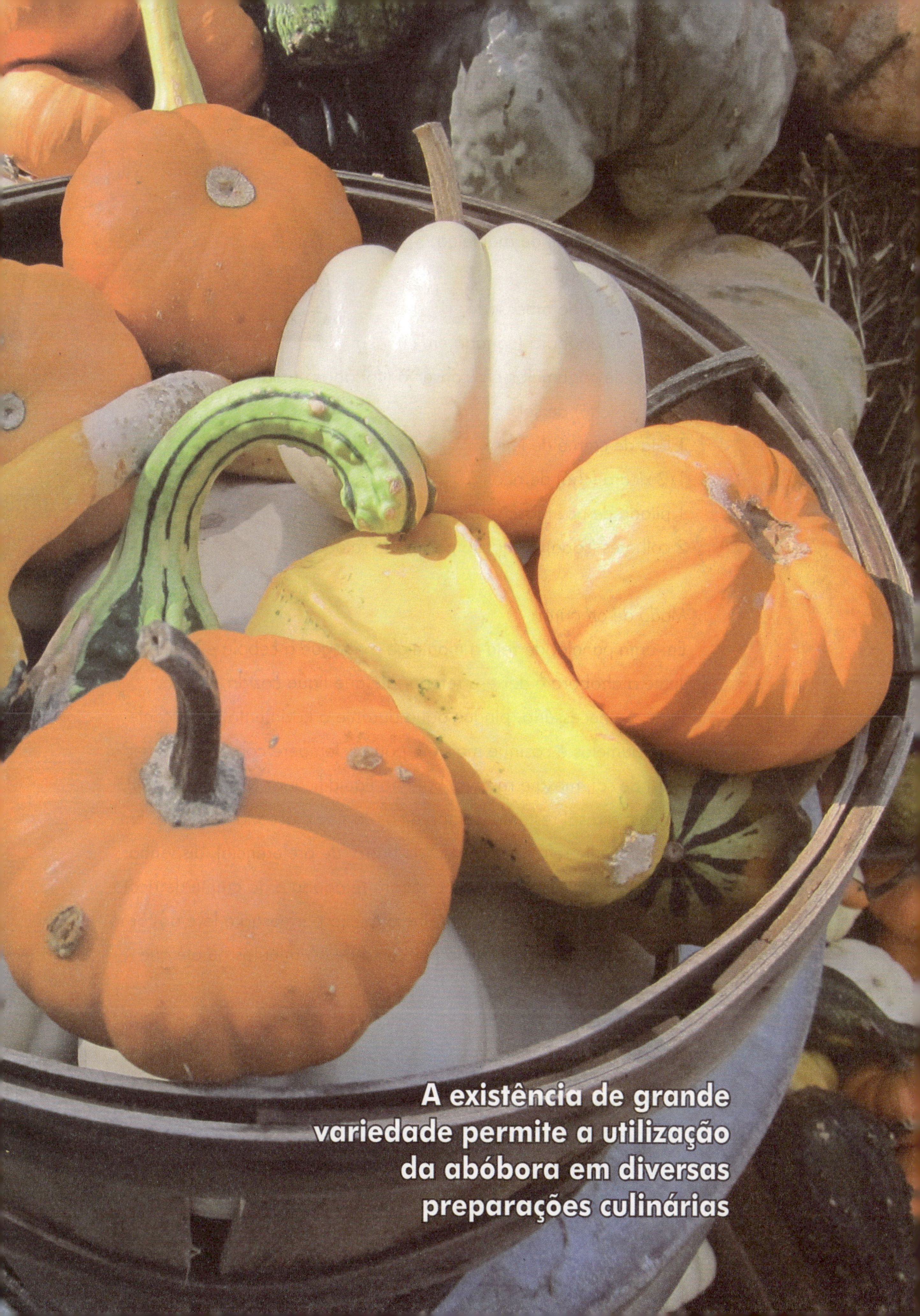

A existência de grande variedade permite a utilização da abóbora em diversas preparações culinárias

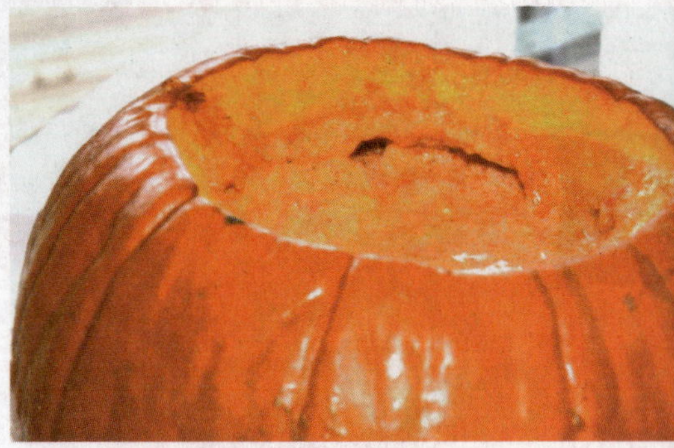

Abóbora gratinada

Ingredientes:

2 colheres (sopa) de manteiga;

1 cebola picada;

1 dente de alho amassado;

1/2 kg de abóbora (cortada em cubos);

1 vidro de cogumelos em conserva (cortados em lâminas);

1 colher (chá) de sal;

1 lata de creme de leite;

1/2 xícara (chá) de ricota;

1 pitada de noz moscada;

2 colheres (sopa) de queijo parmesão ralado.

Modo de preparar:

Em uma panela, derreta a manteiga e refogue a cebola e o alho. Junte a abóbora e deixe-a refogar até que fique cozida, porém, firme. Se necessário, pingue água durante o cozimento. Acrescente os cogumelos e cozinhe mais um pouco. Tempere com meia colher (chá) de sal, mexa e reserve. Bata no liquidificador o creme de leite, a ricota e o sal restante. Tempere com a noz moscada e reserve. Em um recipiente refratário médio (de barro, de preferência), disponha alternadamente camadas de abóbora refogada e do creme de ricota, terminando com o creme. Polvilhe o queijo parmesão e leve ao forno médio (180°C) pré aquecido por cerca de 15 minutos ou até que esteja gratinado.

Batatas assadas

Ingredientes:

10 batatas médias;

4 colheres de 5ml de alecrim seco moído;

1 cálice de azeite de oliva extra-virgem:

4 dentes de alho esmagados.

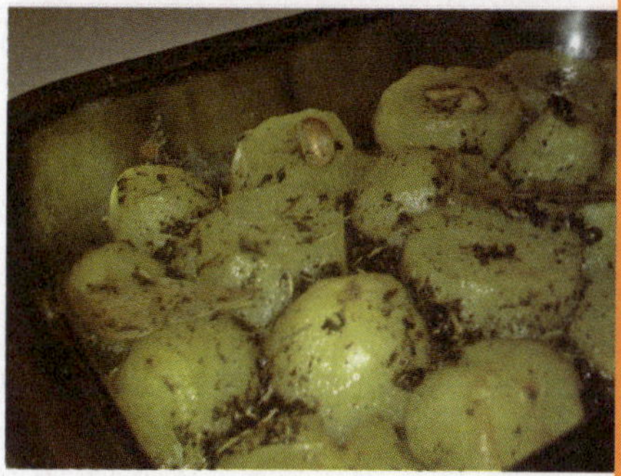

Modo de preparar:

Lave a casca das batatas e corte-as em quatro. Cozinhe no vapor por dez minutos e cubra com o azeite, o alecrim e o alho. Coloque as batatas num tabuleiro aquecido e asse em forno quente a 190°C por 30 minutos. Sirva imediatamente! O exterior deve estar crocante.

Arroz com passas

Ingredientes:

30 g de cebola ralada;

1 dente de alho amassado;

180 g de arroz (de preferência integral);

Sal a gosto;

200 g de palmito picado;

350 ml de água;

1 lata de ervilha;

40 g de uva passa.

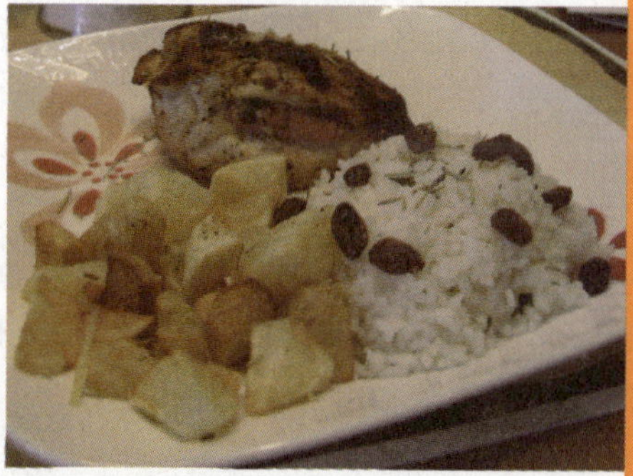

Modo de preparar:

Aqueça uma panela antiaderente e frite a cebola e o alho. Junte o arroz, refogue bem e tempere com sal. Adicione a água, misture e deixe em fogo alto. Quando começar a secar, desligue o fogo, junte a uva passa, tampe e termine o cozimento.

Creme salgado de abacate

Ingredientes:

1 abacate maduro;

1 dente de alho;

Sal marinho.

Modo de preparar

Amassar o abacate. Amassar ou picar o alho bem pequeno. Misturar o abacate com o alho. Colocar o sal marinho a gosto.

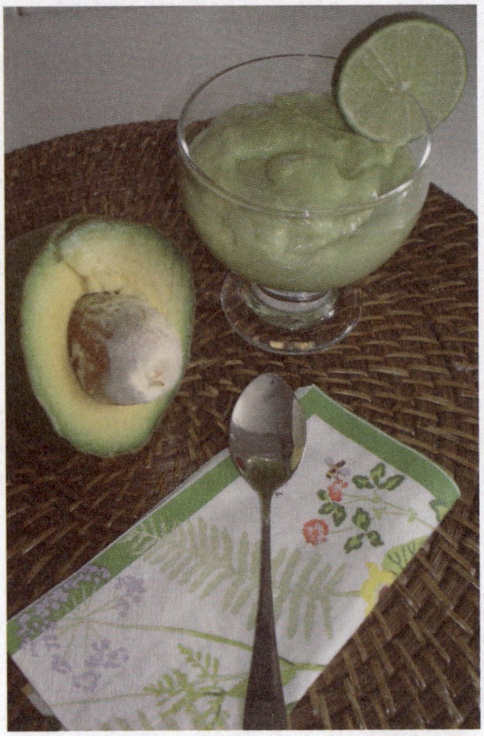

Suflê de espinafre

Ingredientes:

2 molhos de espinafre;

2 espigas de milho;

Salsinha, cebola e sal a gosto;

Queijo ralado;

10 colheres (sopa) com óleo de milho, de girassol ou outros;

1 copo (250 ml) de farinha de trigo integral;

1 copo (250 ml) de água.

Modo de preparar:

Colocar as folhas de espinafre dentro de uma panela com água já fervente. Desligar o fogo 1 minuto após a água começar a ferver novamente. Escorrer bem o espinafre cozido. Picar bem o espinafre, cozinhar o milho, ralar o milho e picar bem os temperos. Misturar o espinafre, o milho, os temperos, o sal marinho natural, o queijo ralado, o óleo, e a farinha integral. Acrescentar água aos poucos até ficar com consistência cremosa. Untar a assadeira com óleo e polvilhar com farinha. Colocar a massa na assadeira e cozinhar em forno bem quente durante aproximadamente 35 minutos.

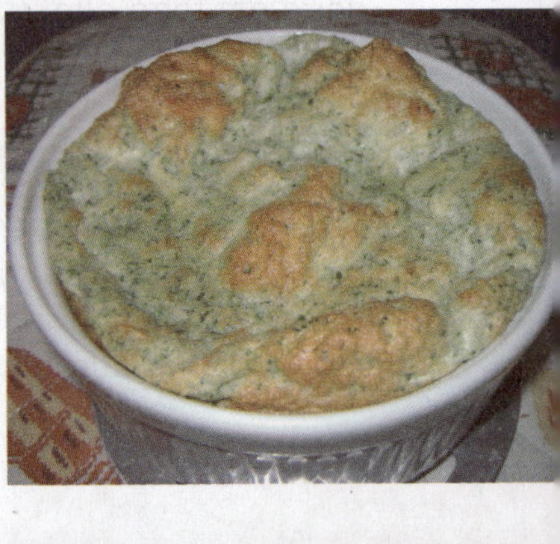

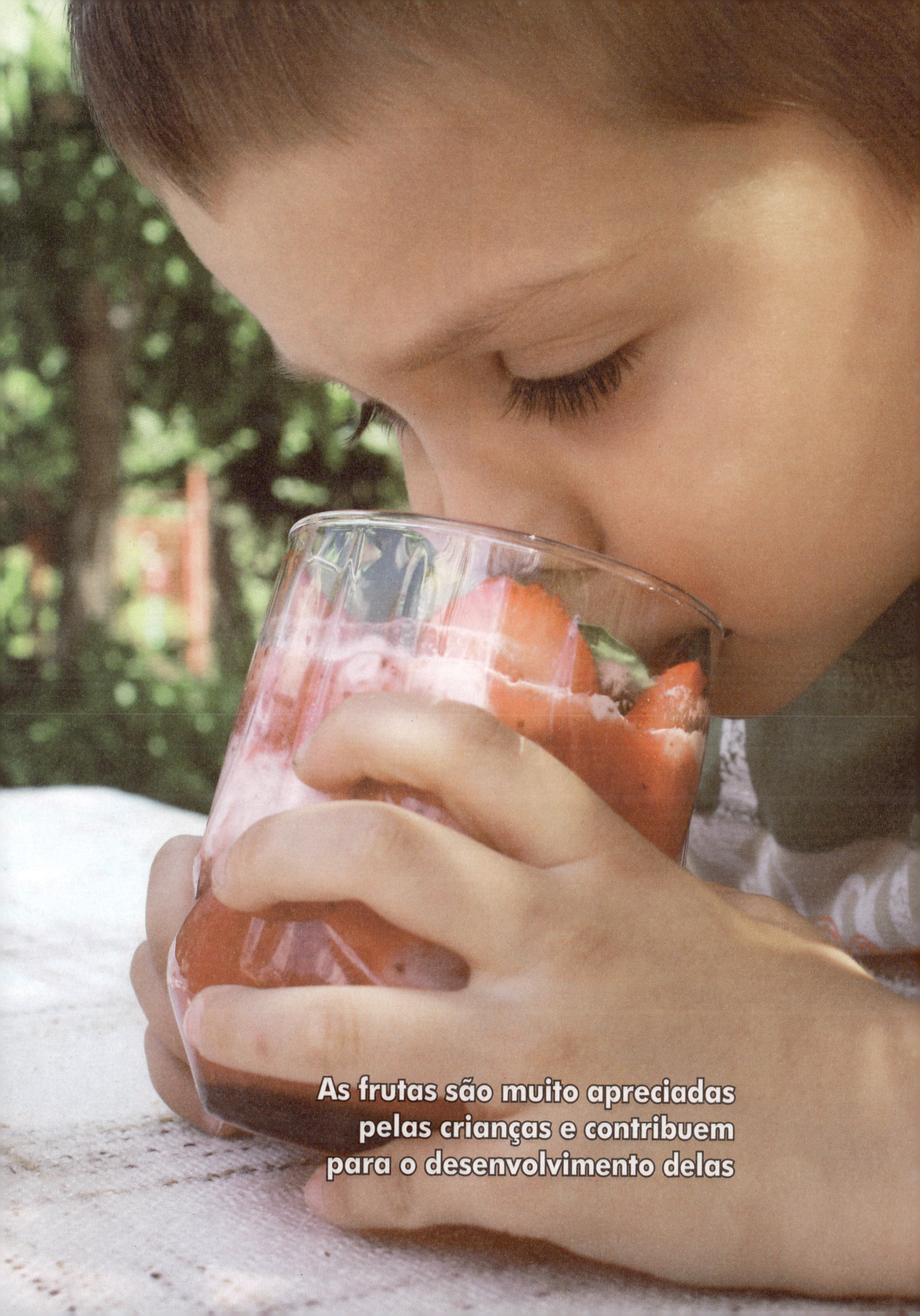

As frutas são muito apreciadas
pelas crianças e contribuem
para o desenvolvimento delas

Caldo verde

Ingredientes:

3 ou 4 folhas de couve cortadas bem fininhas;

1 cará médio;

1 dente de alho bem picado;

Sal marinho;

2 colheres (sopa) de azeite de oliva.

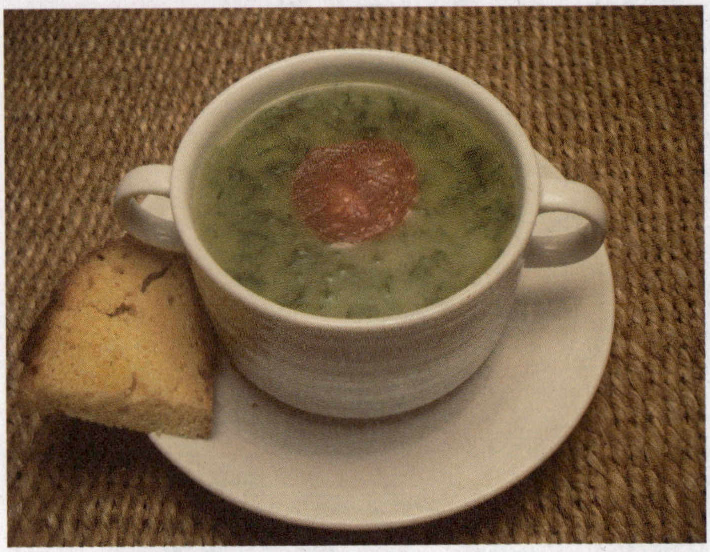

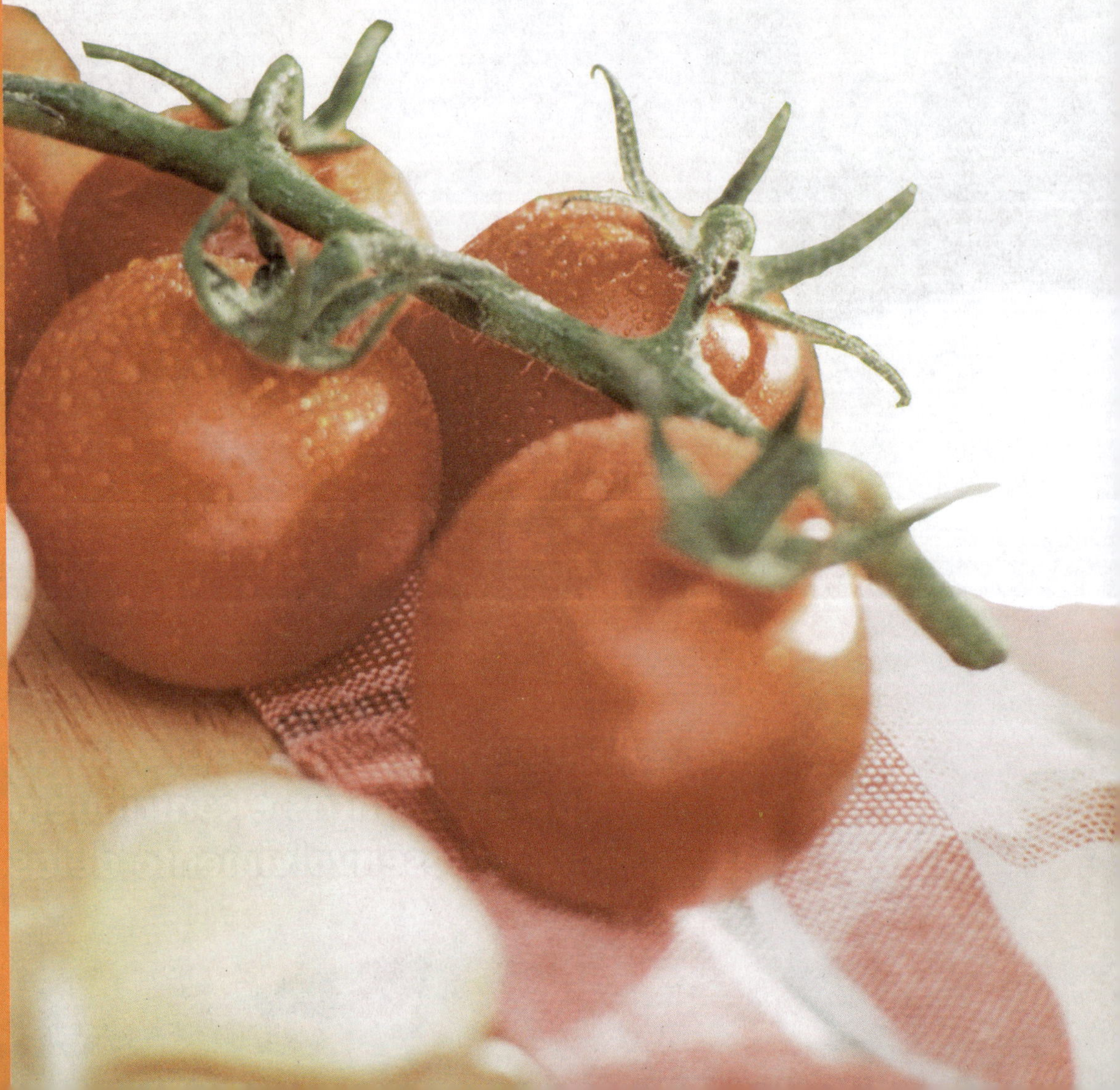

Modo de preparar:

Descasque e lave o cará. Corte-o em pedaços e ferva-o em pouca água. Quando já estiver cozido, passe-o num espremedor. Prepare à parte, em outra panela, um refogado com o azeite e o alho. Antes de dourar jogue um pouco de água. Junte a couve e o cará amassado. Acrescente mais água e coloque sal a gosto. Deixe ferver por mais alguns minutos e sirva quente em tigela regada com um pouco de azeite de oliva.

Quibe vegetal

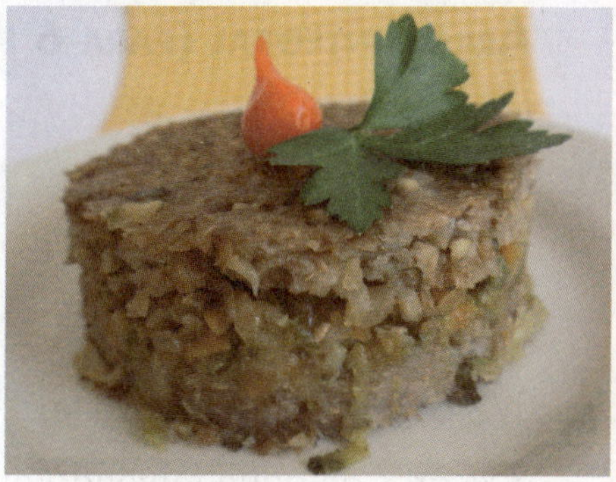

Ingredientes:

Triguilho;

Sal;

Cebola ralada;

Sumo de gengibre ou alho socado;

Limão, cheiro verde, coentro e hortelã.

Modo de preparar:

Ponha triguilho de molho durante à noite. Pela manhã, esprema até tirar o máximo de água. Junte o sal, a cebola ralada, o sumo de gengibre ou alho socado, o limão, o cheiro verde, o coentro e a hortelã. Faça os bolinhos e frite em seguida, ou ponha para assar.

Creme de cenoura

Ingredientes:

1/2 kg de cenouras (metade com rama);

3 cebolas;

1 colher de sopa de araruta;

Óleo;

Sal;

Água.

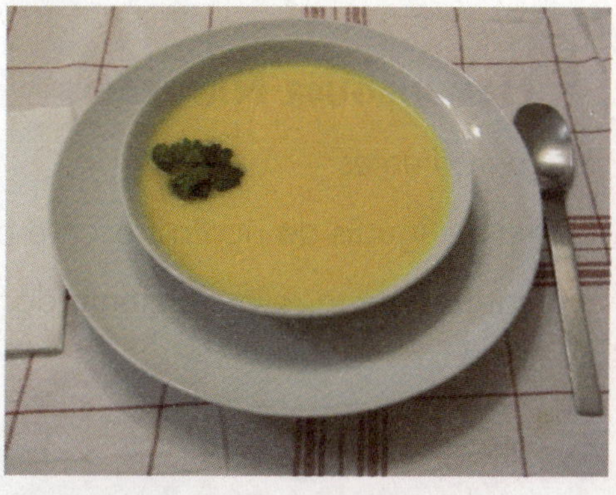

Modo de preparar:

Cozinhe as cenouras e em seguida amasse-as. À parte, refogue a cebola em pouco óleo. Em seguida, cubra com os ramos de cenoura bem picadinhos. Acrescente a cenoura amassada e a água do cozimento desta. Tempere com algumas gotas de shoyu diluído na água onde desfez a araruta, deixando ferver ambos durante aproximadamente 10 minutos.

Arroz integral (para 6 pessoas)

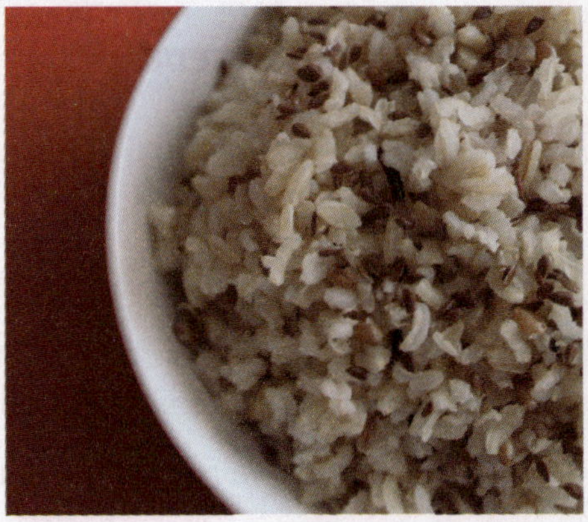

Ingredientes:

1 xícara de arroz integral;

1 colher (chá) de sal;

1/2 cebola picada;

1/2 colher (sopa) de azeite;

3 xícaras de água fervendo ou caldo básico.

Modo de preparar:

Lave o arroz e escorra bem. Leve uma panela ao fogo com o arroz e vá mexendo com uma colher de pau até que ele seque bem e comece abrir, como milho de pipoca. Só então coloque a cebola, azeite, sal e água fervente. Mexa, reduza o fogo, tampe e deixe cozinhar. Antes de a água secar completamente, desligue o fogo, embrulhe a panela com folhas de jornal e deixe descansar por aproximadamente 40 minutos.

Hambúrguer Natural

Ingredientes:

Partes iguais de ricota fresca e arroz integral bem cozido;

Farinha de trigo o suficiente dar consistência à mistura;

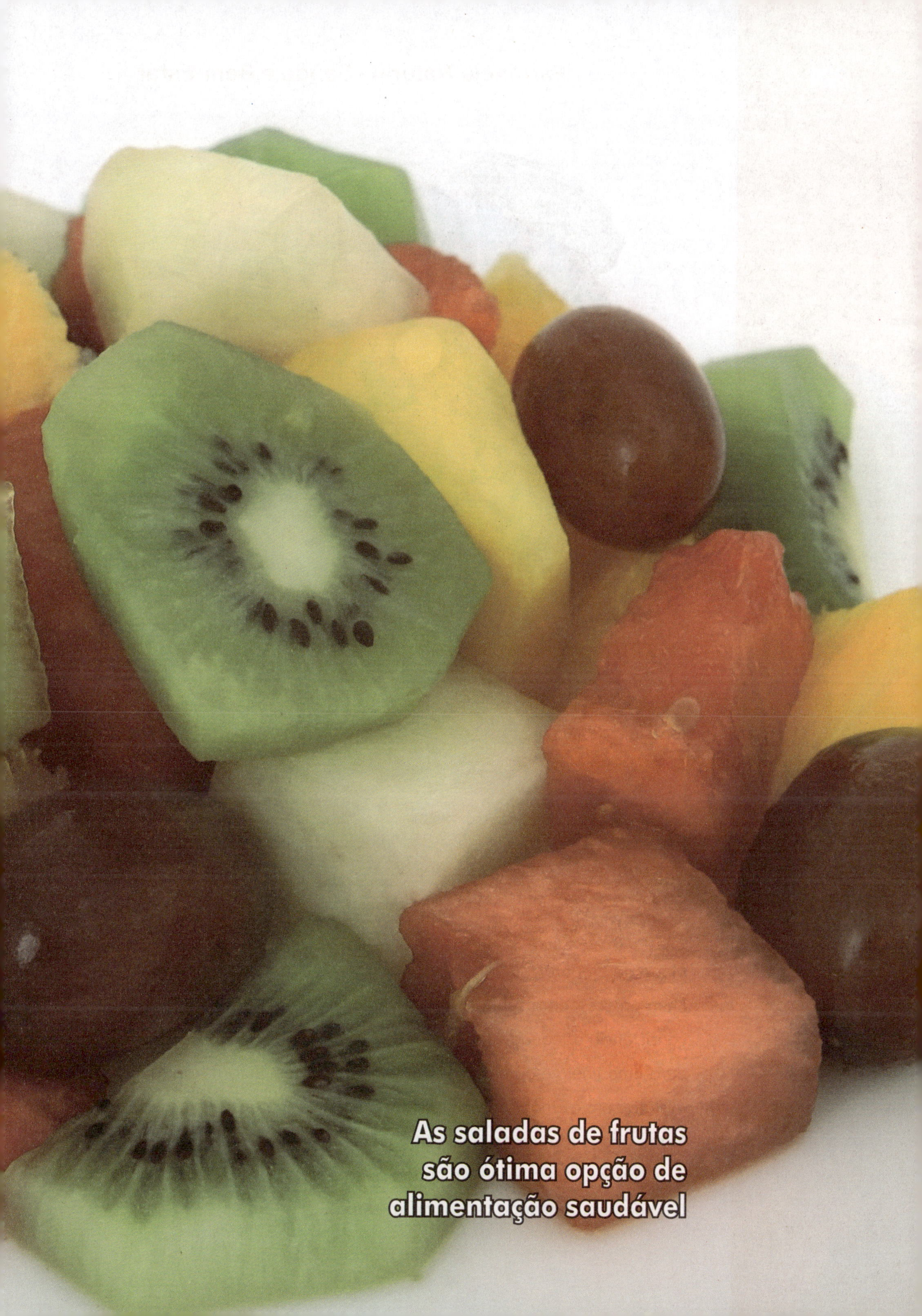
As saladas de frutas
são ótima opção de
alimentação saudável

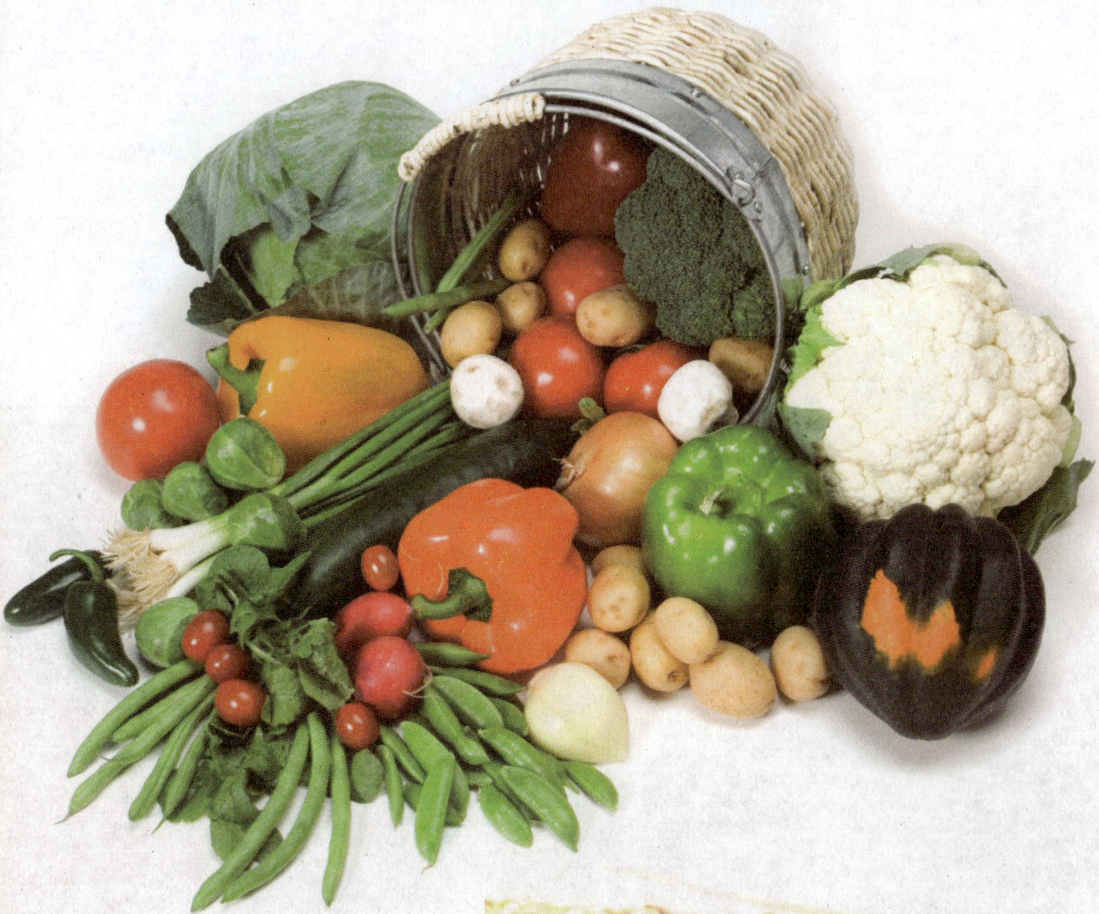

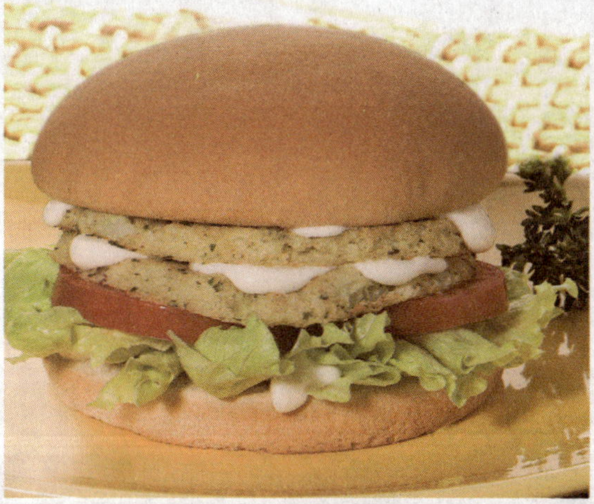

Tomate;
Alho;
Pimentão verde;
Salsinha ou coentro;
Pimenta;
Sal a gosto.

Modo de preparar:

Num processador misture os ingredientes da massa até obter a consistência adequada (adicionando a farinha aos poucos). Transfira para uma tigela e adicione os outros ingredientes uniformizando a mistura com as mãos. Forme os hambúrgueres e prense-os usando a forma adequada, tendo o cuidado de usar um filme para não grudar a mistura na forma. Asse em chapa quente levemente untada com óleo de boa qualidade ou em micro-ondas.

Agrião refogado

Ingredientes:

1 colher de óleo;

1 mão cheia de galhos e folhas de agrião;

Pimenta-malagueta;

Sal.

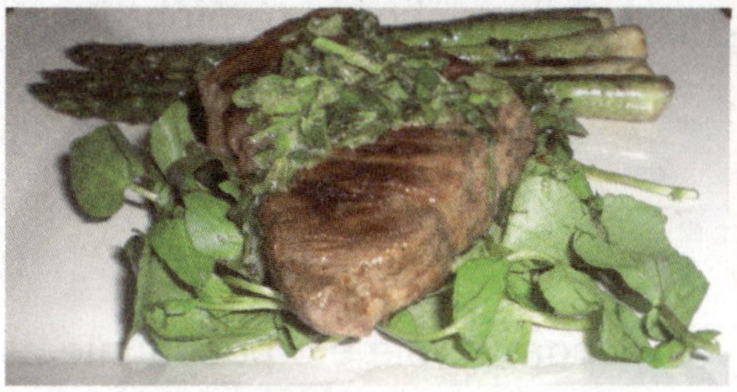

Modo de preparar:

Lavar o agrião e sacudir para eliminar o excesso de água. Aquecer o óleo com a pimenta-malagueta em uma frigideira bem grande. Assim que ela começar a ferver, acrescentar o agrião. Envolver o agrião no óleo e quando as folhas começarem a murchar, temperar com sal e retirar do fogo.

Almôndega de legumes

Ingredientes:

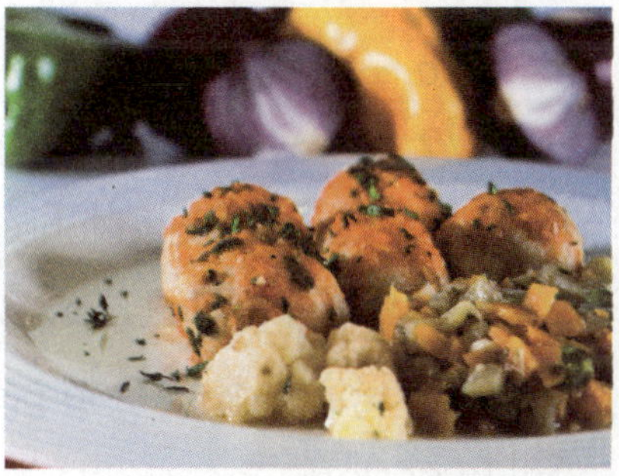

1 xícara de leite de coco;

3 colheres de óleo de dendê;

3 xícaras de tomate picadinho sem pele;

1/2 xícara de coentro picadinho;

4 dentes de alho;

1 cebola;

2 xícaras de glúten picadinho em quadradinhos finos;

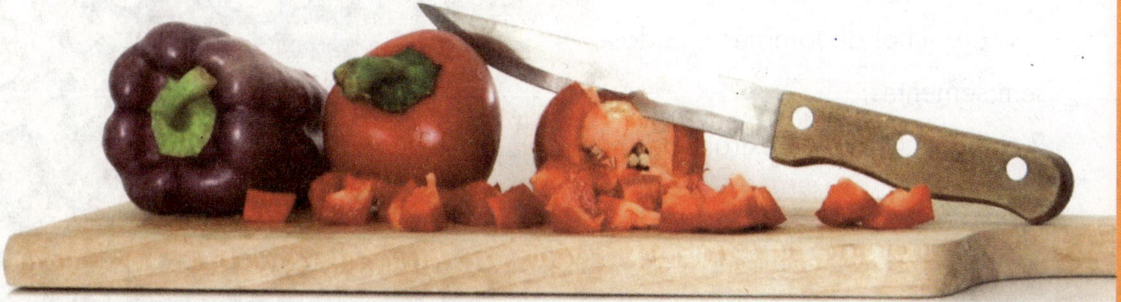

2 xícaras de palmito em rodelinhas de 1 centímetro;

1/2 xícara de amendoim picadinho;

2 xícaras de pão amanhecido ralado;

1 colherzinha de cominho;

Sal a gosto.

Modo de preparar:

Separe o leite e o pão. Junte os outros ingredientes em uma panela e deixe em fogo médio até o tomate derreter. Junte uma xícara de água, o leite de coco e o pão ralado. Mexa com colher de pau até ficar na consistência de um creme. Para conseguir uma consistência mais espessa, acrescente mais pão ralado. Se preferir um creme mais líquido, acrescente mais água.

Almôndega de soja

Ingredientes:

- Massa

2 e 1/2 xícaras (chá) de resíduo de soja;

2 colheres (sopa) de farinha de trigo;

2 colheres (sopa) de cheiro-verde picado;

1 colher (sopa) de cebola picada;

Sal (a gosto);

Óleo de soja (fritura das; almôndegas).

- Molho

1 xícara (chá) de tomates picados sem sementes;

2 colheres (sopa) de extrato de tomates;

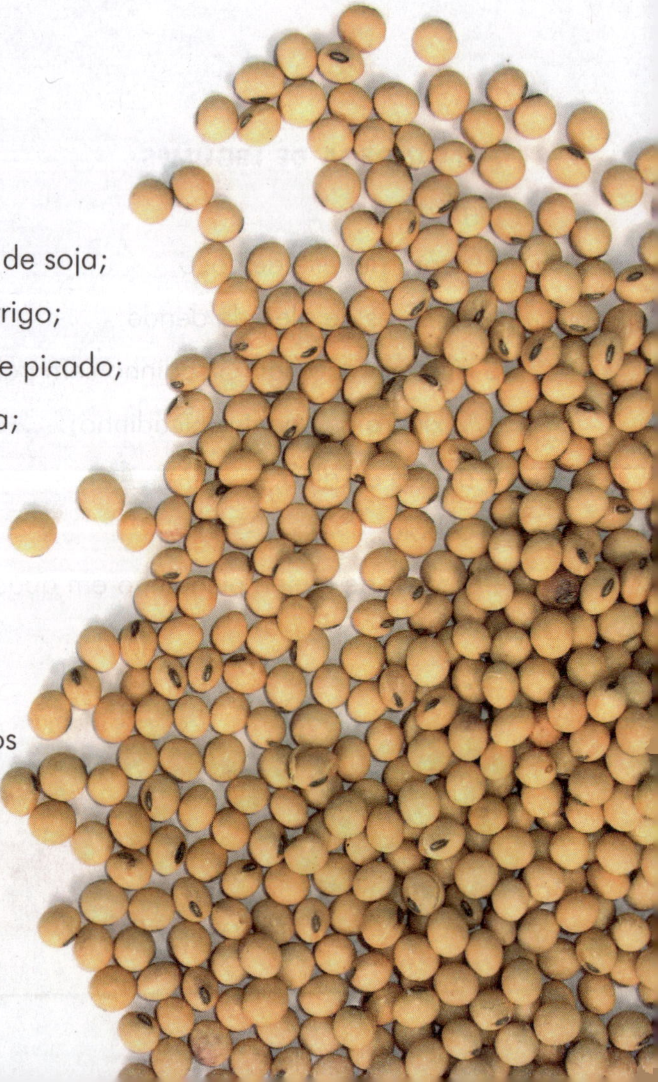

2 colheres (sopa) de cebola picada;
2 colheres (sopa) de cheiro-verde picado;
3 colheres (sopa) de óleo de soja;
3 xícaras (chá) de água;
Sal, alho e pimenta (a gosto).

Modo de preparar:

- *Massa*

Em um recipiente pequeno (bacia), misturar os ingredientes da massa, formar os bolinhos e fritar em óleo quente. Após a fritura, deixar as almôndegas sobre folha de papel absorvente.

- *Molho*

Refogar em óleo quente o alho, a cebola e o tomate, mexendo sempre. Acrescentar o extrato de tomate, o sal e a água. Tampar a panela, baixando o fogo após a fervura. Cozinhar por cinco minutos. Desligar o fogo e adicionar o cheiro verde. Arrumar as almôndegas em uma travessa e cobrí-las com o molho. Servir em seguida.

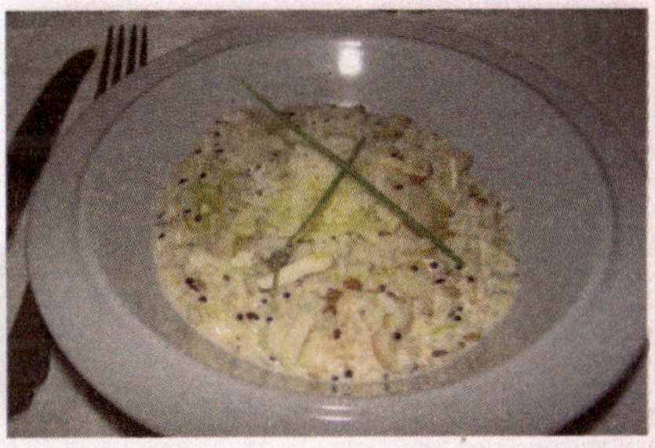

Arroz com champignon

Ingredientes:

1 xícara (chá) de caldo de legumes;
100 g de cogumelos em lâminas;
1 e 1/2 colher (sopa) de tomilho;
1 cebola pequena picada;
2 colheres (sopa) de margarina;
3/4 de xícara (chá) de arroz selvagem.

Modo de preparar:

Misture todos os ingredientes em uma forma refratária grande; cubra e leve ao

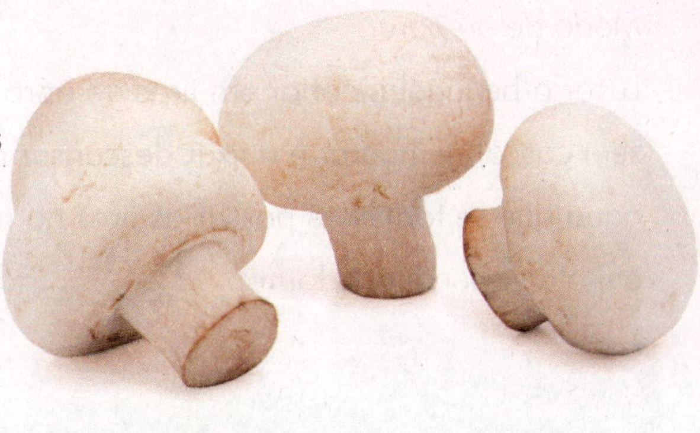

forno por 30 a 35 minutos, ou até que o arroz esteja cozido e seco. Deixe descansar por 5 minutos.

Batatas ao forno

Ingredientes:

5 copos de batatas cortadas em rodelas, cozidas no vapor e com casca;

2 cebolas médias picadinhas;

3/4 de copo de castanha-do-pará;

2 copos de água;

Sal;

Tempero a gosto.

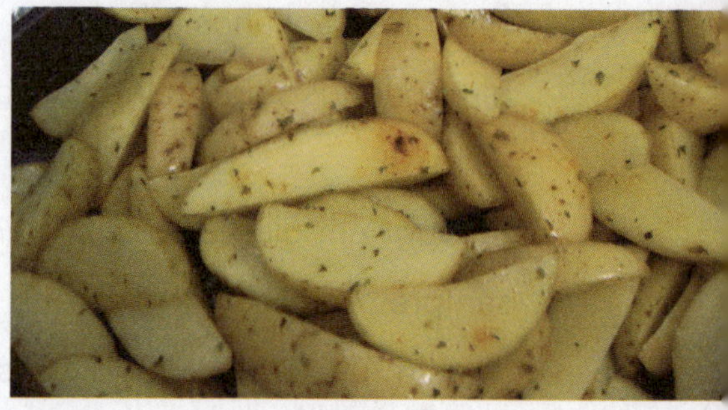

Modo de preparar:

Colocar em um pirex untado, camadas de batatas, cebolas, sal até terminar. Bater no liquidificador a água, as castanhas e os temperos. Despejar o que foi batido no liquidificador sobre o pirex e levar ao forno até formar uma crosta.

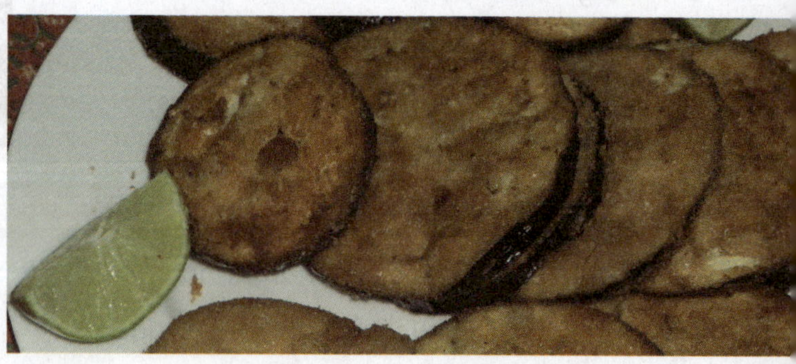

Beringela crocante

Ingredientes:

200 g de beringela;

100 g de maisena;

Sal, pimenta.

Modo de preparar:

Lavar a beringela, cortar em tiras de aproximadamente 1 cm (com ou sem casca), temperar e deixar descansar por 15 minutos. Escorrer a água que se formou e passar as tiras na maisena uma por uma. Fritar em óleo quente até dourar.

Bife de batata

Ingredientes:

2 xícaras de batata crua, raladas com casca;

1 xícara de cenoura ralada fininho;

1 xícara de farinha de trigo;

1/2 xícara de cebola picadinha;

1/4 de xícara de cebolinha picada;

Farinha de rosca até dar consistência;

Salsa;

Sal a gosto.

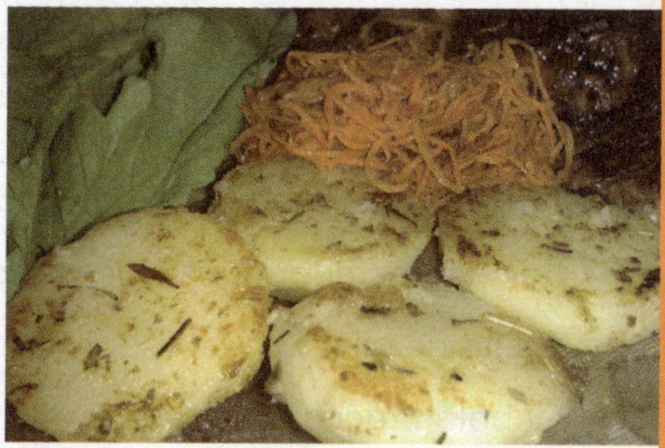

Modo de preparar

Misturar todos os ingredientes e formar os bifes. Assar em forma untada.

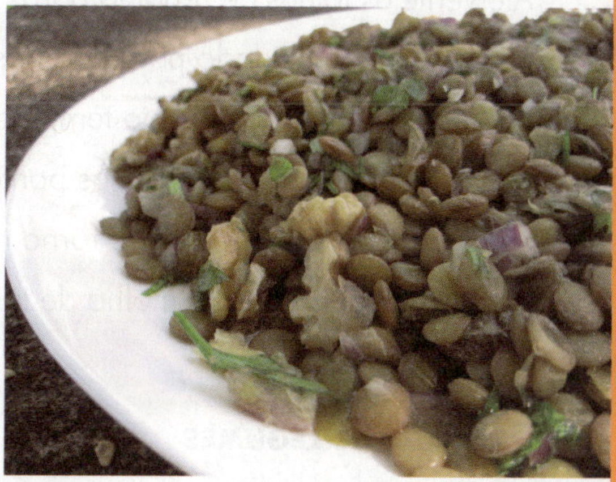

Caçarola de lentilhas

Ingredientes:

200 a 300 g de lentilhas;

1 cebola pequena;

4 dentes de alho grandes;

1/2 cenoura;

3 colheres de sopa de azeite;

1 folha de louro;

2 colheres de sopa de vinho branco;

Sal a gosto.

Modo de preparar:

Cozinhe as lentilhas. Numa caçarola refogue no azeite o alho e a cenoura picadinhos. Quando estes começarem a dourar adicione a cebola, também picadinha. Deixar dourar. Acrescente as lentilhas e mexa durante alguns minutos. Acrescente o vinho, o sal e o louro que deverão apurar por 10 minutos, com tampa colocada e em fogo brando.

Charutinhos de repolho

Ingredientes:

Folhas grandes de repolho;

Arroz cozido (uma colher de sopa para cada charuto);

Soja temperada (duas colheres de sopa para cada charuto);

Azeite de oliva;

Cebola branca;

Hortelã fresco;

1 xícara de molho de tomate.

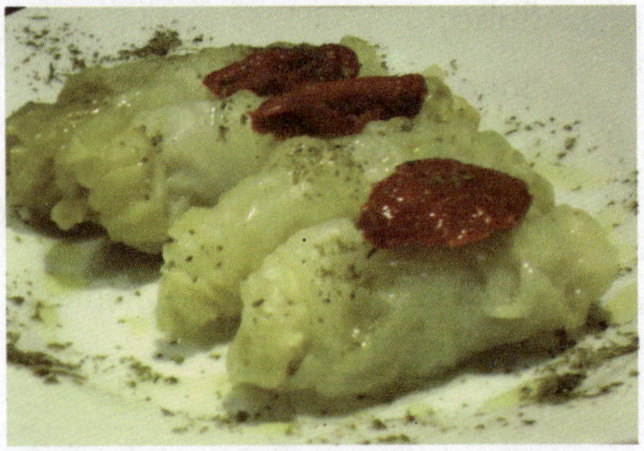

Modo de preparar:

Afervente as folhas de repolho para amolecer, com cuidado para não desmancharem demais. Misture em um recipiente o arroz, a soja temperada, o azeite, a cebola e a hortelã. Recheie cada charuto, dobre as pontas como um pacote e amarre com laços de repolho cru. Leve ao forno médio em forma untada com azeite de oliva e cobertos com molho de tomate, por 20 minutos.

Feijoada de legumes

Um pouco demorada de fazer, mas simples. Esta receita quase não tem quantidades especificadas, ficando a critério e gosto de cada um.

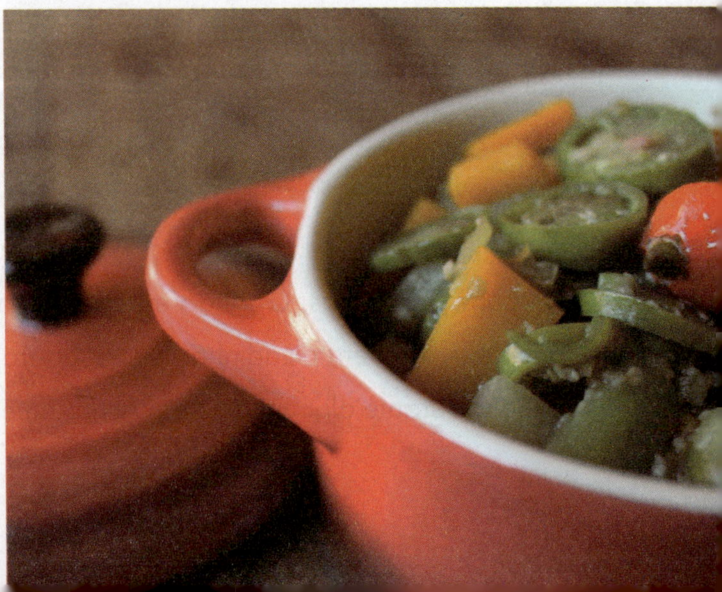

Ingredientes:

Feijão verde;

Folhas de louro;

1/2 pimentão vermelho, médio, picado;

1 cebola média picada;

1 dente de alho picado;

Hortelã, cebolinha, sal e pimenta a gosto;

Legumes de sua preferência (cenoura, abóbora, chuchu, quiabo...)

Banana da terra.

Modo de preparar:

Ferva a água, acrescente o feijão, louro e o sal e deixe cozinhar em fogo brando. Quando o feijão começar a amolecer, vá acrescentando os legumes, dos mais duros ao mais macios. Cozinhe até que tudo esteja macio e ao estilo de uma feijoada (sem caldo ralo). A banana terra não deve ser cozida junto com o feijão, para que não predomine seu sabor adocicado. Acrescente ela depois de cozida. Abóbora e chuchu, podem ser utilizados com as cascas.

Feijoada vegetariana

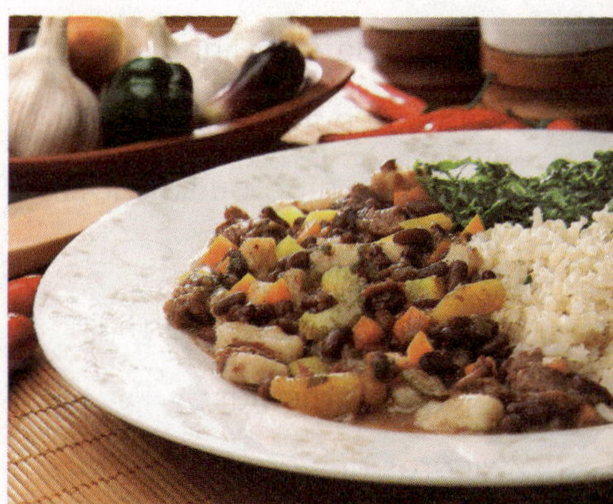

Ingredientes:

1/2 pacote de feijão preto;

1 xícara de proteína vegetal (PVT) grossa;

1 xícara de cenoura;

1 xícara de chuchu;

1 xícara de mandioquinha;

3 colheres de sopa de óleo vegetal;

2 dentes de alho;

Sal, salsinha, cebola, pimenta e louro a gosto.

Modo de preparar:

Cozinhe o feijão preto normalmente na panela de pressão com bastante água. Após cozido, abra a panela de pressão e acrescente todos os temperos e os vegetais cortados em cubinhos. Numa panela pequena, refogue o alho (e se quiser, cebola) no óleo e junte-o ao feijão. Por último coloque a PVT, que não precisa estar hidratada, pois será cozido no caldo. Deixe a feijoada no fogo (fora da pressão) até que cozinhe os legumes e engrosse. Sirva quente guarnecida de farofa, arroz e couve refogada. Se quiser, faça com antecedência para que o caldo pegue bem o gosto dos temperos. Você poderá usar qualquer outro legume para substituir os indicados aqui, como batata, inhame, vagem abobrinha, berinjela em cubos, raiz de lótus, tirinhas de seitan (bife de glúten) ou cubos de tofu.

Sopa baixas calorias

Ingredientes

1 berinjela média;

1 nabo médio;

2 maços de cebolinha verde;

2 latas de purê de tomates;

1 maço de aipo ou salsão;

1 repolho grande;

1 cebola média picada;

3 cenouras médias;

2 xícaras de vagem picada;

4 litros de água.

Modo de preparar:

Corte os legumes em pedaços pequenos ou médios e cubra com água. Ferva rapidamente por 10 minutos. Diminua o fogo e

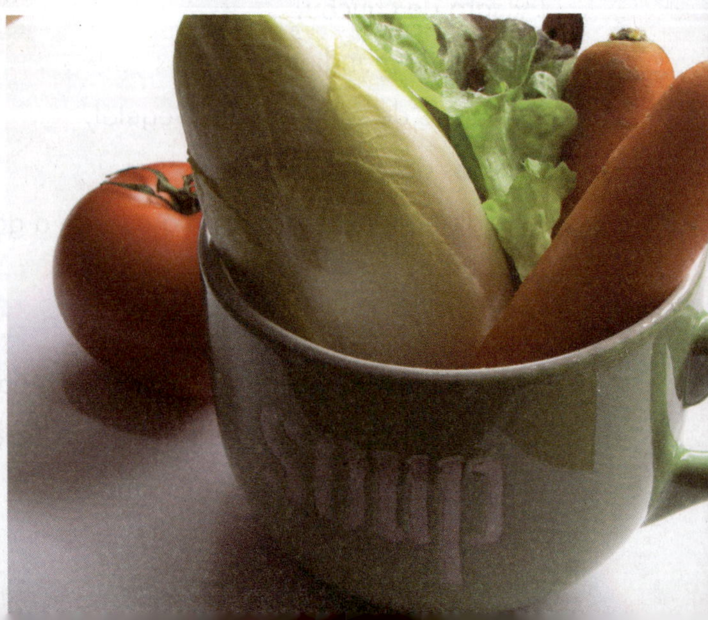

mantenha em ponto de fervura por aproximadamente 40 minutos. Se desejar, tempere com sal, pimenta, curry, salsa etc.

Sopa de agrião

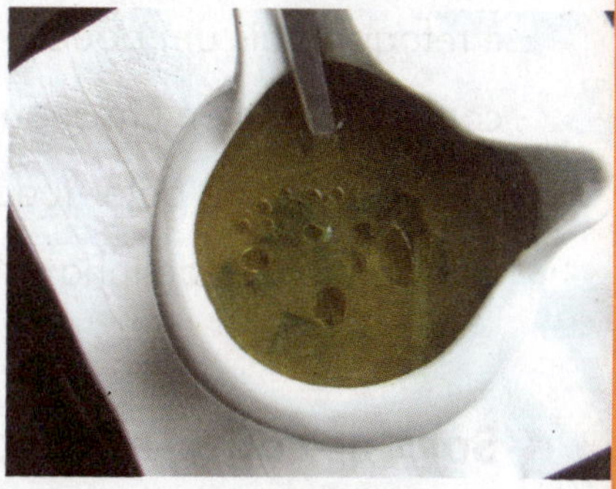

Ingredientes:

4 batatas;

1 copo de folhas de agrião bem lavadas;

1 litro de caldo de legumes;

1 colher (sopa) de margarina;

Modo de preparar:

Descasque as batatas e cozinhe-as no caldo de legumes. Quando estiverem macias, amasse-as bem e torne a juntá-las ao caldo. Deixe ferver. Coloque o agrião no fundo da terrina. Tire o caldo do fogo, junte a margarina e despeje fervendo sobre o agrião. Sirva imediatamente.

Sopa de moranga japonesa

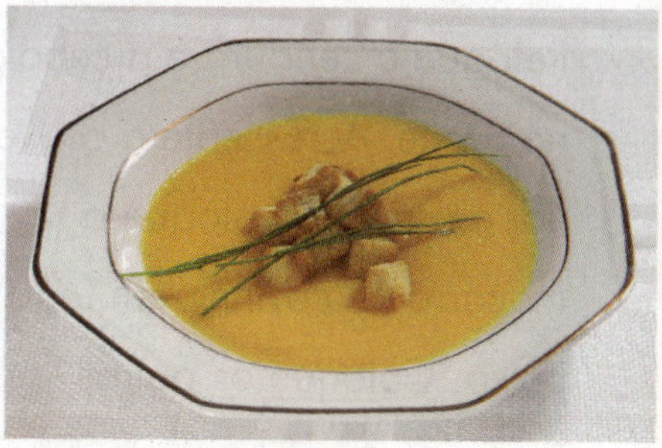

Ingredientes:

1/2 moranga (média);

1 cebola picada;

1 alho picado;

1 colher (sobremesa) de azeite;

1 colher (chá) orégano;

2.1/2 litros de água;

1 colher (chá) sal;

Cebolinha verde picada (a gosto);

2 colheres (sopa) de ricota defumada.

Modo de preparar:

Lavar a moranga com uma esponja, pois a casca é cheia de protuberâncias. Cortá-la em pedaços e reservar. Numa panela, refogar em azeite a cebola, o alho e o orégano. Juntar a moranga e refogar mais um pouco. Derramar água e deixar em fogo alto até começar a ferver. Em seguida baixar o fogo e manter assim por meia hora. Desligar e bater tudo no liquidificador. Servir colocando em cada prato a cebolinha verde e uma pitada de ricota defumada.

Sopa de couve-flor com macarrão

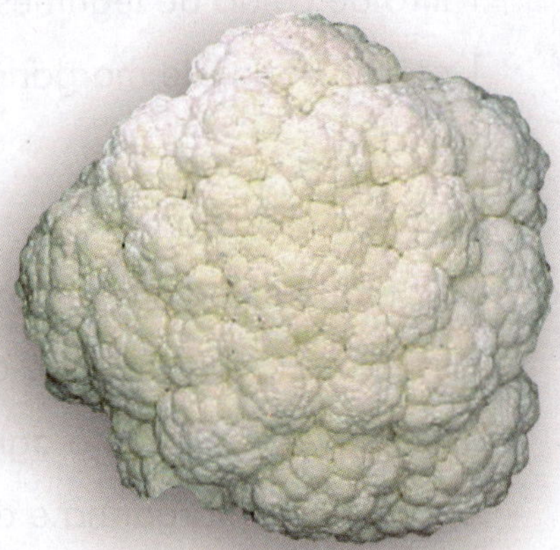

Ingredientes:

1 cenoura pequena;

1/2 cebola;

1 xícara de chá de couve-flor;

1/2 xícara de chá de macarrão estrelinha;

1 colher de sobremesa de azeite;

Sal, manjericão, cheiro verde e pimenta do reino a gosto.

Modo de preparar:

Refogue a cenoura e a cebola no azeite. Acrescente a couve-flor e a água. Coloque o macarrão e cozinhe em fogo baixo. Coloque os outros temperos e sirva quente.

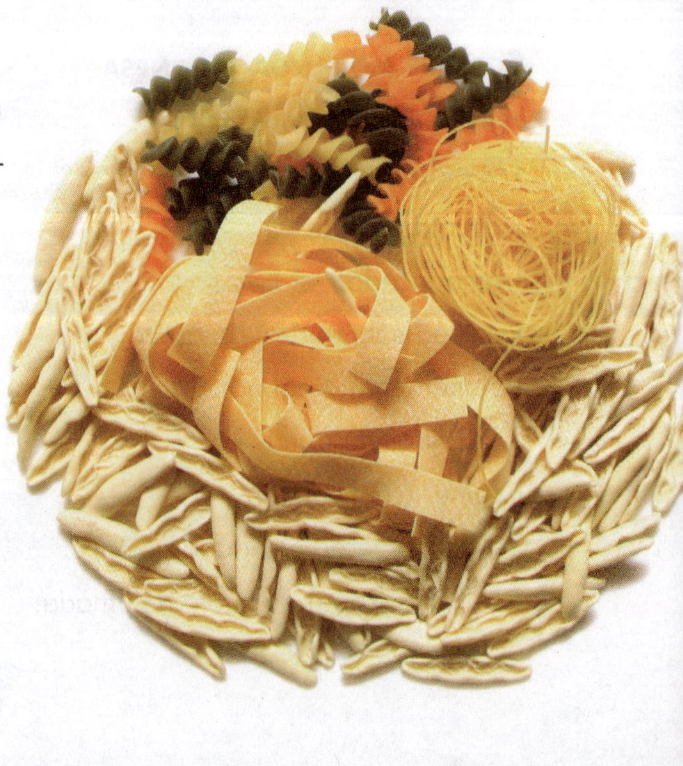

Saladas

Salada reveillon

Ingredientes:

1 romã;

100 g de espinafre;

Folhas de escarola ou endívia;

1 pé de alface crespo e pequeno;

1 abacate;

Suco de 1/2 limão;

50 g de brotos de feijão;

2 cenouras em rodelas finas;

2 talos de salsão cortados;

1 maço pequeno de cebolinha picada;

4 colheres (sopa) de azeite;

1 colher (sopa) de vinagre;

Sal e pimenta-do-reino a gosto.

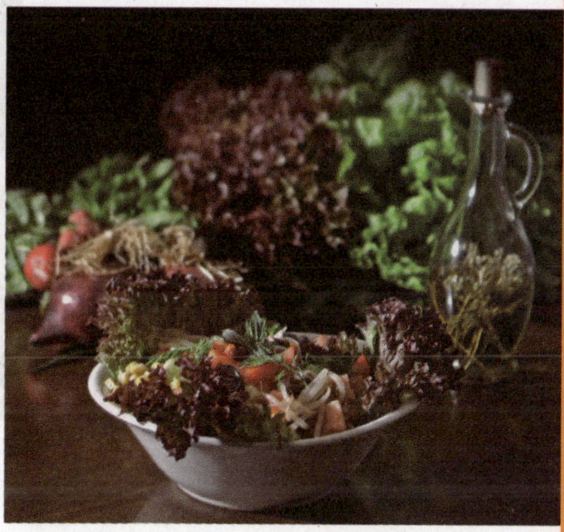

Modo de preparar:

Retire as sementes da romã e reserve. Corte o abacate ao meio, elimine o caroço, descasque-o, pique-o em cubos e junte o suco de limão. Reserve. Rasgue as folhas e reserve. Prepare o molho vinagrete: misture o vinagrete, o sal e a pimenta e, com um batedor, acrescente o azeite aos poucos. Quando o molho estiver homogêneo, junte a cebolinha. Misture a cenoura, o salsão e o broto de feijão com os ingredientes reservados e regue com o molho apenas na hora de servir. Se quiser enriquecer a salada, adicione ovos de codorna cozidos. Salpique as sementes de romã e decore com cebolinha verde.

Salada especial

Ingredientes:

300 g de lentilhas;

1 cebola cortada ao meio;

1 folha de louro;

2 batatas cozidas e cortadas em cubos;

150 g de cenouras pequenas;

1 vidro de espigas de mini milho cortadas em rodelas;

6 pepinos em conserva cortados em rodelas;

2 talos de cebolinha verde;

1 maço de salsa picada;

5 colheres (sopa) de azeite;

2 colheres (sopa) de vinagre;

Sal e pimenta-do-reino;

200 g de ricota (cortada em cubos);

Cebolinha verde cortada em rodelas para decorar.

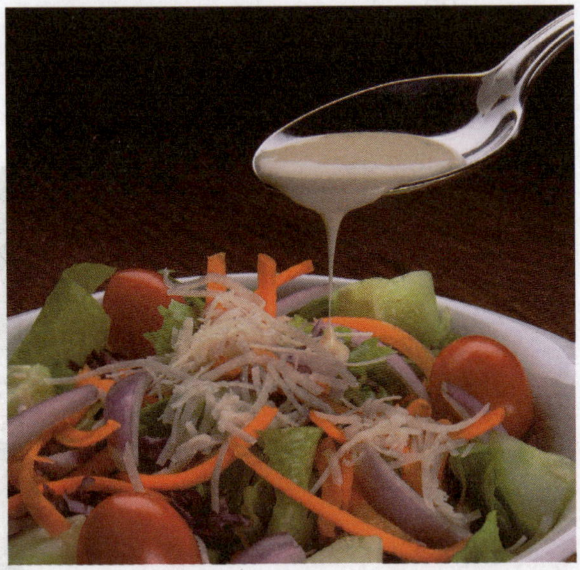

Modo de preparar:

Lave as lentilhas e deixe-as de molho, durante 5 a 6 horas, numa tigela. Escorra-as, coloque-as numa panela com água suficiente para cobri-las, junte a cebola e a folha de louro. Leve ao fogo e cozinhe, em fogo médio, por cerca de 40 minutos ou até que as lentilhas estejam macias. Reserve. Escorra as lentilhas reservadas, descarte a cebola e o louro, e coloque-as numa vasilha. Tempere com metade do molho vinagrete feito do seguinte modo: misture o vinagrete, o sal e a pimenta e, com um batedor, acrescente o azeite aos poucos, até o molho ficar homogêneo. Reserve. Acrescente os demais ingredientes às lentilhas, misturando com cuidado, e tempere com o molho vinagrete restante. Enfeite a salada com cebolinha em rodelas e sirva gelada.

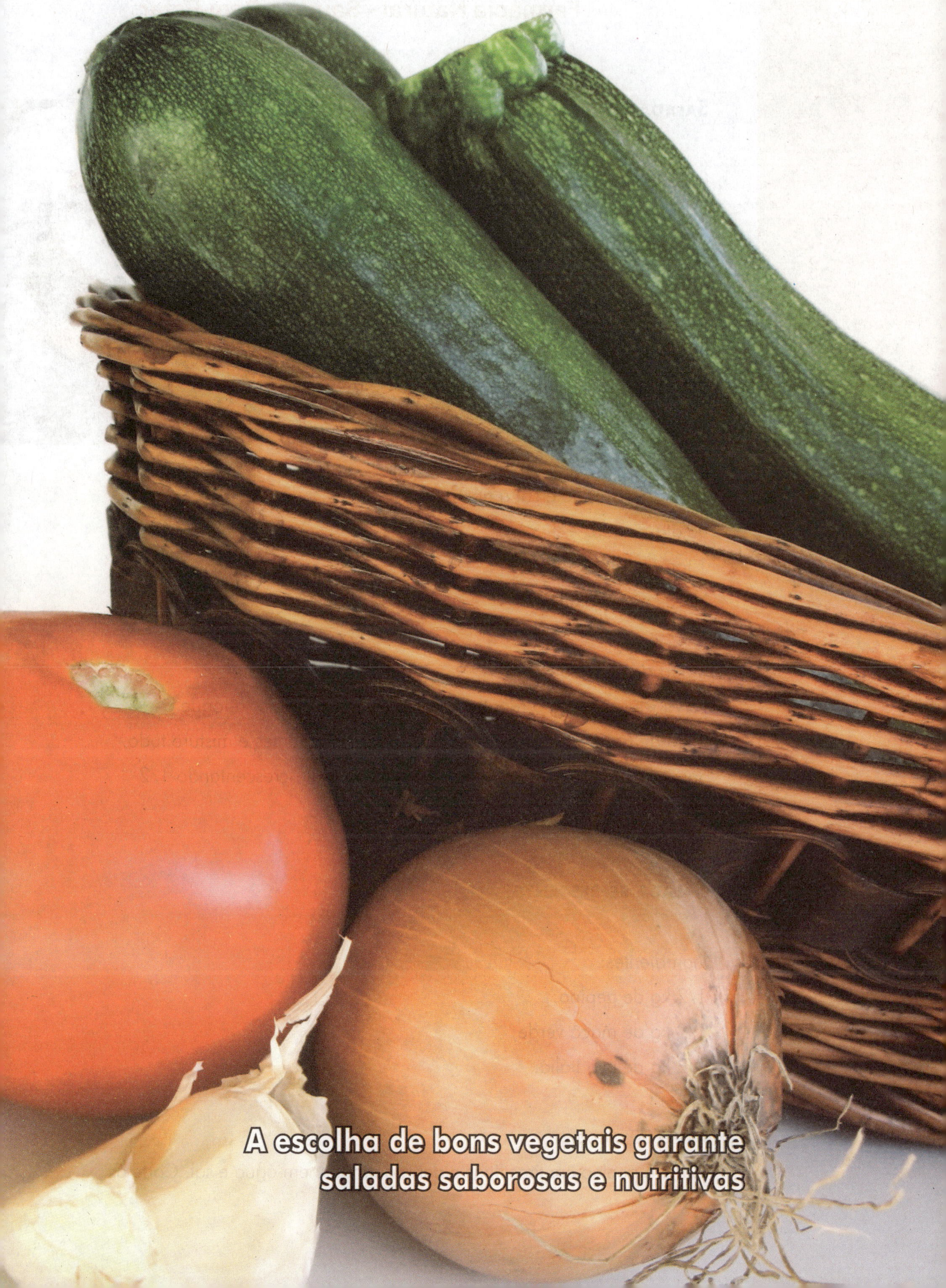
A escolha de bons vegetais garante
saladas saborosas e nutritivas

Salada duas cores

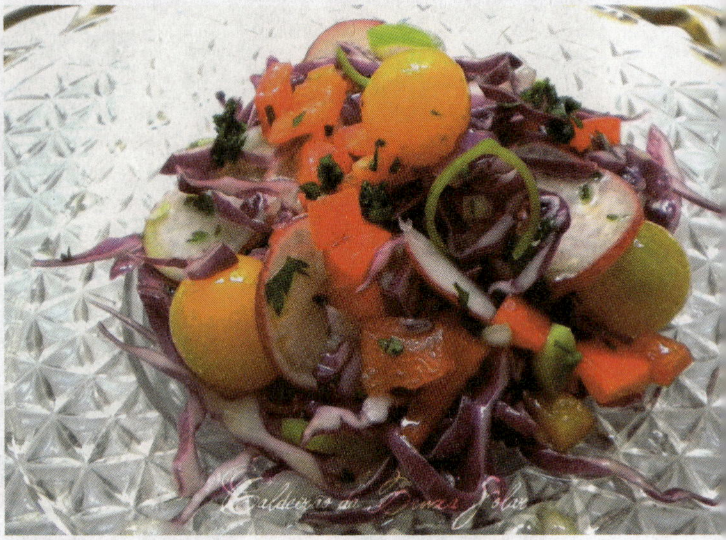

Ingredientes:

1 xícara de repolho roxo;
1 xícara de repolho verde;
1/2 xícara de azeitona;
1 cebola;
Pimentão picado;
Cheiro verde;
Coco ralado;
1/2 kg de peito de frango ou peru;
Pimenta-do-reino e sal a gosto;
Batata picada;
1 tomate picado;
Nozes para enfeitar.

Modo de preparar:

Ferva rapidamente o repolho roxo. Cozinhe a batata, refogue o peito de frango e desfie. Pique os outros ingredientes e misture tudo. Salpique com uva passa. Sirva com molho golf acrescentando 1/2 xícara de água e 1/2 xícara de vinagre branco.

Salada refrescante

Ingredientes:

1/2 kg de pepino;
1/2 kg de maçã verde;
1/2 kg de uva Itália.

Modo de preparar:

Corte o pepino em tiras finas e deixe de molho em água e sal. Corte as uvas ao meio e retire os caroços. Escorra os pepinos e misture com as uvas e tiras finas de maçã, junte o molho de iogurte e leve à geladeira.

Salada de verão

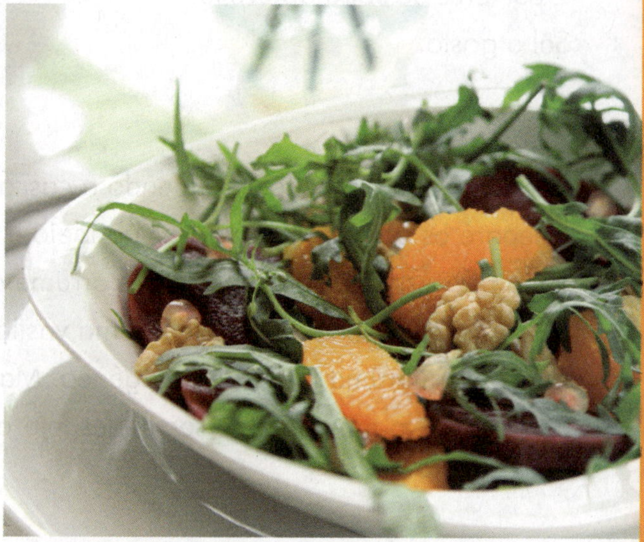

Ingredientes:

1 alface americana;

1 cenoura;

1 lata de milho cozido a vapor;

Azeite;

Vinagre e sal a gosto.

Modo de preparar:

Lave muito bem a alface e corte em tirinhas finas. Descasque a cenoura, rale no ralo fino, abra a lata de milho. Num pirex coloque a alface, por cima a cenoura ralada, o milho e tempere a gosto com o azeite, vinagre e sal. Só deve temperar na hora de servir. Coma à vontade com seus amigos. Esta salada pode acompanhar o almoço de domingo ou simplesmente um sanduíche.

Salada de verão com frutas

Ingredientes:

½ pé de alface crespa lavado e cortado;

1 copo de iogurte natural (200 ml);

3 colheres de sopa de ketchup;

2 xícaras de (chá) de agrião;

1 maçã vermelha madura;

2 tangerinas.

- *Molho*
1 copo de iogurte natural (200ml);
3 colheres de sopa de ketchup;
2 colheres de sopa de azeite;
Sal a gosto.

Modo de preparar:
Corte a maçã em cubos, mantendo a casca. Descasque as tangerinas e separe os gomos, cortando-os ao meio e retirando as sementes. Numa travessa, misture as folhas e arrume as frutas por cima. Misture todos os ingredientes do molho numa vasilha e bata com um garfo até conseguir uma mistura homogênea. Mantenha o molho na geladeira. No momento de servir, despeje-o sobre a salada.

Salada com queijo fresco light

Ingredientes:
200 g de mini-cenouras;
200 g de vagens cozidas em água e sal, cortadas em rodelas;
2 tomates sem pele e sem sementes, picados;
1 lata de milho cozido, escorrido;
150 g de queijo fresco light;
½ xícara de chá de leite desnatado;
1 colher de sobremesa de suco de limão;
1 colher de sopa de mostarda;
Sal a gosto;
Também pode-se acrescentar brócolis e couve-flor (cozidos).

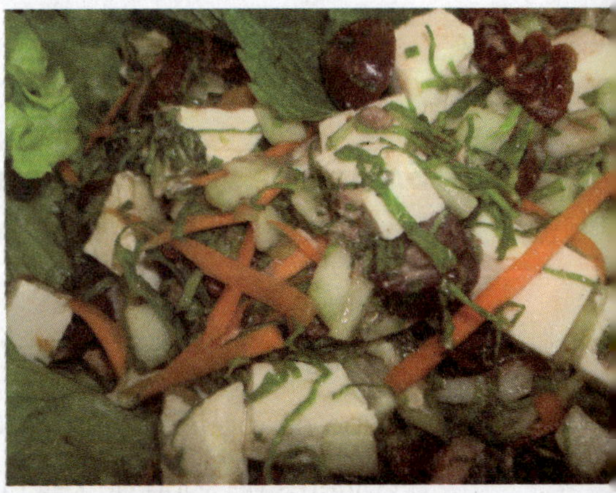

Modo de preparar:
Coloque os quatro primeiros ingredientes em uma saladeira e reserve. Bata no liquidificador todos os ingredientes restantes e tempere com sal. Despeje o molho sobre os legumes e decore.

Salada oriental

Ingredientes:

180 g de rabanete branco;

10 rabanetes vermelhos;

1 pimentão roxo sem sementes;

1 colher (sopa) de hortelã picada;

1 colher (chá) de sementes de cardamomo;

6 colheres (sopa) de suco de laranja lima;

1 copo de iogurte desnatado, sem o soro;

1 colher (chá) de noz moscada;

Sal a gosto;

1 colher (sopa) de adoçante.

Modo de preparar:

Corte os rabanetes em fatias finas, o pimentão em fatias finas, e arrume num prato alternando as cores. Polvilhe com a hortelã e o cardamomo e leve à geladeira. Prepare então o molho, misturando todos os ingredientes e batendo até obter um creme espesso. Retire os legumes da geladeira e sirva com molho à parte. O rendimento é de 6 porções (60 g cada).

Observação: o rabanete é digestivo, refrescante e diurético, excelente para eliminar toxinas no verão.

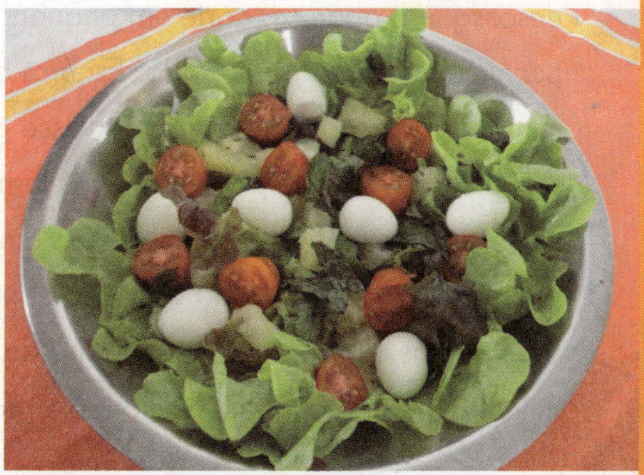

Salada de abacaxi

Ingredientes da salada:

1 abacaxi grande e maduro ao ponto;

1 vidro grande de palmito;

200 g de castanhas de caju picadas;

100 g de uvas passas sem sementes;

8 ovos cozidos cortados em rodelas regulares;

Ingredientes do molho;

1 vidro de molho maionese;

1 vidro de ketchup;

1 lata de creme de leite bem gelado e sem o soro;

1 cálice de conhaque ou vinho do Porto;

1 colher de sopa rasa de mostarda em pasta;

1 colher de chá de molho inglês fondor;

Sal e pimenta-do-reino branca moída na hora;

1 colher de sopa de dill ou endro picadinho;

Ingredientes da guarnição;

1 lata de milho verde;

1 a 2 alfaces americanas cortadas fininho, tomatinhos cereja, azeitonas pretas raminhos de dill ou hortelã.

Modo de preparar:

- Molho

Misture bem o creme de leite com a maionese, a mostarda, o molho inglês, o conhaque e o dill. Sempre misturando, adicione ketchup a gosto para temperar bem, mas não deixe o molho muito vermelho. Feito isso, prove e tempere com Fondor, sal e pimenta. Leve à geladeira enquanto continua o preparo da salada. Em seguida, descasque o abacaxi, corte em pequenos cubos e coloque numa peneira para escorrer o caldo. Escorra o palmito e corte em rodelas iguais às dos ovos. Forre uma travessa grande com alface. Espalhe sobre ela rodelas de palmito e ovos (em camadas) e, sobre estes, arrume o abacaxi. Espalhe por cima e aos poucos, ponha o molho preparado, para que toda a salada fique temperada. Coloque as uvas passas. Salpique com castanha de caju e guarneça a gosto com milho verde, tomatinhos, azeitonas e ramos de hortelã.

Salada verde com cenoura

Ingredientes:

4 cenouras raladas;

1 laranja cortada em pedacinhos;

1 maço grande de agrião, folhas de salsa ou mostarda, ou um pouco de todos, bem picados;

1 cebola pequena cortada em rodelas, para guarnecer folhas de alface.

Modo de preparar:

Misture os ingredientes da salada. Arrume numa travessa forrada com folhas de alface e guarneça com rodelas de cebola e nozes (opcional).

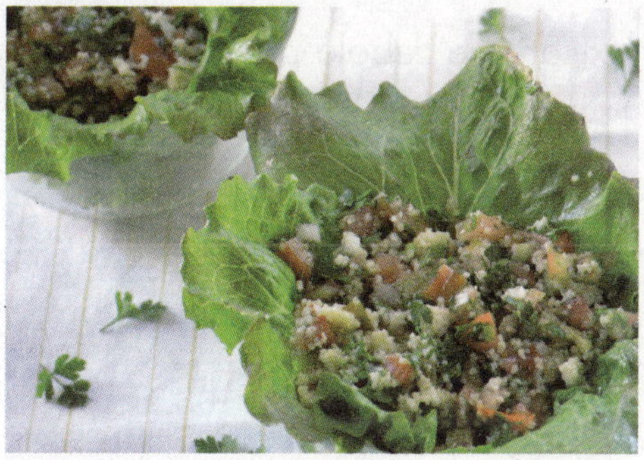

Tabule

Ingredientes:

250 g de trigo para quibe;

3 colheres de sopa de cebolinhas bem picadas;

1 cebola grande bem picada;

Sal marinho e pimenta-do-reino;

1 xícara de salsa fresca bem picada;

3 colheres de sopa de hortelã fresca bem picada;

4 colheres de sopa de azeite de oliva;

4 colheres de sopa de suco de limão;

Folhas de uva cozidas e frias, ou folhas cruas de alface, para guarnecer.

Modo de preparar:

Deixe o trigo de molho em água durante meia hora. Após esse

período, o trigo deverá aumentar de volume. Escorra, esprema e, se possível, espalhe num pano limpo, para secar. Misture bem o trigo com todos os demais ingredientes.
Sirva em pratos individuais forrados com folhas de videira ou alface ou numa travessa grande. Decore com azeitonas, quartos de tomate e ramos de salsa.

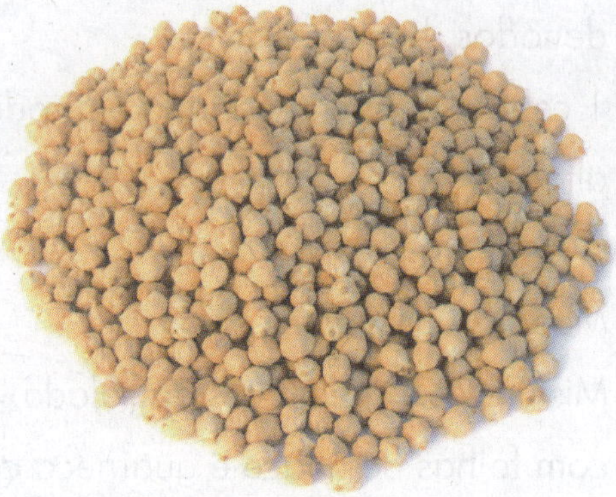

Salada de grão-de-bico

Ingredientes:
3 xícaras de grão-de-bico cozido;
3 tomates não muito maduros, sem sementes, picados;
1 xícara de cebola picada;
4 colheres (sopa) de salsa picada;
1/3 de xícara de suco de limão;
2 colheres (sopa) de tahine;
1/2 xícara de azeite;
Sal.

Modo de preparar:
Misture numa saladeira o azeite, o suco de limão, o tahine, a salsa e o sal. Mexa bem. Acrescente o grão-de-bico cozido, frio, e o tomate picado. Leve à geladeira por 1 hora, antes de servir.

Salada de soja

Ingredientes:
2 xícaras (chá) de grãos de soja cozidos;
3 tomates sem sementes picados;

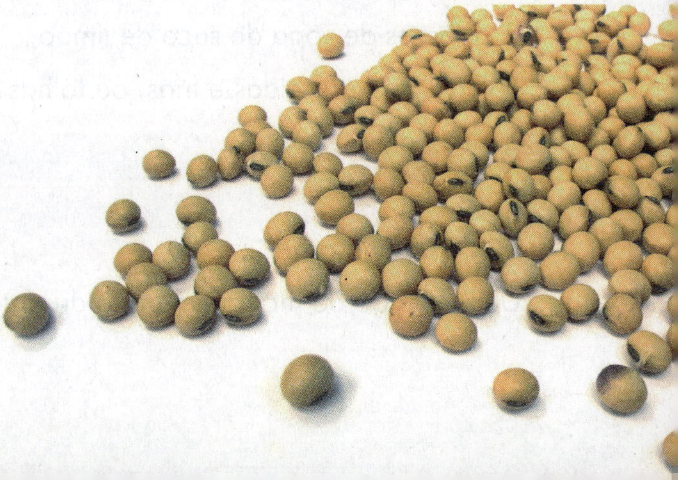

1 pimentão verde picado;

1 pimentão vermelho picado;

2 cebolas médias picadas;

Cheiro verde, sal, azeite de oliva e suco de limão (a gosto).

Modo de preparar:

Cozinhar os grãos conforme a receita básica. Deixar esfriar e misturá-los com todo os ingredientes. Levar à geladeira e servir quando estiver bem fria.

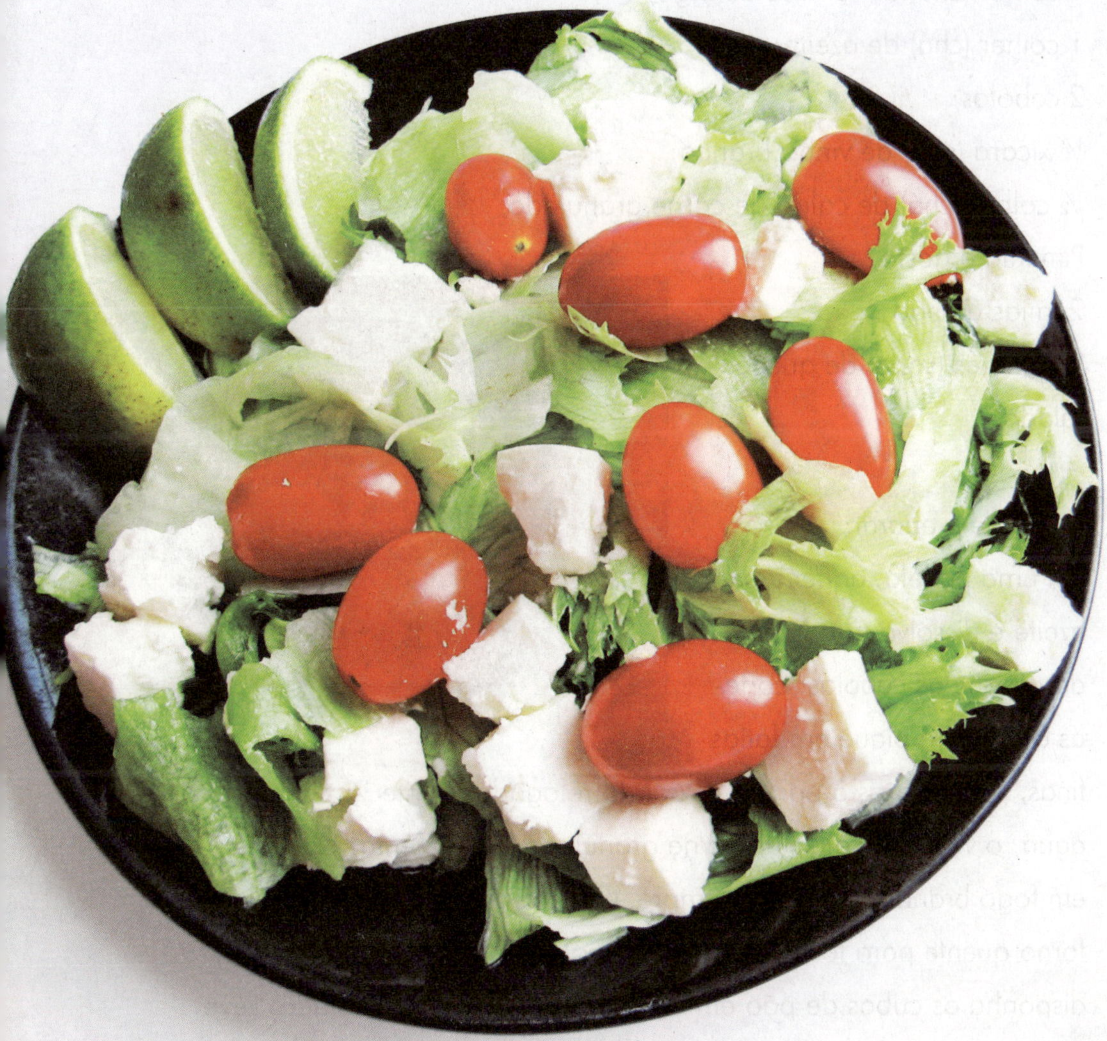

Sopas

Sopa de cebola

Ingredientes:

1 colher (chá) de farinha de trigo;

1 colher (chá) de azeite;

2 cebolas;

½ xícara (chá) de vinho branco;

½ colher (chá) de caldo de carne granulado;

Pimenta a gosto;

2 fatias de pão;

2 colheres (sopa) de queijo ralado;

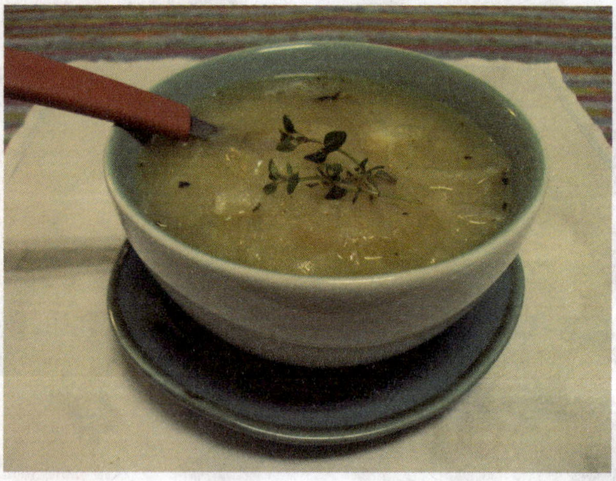

Modo de preparar:

Em uma panela, aqueça o azeite e dissolva a farinha; descasque as cebolas, corte-as ao meio e pique em fatias finas, juntando-as à panela. Quando refogadas, junte ½ xícara de água, o vinho, o caldo de carne granulado e a pimenta. Cozinhe em fogo brando, mexendo sempre. Corte o pão em cubos e leve ao forno quente para tostar, sem torrar. Coloque a sopa numa terrina, disponha os cubos de pão em cima e polvilhe o queijo ralado. Leve ao forno para derreter o queijo.

Sopa de ervilhas

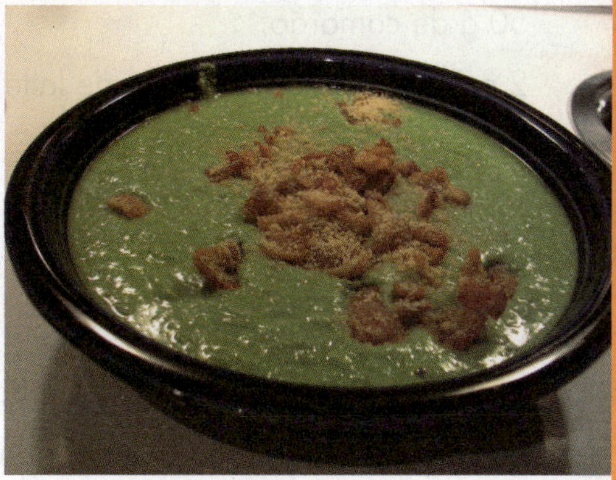

Ingredientes:

1 batata;

150 g de ervilhas congeladas;

1 colher (chá) de caldo de carne granulado;

1 colher (chá) de manjerona;

1 cebola;

1 colher (café) de manteiga;

1 colher (sopa) de creme de leite fresco;

Sal e pimenta a gosto.

Modo de preparar:

Descasque a batata e corte em cubinhos; numa panela, coloque a batata, a ervilha (reservando um pouco para enfeitar), 1½ xícara de chá de água, o caldo de carne e a manjerona. Tampe e cozinhe em fogo brando, mexendo de vez em quando. Descasque a cebola e corte em anéis finos juntando-a à sopa junto com a manteiga. Cozinhe mais alguns minutos. Bata a sopa levemente no liquidificador. Volte ao fogo brando, apure os condimentos, coloque numa terrina, decore com as ervilhas reservadas, o creme de leite fresco e os anéis de cebola. Mantenha em forno brando até servir.

Sopa-creme de batatas com camarão

Ingredientes:

3 batatas;

1 talho de alho-porró;

1 xícara (chá) caldo de carne;

1 colher (sopa) de endro picado;

50 g de camarão;

2 colheres (sopa) de creme de leite fresco;

Sal e pimenta a gosto.

Modo de preparar:

Descasque as batatas cortando em cubinhos; limpe o talo de alho e corte em fatias, cozinhando ambos no caldo de carne. Depois de cozidos, bata ainda quente, no liquidificador. Tempere com sal, pimenta e endro. Misture o camarão, previamente cozido em água e sal, e descascados. Cozinhe mais alguns minutos. Coloque tudo numa terrina, guarneça com o creme de leite e raminhos de endro, se disponível. Mantenha em fogo brando até servir.

Sopa-creme de brócolis

Ingredientes:

150 g de brócolis;

1 colher (chá) de caldo de carne granulado;

2 colheres (chá) de suco de limão;

2 colheres (sopa) de creme de leite fresco;

Sal;

Pimenta;

Noz-moscada.

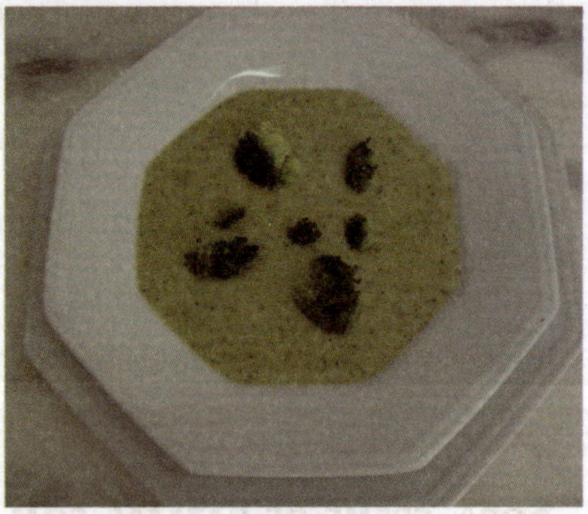

Modo de preparar:

Corte o brócolis em pedaços pequenos. Numa panela, coloque 1 xícara de chá de água e o caldo de carne para ferver. Na mesma panela, cozinhe o brócolis, reservando alguns galhinhos. Bata tudo transformando num purê, temperando com sal pimenta, noz-moscada e creme de leite. Coloque numa terrina, mantenha em forno aquecido e, antes de servir, decore com os galhinhos de brócolis reservados.

Caldo com macarrão

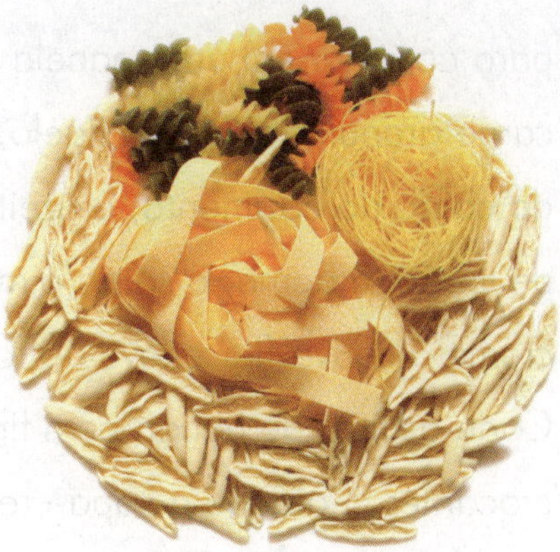

Ingredientes:

1 colher (sobremesa) de caldo de carne granulado;
1 ½ copo de água;
20 g de macarrão cabelo-de-anjo;
½ cebola cortada em fatias finas;
2 colheres (sopa) de ervilhas congeladas;
1 colher (chá) de salsinha picada.

Modo de preparar:

Coloque a água para ferver e nela dissolva o caldo de carne. Acrescente a cebola e depois o macarrão e as ervilhas. Coloque numa terrina e salpique a salsinha picada.

Sopa-creme de couve-flor

Ingredientes:

150 g de couve-flor;
1 colher (chá) de caldo de carne granulado;
3 fatias de bacon;
1 colher (chá) de farinha de trigo;
1 colher (chá) de azeite;
1 colher (sopa) de creme de leite;
1 colher (sopa) de suco de limão;
1 gema de ovo;
Sal, pimenta e noz-moscada.

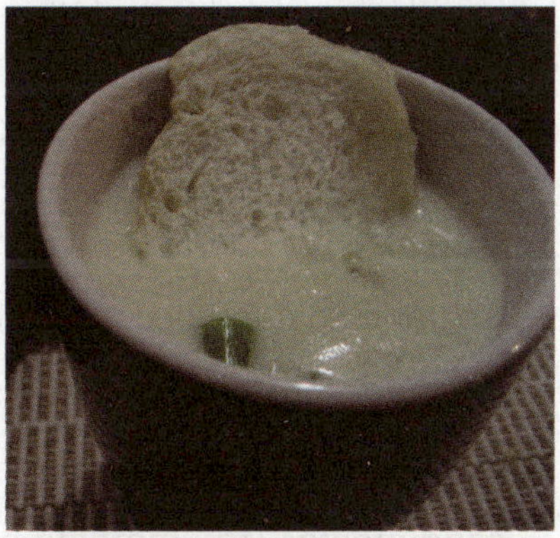

Modo de preparar:

Separe os galhinhos de couve-flor do cabo e pique-os, colocando para cozinhar em uma panela com 1 copo de água e o caldo de carne granulado. Numa tigela, bata na batedeira 3 colheres (sopa) do caldo do cozimento, o azeite, a farinha, o creme de leite, o suco de limão, a gema, o sal, a pimenta e a noz-moscada. Junte este creme à couve-flor e leve ao fogo brando, sem deixar ferver. Corte as tiras de bacon bem fininhas e frite-as deixando bem crocantes. Coloque a sopa-creme numa terrina, enfeite com as tirinhas de bacon e conserve em forno aquecido até servir.

Sopa de vagem à calabresa

Ingredientes:

3 batatas cortadas em cubinhos;

150 g de vagem picadinha;

25 g de linguiça calabresa fatiada bem fina;

1 colher (chá) de caldo de carne granulado;

4 colheres (sopa) de creme de leite fresco;

1 colher (sobemesa) se salsa picadinha;

½ cebola cortada em fatias finas;

5 gotas de limão.

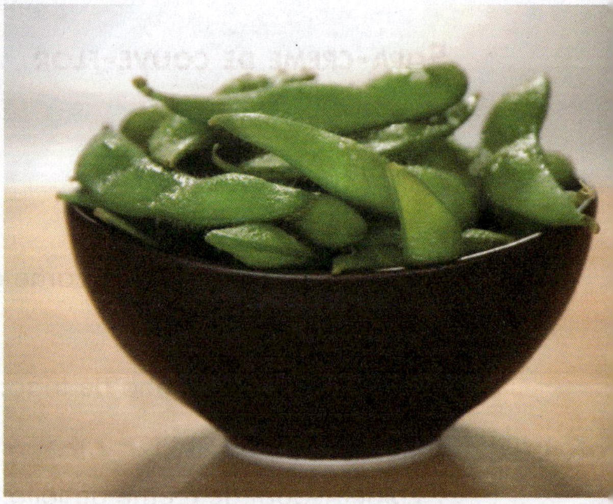

Modo de preparar:

Cozinhe os cubinhos de batata e a vagem em 2 copos de água e o caldo granulado. Depois de cozidas, a cada 3 minutos vá acrescentando pela ordem: linguiça, cebola, creme de leite, condimentos (sal, pimenta e noz-moscada) e, por último a salsinha. Mantenha em forno pré-aquecido até servir.

Sopa de batata com salsicha

Ingredientes:

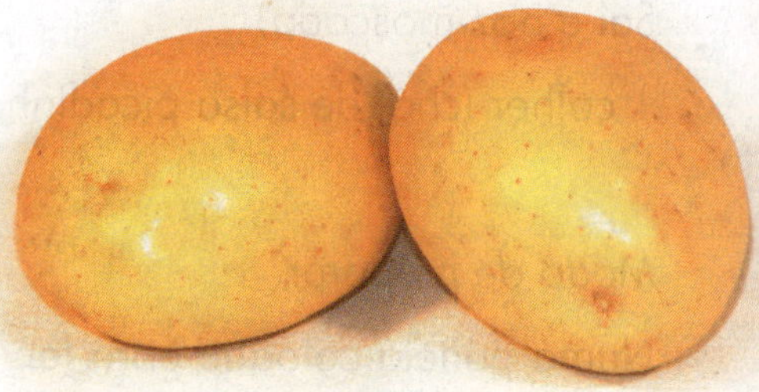

3 batatas;

2 talos de alho-porró;

1½ xícara de caldo de carne;

1 cebola;

1 salsicha pequena;

1 colher (chá) de manteiga;

2 talos de aipo;

2 colheres (chá) de mostarda;

1 colher (chá) de salsa picadinha.

Modo de preparar:

Descasque e corte em cubinhos as batatas. Limpe o alho-porró, lave e corte em anéis. Faça o mesmo com o aipo. Cozinhe tudo no caldo de carne. Depois, no liquidificador, transforme em purê. Descasque a cebola, corte-a em rodelas; corte a salsicha em fatias finas. Numa panela, derreta a manteiga e refogue rapidamente a cebola, a salsicha, temperando com sal, pimenta e mostarda. Misture tudo e mantenha numa terrina em forno pré-aquecido, até servir. Enfeitar com salsa picadinha.

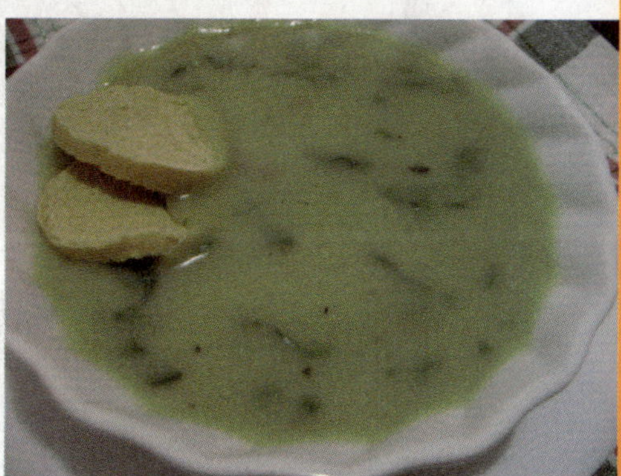

Sopa-creme de espinafre

Ingredientes:

2 batatas cortadas em cubinhos;

150 g de espinafre;

1.½ copo de água;

1 colher (sobremesa) de caldo de carne granulado;

1 colher (chá) de azeite;

2 colheres (sopa) de creme de leite;

1 ovo;

Sal e noz-moscada;

1 colher (chá) de salsa picadinha;

Modo de preparar

Numa panela coloque para ferver o caldo de carne dissolvido na água. Junte os cubinhos de batata e, quando estiverem cozidos, acrescente o espinafre, o suco de limão, o sal e a noz-moscada, mexendo sempre. Quando a batata começar a dissolver, abaixe o fogo e coloque o creme de leite. Num pires, quebre o ovo e deixe-o escorrer na panela. Tampe e mantenha por 2 minutos. Com uma escumadeira, retire o ovo, acomode-o numa terrina, guarneça com o cozido de batata e espinafre, salpique a salsinha e mantenha em forno pré-aquecido até servir.

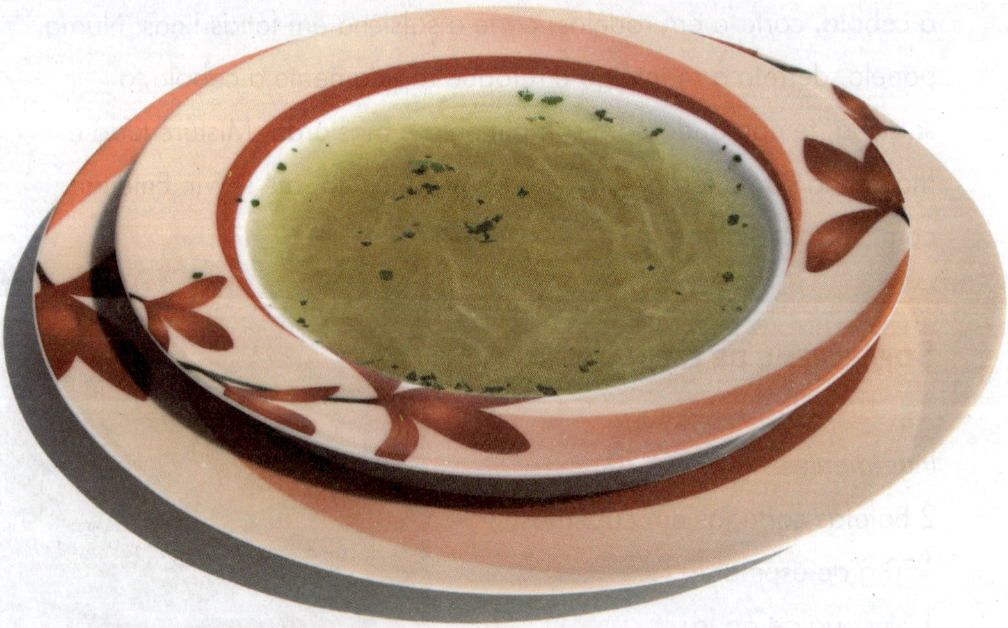

Massas

Lasanha de ricota e nozes

Ingredientes:

Macarrão para lasanha cozido e escorrido em quantidade que baste para a forma;

1 ricota fresca;

150 g de nozes trituradas grosseiramente;

2 colheres de sopa de salsinha bem picada (pode ser dispensada, caso não agrade ao paladar);

Sal e pimenta a gosto.

- *Molho*

De tomates, ou, se preferir, de requeijão firme.

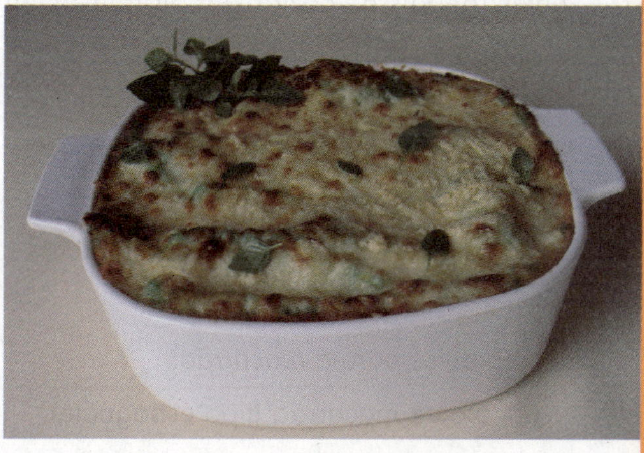

Ingredientes para o molho de requeijão:

1 copo de leite;

1 colher (de sopa) cheia de maisena;

1 colher de manteiga;

1 xícara de requeijão firme;

1 dente de alho pequeno;

Tempero a gosto.

Modo de preparar:

Tempere a ricota com os ingredientes do recheio. Separe. (Prepare um molho vermelho segundo o seu costume e peneire ou bata no liquidificador). Ou, se preferir, prepare o de requeijão firme: bata os ingredientes no liquidificador, leve ao fogo mexendo sempre, com cuidado para que não fique muito grosso (se precisar acrescente mais leite), e para não empelotar (se acontecer, basta esperar esfriar um pouco e levar novamente ao liquidificador).

Montagem:
Coloque um pouco de molho no fundo de um refratário. Cubra com uma camada de macarrão para lasanha cozida. Coloque uma camada da mistura de ricota e outra de macarrão, com o molho escolhido. Repetir o procedimento até preencher a altura do pirex. Terminar com o molho e acrescentar queijo fresco ou parmesão ralado. Levar para assar coberto com papel alumínio em forno de médio para alto, por 30 minutos. Abrir e retornar ao forno (agora alto) para dourar levemente. Obs.: Experimente o recheio de ricota para os macarrões tipo penne. Recheie cada um deles (depois de cozidos), coloque-os em um refratário, cubra com molho e leve ao forno.

Macarrão ao alho e óleo (Com molho de creme de cenoura)

Ingredientes para o macarrão:
1 pacote de macarrão (tipo espaguete);
Alho (várias cabeças) ou pasta de alho já pronta;
Óleo (de milho, girassol, canola, algodão ou arroz);
Temperos a gosto (salsinha, louro, pimenta, manjerona etc.).
Ingredientes para o creme:
600 g de cenouras em rodelas;

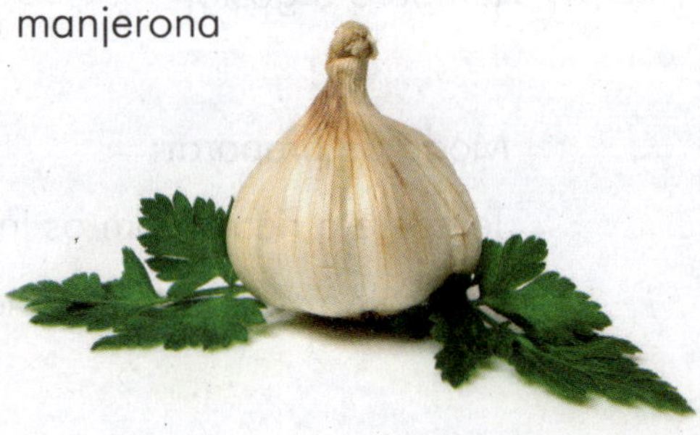

1 cebola picada;

1 salsão picado;

1 colher (sopa) de maisena peneirada;

1 litro de caldo de legumes;

1 maço de ervas aromáticas (louro, sálvia e tomilho);

Sal e pimenta-do-reino a gosto;

Anéis de cebola, folhas de salsão cortadas em tiras;

Tomilho.

Modo de preparar:

Corte o alho picadinho ou coloque o alho em pasta (maior ou menor quantidade como você preferir). Refogue o alho no óleo. Quando estiver dourado, coloque tempero a gosto. Junte a cenoura, a cebola e o salsão e deixe tomar gosto, em fogo médio, por cerca de 5 minutos, mexendo de vez em quando. Polvilhe o refogado com a maisena, acrescente o caldo de legumes fervente e o maço de ervas aromáticas. Tampe a panela e deixe cozinhar por mais 20 minutos, mexendo de vez em quando. Em seguida, elimine o maço de ervas e bata a mistura com um batedor manual até obter um creme homogêneo. Acrescente o sal, junte a pimenta-do-reino e deixe ferver. Distribua o creme sobre o macarrão, decore com salsa picadinha e sirva quente.

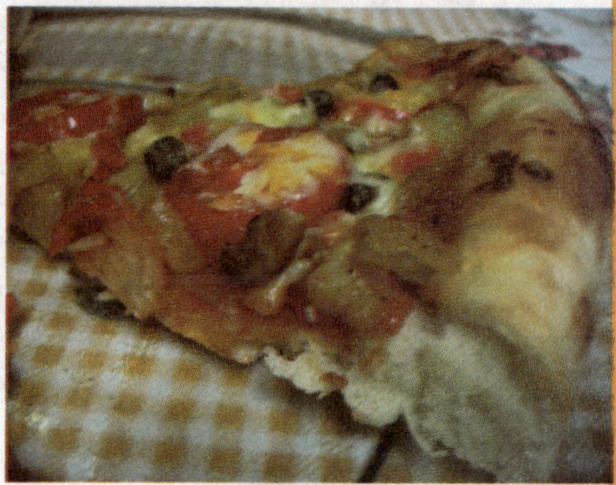

Pizza vegetariana

Ingredientes:

1 xícara de farinha de centeio integral;

3 colheres de sopa da água de tofu;

2 tomates com casca cortados em fatias finas;

90 gramas de tofu;

1 xícara de palmito fresco cru, ralado grosso;

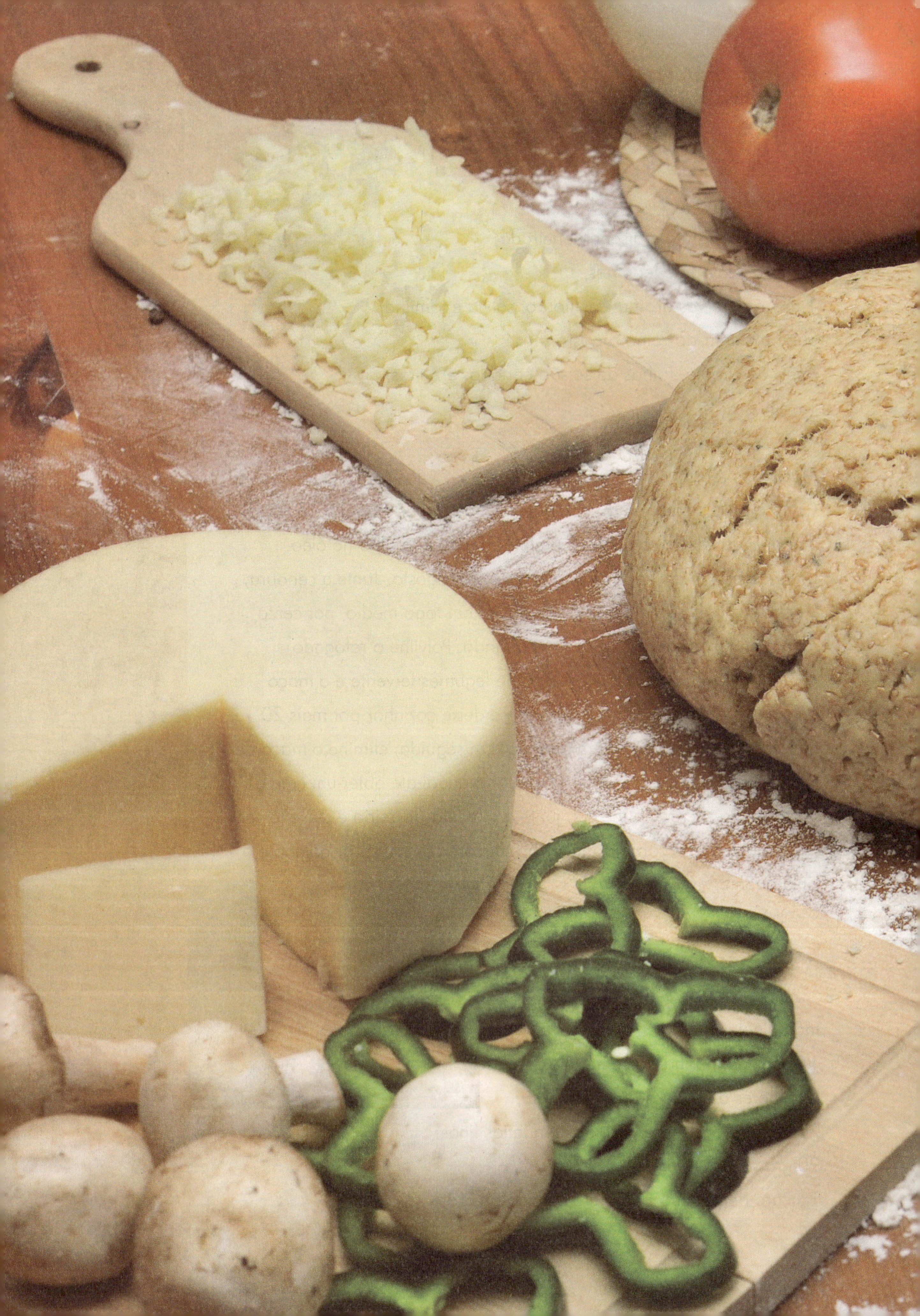

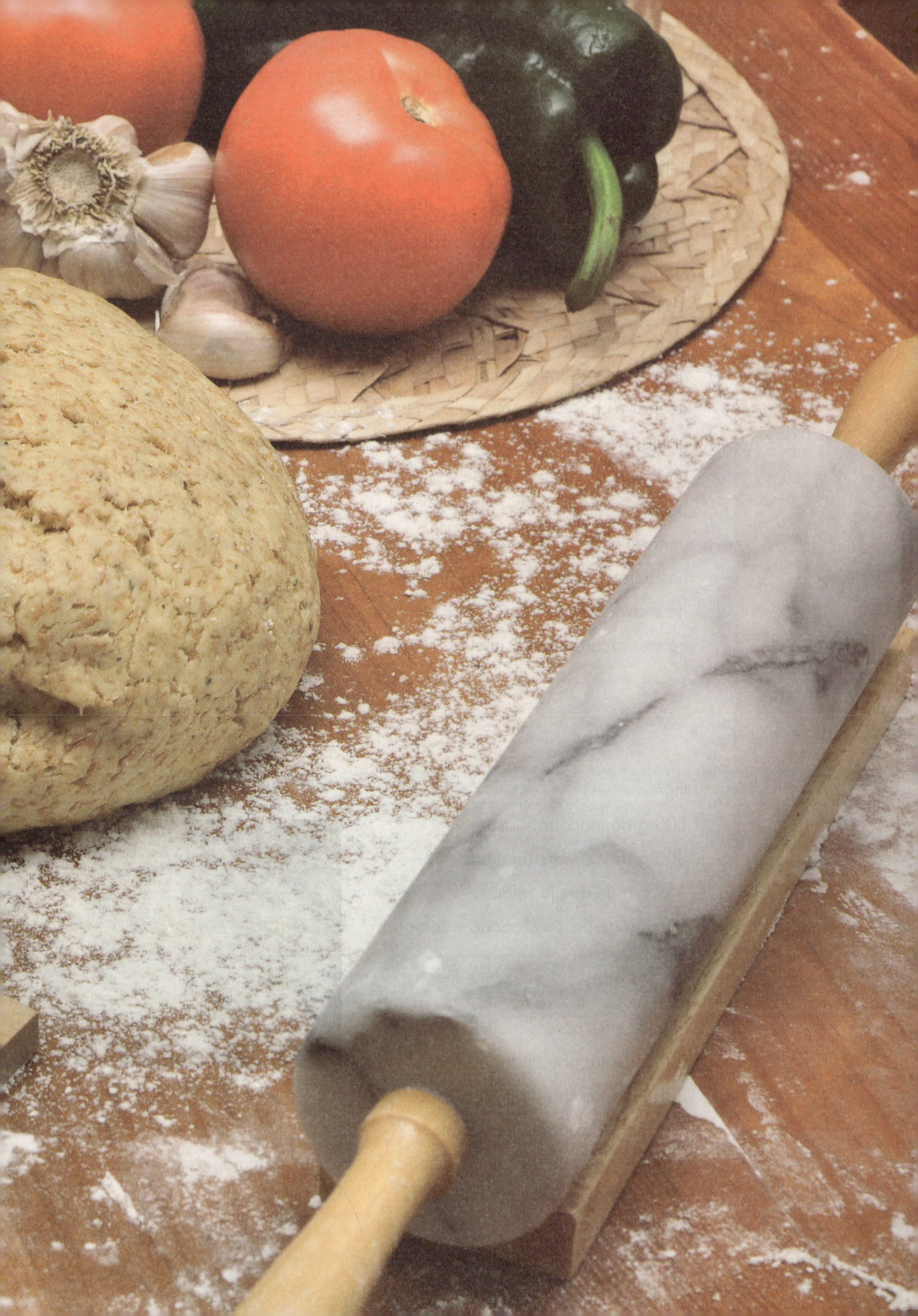

Salsinha fresca;
Orégano e shoyo a gosto.

Modo de preparar:
Misturar a água do tofu com a farinha até obter uma massa lisa e uniforme. Abrir a massa com o rolo, não muito fina. Colocar num pirex raso, redondo ou quadrado, conforme o formato desejado. Acertar as bordas da massa com uma faca, sem apertar, para não grudar no pirex. (Lembre-se de não usar gordura para untar). Regar a massa com um pouco de shoyo. Espalhar as fatias de tomate e o tofu cortado em tiras finas. Sobre esta camada, espalhar com uniformidade o palmito ralado e, por cima, colocar a salsinha e bastante orégano. Se achar necessário, coloque um pouco mais de shoyo, cuidando para não encharcar. Levar ao forno quente por aproximadamente 20 minutos. Rende uma pizza tamanho brotinho.

Lasanha de brócolis com molho branco

Ingredientes:
500 g de macarrão lasanha;
300 g de mussarela fatiada;
1 xícara de queijo ralado;
1 maço de brócolis cozido e refogado;

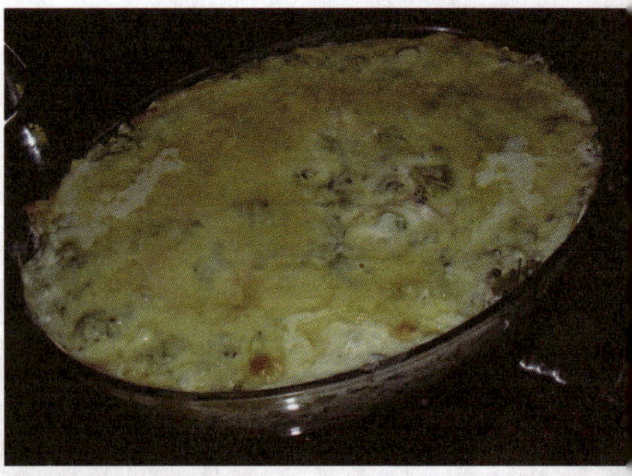

Ingredientes para o molho:
500 g de farinha de trigo integral;
300 g de farinha de trigo branca;
1 colher de sopa de margarina;
1 colher de sopa de leite ou metade leite e metade caldo de legumes;

Modo de preparar:

Ferva 5 litros de água e depois acrescente o sal, o óleo e o macarrão. Cozinhe pelo tempo indicado na embalagem que deve ser de 8 a 11 minutos. Escorra e reserve. Não refresque com água fria. Coloque a farinha numa panela e deixe tostar um pouco, mexendo sempre. Junte a margarina deixando que ela se dissolva. Acrescente o líquido aos poucos, sempre mexendo bem, até ficar um creme consistente e meio amarelo. Tempere com o queijo, além do sal e noz-moscada ralada. Num refratário retangular bem untado, coloque camadas de lasanha cozida alternadas com brócolis refogado, queijo mussarela, molho branco e queijo ralado. Por cima, polvilhe queijo ralado. Leve ao forno regular até dourar.

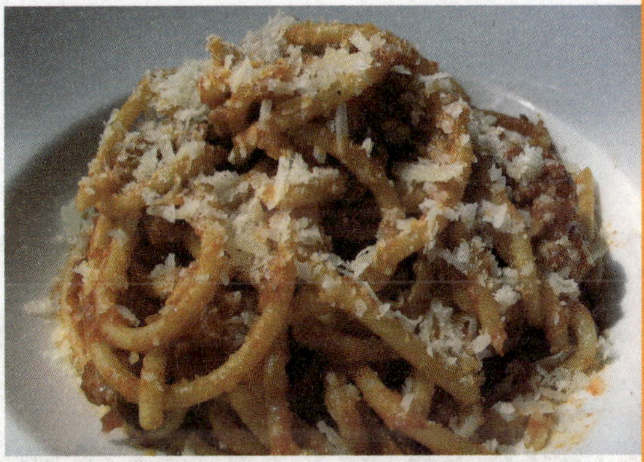

MACARRÃO AO FORNO

Ingredientes:

2 cebolas médias fatiadas;

1 ½ xícara de chá de óleo;

1 lata de molho de tomate;

A mesma medida de água;

25 azeitonas sem caroço;

3 colheres de sopa de amido de milho (dissolvido em um copo de água fria);

1 copo de requeijão;

1 pacote de macarrão tipo spaguetti furadinho (bucatini nº 6).

Modo de preparar:

Frite a cebola até que fique bem macia e transparente. Coloque o molho de tomate e a mesma quantidade de água. Deixe ferver. Acrescente as azeitonas, o caldo de legumes (opcional) e deixe apurar. Dissolva o amido de milho na água. Coloque aos poucos, mexendo sempre para não empelotar. Quando engrossar coloque

2/3 ou 6 colheres de sopa do copo de requeijão. Deixe ferver e continue mexendo. Desligue o fogo. Numa panela com água e sal a gosto, cozinhe o macarrão e deixe "al dente". Unte uma assadeira com o restante do requeijão, coloque o macarrão, acrescente o molho e leve ao forno previamente aquecido, por 20 minutos.

Macarrão ninho aos quatro queijos

Ingredientes:

1 pacote de 500 g de macarrão ninhos;

1 litro de leite;

2 colheres de sopa de manteiga;

1 cebola pequena ralada;

1 xícara de creme de leite;

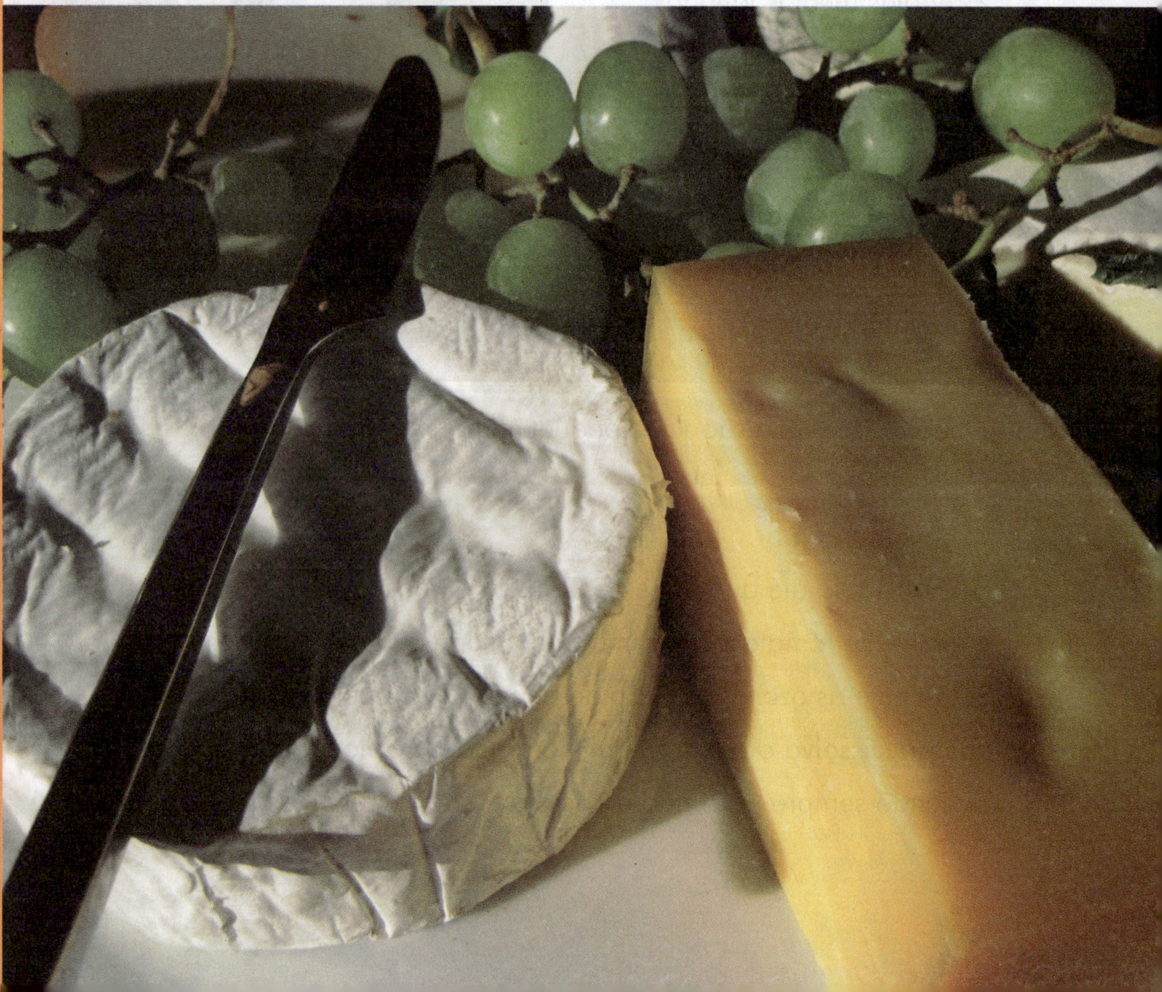

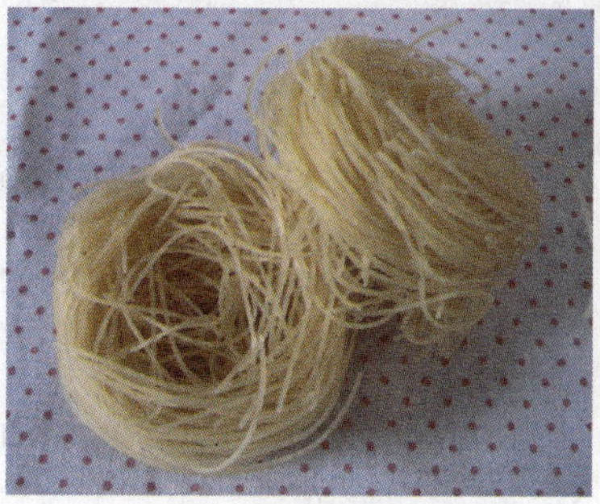

1 copo de requeijão (250 g);

1 pitada de noz-moscada;

1 pimenta-do-reino branca (opcional);

1 xícara de queijo gorgonzola esmigalhado;

1 xícara de queijo emental ralado;

1 xícara de queijo parmesão ralado;

1 pacote de queijo parmesão ralado para polvilhar.

Modo de preparar:

Cozinhe o macarrão em água abundante e fervente. Recomenda-se para cada 5 litros, 500 g de macarrão. O tempo de cozimento vem normalmente impresso na embalagem. Manter o fogo alto do início ao fim. Escorra e reserve. Obs.: O cozimento do macarrão deve ser feito quando o molho estiver pronto ou quase pronto para ser servido bem quente. Num caldeirão coloque a manteiga para derreter em fogo baixo. Junte a cebola e deixe amolecer. Acrescente o requeijão, misture bem e junte o leite até ferver. Mexa de vez em quando. Coloque uma pitada de noz-moscada e a pimenta branca se quiser. Junte os queijos um a um, misturando sempre. O molho deve ficar liso e uniforme. Junte o creme de leite, mexendo sempre e não deixe ferver. Numa travessa, coloque o macarrão e junte o molho mexendo delicadamente. Polvilhe com queijo ralado e sirva a seguir.

Macarrão integral com palmito e milho

Ingredientes:

½ pacote de macarrão integral;

1 vidro comum de palmito;

1 vidro de mini-milhos;

½ colher de sobremesa de sal;

1 colher de chá de tomilho seco;

4 colheres de sopa de azeite de oliva;

Modo de preparar:

Enquanto o macarrão cozinha, escorra a água dos vidros de milho e palmito. Corte o palmito em rodelas pequenas. Escorra o macarrão. Em uma panela seca, coloque o azeite de oliva para esquentar. Dê uma ligeira fritada no palmito, junte os pedaços com milho e tempere com tomilho seco e sal. Assim que estiver bem quente, coloque sobre o macarrão, que deverá estar já arrumado em uma travessa.

Gravata ao molho de berinjela

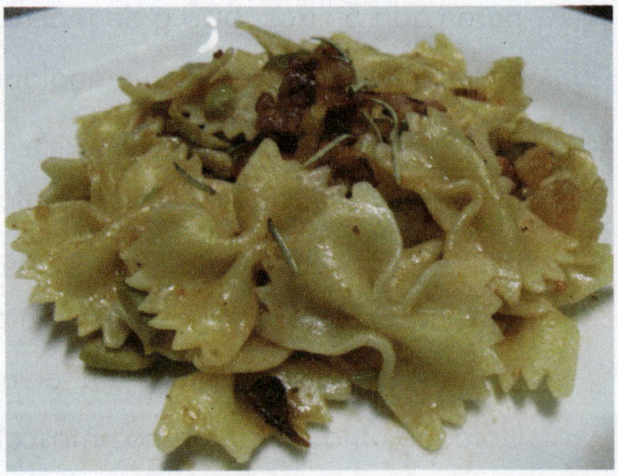

Ingredientes:

250 g de macarrão gravata;
700 g de berinjela cortada em cubos;
1 cebola cortada em cubos;
2 dentes de alho picado;
2 colheres de sopa de azeite de oliva;
700 ml de molho de tomate fresco;
Orégano e sal a gosto.

Modo de preparar:

Ferva 2,5 litros de água e depois acrescente o sal, o óleo e o macarrão. Cozinhe pelo tempo indicado na embalagem que deve ser de 8 a 11 minutos. Escorra e reserve. Não refresque com água fria. Leve ao fogo a berinjela com azeite, a cebola e o alho, refogando bem. Acrescente o molho de tomate, o orégano, o sal e deixe no fogo até que o molho fique apurado. Reserve. Coloque o molho por cima do macarrão e sirva. A berinjela pode ser substituída por outros vegetais.

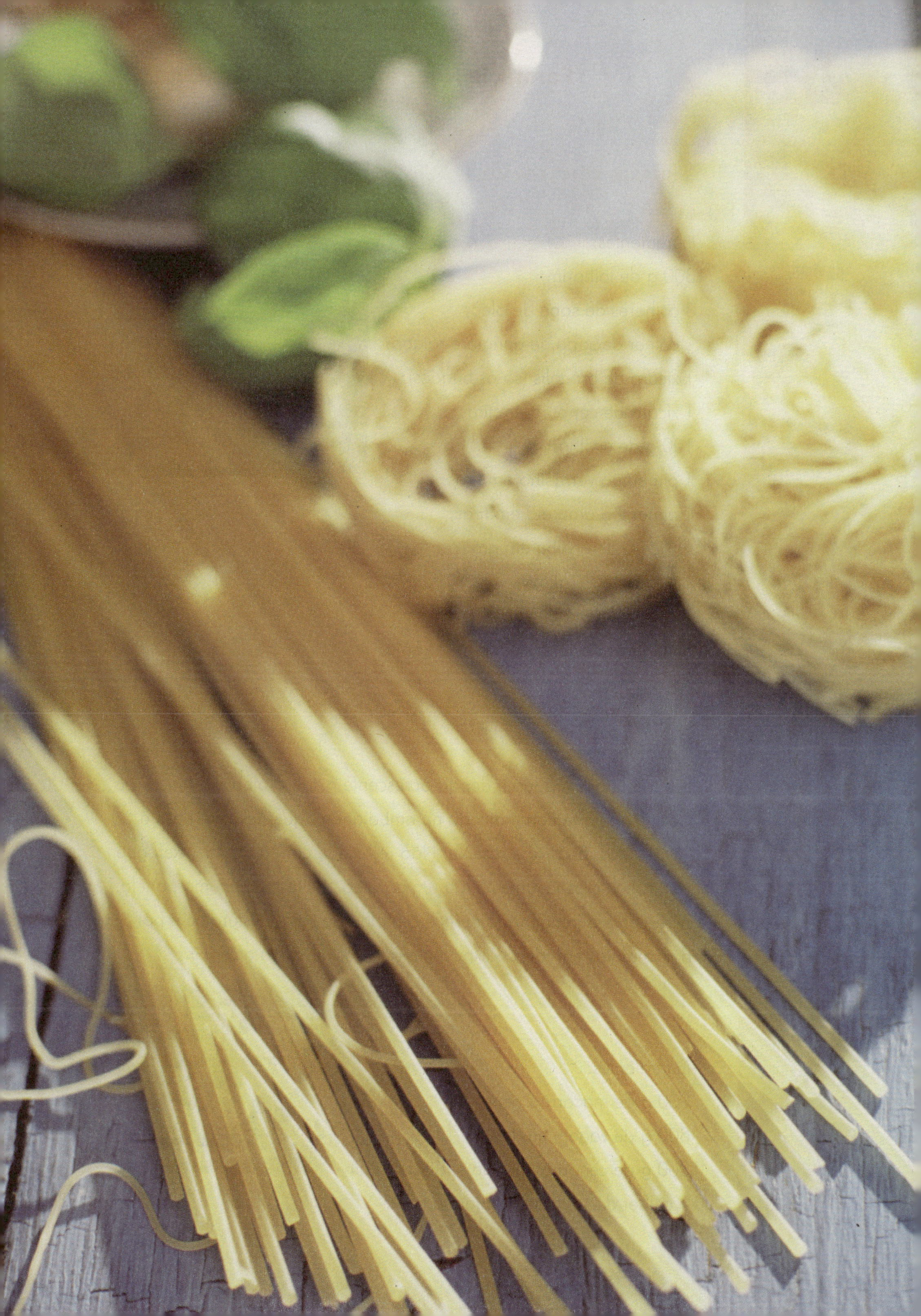

Talharim com legumes

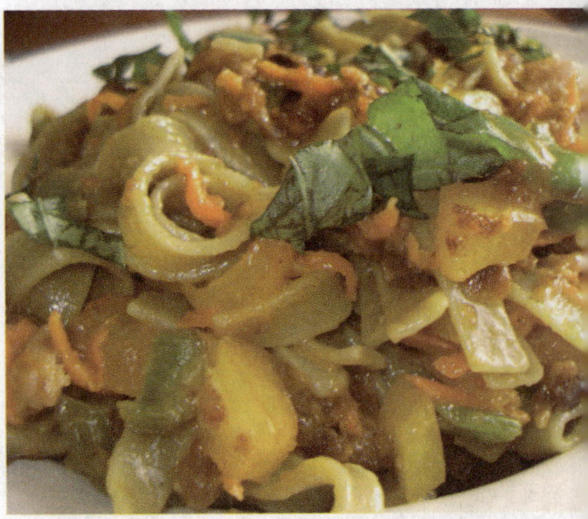

Ingredientes:

300 g de talharim;

3 colheres de sopa de óleo;

1 colher de sopa de gengibre ralado;

1 xícara de brócolis (só os buquês);

1 xícara de cenoura em tiras;

100 g de ervilha;

1 pimentão vermelho em tiras;

1 pimentão amarelo em tiras;

½ xícara de ervilha em grão;

1 xícara de shitake;

1 colher de chá de curry;

3 colheres de sopa de molho de soja;

Sal a gosto.

Modo de preparar:

Ferva 3 litros de água e depois acrescente o sal, o óleo e o macarrão. Cozinhe pelo tempo indicado na embalagem, que deve ser de 8 a 11 minutos. Escorra e reserve. Não refresque com água fria. Refogue ligeiramente os legumes um a um no óleo. Junte todos numa panela. Acrescente o gengibre, o curry e o molho de soja, misture bem por dois minutos em fogo baixo. Junte o fetuccine. Sirva a seguir.

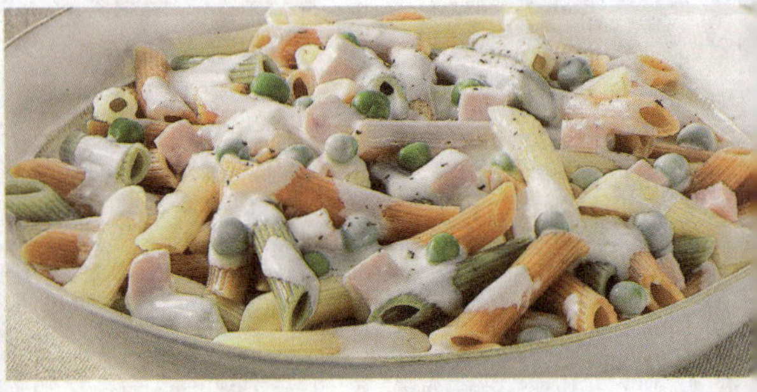

Pene três cores

Ingredientes:

200 g de macarrão pene;

300 g de vagem em tiras;

300 g de cenoura cortada em tiras;

1 colher de sopa de margarina light;

1 colher de sopa de cebola ralada;
2 colher de sopa de requeijão light;
1 xícara de leite desnatado;
1 colher de sopa de farinha de trigo;
½ chícara de chá de noz-moscada;
3 colher de sopa de queijo cottage.

Modo de preparar:
Coloque o macarrão com a vagem e a cenoura para cozinhar em água fervendo e salgada. Em uma panela coloque a margarina e a cebola para dourar; em seguida, acrescente o leite e a farinha de trigo e vá mexendo até formar um creme grosso. Tempere com sal e noz-moscada e por fim acrescente o requeijão. Assim que a massa estiver cozida, acrescente o molho, salpique com o queijo cottage. Sirva em seguida.

Rigatone ao molho de legumes

Ingredientes:
500 g de rigatone;
1 xícara de cogumelos pequenos e picados;
¼ de xícara de cebola roxa picada;
¼ de xícara de pimentão vermelho picado;
¼ de xícara de pimentão amarelo picado;
¼ de xícara de salsa picada;
½ colher de sopa de orégano;
1/3 de xícara de azeite;
2 colheres de sopa de suco de limão;
Sal e pimenta-do-reino a gosto;

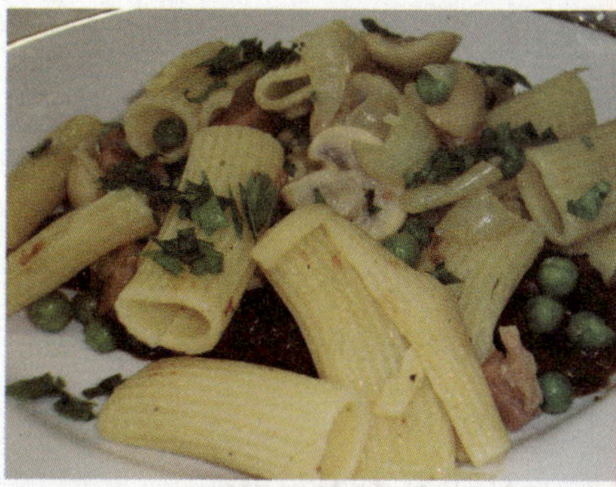

Modo de preparar:
Cozinhe, escorra e reserve. Em seguida, misture os cogumelos, a

cebola, o pimentão, a salsa e o orégano. Bata o azeite, o suco de limão, o sal e a pimenta-do-reino separadamente e acrescente aos ingredientes anteriores. Cubra e leve à geladeira. Misture com o rigatone e sirva.

Macarrão com molho de nozes

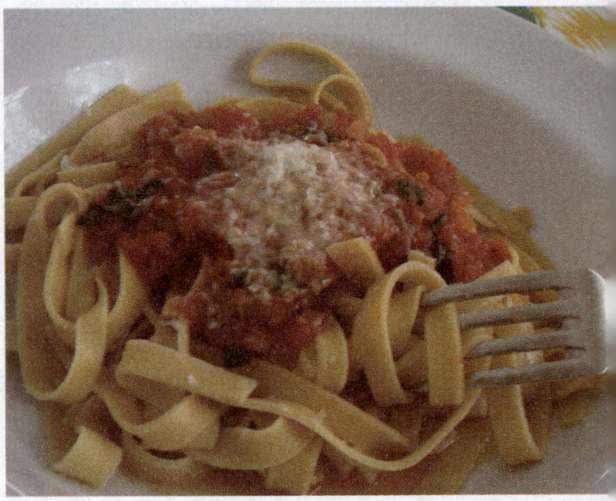

Ingredientes:

1/2 kg de macarrão ou talharim

1 cebola picada;

1 dente de alho esmagado;

2 colheres de sopa de óleo;

3 ovos;

10 nozes picadas ou moidadas;

2 xícaras de molho de tomate;

1 folha de louro;

Azeitonas picadas e orégano a gosto.

Modo de preparar:

Frite a cebola e o alho no óleo. Junte os ovos mexendo bem até ficarem em pedacinhos bem fritos. Acrescente as nozes. Junte o molho de tomate e resto dos ingredientes. Coloque sobre o macarrão cozido e escorrido.

Ravióli de abóbora

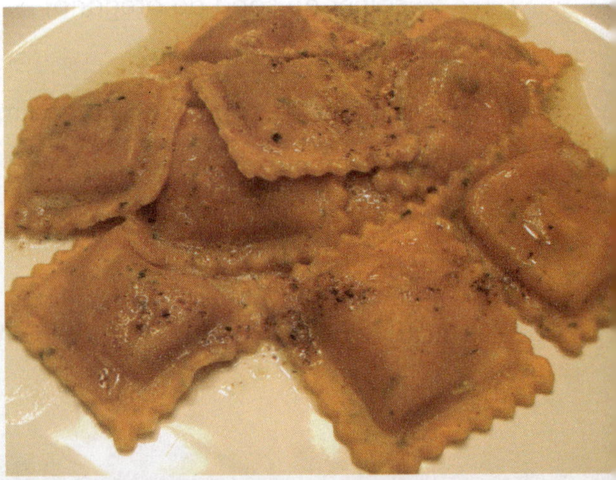

Ingredientes para a massa:

300 g de farinha de trigo;

3 ovos;

Molho de tomate;

100 g de manteiga;

1 colher de sopa de sálvia picada;

Sal e pimenta do reino.

Ingredientes para o recheio:

300 g de abóbora;

50 g de biscoito amaretti;

100 g de parmesão ralado;

50 g de mostarda di cremona (opcional);

1 pitada de noz-moscada;

Sal e pimenta-do-reino.

Modo de preparar:

Prepare a massa misturando os ovos com a farinha de trigo. Amasse bem até obter uma massa bem lisa. Deixe repousar por 30 minutos. Para o recheio, corte a abóbora em cubos grandes e coloque em uma assadeira ligeiramente untada. Cubra com papel alumínio e leve ao forno quente por cerca de 30 minutos. Teste a abóbora e verifique que esteja macia. Retire do forno e deixe esfriar. Amasse bem a abóbora com um garfo e acrescente os biscoitos triturados, o parmesão e, se estiver utilizando, acrescente a mostarda "di cremona" bem picada. Deixe o recheio na geladeira por 1 hora. Abra a massa em um cilindro ou com o rolo de macarrão, corte quadrados de 5x5 cm, coloque um pouco do recheio em cada quadrado e feche-os em formato de triângulos. Cozinhe a massa em abundante água levemente salgada. Para o molho, coloque a manteiga e a sálvia em uma frigideira e deixe a manteiga dourar levemente, acerte o sal e pimenta-do-reino. Escorra a massa, coloque em uma travessa e regue com o molho. Obs.: Se não encontrar a mostarda "di cremona", substitua por 1 colher de chá de mostarda misturada a 30 g de frutas cristalizadas bem picadas.

Espaguete ao alho e óleo

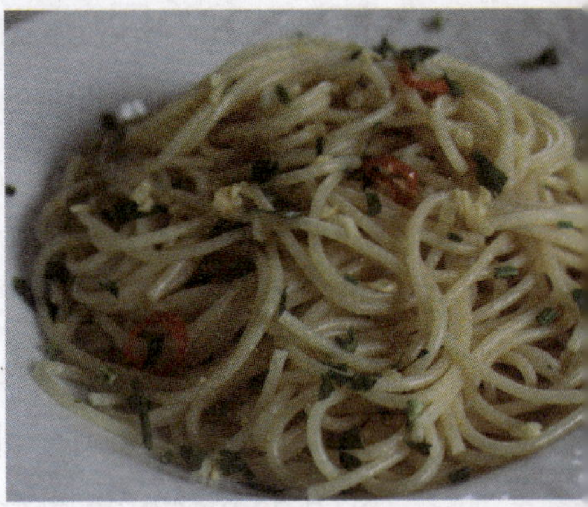

Ingredientes:

1 pacote de 500 gr de espaguete;

1/4 de xícara de azeite de oliva;

4 dentes de alho cortados em fatias finas;

1 pimenta dedo-de-moça cortada em rodelas finas;

Salsa picada.

Modo de preparar:

Cozinhe o macarrão em água abundante e fervente. Recomenda-se para cada 5 litros, 500g de macarrão. O tempo de cozimento vem normalmente impresso na embalagem. Manter o fogo alto do início ao fim. Escorra e reserve. Obs.: O cozimento do macarrão deve ser feito quando o molho estiver pronto ou quase pronto para ser servido bem quente. Leve ao fogo uma panela pequena com o azeite, junte o alho e a pimenta, e deixe fritar até dourar ligeiramente. Tire do fogo e em seguida, tempere o espaguetinho, misturando bem. Sirva imediatamente, salpicado com salsa, se desejar.

Macarrão com berinjela

Ingredientes:

250 g de espaguete cozido e escorrido;

1 berinjela grande cortada em cubinhos;

3 colheres de azeite de oliva;

1 pimenta dedo-de-moça;

3 dentes de alho cortados em lâminas;

1 cebola média picada em cubinhos;

3 tomates cortados em cubinhos;

Folhas de manjericão fresco;

Sal.

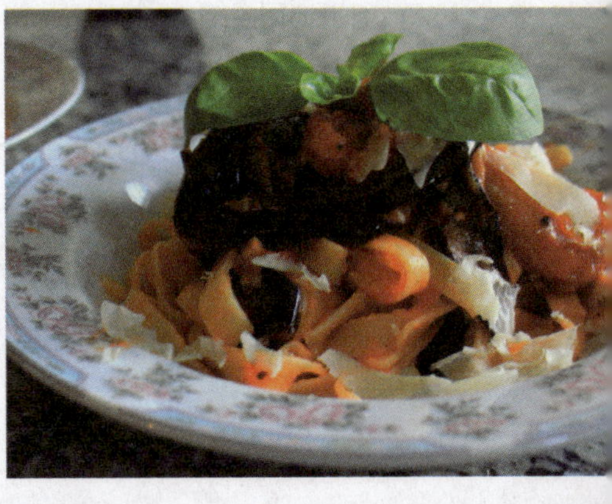

Modo de preparar :

Coloque a berinjela de molho em uma bacia de água por uns 15 minutos. Frite a pimenta e o alho no azeite até que estes estejam levemente dourados. Coloque a cebola e deixe murchar um pouco. Junte a berinjela e refoque até que fique cozida. Tempere com sal à gosto. Por fim, coloque os tomates, o manjericão, tampe a frigideira e desligue o fogo. Depois de 3 minutos, junte o espaguete com o molho de berinjela e sirva imediatamente.

Pães e bolos

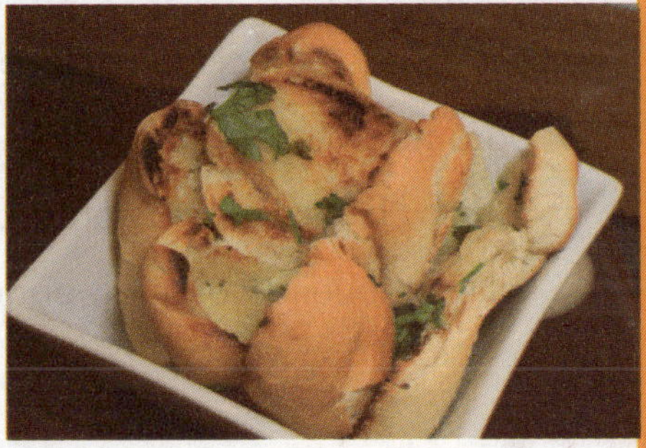

Pão de alho

Ingredientes:

1 pão francês;

5 dentes de alho;

1 xícara (de café) de queijo parmesão ralado;

1 xícara (de café) de óleo vegetal.

Modo de preparar:

Corte longitudinalmente o pão, retirando-lhe o eventual excesso de miolo (mas sempre se deve preservar um pouco). Faça uma pasta homogênea, quanto possível do alho, queijo e óleo. Distribua a pasta pelas partes internas do pão e leve-as a forno alto, até as partes internas começarem a dourar.

Pão de queijo

Ingredientes:

1 kg de polvilho azedo;

1 copo de óleo;

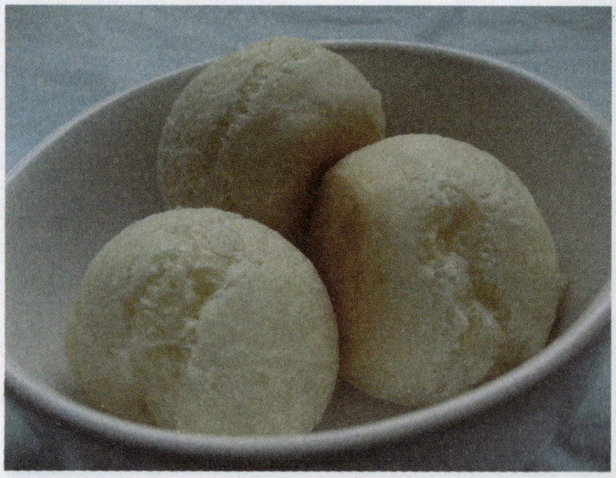

1 copo de água;

1 colher grande de sal;

4 ovos;

1 prato raso de queijo tipo colonial ralado no lado grosso do ralador;

1 copo de leite.

Modo de preparar:

Bata aos poucos o polvilho no liquidificador e coloque numa bacia onde o pão vai ser amassado. Ferva o óleo, a água e o sal. Derrame sobre o polvilho, mexendo com uma colher para escaldar. Espere esfriar um pouco e esfarele bem a mistura. Adicione os ovos inteiros e o leite (se precisar, acrescente um pouco mais de leite, mas cuide para não deixar passar do ponto). Por último, misture o queijo na massa. Faça bolinhas para assar em forno previamente aquecido. Na falta de queijo colonial, pode ser meia cura.

Pão de milho

Ingredientes:

2 tabletes (30 g) de fermento para pão;

1/2 kg de farinha de trigo;

4 colheres de sopa de manteiga amolecida;

2 ovos;

1 lata de leite condensado;

200 g de fubá ou farinha de milho peneirada;

Sal a gosto;

Modo de preparar:

Numa tigela, dissolva o fermento em 1/2 xícara de água morna. Junte 1/2 xícara de farinha de trigo formando um mingau e deixe coberto, crescendo por uns 20 minutos. Acrescente a manteiga, o sal e os ovos e

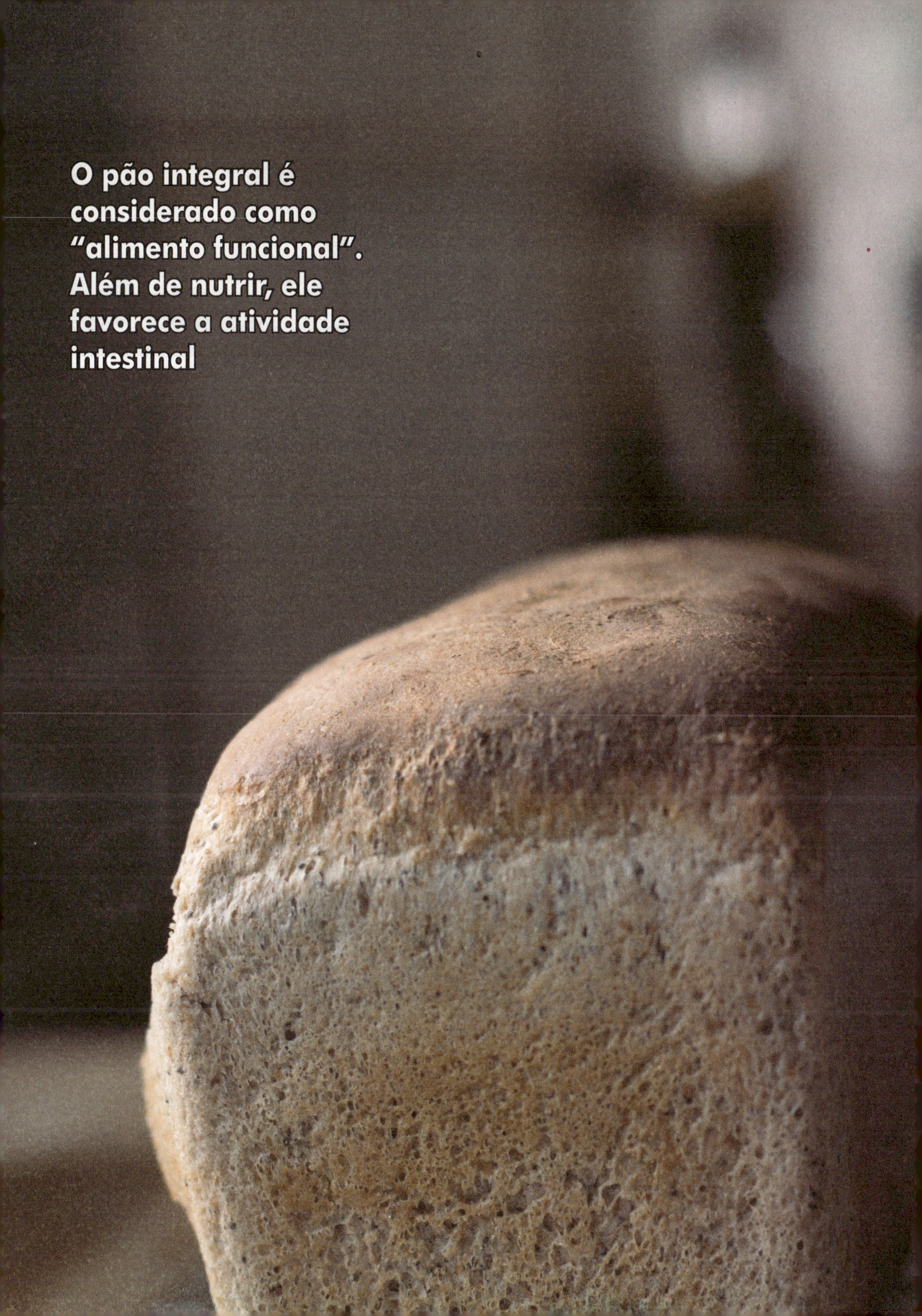

O pão integral é considerado como "alimento funcional". Além de nutrir, ele favorece a atividade intestinal

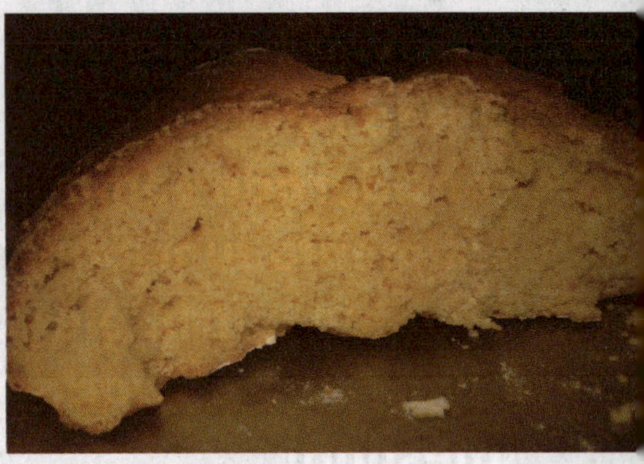

mexa bem. Adicione o leite condensado, o fubá e volte a mexer. Por último, junte farinha de trigo suficiente para obter uma massa macia. Amasse bem e coloque numa tigela untada. Cubra e deixe dobrar de volume. Abaixe a massa com o punho e divida-a ao meio. Dê o formato de broa e deixe os dois pães crescerem em assadeiras untadas até dobrarem de volume. Asse em forno pré-aquecido em temperatura moderada por aproximadamente 40 minutos.

Pão de abóbora

Ingredientes:

2 kg de farinha de trigo;

250 g de açúcar;

100 g de margarina;

130 g de fermento fresco ou 60 g de fermento seco;

20 g de sal;

800 g de abóbora cozida;

3 ovos.

Modo de preparar:

Levar todos os ingredientes para a batedeira, juntamente com a abóbora. Bater até o ponto de uma massa lisa e enxuta. Deixar descansar por 20 minutos. Cortar os pães com 60 g cada e modelar a gosto, colocar na assadeira untadas. Deixar fermentar por 2 horas aproximadamente. Levar ao forno de 170° a 190° C por aproximadamente 20 minutos.

Pão Integral

Ingredientes:

4 copos (250 ml) de farinha de trigo integral fina;

1 colher rasa de sobremesa com fermento biológico desidratado ou
1 colher rasa de sopa com fermento biológico;
1 colher rasa de sobremesa com sal marinho natural;
Aproximadamente 2½ copos de água morna;

Modo de preparar:

Misturar a farinha, o fermento e o sal. Misturar água aos poucos em quanto vai mexendo com uma colher. Untar a forma ou tabuleiro com óleo e polvilhar este com farinha. Colocar a massa na forma, ocupando até a metade da mesma. Deixar crescer a massa até dobrar de tamanho (aproximadamente meia hora). Assar o pão em forno quente por aproximadamente 35 minutos.

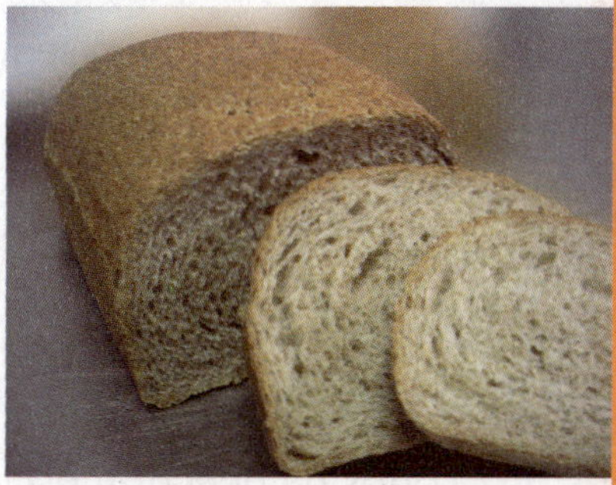

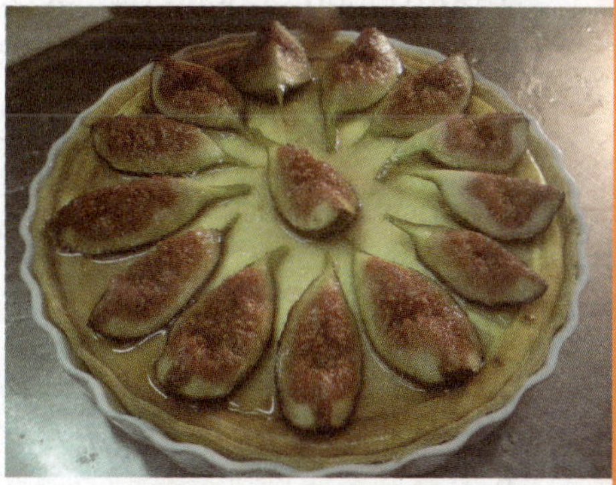

Torta fina de figo

Ingredientes:

120 g de massa folheada;
Farinha de trigo;
2 colheres de sobremesa de manteiga;
12 amêndoas descascadas;
15 passas sem caroço;
12 figos maduros, porém firmes, muito bem lavados;
1 colher de sopa de açúcar de confeiteiro para enfeite.

Modo de preparar:

Pique as amêndoas e as passas em um processador ou pique tudo muito bem com uma faca (além de acrescentar sabor, a mistura de amêndoas serve de esponja para que a umidade do figo não passe para a massa). Preaqueça o fogo. Unte uma assadeira com manteiga. Abra a massa folheada, sobre uma superfície polvilhada com farinha, para que fique com uma espessura bem fina. Corte 4 discos (4 porções), de 14 cm de diâmetro e em seguida coloque-os na assadeira. Já quase na hora de colocar as tortas no fogo, corte os figos em rodelas de 1 cm de espessura, com a casca. Distribua a mistura de amêndoas e passas sobre a superfície das quatro tortas. Por cima, coloque as rodelas de figo. Antes de levar ao forno, polvilhe com açúcar de confeiteiro. Leve ao fogo por cerca de 15 minutos e sirva em seguida. A torta pode ser acompanhada por um sorvete de creme.

Bolo de fubá

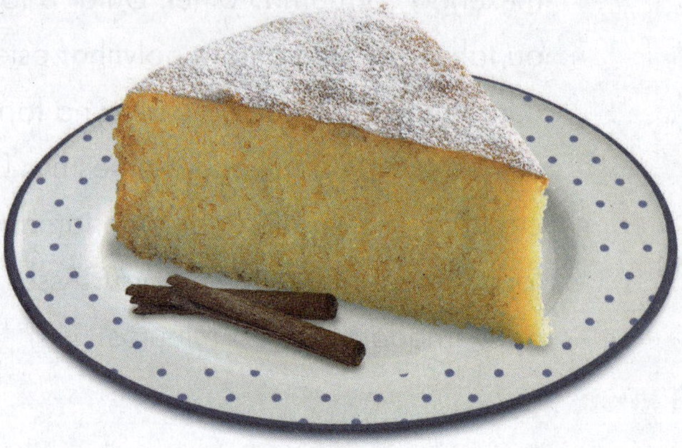

Ingredientes :

2 copos de açúcar mascavo;

4 ovos;

1 copo de leite de vaca;

1 garrafinha de leite de coco;

250 g manteiga;

1 copo de farinha de trigo;

2 copos de fubá;

1 colher de sopa de fermento.

Modo de preparar:

Bata a manteiga com açúcar mascavo até formar um creme. Junte as gemas e continue batendo até obter consistência cremosa. Acrescente o leite de vaca e o leite de coco. Misture bem e coloque a farinha de trigo, o fubá e o fermento, batendo bem até fazer "bolha". Finalmente coloque as claras em neve. Unte e enfarinhe uma forma. Despeje a mistura e coloque-a no forno quente por 20 a 30 minutos.

Bolo de banana

Ingredientes:

3 xícaras de farinha de trigo branca;

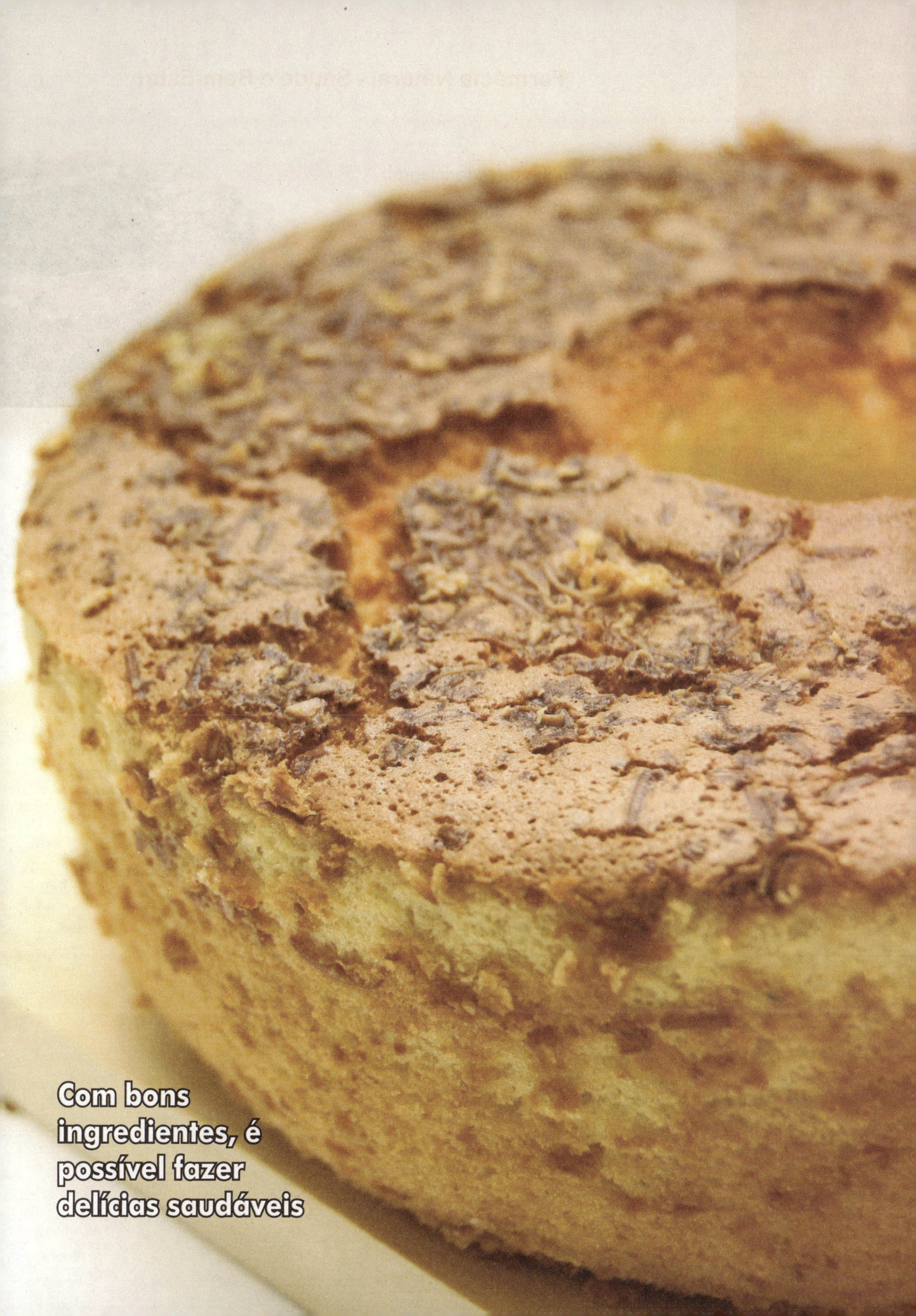

Com bons ingredientes, é possível fazer delícias saudáveis

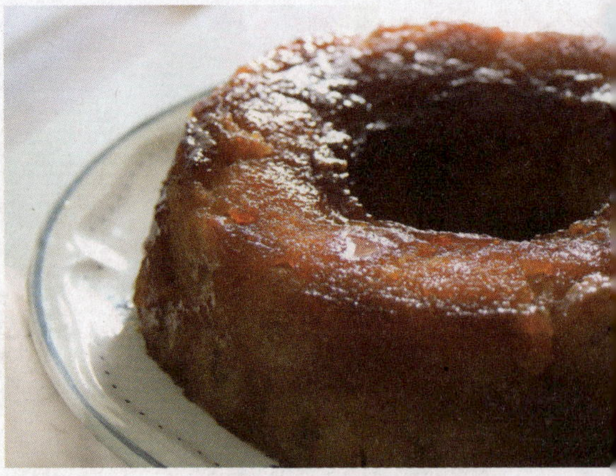

3 xícaras de farinha de trigo integral;
2 xícaras de gérmen de trigo;
1 xícara de linhaça;
1 xícara de farelo;
1 xícara de açúcar mascavo;
Canela e cravo em pó;
4 colheres de gergelim;
1/2 xícara de óleo de girassol;
1 kg de banana nanica.

Modo de preparar:

Misturar todos os sete primeiros ingredientes. Acrescentar óleo aos poucos fazendo uma farofa seca. Cortar as bananas em rodelas. Acrescentar uma pitada de açúcar, canela e cravo. Forrar a forma com a farofa, espalhar a banana por cima e terminar com a farofa. Levar ao forno por 20 minutos.

Bolo maluco

Ingredientes:

1 1/2 xícara de farinha de trigo. Se usar integral, peneire bem;
1 colher de chá de bicarbonato de sódio;
1 xícara de açúcar cristal;
1/4 de xícara de cacau em pó;
1/2 colher de chá de sal;
2 colheres de sopa de vinagre (de vinho branco ou de maçã);
1 colher de chá de extrato de baunilha;
1/3 xícara de óleo vegetal;
1 xícara de água;
Açúcar de confeiteiro para polvilhar;

Modo de preparar:

Aqueça o forno previamente a 175° C. Misture a farinha, o bicarbonato, o açúcar, o cacau e o sal e peneire tudo junto num tabuleiro de 20 cm. Sacuda o tabuleiro para nivelar os ingredientes. Com o dedo ou com as costas de uma colher, faça três buracos pequenos na mistura de farinha. Despeje o vinagre no primeiro, a baunilha no segundo e o óleo no terceiro. Despeje a água por cima de tudo. Com um garfo, misture bem os ingredientes, indo até o fundo e os cantos do tabuleiro para incorporar toda a farinha. Esta mistura leva cerca de 1 minuto e meio e a massa ficará quase homogênea. Asse por cerca de meia hora, ou até que um palito introduzido no meio do bolo saia limpo. Remova o bolo do forno. Deixe esfriar completamente e polvilhe com açúcar de confeiteiro. Sirva o bolo diretamente do tabuleiro.

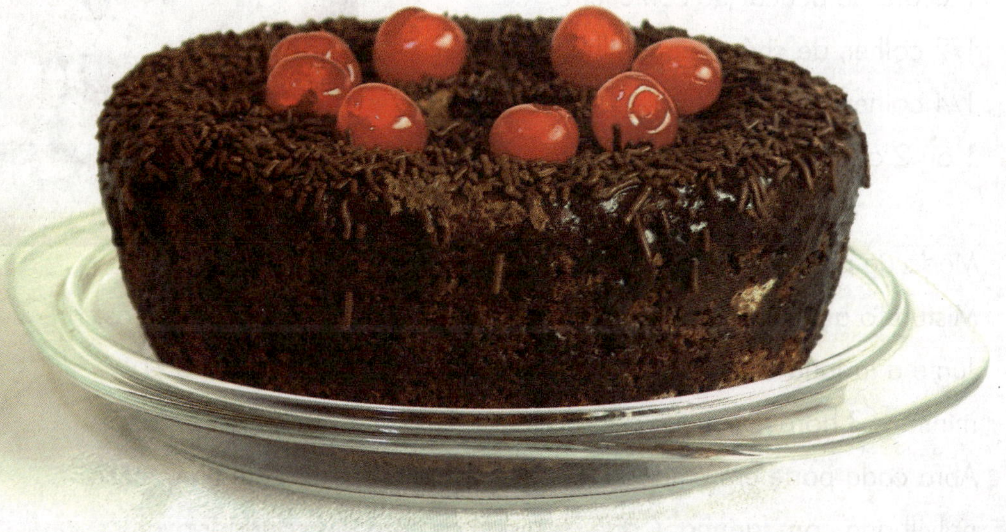

Doces

Biscoitos de páscoa

Ingredientes da massa:

11/2 xícara de açúcar;

1 xícara de margarina ou manteiga, amolecida;

1 ovo;

1 colher, de chá, de extrato de baunilha;

1/2 colher, de chá, de extrato de amêndoas;

2.1/2 xícaras de farinha de trigo;

2 colheres, de chá, de fermento químico.

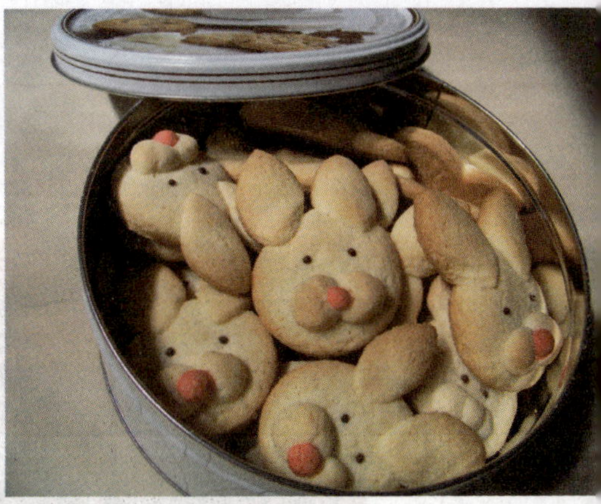

Ingredientes da cobertura:

1 xícara de açúcar de confeiteiro;

1/2 colher, de chá, de baunilha;

1/4 colher, de chá, de sal;

1 ou 2 colheres, de sopa, de leite.

Modo de preparar:

Misture o açúcar, margarina, ovo, extratos de baunilha e amêndoas. Junte a farinha e o fermento. Cubra e leve à geladeira por, no mínimo, 3 horas. Aqueça o forno (alto). Divida a massa em 2 partes. Abra cada parte em uma folha de 3 mm de espessura em uma mesa polvilhada com farinha. Corte os biscoitos com um cortador oval de 5 cm de comprimento (se você não tiver um cortador oval, pode entortar um cortador redondo de metal ou cortar "ovos redondos").

Coloque os biscoitos em uma forma levemente untada. Leve ao forno por 8 minutos, até que as bordas dos biscoitos estejam levemente douradas. Deixe esfriar. Misture os ingredientes da cobertura. Você pode dividir a cobertura em 2 ou 3 partes e tingir com o corante cada parte em uma cor. Bata bem, até obter uma cobertura consistente e homogênea. Decore os biscoitos com desenhos de "ovo de páscoa". Deixe a cobertura firmar e sirva em cestinhas, como ovos de páscoa.

Pão de mel

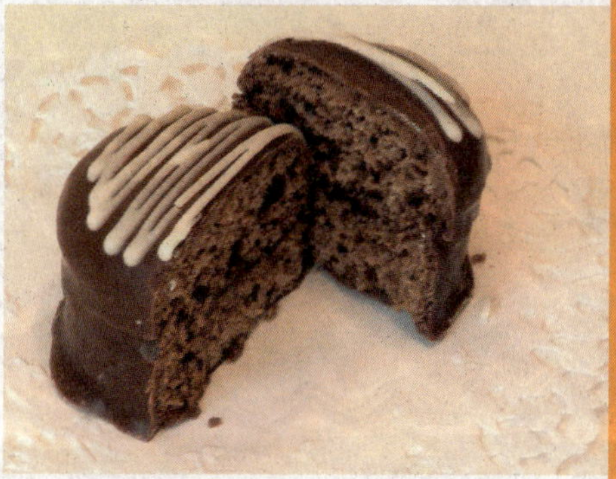

Ingredientes:

2 xícaras de chá de farinha de trigo;

1/2 xícara de chá de chocolate em pó;

1/2 xícara de chá de açúcar mascavo;

1 xícara de chá de leite;

1/2 xícara de chá de mel;

2 colheres de sopa de manteiga derretida;

1 ovo;

2 colheres de chá de bicarbonato de sódio;

1 colher de chá de cravo em pó;

1 colher de chá de canela em pó;

Chocolate meio amargo para o banho.

Modo de preparar:

Pré-aqueça o forno em temperatura média. Em uma tigela junte o açúcar mascavo, o chocolate em pó, o mel, a manteiga derretida e o ovo, misture bem. Acrescente a farinha de trigo aos poucos, mexendo sempre, e por último o bicarbonato, o cravo e a canela. Leve ao forno em uma assadeira untada por 20 minutos, ou até terminar o cozimento. Retire do forno e deixe esfriar. Corte o chocolate e divida em 3 partes, corte mais fino uma das três. Leve ao fogo uma

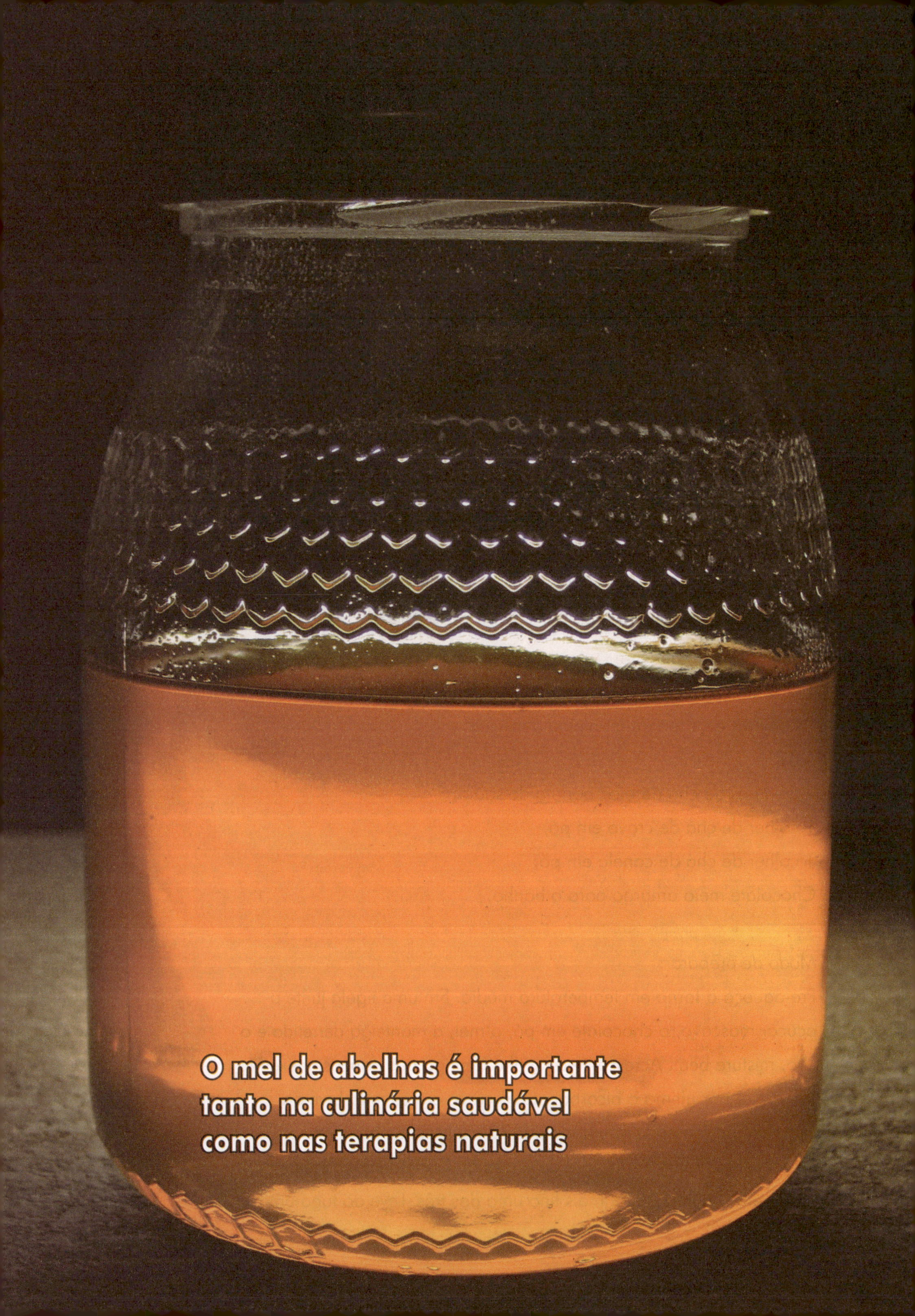

O mel de abelhas é importante tanto na culinária saudável como nas terapias naturais

panela com água e antes de levantar fervura, desligue. Em outro recipiente seco, coloque 2 partes do chocolate picado e leve ao calor do banho-maria. Mexa até derreter completamente. Cuidado para não espirrar água. Retire e junte o chocolate cortado fino e continue mexendo até ficar homogêneo. A temperatura do chocolate deve ser fria, cerca de 28° C. Corte os pães de mel redondinhos ou quadradinhos, mergulhe no chocolate já frio e com auxílio de um garfo, deixe escorrer um pouco colocando sobre o papel manteiga por 4 horas para secar. Coloque em saquinhos de papel celofane e amarre com fitas, sisal ou use sua criatividade.

MOUSSE DE CHOCOLATE

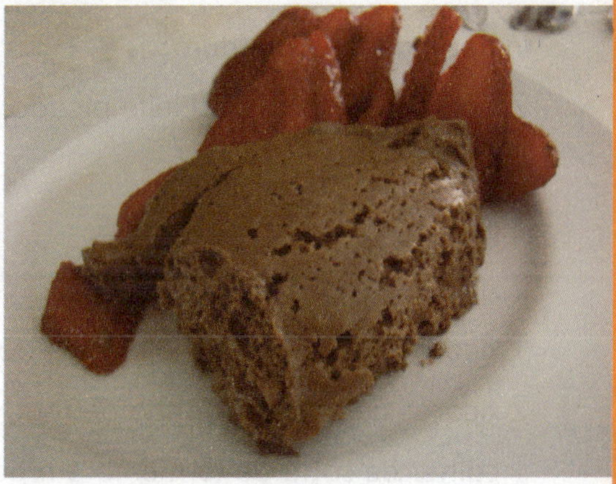

Ingredientes:

150 g de chocolate meio amargo;
150 g de chocolate branco;
6 gemas de ovo;
2 colheres de sopa de manteiga;
4 claras de ovo;
6 colheres de sopa de açúcar;
1 colher de sopa de licor de laranja;
1 colher de chá de essência de baunilha;
Raspas de chocolate branco e meio amargo.

Modo de preparar:

Picar finamente os 2 tipos de chocolate. Coloque as gemas e o açúcar em uma batedeira, e bata até obter um creme claro e volumoso, reserve. Coloque cada tipo de chocolate em uma tigela que possa ir ao banho-maria. Acrescente 1 colher de sopa de manteiga a cada tigela e leve-as ao banho-maria morno misturando para que os chocolates derretam. Depois de derretidos, acrescente ao chocolate meio-amargo o licor de laranja e, ao chocolate branco a essência de baunilha. Misturar bem. Acrescente metade da mistura de gemas a cada tipo de chocolate, misture delicadamente e reserve. Bata as claras em neve e acrescente metade a cada mousse. Misture levemente com colheres de pau, misturando de baixo para cima em movimento circular. Coloque as mousses em taças, despejando na taça um pouco de cada simultaneamente. Decore com raspas de chocolate branco e meio amargo. Leve à geladeira por 4 horas no mínimo.

Bolo de chocolate com frutas

Ingrediente da cobertura:

200 g de chocolate ao leite picado;

Ingredientes da massa:

3 ovos;

2 xícaras de chá de açúcar;

1 xícara de chá de chocolate em pó;

2 xícaras de chá de farinha de trigo;

1 colher de sopa de fermento em pó;

1 colher de sopa de manteiga.

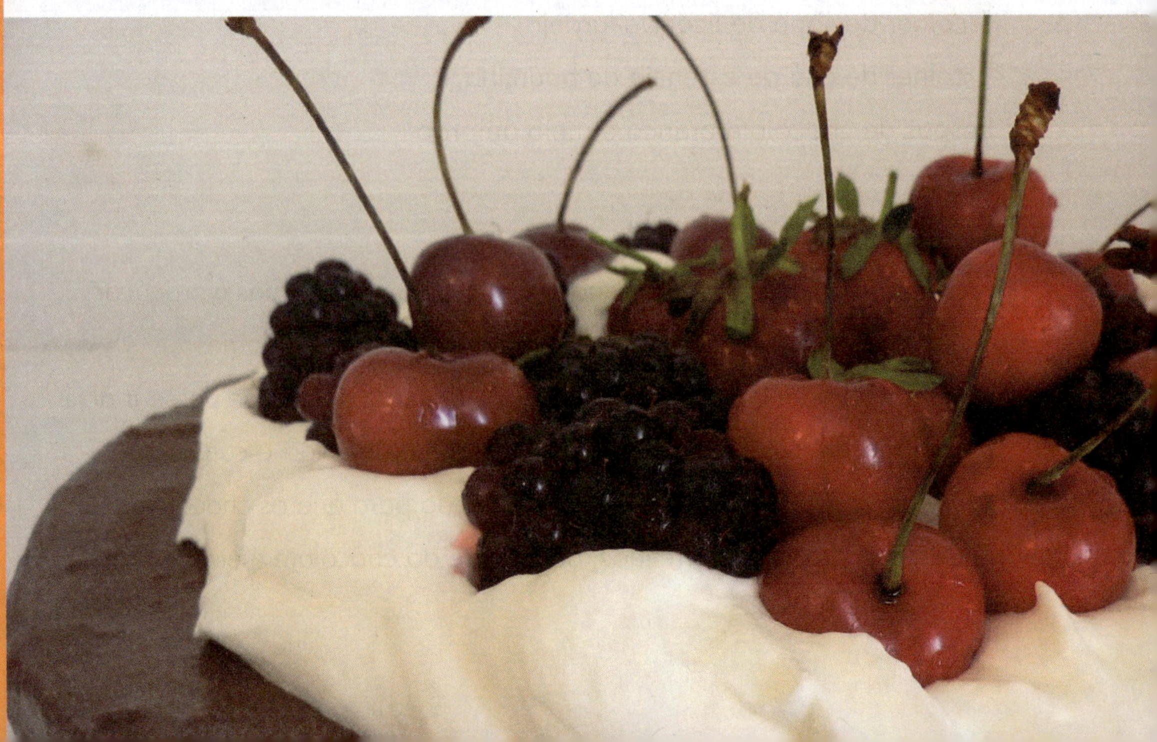

Ingredientes do recheio:

1 caixinha de leite condensado;

2 gemas peneiradas;

1 xícara (chá) de leite;

2 colheres (sopa) de essência de baunilha;

1 manga média descascada e picada;

20 morangos médios limpos;

2 kiwis médios cortados em rodelas.

Modo de preparar a massa:

Bata na batedeira as gemas e o açúcar por 5 minutos, ou até formar um creme esbranquiçado. Junte ao creme 1 xícara (chá) de água e bata por mais 10 minutos. Bata na batedeira as claras em ponto de neve, retire e reserve. Ligue o forno à temperatura média. Aos poucos, junte os ingredientes secos peneirados à mistura de gemas e misture, sem bater, com movimentos de baixo para cima. Por último, incorpore delicadamente as claras em neve. Despeje a massa em uma fôrma com 25 cm de diâmetro, untada com manteiga e enfarinhada. Leve ao forno por 45 minutos, ou até que enfiando um palito ele saia limpo. Retire do forno e desenforme o bolo com cuidado.

Modo de preparar o recheio:

Em uma panela, coloque o leite condensado, as gemas, o leite e a essência de baunilha. Leve ao fogo e cozinhe, sem parar de mexer, por 8 minutos, ou até levantar bolhas grossas. Retire do fogo e deixe esfriar. Coloque o chocolate numa tigela refratária e leve ao fogo em banho-maria por 5 minutos, ou até o chocolate derreter. Faça um círculo no centro do bolo com 10 cm de diâmetro e, com uma colher, retire o miolo sem perfurar a parte inferior. Pincele o chocolate na superfície do bolo de maneira uniforme e despeje o recheio na cavidade. Espalhe frutas por cima e leve à geladeira por 2 horas.

Bombom de tapioca

Ingredientes para o recheio;

1.1/2 xícara (chá) de água morna;

1/2 xícara (chá) de tapioca;

1/2 xícara (chá) de leite de coco;

1/2 xícara (chá) de açúcar (de preferência mascavo);

60 g de coco fresco ralado.

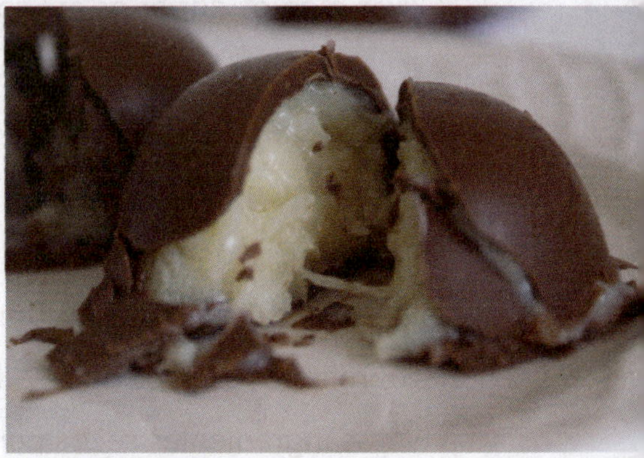

Ingredientes para a massa:

300 g de chocolate ao leite;

100 g de chocolate meio amargo;

100 g de chocolate branco.

Modo de preparar:

Numa tigela, misture todos os ingredientes e deixe descansar na geladeira com a tigela coberta por 4 horas. Pique os chocolates ao leite e meio amargo, coloque-os numa tigela refratária e derreta em banho-maria. Em seguida, coloque numa pedra de mármore e tempere, mexendo bem com uma espátula. Usando o dedo indicador, "suje" as formas com o chocolate temperado, e leve à geladeira por 1 minuto. Pique o chocolate branco, coloque-o numa tigela refratária e derreta em banho-maria. Em seguida, coloque numa pedra de mármore e tempere, mexendo bem com uma espátula. Pincele o chocolate branco nas formas, preenchendo-as. Leve à geladeira até endurecer, para formar a primeira camada. Usando a mistura de chocolate ao leite e meio amargo, repita a operação para fazer a segunda camada. Leve à geladeira novamente para endurecer. Quando a segunda camada endurecer, recheie o bombom com a mistura de tapioca e cubra com cuidado com o restante do chocolate temperado. Limpe muito bem as bordas e leve à geladeira por 15 minutos, ou até o chocolate endurecer. Desenforme os bombons batendo até que saiam. Deixe descansar por 8 horas e embale.

Bombom de paçoca

Ingredientes:

300 g de paçoca industrializada esfarelada com as mãos;
150 g de leite condensado;
100 g de paçoca para decorar;
300 g de chocolate ao leite;
100 g de chocolate meio amargo.

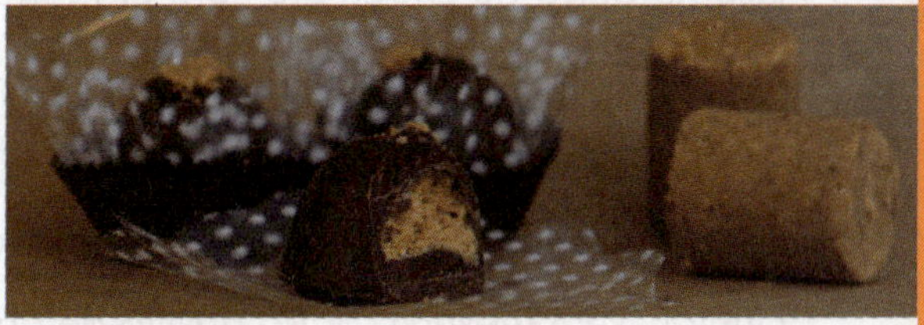

Modo de preparar:

Numa tigela, misture a paçoca com o leite condensado, até formar uma massa firme. Enrole a massa em porções de cerca de 10 g (do tamanho de um brigadeiro) cada uma, fazendo uma bolinha. Reserve. Pique os chocolates ao leite e meio amargo, coloque-os numa tigela refratária e derreta em banho-maria. Em seguida, coloque numa pedra de mármore e tempere, mexendo bem com uma espátula. Coloque o chocolate temperado numa tigela e banhe as bolinhas de paçoca, com o auxílio de um garfo. Disponha as bolinhas numa bandeja forrada com papel-manteiga e deixe descansar por alguns minutos. Antes do chocolate secar completamente, passe as bolinhas na paçoca para decorar.

Bombom de avelã

Ingredientes:

500 g de chocolate ao leite;
1 forma para bombons;

1 caixa de leite condensado;

1 colher (sopa) de manteiga;

4 colheres (sopa) de chocolate em pó;

1 xícara (chá) de avelãs.

Modo de preparar:

Numa panela, coloque o leite condensado, a manteiga e o chocolate. Leve ao fogo e cozinhe, mexendo sempre. Assim que o creme começar a engrossar, retire, acrescente as avelãs moídas e deixe esfriar. Bombons: Raspe a barra de chocolate com uma faca e coloque as raspas em um recipiente de vidro alto. À parte, coloque água em uma panela e leve ao fogo até aparecerem bolhinhas de fervura e um leve vapor. Retire a panela do fogo e coloque dentro dela o recipiente de vidro por 15 minutos, sem mexer. Com o auxílio de uma colher de plástico, misture o chocolate até que derreta por completo, obtendo assim uma massa homogênea. Despeje-o em outro recipiente de vidro, ou em uma pedra de mármore seca e, com uma espátula de plástico, misture bem até o chocolate esfriar. Volte ao mesmo recipiente. Na forma de bombons, coloque uma camada fina de chocolate com a ajuda de um pincel ou uma colher. Limpe as bordas da forma e coloque-a, virada para baixo, em uma bandeja ou tábua forrada com papel-manteiga ou alumínio. Leve à geladeira por 10 minutos. Recheie os bombons com 1 colher (chá) de creme já frio e, em seguida, complete com o restante do chocolate, retirando o excesso com uma espátula. Leve à geladeira por 20 minutos. Desenforme os bombons e mantenha-os em temperatura ambiente. Embrulhe-os somente após 6 horas.

Suflê de nozes

Ingredientes:

50 g de manteiga, além da manteiga para untar a forma;

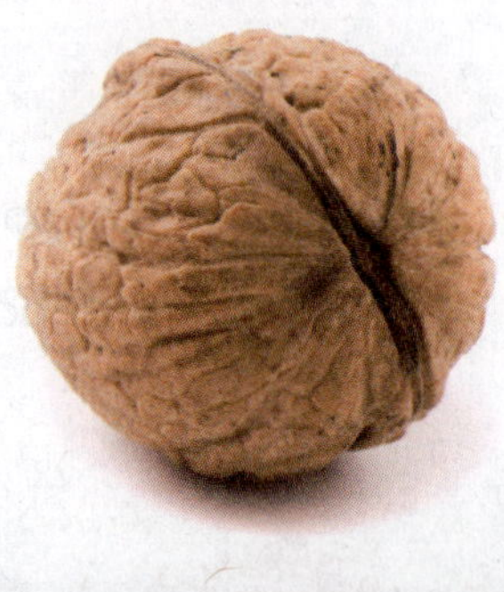

2 colheres (sopa) de farinha de trigo;

1 xíccara (chá) de leite frio;

1 colher (chá) de essência de baunilha;

1 xícara (chá) de nozes grosseiramente moídas;

3 ovos;

1/2 xícara (chá) de açúcar;

¼ xícara (chá) de vinho do Porto;

1 pitada de sal e açúcar de confeiteiro para polvilhar.

Modo de preparar:

Unte com manteiga e polvilhe com açúcar uma forma para suflê (de 18 a 20 cm de diâmetro). Em uma panela pequena, derreta a manteiga. Acrescente a farinha e cozinhe por 1 minuto. Adicione o leite, a baunilha e, misturando sempre para não empelotar, cozinhe até ferver e engrossar. Retire do fogo, acrescente as nozes e deixe amornar. Em uma tigela, misture as gemas, o açúcar, o vinho do Porto e junte ao creme já morno. Reserve. Aqueça o forno a 160° C (forno médio). Bata as claras em neve com uma pitada de sal. Com delicadeza, incorpore as claras ao creme de nozes. Despeje na forma preparada e leve ao forno por aproximadamente 40 minutos, até que o suflê esteja bem crescido, dourado e assado por dentro. Retire do forno e, imediatamente, polvilhe com açúcar de confeiteiro e sirva.

Suflê de café

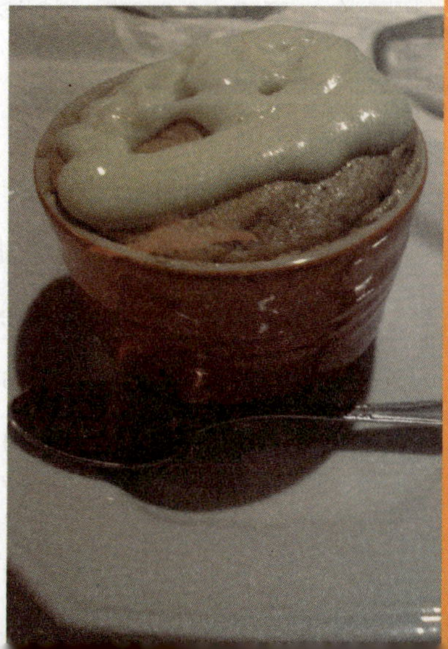

Ingredientes:

2 colheres (sopa) de manteiga ou margarina;

2 colheres (sopa) de farinha de trigo;

2 colheres (sopa) de café instantâneo;

1 pitada de sal;

3/4 de xícara (chá) de água;

3 ovos;

1/2 xícara (chá) de açúcar;

1 colher (café) de essência de baunilha.

Modo de preparar:

Aqueça o forno a 180° C. Derreta a manteiga em uma panela. Junte a farinha, o café, o sal e a água, mexendo até ficar cremoso. Deixe em fogo brando, cozinhando, sem parar de mexer, até engrossar. Retire do fogo. Bata as gemas até engrossarem e ficarem amarelo-limão. Junte o açúcar aos poucos, batendo. Acrescente a mistura com o café e a baunilha. Mexa bem. Bata as claras em neve firme e junte o creme de café, misturando levemente. Asse em uma forma funda, untada com manteiga, em banho-maria, por 45 a 50 minutos. Sirva imediatamente com o creme de leite ou chantilly.

Suflê gelado de limão

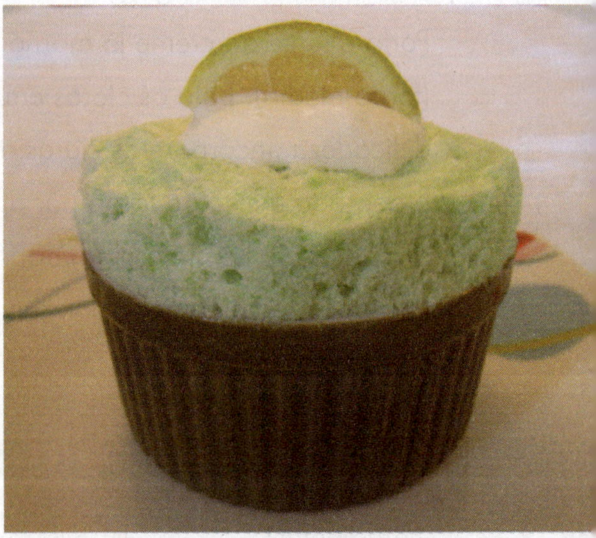

Ingredientes:

12 gemas;

1 e ½ xícara de açúcar;

½ xícara de suco de limão;

6 claras;

1 colher (chá) de raspas de limão;

½ xícara de creme de leite fresco.

Modo de preparar:

Prepare uma frigideira com um pouco de água fervente para utilizar como banho-maria. Coloque as gemas em uma tigela e acrescente 1 xícara do açúcar. Leve à batedeira e bata até estarem bem leves e esbranquiçadas. Transfira para uma tigela de inox ou vidro e acrescente o suco de limão. Leve ao banho-maria e, batendo sem parar, cozinhe levemente a mistura até obter uma textura bem lisa e cremosa. Esta operação deve ser feita com cuidado pois, se as gemas cozinharem em excesso, poderão separar (talhar). Acrescente as raspas de limão e leve a mistura à geladeira para esfriar completamente. Prepare a tigela em que irá montar o suflê, preferencialmente individuais do tipo ramequim. Corte tiras de papel manteiga e enrole nos ramequins como se fosse para aumentar a altura das bordas. Prenda com fita adesiva. Bata as claras em neve com ¼ de xícara de açúcar e acrescente delicadamente à mistura de gemas. Bata o creme de leite com ¼ de xícara de açúcar até o ponto de chantilly, acrescente delicadamente à mistura. Encha os ramequins até a borda de papel e leve ao freezer por pelo menos 6 horas. Retire as tiras de papel manteiga e sirva.

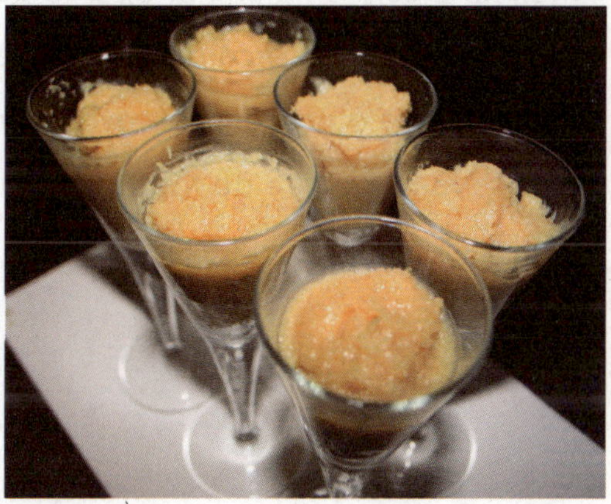

COCADA DE MARACUJÁ

Ingredientes:

1 kg de coco ralado fresco;

2 copos de polpa de maracujá;

4 copos de água;

1.1/2 kg de açúcar.

Modo de preparar:

No liquidificador bata a polpa de maracujá com a água e passe pela peneira. Numa panela, leve ao fogo o coco ralado, o maracujá batido com a água e o açúcar. Deixe apurar por 1 hora aproximadamente, mexendo sempre para não grudar, até soltar do fundo da panela. Despeje sobre uma pedra de mármore e deixe esfriar. Corte as cocadas.

Arroz doce

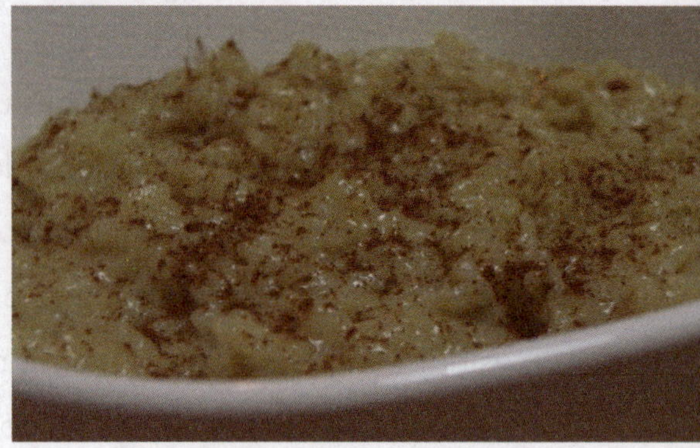

Ingredientes:

1 xícara de arroz lavado e escorrido;

4 xícaras de leite;

1 xícara de açúcar mascavo;

2 colheres (sopa) de água de rosas ou flor de laranjeira;

1 colher (sopa) de canela em pó.

Modo de preparar:

Numa panela, coloque o arroz e o leite, misture, leve ao fogo alto e deixe ferver. Reduza o fogo para brando e cozinhe, mexendo sempre com uma colher de pau para a mistura não grudar no fundo da panela, por cerca de 50 minutos ou até o arroz ficar macio. Acrescente o açúcar mascavo e a água de rosas ou flor de laranjeira. Misture bem e tire do fogo. Coloque o arroz-doce numa travessa, polvilhe com canela e sirva.

Queijadinha

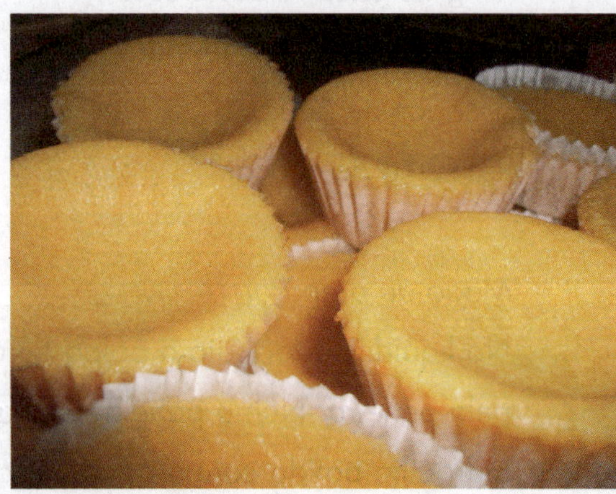

Ingredientes:

1 prato fundo de açúcar mascavo;

6 ovos;

1 xícara (chá) de manteiga;

1/2 xícara (chá) de leite;

1 xícara (chá) de farinha de trigo;

1 prato de queijo mineiro curado ralado;

1 coco ralado;

1 colher (sobremesa) de fermento em pó.

Modo de preparar:

Coloque em uma batedeira, o açúcar mascavo e os ovos e bata por 5 minutos, até que fique bem cremoso. Junte a manteiga e bata mais 5 minutos. Adicione o leite e misture bem. Junte a farinha e bata até obter uma massa lisa. Em seguida, coloque o queijo, o coco e o fermento. Misture bem e coloque as queijadinhas em forminhas de papel. Leve ao forno médio pré-aquecido por 30 minutos, ou até que enfiando um palito ele saia limpo. Se preferir uma queijadinha mais cremosa, adicione 2 ovos, coloque em forminhas de alumínio e asse-as em banho-maria.

Doce de abóbora

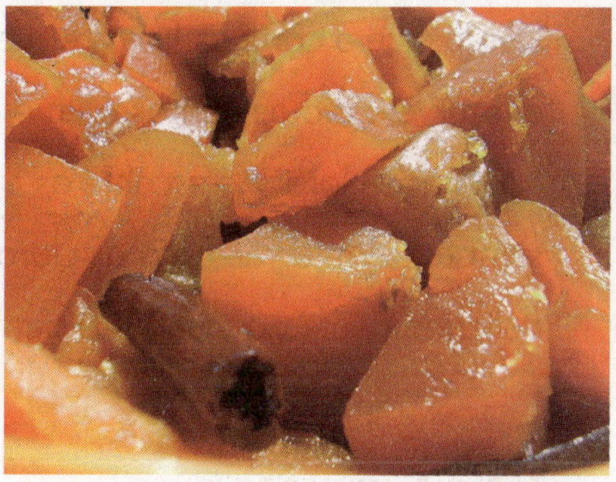

Ingredientes:

1 kg de abóbora descascada;

1 colher (sopa) de cal virgem para uso culinário;

4 xícaras de açúcar;

2 xícaras de água;

12 cravos-da-índia;

1 canela em pau.

Modo de preparar:

Corte a abóbora em cubos de 3 cm. Desmanche a cal em 2 litros de água fria e despeje sobre as abóboras. Deixe descansar por 2 horas. Escorra e elimine a água. Lave os pedaços de abóbora em água corrente por duas ou três vezes. Coloque o açúcar e a água em uma panela e leve à fervura. Adicione os cravos e a canela. Fure de leve os pedaços de abóbora para que absorvam a calda, colocando-os na panela. Ferva em fogo baixo para que os pedaços de abóbora fiquem firmes, porém macios. Retire-os com uma escumadeira e coloque em uma compoteira. Reduza a calda até o ponto de fio e despeje sobre as abóboras. Deixe esfriar antes de servir.

Mousse de frutas

Ingredientes:

1 fatia de abacaxi;

1 fatia grande de mamão;

1 xícara de chá de morango;

3 ovos;

Açúcar ou estévia;

1 pitada de sal.

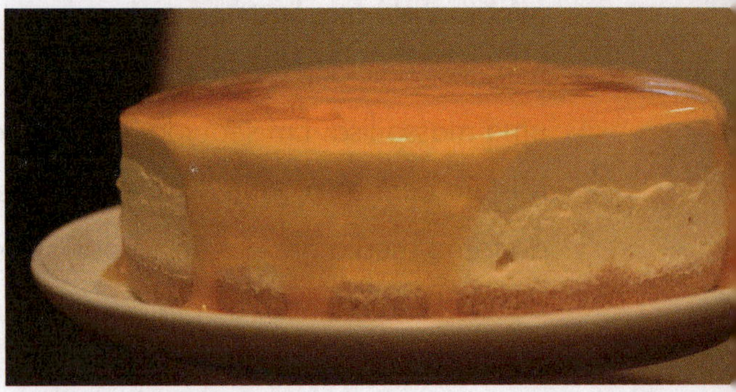

Modo de preparar:

Descasque e corte as frutas em pequenos pedaços. Bata no liquidificador e reserve. Bata as gemas com o adoçante (em pó ou líquido) até obter um creme claro. Acrescente as frutas e leve ao fogo brando, mexendo sempre, sem ferver. Bata as claras em neve com o sal e misture-as delicadamente ao creme de gema. Leve à geladeira até servir.

Geleia de maçã

Ingredientes:

2 kg de maçãs verdes cortadas em quartos e sem o cabinho.

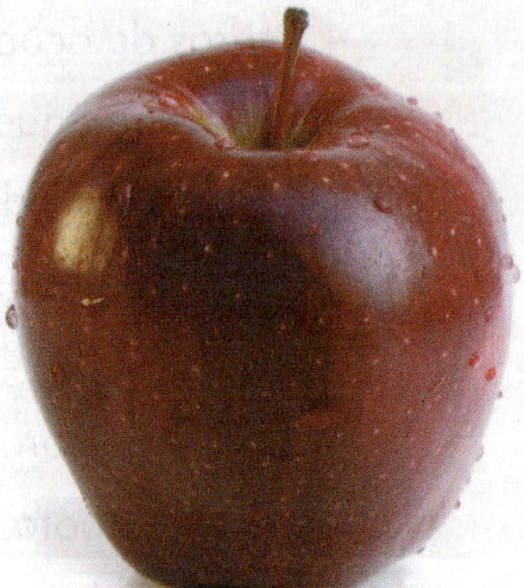

Modo de preparar:

Coloque as frutas numa panela, junte água até quase cobri-las e cozinhe sem tampa, por aproximadamente 40 minutos. Passe as frutas e o suco por um coador. Deixe escorrer sem apertar. Meça o suco recolhido, coloque numa panela grande esmaltada ou de aço inoxidável. Leve ao fogo brando, sem tampar, e deixe em fervura lenta por cerca de 5 minutos, escumando sempre que necessário. Junte 200 a 250 g de açúcar para cerca de 250 ml de suco, e mexa até dissolver bem. Cozinhe até tomar ponto e despeje a geleia em frascos quentes e secos.

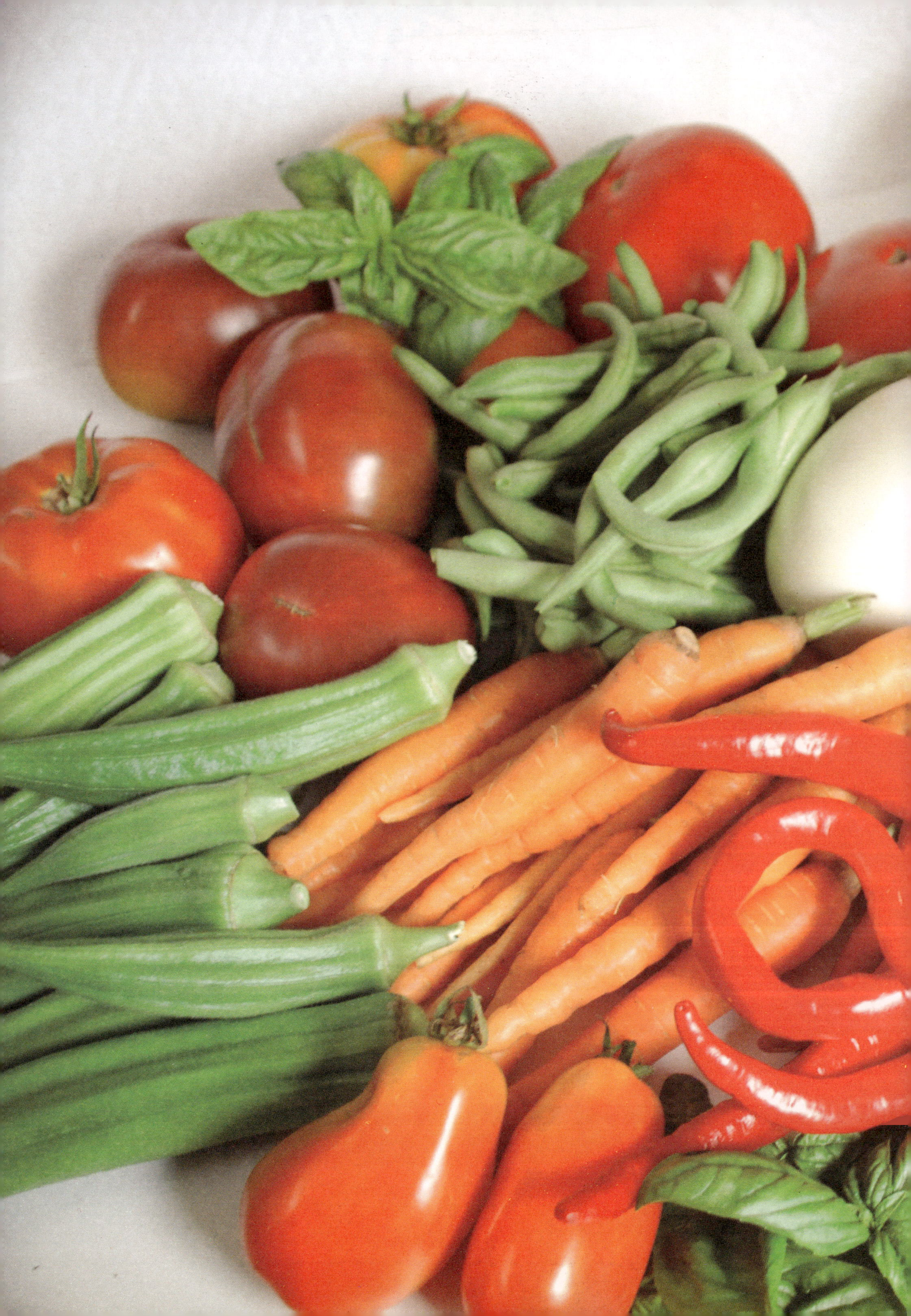